HEYNE BÜCHER

Gilbert Obermair

Mein immerwährender Biokalender

Der persönliche Biorhythmus für ein ganzes Leben

Originalausgabe

WILHELM HEYNE VERLAG
MÜNCHEN

HEYNE RATGEBER
08/9121

Printed in Germany 1987
Umschlaggestaltung: Atelier Ingrid Schütz, München
Satz: Fotosatz Völkl, Germering
Druck und Bindung: Ebner Ulm

ISBN 3-453-00384-5

Inhalt

Biokalender

für

. . . .
(Name)

geboren am

. . . .
(Datum)

einem

. . . .
(Wochentag)

Vorwort

Alle menschlichen Lebensprozesse schwingen hin und her. Vom Hoch ins Tief und vom Tief ins Hoch. In weichen Bögen wie Meereswogen und in gezackten Berg-und-Tal-Linien wie Aktiendiagramme. Beeinflußt von äußeren Faktoren wie dem Rhythmus der Jahreszeiten, des Mondlaufes, des Tag-und-Nacht-Wechsels. Angetrieben von inneren Faktoren wie dem Drang der Bedürfnisse und Leidenschaften, der Neurosen und Zwangsvorstellungen. Reguliert vom Auf und Ab des Stoffwechsels, des Blutdrucks, des Blutzuckerspiegels, der Körpertemperatur. Gesteuert von Hormonen, Enzymen und Nervenimpulsen.
Seitdem die alten Griechen die Chronologie (die Lehre von der Zeit) erfunden haben, versucht der Mensch, die zeitlichen Gesetzmäßigkeiten seiner Lebensprozesse zu erkennen, zu deuten und – vor allem – vorherzubestimmen. Ein schwieriges Unterfangen, wenn man weiß, wie leicht die »innere Uhr« durch Zeitverschiebungen und Klimaveränderungen, durch Wetterstürze und Krankheiten aus dem Gleichgewicht gebracht werden kann. Um gar nicht zu reden von kosmischen und irdischen Gravitationsfeldern und Strahlungen, die uns auch heute noch unbekannt sind.
Alle diese komplizierten Überlegungen werden hinfällig, wenn man das theoretische Modell akzeptiert, das der Berliner Chirurg Dr. Wilhelm Fließ 1897 in seinen Grundzügen festlegte und 1906 in seinem Buch »Der Ablauf des Lebens, Grundlegung zur exakten Biologie« veröffentlichte. Denn Fließ geht davon aus, daß im Inneren jedes Menschen vom Tag seiner Geburt an zwei Lebensrhythmen mit unabänderlicher Gesetzmäßigkeit ablaufen: der 23-Tage-Rhythmus einer »männlichen« Komponente, verantwortlich für die Leistungsfähigkeit des Körpers, und der 28-Tage-Rhythmus einer »weiblichen« Komponente, verantwortlich für Attribute wie Gefühl und Kreativität.
Im Jahre 1928 ergänzte der Innsbrucker Ingenieur Dr. Alfred Teltscher die Fließschen Rhythmen um den 33-Tage-Rhythmus einer intellektuellen Komponente, die er als bestimmendes Element der geistigen Leistungsfähigkeit ausgemacht hatte. So entstand die Lehre von der »Chronobiologie«, deren wichtigstes Hilfsmittel ein von Hand oder per Computer berechnetes Biorhythmogramm ist.
Während nun die Anhänger von Fließ und Teltscher auf die Richtigkeit der Periodenlehre schwören und ihre Tagesplanung nach dem Biorhythmus richten, stecken die Gegner der »Chronobiolo-

gie« den Glauben an einen vorausberechenbaren Biorhythmus – zusammen mit anderen mystischen, magischen, astrologischen und okkulten Praktiken – in die Schublade »Esoterik« und weisen darauf hin, wie bedenklich es wäre, sein Leben nach angeblich vorherbestimmbaren Daten zu richten. Andere Zeitgenossen, zu denen auch der Autor dieses Buches gehört, finden in der neuen Rhythmenlehre in erster Linie eine spielerische Betätigung. Sie haben ganz einfach Spaß am mathematischen Ansatz, an der programmtechnischen Herausforderung und an der abstrakten Ästhetik der komplizierten Kurven- oder Tabellenbilder.
In diesem umfangreichen Buch wird nun allen jenen Gruppen, wie immer sie darüber denken mögen, ein komfortabler Einstieg in diese faszinierende Theorie geboten. Einmalig für ein ganzes Leben muß berechnet werden, wieviele Tage man alt ist, und schon liegt das Ergebnis vor. Und zwar nicht in abstrakten Kurvenbildern und verschlüsselten Biowerten, sondern in eindeutigen Symbolen und ausführlichen Kommentaren. Außerdem handelt es sich bei dieser wertvollen Dokumentation um einen »immerwährenden« Biokalender: Denn wer den Biotag 21252 erreicht hat und somit 58 Jahre und ca. 68 Tage alt geworden ist, für den fängt der Biokalender am nächsten Tag wieder von vorne an.
Zahlreiche Lebensereignisse prominenter Politiker, Sportler, Künstler und Schriftsteller wurden in den Biokalender eingeordnet. Und zwar in jene Perioden, in denen sich die Akteure zum Zeitpunkt der Ereignisse befunden haben. Die Kommentare dazu entsprechen den Erkenntnissen von Fließ und Teltscher, die allerdings, das muß man deutlich sagen, bis heute kühne Hypothesen geblieben sind. Auch wenn Sigmund Freud 1900 in einem Brief an seinen Freund Wilhelm Fließ geschrieben hatte: »Wir sollten uns verständig und wissenschaftlich unterhalten, und Deine schönen und zuverlässigen Entdeckungen werden meinen tiefsten – wenn auch unpersönlichen – Neid erwecken.«

Einführung

Wie man in den Biokalender einsteigt

Wer in diesen Biokalender einsteigen möchte, muß lediglich zwei Dinge wissen. Erstens muß ihm bekannt sein, an welchem Wochentag er geboren ist. Denn jede Biowoche (die jeweils sieben zu einem Block zusammengefaßten Tage) beginnt für ihn ein Leben lang immer mit dem Wochentag seiner Geburt. Zweitens muß er am Tag des Einstiegs wissen, wieviele Tage er bisher gelebt hat.

1. Die meisten wissen, an welchem Wochentag sie geboren sind. Wer es nicht weiß, muß einmalig mit dem Wochentagskalender den Wochentag seiner Geburt ermitteln. Die Beschreibung und die Tabellen dazu findet er in Anhang 1 auf Seite 544.

2. Niemand weiß zu einem aktuellen Datum, wieviele Tage er gerade alt ist. Darum muß jeder einmalig für den Einstieg den aktuellen Biotag berechnen, der zum aktuellen Datum paßt. Dazu benützt er die Beschreibung und die Tabelle in Anhang 2 auf Seite 547.
   Hat man den aktuellen Biotag herausgefunden, schlägt man im Biokalender (im Hauptteil des Buches) die entsprechende Biowoche auf. Dort trägt man zunächst untereinander, beginnend mit dem Wochentag seiner Geburt, die sieben Wochentage ein. Dann schreibt man neben den aktuellen Biotag das aktuelle Datum.

3. Zur Kontrolle, ob richtig gerechnet wurde, vergleicht man einmalig, ob der vorher eingetragene Wochentag mit dem tatsächlichen Wochentag des aktuellen Datums übereinstimmt.

4. Nun wird Woche für Woche regelmäßig das aktuelle Datum fortgeschrieben. In der Praxis genügt es, wenn man nur das Datum für den Beginn jeder Biowoche vermerkt. Schnell wird man sich daran gewöhnen, daß jede Biowoche mit dem Wochentag der Geburt beginnt.
   Das Wichtigste ist natürlich, daß man auch nach dem Biokalender lebt. Vor allem die kritischen Tage und die Tage der verminderten Leistungsfähigkeit sind zu beachten.

5. Auf den Biotag 21252 folgt der Biotag 1.

Beispiel: Prinzessin Diana

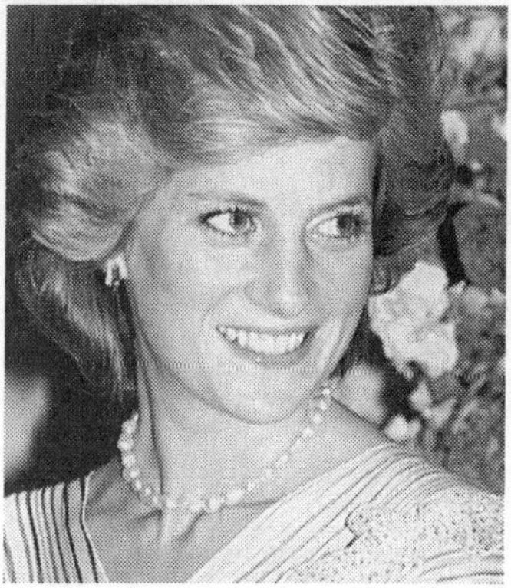

Die Prinzessin bekommt zum Weihnachtsfest 1987 von ihrem Prinzgemahl dieses Taschenbuch geschenkt. Sie möchte sofort in den Biokalender einsteigen. Mit Hilfe der Tabellen in Anhang 1 und 2 gelingt ihr das ohne Schwierigkeiten.

Aktuelles Datum:
25.12.1987 (FR)
Geburtsdatum:
1. 7.1961 (SA)

1. Diana berechnet mit dem Wochentagskalender (Anhang 1), daß Sie an einem Samstag geboren wurde. Nun weiß sie, daß für sie jede Biowoche mit einem Samstag beginnt.
2. Nun ermittelt die Prinzessin den aktuellen Biotag für den Einstieg (Anhang 2). Sie bekommt als Resultat, daß sie am 25.12.1987 genau 9674 Tage alt ist. Sie schlägt die entsprechende Biowoche auf (siehe unten) und trägt dort die Wochentage SA – SO – MO – DI – Mi – DO – FR ein. Neben den Tag 9674 schreibt sie das aktuelle Datum: 25.12.1987.
3. Die Kontrolle im Taschenkalender 1987 ergibt, daß Weihnachten 1987 tatsächlich auf einen Freitag fällt.
4. Die Prinzessin hat richtig gerechnet und kann nun Woche für Woche das aktuelle Datum fortschreiben und nach dem Biokalender leben.

1987

TAG	K	S	I	KOMMENTARE	DATUM
9668	+	?	-	Doppelt aktiv	SA
9669	+	+	-	Höchstleistung	SO
9670	+	+	*	Geist kritisch	MO
9671	+	+	+	Dreifach aktiv	DI
9672	*	+	+	Körp. kritisch	MI
9673	*	+	+	Körp. kritisch	DO
9674	-	+	+	Doppelt aktiv	FR 25.12.

Weihnachten bei Windsors

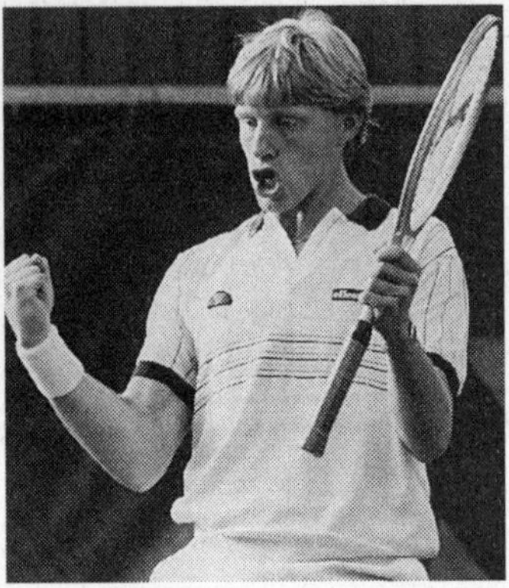

Beispiel: Boris Becker

Manager Ion Tiriac möchte wissen, wieso sein Schützling beim dritten Young-Masters-Turnier in Stuttgart »leer im Kopf« war. Originalton Becker: »Ich wollte mich konzentrieren, aber es ging einfach nicht.«

Aktuelles Datum:
11.12. (DO) – 14.12.1986 (SO)
Geburtsdatum:
22.11.1967 (MI)

1. Tiriac berechnet mit dem Wochentagskalender (Anhang 1), daß der Wimbledonsieger an einem Mittwoch geboren wurde. Nun weiß er, daß für Boris jede Biowoche mit einem Mittwoch beginnt.
2. Nun ermittelt der bärtige Manager den aktuellen Biotag für den Einstieg (Anhang 2). Er bekommt als Resultat, daß Boris am 11.12.1986 genau 6960 Tage alt war. Er schlägt die entsprechende Biowoche auf (siehe unten) und trägt dort die Wochentage MI – DO – FR – SA – SO – MO – DI ein. Neben den Tag 6960 schreibt er das aktuelle Datum: 11.12.1986.
3. Die Kontrolle im Taschenkalender 1986 ergibt, daß der 11.12.1986 tatsächlich auf einen Donnerstag fiel.
4. Tiriac hat – wie immer – richtig gerechnet. Nun ist für ihn alles klar: Boris befand sich während des gesamten Turniers in einem dreifachen Tief.

1986

TAG	K	S	I	KOMMENTARE	DATUM
6959	*	*	-	Krise zweifach	MI
6960	-	-	-	Schöpf. Pause	DO 11.12.
6961	-	-	-	Kräftesammeln	FR
6962	-	-	-	und Entspannen	SA
6963	-	-	-	- wie oben -	SO 14.12.
6964	?	-	*	Geist kritisch	MO
6965	-	-	+	Geistig aktiv	DI

Leerer Kopf im dreifachen Tief

Notfalls: Der Autor hilft

Wenn Sie, lieber Leser, Schwierigkeiten haben mit dem Tabellenlesen, Zusammenzählen und Wegzählen, oder wenn Sie ganz einfach auf »Nummer Sicher« gehen wollen: Schreiben Sie an den Autor dieses Buches, und Sie bekommen eine computerberechnete, individuelle Einstiegshilfe. Gratis und unverbindlich. Dieses Angebot gilt allerdings nur bis inklusive Februar 1988.

Was ist zu tun?

1. Sie nehmen einen Briefumschlag in Standardgröße und adressieren ihn *an Sie selbst.* Bitte schreiben Sie in Blockbuchstaben und sehr deutlich.

2. Auf diesen Briefumschlag kleben Sie eine gültige Marke für *Briefporto* (derzeit in der BRD 80 Pfennig).

3. Auf die Rückseite dieses Briefumschlags, dort wo sonst der Absender steht, schreiben Sie klar und deutlich Ihr *Geburtsdatum.*

4. Diesen an Sie selbst adressierten, frankierten und nicht zugeklebten Briefumschlag falten Sie einmal zusammen und stecken ihn in einen zweiten Briefumschlag.

5. Diesen zweiten Briefumschlag frankieren Sie ebenfalls mit Briefporto und schicken ihn an:

Dr. Gilbert Obermair
Postfach 606
8000 München 90

Sie erhalten hierauf einen Computerausdruck der Biowoche, in der Sie in den Biokalender einsteigen können, zusätzlich mit dem aktuellen Datum und beginnend mit dem Wochentag Ihrer Geburt. Solange der Vorrat reicht, legt Ihnen der Autor zusätzlich Informationen über computerberechnete Biorhythmen bei.

Bitte haben Sie Verständnis dafür, daß es bei zahlreichen Zuschriften an den Autor zu Verzögerungen der Rücksendungen kommen kann.

Oder: Die Taschenrechnermethode

Eine andere Methode für die Berechnung, wieviele Tage man an einem bestimmten Tag alt ist, ist die folgende. Man benützt dazu am besten einen Taschenrechner.
Wichtig: Die Schalttage werden erst in Punkt 5. berechnet. In den Punkten 1. bis 4. zählt daher jedes Jahr (auch ein Schaltjahr) 365 Tage und jeder Februar (auch in einem Schaltjahr) 28 Tage.

1. Anzahl der am letzten Geburtstag vollendeten Lebensjahre mal 365.
2. Plus die Resttage im letzten Geburtsmonant (der letzte aktuelle Geburtstag zählt mit).
3. Plus die Tage aller vollen Monate, die seit dem letzten Geburtsmonat verstrichen sind (das können 0 bis 11 Monate sein).
4. Plus die Resttage im aktuellen Monat (der aktuelle Tag zählt mit).
5. Plus die Anzahl der Schalttage, die insgesamt erlebt wurden (also die Anzahl, wie oft man einen 29. Februar erlebt hat).
6. Das Ergebnis ist das Lebensalter in Tagen. Ist diese Anzahl größer als 21252, werden 21252 Tage abgezogen. Das Ergebnis ist der aktuelle Biotag, der zum Einstieg im Biokalender aufgesucht wird.

Die Schaltjahre

Jedes Jahr, das man ohne Rest durch 4 teilen kann, ist ein Schaltjahr. Das heißt, daß dann der Februar nicht 28, sondern 29 Tage hat. Es gibt jedoch drei Ausnahmen: Die Jahre 1700, 1800 und 1900 sind *keine* Schaltjahre. Schaltjahre sind also:

1848	1852	1856	1860	1864	1868	1872	1876	1880	1884
1888	1892	1896	1904	1908	1912	1916	1920	1924	1928
1932	1936	1940	1944	1948	1952	1956	1960	1964	1968
1972	1976	1980	1984	1988	1992	1996	2000	2004	2008

Beispiel: Lothar Matthäus

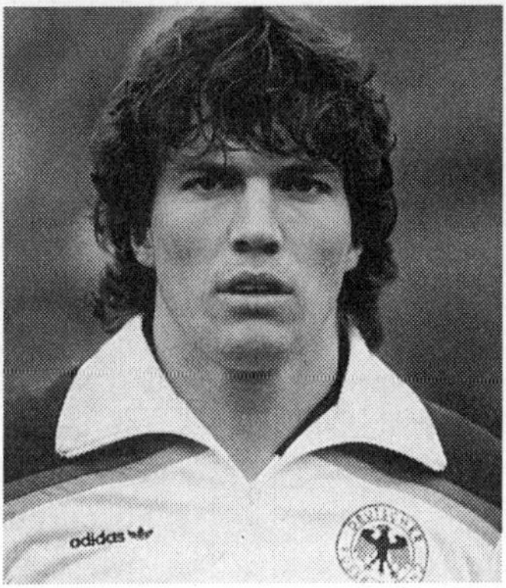

Der bekannte Ballkünstler möchte wissen, warum er bei der Fußballweltmeisterschaft 1986 den verhängnisvollen Fehlpaß lieferte, der zum 1:0 für Uruguay führte. Er benützt dazu die Taschenrechnermethode.

Aktuelles Datum:
4.6.1986 (MI)
Geburtsdatum:
21.3.1961 (DI)

1.	Am 21.3.1986 war der dynamische Mittelfeldspieler 25 Jahre alt. 25 × 365	= 9125
2.	Resttage März 1986 (inklusive Geburtstag)	= 11
3.	Volle Tage im April 1986	= 30
	Volle Tage im Mai 1986	= 31
4.	Resttage Juni 1986 (inklusive aktueller Tag)	= 4
5.	Schalttage (1964, 1968, 1972, 1976, 1980, 1984)	= 6
6.	Der 4.6.1986 war für Lothar also der Biotag	9207

Ergebnis: Seele und Geist sind im Minus. Der Biotag 9207 ist halbkritisch für den Körper. Davor liegt ein halbkritischer Tag für die Seele. Danach folgt ein kritischer Tag für den Geist. Teamchef Beckenbauer: »Das war ein Anfängerfehler, ein Blackout. Der Lothar war geistig nicht bereit für dieses Spiel.«

1986

TAG	K	S	I	KOMMENTARE	DATUM
9206	+	?	-	Körperl. aktiv	DI
9207	?	-	-	ggf. unachtsam	MI 4.6.
9208	+	-	*	Geist kritisch	DO
9209	+	-	+	Doppelt aktiv	FR
9210	+	-	+	Routinearbeit	SA
9211	+	-	+	ev. launenhaft	SO
9212	*	-	+	Körp. kritisch	MO

Ein Rückpaß für Uruguay

Wie verläuft der Körperrhythmus?

TAG	K	Der physische Rhythmus wiederholt sich alle 23 Tage:
1	*	*Voller kritischer Tag* (Geburtszeit +/− 12 Stunden)
2	+	Genau 12 Stunden nach der Geburtszeit am Tag 1 beginnen 10½ *Plustage* (lediglich am Tag 7, am Scheitelpunkt der Pluskurve, ist ggf. mit leichten Unregelmäßigkeiten zu rechnen). Eine *aktive* Periode für den Körper: Physische Leistungsfähigkeit, Vitalität und Ausdauer ermöglichen körperliche Höchstleistungen. Eine gute Zeit für chirurgische Eingriffe, für medizinische Behandlungen, Bäder, Kuren, Bestrahlungen und Massagen.
3	+	
4	+	
5	+	
6	+	
7	?	
8	+	
9	+	
10	+	
11	+	
11	+	
12	*	*Halber kritischer Tag* (beginnend zur Geburtszeit)
13	*	*Halber kritischer Tag* (endend mit der Geburtszeit)
14	−	Genau zur Geburtszeit am Tag 13 beginnen 10½ *Minustage* (lediglich am Tag 18, am Scheitelpunkt der Minuskurve, ist ggf. mit leichten Unregelmäßigkeiten zu rechnen). Eine *passive* Periode für den Körper: Kräftesammeln, Ruhe und Entspannung sind geboten. Der Körper reagiert gut auf Heil- und Stärkungsmitteln. Ein längerer Kräfteeinsatz und sportliche Höchstleistungen sollten vermieden werden.
15	−	
16	−	
17	−	
18	?	
19	−	
20	−	
21	−	
22	−	
23	−	
24	*	*Voller kritischer Tag* (wie Tag 1)

Beispiel: Wer um 16 Uhr nachmittags geboren wurde, für den beginnen die Plustage des Körperrhythmus genau 12 Stunden nach dieser Geburtszeit, also am Tag 2 um 4 Uhr früh. Die Minustage des Körperrhythmus beginnen für ihn am Tag 13 um 16 Uhr.

Beispiel: Wer um 3 Uhr früh geboren wurde, für den beginnen die Plustage des Körperrhythmus genau 12 Stunden nach dieser Geburtszeit, also noch am Tag 1 um 15 Uhr nachmittags. Die Minustage des Körperrhythmus beginnen für ihn am Tag 13 um 3 Uhr früh.

Wie verläuft der Seelenrhythmus?

TAG	S	Der psychische Rhythmus wiederholt sich alle 28 Tage:
1	*	*Voller kritischer Tag* (Geburtszeit +/– 12 Stunden)
2	+	
3	+	Genau 12 Stunden nach der Geburtszeit am Tag 1 beginnen 13 *Plustage* (lediglich am Tag 8, am Scheitelpunkt der Pluskurve, ist ggf. mit leichten Unregelmäßigkeiten zu rechnen). Eine *aktive* Periode für die Seele: Physische Leistungsfähigkeit und gute Laune ermöglichen schöpferische und gefühlsbetonte Höchstleistungen. Eine gute Zeit, um zwischenmenschliche Beziehungen zu vertiefen. Das sexuelle Triebleben ist eher aktiv.
4	+	
5	+	
6	+	
7	+	
8	?	
9	+	
10	+	
11	+	
12	+	
13	+	
14	+	
15	*	*Voller kritischer Tag* (Geburtszeit +/– 12 Stunden)
16	–	
17	–	Genau 12 Stunden nach der Geburtszeit am Tag 15 beginnen 13 *Minustage* (lediglich am Tag 22, am Scheitelpunkt der Minuskurve, ist ggf. mit leichten Unregelmäßigkeiten zu rechnen). Eine *passive* Periode für die Seele: Psychisches Kräftesammeln, Horchen nach innen sind geboten. Das Gefühlsleben ist unsicher und gehemmt, das sexuelle Triebleben ist eher passiv. Vorsicht vor schlechter Laune! Heil- und Stärkungsmittel wirken gut.
18	–	
19	–	
20	–	
21	–	
22	?	
23	–	
24	–	
25	–	
26	–	
27	–	
28	–	
29	*	*Voller kritischer Tag* (wie Tag 1)

Beispiel: Wer um 22 Uhr nachts geboren wurde, für den beginnen die Plustage des Seelenrhythmus genau 12 Stunden nach dieser Geburtszeit, also am Tag 2 um 10 Uhr vormittags. Die Minustage des Seelenrhythmus beginnen für ihn am Tag 16 um 10 Uhr.

Wie verläuft der Intellektrhythmus?

TAG	I	Der geistige Rhythmus wiederholt sich alle 33 Tage:
1	∗	*Voller kritischer Tag* (Geburtszeit +/– 12 Stunden)
2	+	
3	+	Genau 12 Stunden nach der Geburtszeit am Tag 1 beginnen 15 ½ *Plustage* (lediglich am Tag 9, am Scheitelpunkt der Pluskurve, ist ggf. mit leichten Unregelmäßigkeiten zu rechnen). Eine *aktive* Periode für den Intellekt: Geistige Leistungsfähigkeit, Auffassungsgabe und Gedächtnis ermöglichen intellektuelle Höchstleistungen. Schlagfertigkeit und logisches Denkvermögen sind besonders gut ausgeprägt. Eine gute Zeit, um Probleme zu analysieren, Prüfungen zu absolvieren, Konzepte zu entwickeln.
4	+	
5	+	
6	+	
7	+	
8	+	
9	?	
10	+	
11	+	
12	+	
13	+	
14	+	
15	+	
16	+	
17	∗	*Halber kritischer Tag* (beginnend zur Geburtszeit
18	∗	*Halber kritischer Tag* (endend mit der Geburtszeit)
19	–	
20	–	Genau zur Geburtszeit am Tag 18 beginnen 15 ½ *Minustage* (lediglich am Tag 26, am Scheitelpunkt der Minuskurve, ist ggf. mit leichten Unregelmäßigkeiten zu rechnen). Eine *passive* Periode für den Intellekt: Geistiges Kräftesammeln, Ruhe und Entspannung sind geboten. Die Gedanken fließen langsamer, es fehlt an Konzentrationsfähigkeit, Spontaneität, Lern- und Entscheidungsfreude. In dieser Zeit sollte man Routinetätigkeiten erledigen, die das Denkvermögen wenig fordern.
21	–	
22	–	
23	–	
24	–	
25	–	
26	?	
27	–	
28	–	
29	–	
30	–	
31	–	
32	–	
33	–	
34	∗	*Voller kritischer Tag* (wie Tag 1)

Die kritischen Tage

An den kritischen Tagen, die im Biokalender mit ein bis drei Sternen bezeichnet sind, wechseln ein bis drei Kurven vom Plus ins Minus oder umgekehrt. Biorhythmusexperten weisen darauf hin, daß es an diesen Tagen mit erhöhter Wahrscheinlichkeit zu einem negativen Ereignis kommen kann. Dieses Ereignis muß jedoch nicht eintreten. Es ist allerdings ratsam, zu dieser Zeit im jeweiligen Bereich besonders vorsichtig zu sein.

K	S	I	
*			An den kritischen Tagen für den *Körper* drohen gesundheitliche Störungen, Fehlhandlungen und eine verstärkte Unfallneigung. Zu dieser Zeit sollte man sich keiner Operation unterziehen.
	*		An den kritischen Tagen für die *Seele* drohen ebenfalls gesundheitliche Störungen, Fehlhandlungen und eine verstärkte Unfallneigung. Zu dieser Zeit kann es zu psychischen Spannungen kommen.
		*	An den kritischen Tagen für den *Intellekt* drohen mangelnde Geistesgegenwart und Konzentrationsfehler. Zu dieser Zeit ist für alle Verkehrsteilnehmer besondere Vorsicht geboten.
*	*	*	Wenn die kritischen Tage doppelt oder gar dreifach auftreten, dann sollte man in den entsprechenden Bereichen doppelt und dreifach vorsichtig sein.
?	?	?	Wenn die einzelnen Kurven ihren positiven oder negativen Scheitelpunkt erreicht haben, können sich ebenfalls leichte Störungen ergeben. Diese sogenannten »halbkritischen« Tage sind im Biokalender mit einem Fragezeichen versehen.
?	*	?	Treffen kritische und halbkritische Tage aufeinander, ist ebenfalls erhöhte Vorsicht geboten.

Die acht Rhythmuskombinationen

Man darf die drei Grundrhythmen nicht nur einzeln betrachten. Denn sie beeinflussen sich gegenseitig und können ihre Wirkung verstärken, wenn sie doppelt oder gar dreifach übereinstimmen. Insgesamt gibt es acht Rhythmuskombinationen.

K	S	I	
+	+	+	*Eine dreifach aktive Zeit:* Körper, Seele und Intellekt sind im Plus. Die besten Tage für körperliche und geistige Aktivitäten. Besonders erfolgversprechend für sportliche Höchstleistungen, wichtige Konferenzen, künstlerische Arbeiten. Aber auch die allerbeste Zeit für chirurgische Eingriffe, medizinische Behandlungen, Bäder, Bestrahlungen, Kuren und Massagen.
+	+	–	*Eine zweifach aktive Zeit:* Körper und Seele sind im Plus. Gute Tage für körperliche und gefühlsmäßige Höchstleistungen. Die intellektuellen Kräfte sind allerdings gehemmt. Erfolgversprechend für sportliche Höchstleistungen, chirurgische Eingriffe, medizinische Behandlungen, Bäder, Kuren und Massagen. Aktivitäten, die geistige Höchstleistungen erfordern, sollten allerdings zurückgestellt werden.
+	–	+	*Eine zweifach aktive Zeit:* Körper und Intellekt sind im Plus. Es fehlt jedoch an seelischer Beschwingtheit, an gefühlsbetonter, schöpferischer Kraft. Erfolgversprechend für Routineleistungen, für Unternehmungen, die mit Aktivität und Geist bewältigt werden können. Eher eine Zeit für Einzelleistungen als für Teamarbeit, denn das Gefühlsleben ist unsicher und passiv. Eine gute Zeit für medizinische Behandlungen, Bäder, Bestrahlungen, Kuren und Massagen.
–	+	+	*Eine zweifach aktive Zeit:* Seele und Intellekt sind im Plus. Eine gute Zeit für Lust und Laune, für schöpferische Unternehmungen, psychische und geistige Herausforderungen, solange sie sporadisch auftreten und nicht ein längeres Durchhaltevermögen voraussetzen. Denn der physische Rhythmus ist im Minus, der Körper verlangt nach Ruhe und Entspannung.

K	S	I	
+	–	–	*Eine zweifach passive Zeit:* Seele und Intellekt sind im Minus. Der Körper ist zwar im Plus, dennoch aber häufig nur in mittelmäßiger Verfassung. Die Leistungsfähigkeit für den produktiven Künstler ist eingeschränkt, es fehlt an seelischer und geistiger Beschwingtheit. Vorsicht vor schlechter Laune und vor Unachtsamkeit.
–	+	–	*Eine zweifach passive Zeit:* Körper und Intellekt sind im Minus. Die Seele ist zwar im Plus, doch kann die psychische Verfassung zu einem gefühlsmäßigen Überschwang verführen, den die anderen beiden Komponenten nicht mitmachen. Vorsicht also vor Überbeanspruchung und Unachtsamkeit.
–	–	+	*Eine zweifach passive Zeit:* Körper und Seele sind im Minus. Der Intellekt ist zwar im Plus, doch mit Geisteskräften allein läßt sich fehlende Spannkraft und Beschwingtheit nicht immer kompensieren. Vorsicht vor Überbeanspruchung und vor schlechter Laune.
–	–	–	*Eine dreifach passive Zeit:* Körper, Seele und Intellekt sind im Minus. Die Zeit des Kräftesammlens und der Entspannung. Achten Sie darauf, daß Sie diese Periode der schöpferischen Pause nützen und sich auf die kommenden Hochleistungen vorbereiten. Das dreifache Tief ist häufig eine überraschend ergiebige Zeit für Meditationen und entspannte Gespräche.

Zeichenerklärung

TAG in der Überschrift bedeutet *Biotag*. In den ersten 21252 Lebenstagen entspricht der Lebenstag dem Biotag. In den zweiten 21252 Lebenstagen entspricht der Lebenstag dem Biotag + 21252.

K in der Überschrift bezeichnet die Spalte der *Körperkurve*, in der die Symbole des physischen Rhythmus stehen.

S in der Überschrift bezeichnet die Spalte der *Seelenkurve*, in der die Symbole des psychischen Rhythmus stehen.

I in der Überschrift bezeichnet die Spalte der *Intellektkurve*, in der die Symbole des geistigen Rhythmus stehen.

\+ bedeutet *Plus*. Die entsprechende Kurve ist dann im Hoch, in der aktiven Phase. Die Zeit der Leistungsfähigkeit.

– bedeutet *Minus*. Die entsprechende Kurve ist dann im Tief, in der passiven Phase. Die Zeit der Regeneration.

? kennzeichnet die *Scheitelpunkte* der jeweiligen Kurven, die sowohl in der Plusphase als auch in der Minusphase auftreten. An diesen Tagen kann es zu leichten Störungen kommen. Diese sogenannten »halbkritischen« Tage werden in den Kommentaren *nicht* erwähnt.

∗ (ein einzelner Stern) bezeichnet einen kritischen Tag, der 12 Stunden vor der Geburtszeit beginnt und 12 Stunden nach der Geburtszeit endet.

∗
∗ (zwei Sterne untereinander) bezeichnen einen kritischen Tag, der am ersten Tag zur Geburtszeit beginnt und am folgenden Tag zur Geburtszeit endet.

Die Kommentare zwischen zwei kritischen Tagen sind nicht tageweise zu lesen. Sie gelten in ihrer Gesamtheit jeweils von einem kritischen Tag bis zum nächsten kritischen Tag.

Biokalender

TAG	K	S	I	KOMMENTARE	DATUM
1	*	*	*	Krise dreifach	*
2	+	+	+	Dreifach aktiv	
3	+	+	+	Höchstleistung	
4	+	+	+	und Ausdauer	
5	+	+	+	- wie oben -	
6	+	+	+	- wie oben -	
7	?	+	+	- wie oben -	
8	+	?	+	Dreifach aktiv	
9	+	+	?	Höchstleistung	
10	+	+	+	und Ausdauer	
11	+	+	+	- wie oben -	
12	*	+	+	Körp. kritisch	
13	*	+	+	Körp. kritisch	
14	-	+	+	Doppelt aktiv	
15	-	*	+	Seele kritisch	
16	-	-	+	Geistig aktiv	
17	-	-	*	Geist kritisch	
18	?	·	*	Geist kritisch	
19	-	-	-	Schöpf. Pause	
20	-	-	-	Kräftesammeln	
21	-	-	-	und Entspannen	
22	-	?	-	Schöpf. Pause	
23	-	-	-	Kräftesammeln	
24	*	-	-	Körp. kritisch	
25	+	-	-	Körperl. aktiv	
26	+	-	?	ggf. unachtsam	
27	+	-	-	und launenhaft	
28	+	-	-	- wie oben -	
29	+	*	-	Seele kritisch	
30	?	+	-	Doppelt aktiv	
31	+	+	-	Höchstleistung	
32	+	+	-	ggf. unachtsam	
33	+	+	-	- wie oben -	
34	+	+	*	Geist kritisch	
35	*	+	+	Körp. kritisch	
36	*	?	+	Körp. kritisch	
37	-	+	+	Doppelt aktiv	
38	-	+	+	Lust und Geist	
39	-	+	+	ggf. abgehetzt	
40	-	+	+	- wie oben -	
41	?	+	+	- wie oben -	
42	-	+	?	- wie oben -	

* Der allererste Geburtstag

TAG	K	S	I	KOMMENTARE	DATUM
43	-	*	+	Seele kritisch	
44	-	-	+	Geistig aktiv	
45	-	-	+	ggf. erschöpft	
46	-	-	+	und launenhaft	
47	*	-	+	Körp. kritisch	
48	+	-	+	Doppelt aktiv	
49	+	-	+	Routinearbeit	
50	+	?	*	Geist kritisch	
51	+	-	*	Geist kritisch	
52	+	-	-	Körperl. aktiv	
53	?	-	-	ggf. unachtsam	
54	+	-	-	und launenhaft	
55	+	-	-	- wie oben -	
56	+	-	-	- wie oben -	
57	+	*	-	Seele kritisch	
58	*	+	-	Körp. kritisch	
59	*	+	?	Körp. kritisch	
60	-	+	-	Seelisch aktiv	
61	-	+	-	ggf. abgehetzt	
62	-	+	-	und sprunghaft	
63	-	+	-	- wie oben -	
64	?	?	-	Seelisch aktiv	
65	-	+	-	ggf. abgehetzt	
66	-	+	-	und sprunghaft	
67	-	+	*	Geist kritisch	
68	-	+	+	Doppelt aktiv	
69	-	+	+	Lust und Geist	
70	*	+	+	Körp. kritisch	
71	+	*	+	Seele kritisch	
72	+	-	+	Doppelt aktiv	
73	+	-	+	Routinearbeit	
74	+	-	+	ev. launenhaft	
75	+	-	?	- wie oben -	
76	?	-	+	- wie oben -	
77	+	-	+	- wie oben -	
78	+	?	+	Doppelt aktiv	
79	+	-	+	Routinearbeit	
80	+	-	+	ev. launenhaft	
81	*	-	+	Körp. kritisch	
82	*	-	+	Körp. kritisch	
83	-	-	*	Geist kritisch	
84	-	-	*	Geist kritisch	

TAG	K	S	I	KOMMENTARE	DATUM
85	-	*	-	Seele kritisch	
86	-	+	-	Seelisch aktiv	
87	?	+	-	ggf. abgehetzt	
88	-	+	-	und sprunghaft	
89	-	+	-	- wie oben -	
90	-	+	-	- wie oben -	
91	-	+	-	- wie oben -	
92	-	?	?	Seelisch aktiv	
93	*	+	-	Körp. kritisch	
94	+	+	-	Doppelt aktiv	
95	+	+	-	Höchstleistung	
96	+	+	-	ggf. unachtsam	
97	+	+	-	- wie oben -	
98	+	+	-	- wie oben -	
99	?	*	-	Seele kritisch	
100	+	-	*	Geist kritisch	
101	+	-	+	Doppelt aktiv	
102	+	-	+	Routinearbeit	
103	+	-	+	ev. launenhaft	
104	*	-	+	Körp. kritisch	
105	*	-	+	Körp. kritisch	
106	-	?	+	Geistig aktiv	
107	-	-	+	ggf. erschöpft	
108	-	-	?	und launenhaft	
109	-	-	+	- wie oben -	
110	?	-	+	- wie oben -	
111	-	-	+	- wie oben -	
112	-	-	+	- wie oben -	
113	-	*	+	Seele kritisch	
114	-	+	+	Doppelt aktiv	
115	-	+	+	Lust und Geist	
116	*	+	*	Krise zweifach	
117	+	+	*	Geist kritisch	
118	+	+	-	Doppelt aktiv	
119	+	+	-	Höchstleistung	
120	+	?	-	Doppelt aktiv	
121	+	+	-	Höchstleistung	
122	?	+	-	ggf. unachtsam	
123	+	+	-	- wie oben -	
124	+	+	-	- wie oben -	
125	+	+	?	- wie oben -	
126	+	+	-	- wie oben -	

TAG	K	S	I	KOMMENTARE	DATUM
127	*	*	-	Krise zweifach	
128	*	-	-	Körp. kritisch	
129	-	-	-	Schöpf. Pause	
130	-	-	-	Kräftesammeln	
131	-	-	-	und Entspannen	
132	-	-	-	- wie oben -	
133	?	-	*	Geist kritisch	
134	-	?	+	Geistig aktiv	
135	-	-	+	ggf. erschöpft	
136	-	-	+	und launenhaft	
137	-	-	+	- wie oben -	
138	-	-	+	- wie oben -	
139	*	-	+	Körp. kritisch	
140	+	-	+	Doppelt aktiv	
141	+	*	?	Seele kritisch	
142	+	+	+	Dreifach aktiv	
143	+	+	+	Höchstleistung	
144	+	+	+	und Ausdauer	
145	?	+	+	- wie oben -	
146	+	+	+	- wie oben -	
147	+	+	+	- wie oben -	
148	+	?	+	Dreifach aktiv	
149	+	+	*	Geist kritisch	
150	*	+	*	Krise zweifach	
151	*	+	-	Körp. kritisch	
152	-	+	-	Seelisch aktiv	
153	-	+	-	ggf. abgehetzt	
154	-	+	-	und sprunghaft	
155	-	*	-	Seele kritisch	
156	?	-	-	Schöpf. Pause	
157	-	-	-	Kräftesammeln	
158	-	-	?	und Entspannen	
159	-	-	-	- wie oben -	
160	-	-	-	- wie oben -	
161	-	-	-	- wie oben -	
162	*	?	-	Körp. kritisch	
163	+	-	-	Körperl. aktiv	
164	+	-	-	ggf. unachtsam	
165	+	-	-	und launenhaft	
166	+	-	*	Geist kritisch	
167	+	-	+	Doppelt aktiv	
168	?	-	+	Routinearbeit	

TAG	K	S	I	KOMMENTARE	DATUM
169	+	*	+	Seele kritisch	
170	+	+	+	Dreifach aktiv	
171	+	+	+	Höchstleistung	
172	+	+	+	und Ausdauer	
173	*	+	+	Körp. kritisch	
174	*	+	?	Körp. kritisch	
175	-	+	+	Doppelt aktiv	
176	-	?	+	Doppelt aktiv	
177	-	+	+	Lust und Geist	
178	-	+	+	ggf. abgehetzt	
179	?	+	+	- wie oben -	
180	-	+	+	- wie oben -	
181	-	+	+	- wie oben -	
182	-	+	*	Geist kritisch	
183	-	*	*	Krise zweifach	
184	-	-	-	Schöpf. Pause	
185	*	-	-	Körp. kritisch	
186	+	-	-	Körperl. aktiv	
187	+	-	-	ggf. unachtsam	
188	+	-	-	und launenhaft	
189	+	-	-	- wie oben -	
190	+	?	-	Körperl. aktiv	
191	?	-	?	ggf. unachtsam	
192	+	-	-	und launenhaft	
193	+	-	-	- wie oben -	
194	+	-	-	- wie oben -	
195	+	-	-	- wie oben -	
196	*	-	-	Körp. kritisch	
197	*	*	-	Krise zweifach	
198	-	+	-	Seelisch aktiv	
199	-	+	*	Geist kritisch	
200	-	+	+	Doppelt aktiv	
201	-	+	+	Lust und Geist	
202	?	+	+	ggf. abgehetzt	
203	-	+	+	- wie oben -	
204	-	?	+	Doppelt aktiv	
205	-	+	+	Lust und Geist	
206	-	+	+	ggf. abgehetzt	
207	-	+	?	- wie oben -	
208	*	+	+	Körp. kritisch	
209	+	+	+	Dreifach aktiv	
210	+	+	+	Höchstleistung	

TAG	K	S	I	KOMMENTARE	DATUM
211	+	*	+	Seele kritisch	
212	+	-	+	Doppelt aktiv	
213	+	-	+	Routinearbeit	
214	?	-	+	ev. launenhaft	
215	+	-	*	Geist kritisch	
216	+	-	*	Geist kritisch	
217	+	-	-	Körperl. aktiv	
218	+	?	-	Körperl. aktiv	
219	*	-	-	Körp. kritisch	
220	*	-	-	Körp. kritisch	
221	-	-	-	Schöpf. Pause	
222	-	-	-	Kräftesammeln	
223	-	-	-	und Entspannen	
224	-	-	?	- wie oben -	
225	?	*	-	Seele kritisch	
226	-	+	-	Seelisch aktiv	
227	-	+	-	ggf. abgehetzt	
228	-	+	-	und sprunghaft	
229	-	+	-	- wie oben -	
230	-	+	-	- wie oben -	
231	*	+	-	Körp. kritisch	
232	+	?	*	Geist kritisch	
233	+	+	+	Dreifach aktiv	
234	+	+	+	Höchstleistung	
235	+	+	+	und Ausdauer	
236	+	+	+	- wie oben -	
237	?	+	+	- wie oben -	
238	+	+	+	- wie oben -	
239	+	*	+	Seele kritisch	
240	+	-	?	Doppelt aktiv	
241	+	-	+	Routinearbeit	
242	*	-	+	Körp. kritisch	
243	*	-	+	Körp. kritisch	
244	-	-	+	Geistig aktiv	
245	-	-	+	ggf. erschöpft	
246	-	?	+	Geistig aktiv	
247	-	-	+	ggf. erschöpft	
248	?	-	*	Geist kritisch	
249	-	-	*	Geist kritisch	
250	-	-	-	Schöpf. Pause	
251	-	-	-	Kräftesammeln	
252	-	-	-	und Entspannen	

TAG	K	S	I	KOMMENTARE	DATUM
253	-	*	-	Seele kritisch	
254	*	+	-	Körp. kritisch	
255	+	+	-	Doppelt aktiv	
256	+	+	-	Höchstleistung	
257	+	+	?	ggf. unachtsam	
258	+	+	-	- wie oben -	
259	+	+	-	- wie oben -	
260	?	?	-	Doppelt aktiv	
261	+	+	-	Höchstleistung	
262	+	+	-	ggf. unachtsam	
263	+	+	-	- wie oben -	
264	+	+	-	- wie oben -	
265	*	+	*	Krise zweifach	
266	*	+	+	Körp. kritisch	
267	-	*	+	Seele kritisch	
268	-	-	+	Geistig aktiv	
269	-	-	+	ggf. erschöpft	
270	-	-	+	und launenhaft	
271	?	-	+	- wie oben -	
272	-	-	+	- wie oben -	
273	-	-	?	- wie oben -	
274	-	?	+	Geistig aktiv	
275	-	-	+	ggf. erschöpft	
276	-	-	+	und launenhaft	
277	*	-	+	Körp. kritisch	
278	+	-	+	Doppelt aktiv	
279	+	-	+	Routinearbeit	
280	+	-	+	ev. launenhaft	
281	+	*	*	Krise zweifach	
282	+	+	*	Geist kritisch	
283	?	+	-	Doppelt aktiv	
284	+	+	-	Höchstleistung	
285	+	+	-	ggf. unachtsam	
286	+	+	-	- wie oben -	
287	+	+	-	- wie oben -	
288	*	?	-	Körp. kritisch	
289	*	+	-	Körp. kritisch	
290	-	+	?	Seelisch aktiv	
291	-	+	-	ggf. abgehetzt	
292	-	+	-	und sprunghaft	
293	-	+	-	- wie oben -	
294	?	+	-	- wie oben -	

TAG	K	S	I	KOMMENTARE	DATUM
295	-	*	-	Seele kritisch	
296	-	-	-	Schöpf. Pause	
297	-	-	-	Kräftesammeln	
298	-	-	*	Geist kritisch	*
299	-	-	+	Geistig aktiv	
300	*	-	+	Körp. kritisch	
301	+	-	+	Doppelt aktiv	
302	+	?	+	Doppelt aktiv	
303	+	-	+	Routinearbeit	
304	+	-	+	ev. launenhaft	
305	+	-	+	- wie oben -	
306	?	-	?	- wie oben -	
307	+	-	+	- wie oben -	
308	+	-	+	- wie oben -	
309	+	*	+	Seele kritisch	
310	+	+	+	Dreifach aktiv	
311	*	+	+	Körp. kritisch	
312	*	+	+	Körp. kritisch	
313	-	+	+	Doppelt aktiv	
314	-	+	*	Geist kritisch	
315	-	+	*	Geist kritisch	
316	-	?	-	Seelisch aktiv	
317	?	+	-	ggf. abgehetzt	
318	-	+	-	und sprunghaft	
319	-	+	-	- wie oben -	
320	-	+	-	- wie oben -	
321	-	+	-	- wie oben -	
322	-	+	-	- wie oben -	
323	*	*	?	Krise zweifach	
324	+	-	-	Körperl. aktiv	
325	+	-	-	ggf. unachtsam	
326	+	-	-	und launenhaft	
327	+	-	-	- wie oben -	
328	+	-	-	- wie oben -	
329	?	-	-	- wie oben -	
330	+	?	-	Körperl. aktiv	
331	+	-	*	Geist kritisch	
332	+	-	+	Doppelt aktiv	
333	+	-	+	Routinearbeit	
334	*	-	+	Körp. kritisch	
335	*	-	+	Körp. kritisch	
336	-	-	+	Geistig aktiv	

* Geburtstag: 59. Lebenjahr vollendet

TAG	K	S	I	KOMMENTARE	DATUM
337	-	*	+	Seele kritisch	
338	-	+	+	Doppelt aktiv	
339	-	+	?	Lust und Geist	
340	?	+	+	ggf. abgehetzt	
341	-	+	+	- wie oben -	
342	-	+	+	- wie oben -	
343	-	+	+	- wie oben -	
344	-	?	+	Doppelt aktiv	
345	-	+	+	Lust und Geist	
346	*	+	+	Körp. kritisch	
347	+	+	*	Geist kritisch	
348	+	+	*	Geist kritisch	
349	+	+	-	Doppelt aktiv	
350	+	+	-	Höchstleistung	
351	+	*	-	Seele kritisch	
352	?	-	-	Körperl. aktiv	
353	+	-	-	ggf. unachtsam	
354	+	-	-	und launenhaft	
355	+	-	-	- wie oben -	
356	+	-	?	- wie oben -	
357	*	-	-	Körp. kritisch	
358	*	?	-	Körp. kritisch	
359	-	-	-	Schöpf. Pause	
360	-	-	-	Kräftesammeln	
361	-	-	-	und Entspannen	
362	-	-	-	- wie oben -	
363	?	-	-	- wie oben -	
364	-	-	*	Geist kritisch	
365	-	*	+	Seele kritisch	
366	-	+	+	Doppelt aktiv	*
367	-	+	+	Lust und Geist	
368	-	+	+	ggf. abgehetzt	
369	*	+	+	Körp. kritisch	
370	+	+	+	Dreifach aktiv	
371	+	+	+	Höchstleistung	
372	+	?	?	Dreifach aktiv	
373	+	+	+	Höchstleistung	
374	+	+	+	und Ausdauer	
375	?	+	+	- wie oben -	
376	+	+	+	- wie oben -	
377	+	+	+	- wie oben -	
378	+	+	+	- wie oben -	

* Geburtstag: 1. Lebenjahr vollendet

TAG	K	S	I	KOMMENTARE	DATUM
379	+	*	+	Seele kritisch	
380	*	-	*	Krise zweifach	
381	*	-	*	Krise zweifach	
382	-	-	-	Schöpf. Pause	
383	-	-	-	Kräftesammeln	
384	-	-	-	und Entspannen	
385	-	-	-	- wie oben -	
386	?	?	-	Schöpf. Pause	
387	-	-	-	Kräftesammeln	
388	-	-	-	und Entspannen	
389	-	-	?	- wie oben -	
390	-	-	-	- wie oben -	
391	-	-	-	- wie oben -	
392	*	-	-	Körp. kritisch	
393	+	*	-	Seele kritisch	
394	+	+	-	Doppelt aktiv	
395	+	+	-	Höchstleistung	
396	+	+	-	ggf. unachtsam	
397	+	+	*	Geist kritisch	
398	?	+	+	Dreifach aktiv	
399	+	+	+	Höchstleistung	
400	+	?	+	Dreifach aktiv	
401	+	+	+	Höchstleistung	
402	+	+	+	und Ausdauer	
403	*	+	+	Körp. kritisch	
404	*	+	+	Körp. kritisch	
405	-	+	?	Doppelt aktiv	
406	-	+	+	Lust und Geist	
407	-	*	+	Seele kritisch	
408	-	-	+	Geistig aktiv	
409	?	-	+	ggf. erschöpft	
410	-	-	+	und launenhaft	
411	-	-	+	- wie oben -	
412	-	-	+	- wie oben -	
413	-	-	*	Geist kritisch	
414	-	?	*	Geist kritisch	
415	*	-	-	Körp. kritisch	
416	+	-	-	Körperl. aktiv	
417	+	-	-	ggf. unachtsam	
418	+	-	-	und launenhaft	
419	+	-	-	- wie oben -	
420	+	-	-	- wie oben -	

TAG	K	S	I	KOMMENTARE	DATUM
421	?	*	-	Seele kritisch	
422	+	+	?	Doppelt aktiv	
423	+	+	-	Höchstleistung	
424	+	+	-	ggf. unachtsam	
425	+	+	-	- wie oben -	
426	*	+	-	Körp. kritisch	
427	*	+	-	Körp. kritisch	
428	-	?	-	Seelisch aktiv	
429	-	+	-	ggf. abgehetzt	
430	-	+	*	Geist kritisch	
431	-	+	+	Doppelt aktiv	
432	?	+	+	Lust und Geist	
433	-	+	+	ggf. abgehetzt	
434	-	+	+	- wie oben -	
435	-	*	+	Seele kritisch	
436	-	-	+	Geistig aktiv	
437	-	-	+	ggf. erschöpft	
438	*	-	?	Körp. kritisch	
439	+	-	+	Doppelt aktiv	
440	+	-	+	Routinearbeit	
441	+	-	+	ev. launenhaft	
442	+	?	+	Doppelt aktiv	
443	+	-	+	Routinearbeit	
444	?	-	+	ev. launenhaft	
445	+	-	+	- wie oben -	
446	+	-	*	Geist kritisch	
447	+	-	*	Geist kritisch	
448	+	-	-	Körperl. aktiv	
449	*	*	-	Krise zweifach	
450	*	+	-	Körp. kritisch	
451	-	+	-	Seelisch aktiv	
452	-	+	-	ggf. abgehetzt	
453	-	+	-	und sprunghaft	
454	-	+	-	- wie oben -	
455	?	+	?	- wie oben -	
456	-	?	-	Seelisch aktiv	
457	-	+	-	ggf. abgehetzt	
458	-	+	-	und sprunghaft	
459	-	+	-	- wie oben -	
460	-	+	-	- wie oben -	
461	*	+	-	Körp. kritisch	
462	+	+	-	Doppelt aktiv	

TAG	K	S	I	KOMMENTARE	DATUM
463	+	*	*	Krise zweifach	
464	+	-	+	Doppelt aktiv	
465	+	-	+	Routinearbeit	
466	+	-	+	ev. launenhaft	
467	?	-	+	- wie oben -	
468	+	-	+	- wie oben -	
469	+	-	+	- wie oben -	
470	+	?	+	Doppelt aktiv	
471	+	-	?	Routinearbeit	
472	*	-	+	Körp. kritisch	
473	*	-	+	Körp. kritisch	
474	-	-	+	Geistig aktiv	
475	-	-	+	ggf. erschöpft	
476	-	-	+	und launenhaft	
477	-	*	+	Seele kritisch	
478	?	+	+	Doppelt aktiv	
479	-	+	*	Geist kritisch	
480	-	+	*	Geist kritisch	
481	-	+	-	Seelisch aktiv	
482	-	+	-	ggf. abgehetzt	
483	-	+	-	und sprunghaft	
484	*	?	-	Körp. kritisch	
485	+	+	-	Doppelt aktiv	
486	+	+	-	Höchstleistung	
487	+	+	-	ggf. unachtsam	
488	+	+	?	- wie oben -	
489	+	+	-	- wie oben -	
490	?	+	-	- wie oben -	
491	+	*	-	Seele kritisch	
492	+	-	-	Körperl. aktiv	
493	+	-	-	ggf. unachtsam	
494	+	-	-	und launenhaft	
495	*	-	-	Körp. kritisch	
496	*	-	*	Krise zweifach	
497	-	-	+	Geistig aktiv	
498	-	?	+	Geistig aktiv	
499	-	-	+	ggf. erschöpft	
500	-	-	+	und launenhaft	
501	?	-	+	- wie oben -	
502	-	-	+	- wie oben -	
503	-	-	+	- wie oben -	
504	-	-	?	- wie oben -	

TAG	K	S	I	KOMMENTARE	DATUM
505	-	*	+	Seele kritisch	
506	-	+	+	Doppelt aktiv	
507	*	+	+	Körp. kritisch	
508	+	+	+	Dreifach aktiv	
509	+	+	+	Höchstleistung	
510	+	+	+	und Ausdauer	
511	+	+	+	- wie oben -	
512	+	?	*	Geist kritisch	
513	?	+	*	Geist kritisch	
514	+	+	-	Doppelt aktiv	
515	+	+	-	Höchstleistung	
516	+	+	-	ggf. unachtsam	
517	+	+	-	- wie oben -	
518	*	+	-	Körp. kritisch	
519	*	*	-	Krise zweifach	
520	-	-	-	Schöpf. Pause	
521	-	-	?	Kräftesammeln	
522	-	-	-	und Entspannen	
523	-	-	-	- wie oben -	
524	?	-	-	- wie oben -	
525	-	-	-	- wie oben -	
526	-	?	-	Schöpf. Pause	
527	-	-	-	Kräftesammeln	
528	-	-	-	und Entspannen	
529	-	-	*	Geist kritisch	
530	*	-	+	Körp. kritisch	
531	+	-	+	Doppelt aktiv	
532	+	-	+	Routinearbeit	
533	+	*	+	Seele kritisch	
534	+	+	+	Dreifach aktiv	
535	+	+	+	Höchstleistung	
536	?	+	+	und Ausdauer	
537	+	+	?	- wie oben -	
538	+	+	+	- wie oben -	
539	+	+	+	- wie oben -	
540	+	?	+	Dreifach aktiv	
541	*	+	+	Körp. kritisch	
542	*	+	+	Körp. kritisch	
543	-	+	+	Doppelt aktiv	
544	-	+	+	Lust und Geist	
545	-	+	*	Geist kritisch	
546	-	+	*	Geist kritisch	

Beispiel: Clark Gable

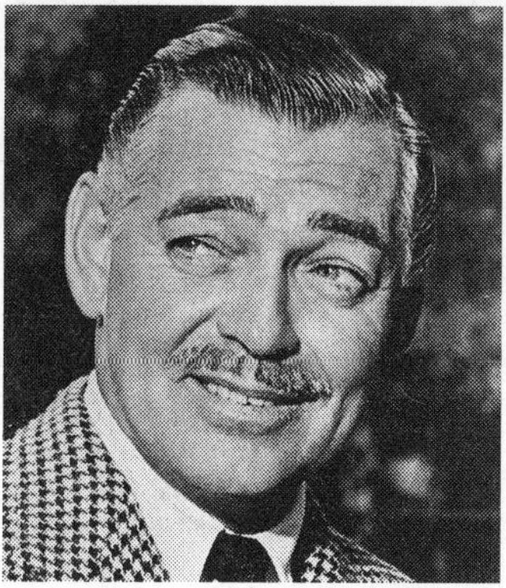

Der amerikanische Filmschauspieler brillierte als Darsteller von Draufgängertypen. Die Filme »Mutiny on the Bounty« (»Meuterei auf der Bounty«, 1935) und »Gone with the Wind« (»Vom Winde verweht«, 1939) machten ihn weltberühmt.

Aktuelles Datum:
16.11.1960 (MI)
Geburtsdatum:
1. 2.1901 (FR)

Im Jahre 1960 kommt es zu einer schicksalhaften Partnerschaft: Gable dreht mit Marilyn Monroe »The Misfits« (»Nicht gesellschaftsfähig«), der für beide Darsteller der letzte Film sein sollte. 25 Jahre zuvor, als Marilyn noch ein Kind ohne Zuhause namens Norma Jean war, hatte sie bereits für ihn geschwärmt. Am 5.11. – der Film ist gerade abgedreht – hat der Schauspieler einen Herzinfarkt, am 16.11. stirbt er in Hollywood. Beides geschieht an kritischen Tagen für den Körper.

1960

TAG	K	S	I	KOMMENTARE		DATUM
575	-	*	+	Seele kritisch	FR	
576	*	-	+	Körp. kritisch	SA	5.11.
577	+	-	+	Doppelt aktiv	SO	
578	+	-	*	Geist kritisch	MO	
579	+	-	*	Geist kritisch	DI	
580	+	-	-	Körperl. aktiv	MI	
581	+	-	-	ggf. unachtsam	DO	
582	?	?	-	Körperl. aktiv	FR	
583	+	-	-	ggf. unachtsam	SA	
584	+	-	-	und launenhaft	SO	
585	+	-	-	- wie oben -	MO	
586	+	-	-	- wie oben -	DI	
587	*	-	?	Körp. kritisch	MI	16.11.
588	*	-	-	Körp. kritisch	DO	

Körperliche Krise und Herzinfarkt

TAG	K	S	I	KOMMENTARE	DATUM
547	?	*	-	Seele kritisch	
548	-	-	-	Schöpf. Pause	
549	-	-	-	Kräftesammeln	
550	-	-	-	und Entspannen	
551	-	-	-	- wie oben -	
552	-	-	-	- wie oben -	
553	*	-	-	Körp. kritisch	
554	+	?	?	Körperl. aktiv	
555	+	-	-	ggf. unachtsam	
556	+	-	-	und launenhaft	
557	+	-	-	- wie oben -	
558	+	-	-	- wie oben -	
559	?	-	-	- wie oben -	
560	+	-	-	- wie oben -	
561	+	*	-	Seele kritisch	
562	+	+	*	Geist kritisch	
563	+	+	+	Dreifach aktiv	
564	*	+	+	Körp. kritisch	
565	*	+	+	Körp. kritisch	
566	-	+	+	Doppelt aktiv	
567	-	+	+	Lust und Geist	
568	-	?	+	Doppelt aktiv	
569	-	+	+	Lust und Geist	
570	?	+	?	ggf. abgehetzt	
571	-	+	+	- wie oben -	
572	-	+	+	- wie oben -	
573	-	+	+	- wie oben -	
574	-	+	+	- wie oben -	
575	-	*	+	Seele kritisch	
576	*	-	+	Körp. kritisch	
577	+	-	+	Doppelt aktiv	
578	+	-	*	Geist kritisch	
579	+	-	*	Geist kritisch	
580	+	-	-	Körperl. aktiv	
581	+	-	-	ggf. unachtsam	
582	?	?	-	Körperl. aktiv	
583	+	-	-	ggf. unachtsam	
584	+	-	-	und launenhaft	
585	+	-	-	- wie oben -	
586	+	-	-	- wie oben -	
587	*	-	?	Körp. kritisch	
588	*	-	-	Körp. kritisch	

TAG	K	S	I	KOMMENTARE	DATUM
589	-	*	-	Seele kritisch	
590	-	+	-	Seelisch aktiv	
591	-	+	-	ggf. abgehetzt	
592	-	+	-	und sprunghaft	
593	?	+	-	- wie oben -	
594	-	+	-	- wie oben -	
595	-	+	*	Geist kritisch	
596	-	?	+	Doppelt aktiv	
597	-	+	+	Lust und Geist	
598	-	+	+	ggf. abgehetzt	
599	*	+	+	Körp. kritisch	
600	+	+	+	Dreifach aktiv	
601	+	+	+	Höchstleistung	
602	+	+	+	und Ausdauer	
603	+	*	?	Seele kritisch	
604	+	-	+	Doppelt aktiv	
605	?	-	+	Routinearbeit	
606	+	-	+	ev. launenhaft	
607	+	-	+	- wie oben -	
608	+	-	+	- wie oben -	
609	+	-	+	- wie oben -	
610	*	?	+	Körp. kritisch	
611	*	-	*	Krise zweifach	
612	-	-	*	Geist kritisch	
613	-	-	-	Schöpf. Pause	
614	-	-	-	Kräftesammeln	
615	-	-	-	und Entspannen	
616	?	-	-	- wie oben -	
617	-	*	-	Seele kritisch	
618	-	+	-	Seelisch aktiv	
619	-	+	-	ggf. abgehetzt	
620	-	+	?	und sprunghaft	
621	-	+	-	- wie oben -	
622	*	+	-	Körp. kritisch	
623	+	+	-	Doppelt aktiv	
624	+	?	-	Doppelt aktiv	
625	+	+	-	Höchstleistung	
626	+	+	-	ggf. unachtsam	
627	+	+	-	- wie oben -	
628	?	+	*	Geist kritisch	
629	+	+	+	Dreifach aktiv	
630	+	+	+	Höchstleistung	

TAG	K	S	I	KOMMENTARE	DATUM
631	+	*	+	Seele kritisch	
632	+	-	+	Doppelt aktiv	
633	*	-	+	Körp. kritisch	
634	*	-	+	Körp. kritisch	
635	-	-	+	Geistig aktiv	
636	-	-	?	ggf. erschöpft	
637	-	-	+	und launenhaft	
638	-	?	+	Geistig aktiv	
639	?	-	+	ggf. erschöpft	
640	-	-	+	und launenhaft	
641	-	-	+	- wie oben -	
642	-	-	+	- wie oben -	
643	-	-	+	- wie oben -	
644	-	-	*	Geist kritisch	
645	*	*	*	Krise dreifach	
646	+	+	-	Doppelt aktiv	
647	+	+	-	Höchstleistung	
648	+	+	-	ggf. unachtsam	
649	+	+	-	- wie oben -	
650	+	+	-	- wie oben -	
651	?	+	-	- wie oben -	
652	+	?	-	Doppelt aktiv	
653	+	+	?	Höchstleistung	
654	+	+	-	ggf. unachtsam	
655	+	+	-	- wie oben -	
656	*	+	-	Körp. kritisch	
657	*	+	-	Körp. kritisch	
658	-	+	-	Seelisch aktiv	
659	-	*	-	Seele kritisch	
660	-	-	-	Schöpf. Pause	
661	-	-	*	Geist kritisch	
662	?	-	+	Geistig aktiv	
663	-	-	+	ggf. erschöpft	
664	-	-	+	und launenhaft	*
665	-	-	+	- wie oben -	
666	-	?	+	Geistig aktiv	
667	-	-	+	ggf. erschöpft	
668	*	-	+	Körp. kritisch	
669	+	-	?	Doppelt aktiv	
670	+	-	+	Routinearbeit	
671	+	-	+	ev. launenhaft	
672	+	-	+	- wie oben -	

* Geburtstag: 60. Lebenjahr vollendet

TAG	K	S	I	KOMMENTARE	DATUM
673	+	*	+	Seele kritisch	
674	?	+	+	Dreifach aktiv	
675	+	+	+	Höchstleistung	
676	+	+	+	und Ausdauer	
677	+	+	*	Geist kritisch	
678	+	+	*	Geist kritisch	
679	*	+	-	Körp. kritisch	
680	*	?	-	Körp. kritisch	
681	-	+	-	Seelisch aktiv	
682	-	+	-	ggf. abgehetzt	
683	-	+	-	und sprunghaft	
684	-	+	-	- wie oben -	
685	?	+	-	- wie oben -	
686	-	+	?	- wie oben -	
687	-	*	-	Seele kritisch	
688	-	-	-	Schöpf. Pause	
689	-	-	-	Kräftesammeln	
690	-	-	-	und Entspannen	
691	*	-	-	Körp. kritisch	
692	+	-	-	Körperl. aktiv	
693	+	-	-	ggf. unachtsam	
694	+	?	*	Geist kritisch	
695	+	-	+	Doppelt aktiv	
696	+	-	+	Routinearbeit	
697	?	-	+	ev. launenhaft	
698	+	-	+	- wie oben -	
699	+	-	+	- wie oben -	
700	+	-	+	- wie oben -	
701	+	*	+	Seele kritisch	
702	*	+	?	Körp. kritisch	
703	*	+	+	Körp. kritisch	
704	-	+	+	Doppelt aktiv	
705	-	+	+	Lust und Geist	
706	-	+	+	ggf. abgehetzt	
707	-	+	+	- wie oben -	
708	?	?	+	Doppelt aktiv	
709	-	+	+	Lust und Geist	
710	-	+	*	Geist kritisch	
711	-	+	*	Geist kritisch	
712	-	+	-	Seelisch aktiv	
713	-	+	-	ggf. abgehetzt	
714	*	+	-	Körp. kritisch	

TAG	K	S	I	KOMMENTARE	DATUM
715	+	*	-	Seele kritisch	
716	+	-	-	Körperl. aktiv	
717	+	-	-	ggf. unachtsam	
718	+	-	-	und launenhaft	
719	+	-	?	- wie oben -	
720	?	-	-	- wie oben -	
721	+	-	-	- wie oben -	
722	+	?	-	Körperl. aktiv	
723	+	-	-	ggf. unachtsam	
724	+	-	-	und launenhaft	
725	*	-	-	Körp. kritisch	
726	*	-	-	Körp. kritisch	
727	-	-	*	Geist kritisch	
728	-	-	+	Geistig aktiv	
729	-	*	+	Seele kritisch	
730	-	+	+	Doppelt aktiv	
731	?	+	+	Lust und Geist *	
732	-	+	+	ggf. abgehetzt	
733	-	+	+	- wie oben -	
734	-	+	+	- wie oben -	
735	-	+	?	- wie oben -	
736	-	?	+	Doppelt aktiv	
737	*	+	+	Körp. kritisch	
738	+	+	+	Dreifach aktiv	
739	+	+	+	Höchstleistung	
740	+	+	+	und Ausdauer	
741	+	+	+	- wie oben -	
742	+	+	+	- wie oben -	
743	?	*	*	Krise zweifach	
744	+	-	*	Geist kritisch	
745	+	-	-	Körperl. aktiv	
746	+	-	-	ggf. unachtsam	
747	+	-	-	und launenhaft	
748	*	-	-	Körp. kritisch	
749	*	-	-	Körp. kritisch	
750	-	?	-	Schöpf. Pause	
751	-	-	-	Kräftesammeln	
752	-	-	?	und Entspannen	
753	-	-	-	- wie oben -	
754	?	-	-	- wie oben -	
755	-	-	-	- wie oben -	
756	-	-	-	- wie oben -	

* Geburtstag: 2. Lebenjahr vollendet

TAG	K	S	I	KOMMENTARE	DATUM
757	-	*	-	Seele kritisch	
758	-	+	-	Seelisch aktiv	
759	-	+	-	ggf. abgehetzt	
760	*	+	*	Krise zweifach	
761	+	+	+	Dreifach aktiv	
762	+	+	+	Höchstleistung	
763	+	+	+	und Ausdauer	
764	+	?	+	Dreifach aktiv	
765	+	+	+	Höchstleistung	
766	?	+	+	und Ausdauer	
767	+	+	+	- wie oben -	
768	+	+	?	- wie oben -	
769	+	+	+	- wie oben -	
770	+	+	+	- wie oben -	
771	*	*	+	Krise zweifach	
772	*	-	+	Körp. kritisch	
773	-	-	+	Geistig aktiv	
774	-	-	+	ggf. erschöpft	
775	-	-	+	und launenhaft	
776	-	-	*	Geist kritisch	
777	?	-	*	Geist kritisch	
778	-	?	-	Schöpf. Pause	
779	-	-	-	Kräftesammeln	
780	-	-	-	und Entspannen	
781	-	-	-	- wie oben -	
782	-	-	-	- wie oben -	
783	*	-	-	Körp. kritisch	
784	+	-	-	Körperl. aktiv	
785	+	*	?	Seele kritisch	
786	+	+	-	Doppelt aktiv	
787	+	+	-	Höchstleistung	
788	+	+	-	ggf. unachtsam	
789	?	+	-	- wie oben -	
790	+	+	-	- wie oben -	
791	+	+	-	- wie oben -	
792	+	?	-	Doppelt aktiv	
793	+	+	*	Geist kritisch	
794	*	+	+	Körp. kritisch	
795	*	+	+	Körp. kritisch	
796	-	+	+	Doppelt aktiv	
797	-	+	+	Lust und Geist	
798	-	+	+	ggf. abgehetzt	

TAG	K	S	I	KOMMENTARE	DATUM
799	-	*	+	Seele kritisch	
800	?	-	+	Geistig aktiv	
801	-	-	?	ggf. erschöpft	
802	-	-	+	und launenhaft	
803	-	-	+	- wie oben -	
804	-	-	+	- wie oben -	
805	-	-	+	- wie oben -	
806	*	?	+	Körp. kritisch	
807	+	-	+	Doppelt aktiv	
808	+	-	+	Routinearbeit	
809	+	-	*	Geist kritisch	
810	+	-	*	Geist kritisch	
811	+	-	-	Körperl. aktiv	
812	?	-	-	ggf. unachtsam	
813	+	*	-	Seele kritisch	
814	+	+	-	Doppelt aktiv	
815	+	+	-	Höchstleistung	
816	+	+	-	ggf. unachtsam	
817	*	+	-	Körp. kritisch	
818	*	+	?	Körp. kritisch	
819	-	+	-	Seelisch aktiv	
820	-	?	-	Seelisch aktiv	
821	-	+	-	ggf. abgehetzt	
822	-	+	-	und sprunghaft	
823	?	+	-	- wie oben -	
824	-	+	-	- wie oben -	
825	-	+	-	- wie oben -	
826	-	+	*	Geist kritisch	
827	-	*	+	Seele kritisch	
828	-	-	+	Geistig aktiv	
829	*	-	+	Körp. kritisch	
830	+	-	+	Doppelt aktiv	
831	+	-	+	Routinearbeit	
832	+	-	+	ev. launenhaft	
833	+	-	+	- wie oben -	
834	+	?	?	Doppelt aktiv	
835	?	-	+	Routinearbeit	
836	+	-	+	ev. launenhaft	
837	+	-	+	- wie oben -	
838	+	-	+	- wie oben -	
839	+	-	+	- wie oben -	
840	*	-	+	Körp. kritisch	

TAG	K	S	I	KOMMENTARE	DATUM
841	*	*	+	Krise zweifach	
842	-	+	*	Geist kritisch	
843	-	+	*	Geist kritisch	
844	-	+	-	Seelisch aktiv	
845	-	+	-	ggf. abgehetzt	
846	?	+	-	und sprunghaft	
847	-	+	-	- wie oben -	
848	-	?	-	Seelisch aktiv	
849	-	+	-	ggf. abgehetzt	
850	-	+	-	und sprunghaft	
851	-	+	?	- wie oben -	
852	*	+	-	Körp. kritisch	
853	+	+	-	Doppelt aktiv	
854	+	+	-	Höchstleistung	
855	+	*	-	Seele kritisch	
856	+	-	-	Körperl. aktiv	
857	+	-	-	ggf. unachtsam	
858	?	-	-	und launenhaft	
859	+	-	*	Geist kritisch	
860	+	-	+	Doppelt aktiv	
861	+	-	+	Routinearbeit	
862	+	?	+	Doppelt aktiv	
863	*	-	+	Körp. kritisch	
864	*	-	+	Körp. kritisch	
865	-	-	+	Geistig aktiv	
866	-	-	+	ggf. erschöpft	
867	-	-	?	und launenhaft	
868	-	-	+	- wie oben -	
869	?	*	+	Seele kritisch	
870	-	+	+	Doppelt aktiv	
871	-	+	+	Lust und Geist	
872	-	+	+	ggf. abgehetzt	
873	-	+	+	- wie oben -	
874	-	+	+	- wie oben -	
875	*	+	*	Krise zweifach	
876	+	?	*	Geist kritisch	
877	+	+	-	Doppelt aktiv	
878	+	+	-	Höchstleistung	
879	+	+	-	ggf. unachtsam	
880	+	+	-	- wie oben -	
881	?	+	-	- wie oben -	
882	+	+	-	- wie oben -	

TAG	K	S	I	KOMMENTARE	DATUM
883	+	*	-	Seele kritisch	
884	+	-	?	Körperl. aktiv	
885	+	-	-	ggf. unachtsam	
886	*	-	-	Körp. kritisch	
887	*	-	-	Körp. kritisch	
888	-	-	-	Schöpf. Pause	
889	-	-	-	Kräftesammeln	
890	-	?	-	Schöpf. Pause	
891	-	-	-	Kräftesammeln	
892	?	-	*	Geist kritisch	
893	-	-	+	Geistig aktiv	
894	-	-	+	ggf. erschöpft	
895	-	-	+	und launenhaft	
896	-	-	+	- wie oben -	
897	-	*	+	Seele kritisch	
898	*	+	+	Körp. kritisch	
899	+	+	+	Dreifach aktiv	
900	+	+	?	Höchstleistung	
901	+	+	+	und Ausdauer	
902	+	+	+	- wie oben -	
903	+	+	+	- wie oben -	
904	?	?	+	Dreifach aktiv	
905	+	+	+	Höchstleistung	
906	+	+	+	und Ausdauer	
907	+	+	+	- wie oben -	
908	+	+	*	Geist kritisch	
909	*	+	*	Krise zweifach	
910	*	+	-	Körp. kritisch	
911	-	*	-	Seele kritisch	
912	-	-	-	Schöpf. Pause	
913	-	-	-	Kräftesammeln	
914	-	-	-	und Entspannen	
915	?	-	-	- wie oben -	
916	-	-	-	- wie oben -	
917	-	-	?	- wie oben -	
918	-	?	-	Schöpf. Pause	
919	-	-	-	Kräftesammeln	
920	-	-	-	und Entspannen	
921	*	-	-	Körp. kritisch	
922	+	-	-	Körperl. aktiv	
923	+	-	-	ggf. unachtsam	
924	+	-	-	und launenhaft	

TAG	K	S	I	KOMMENTARE	DATUM
925	+	*	*	Krise zweifach	
926	+	+	+	Dreifach aktiv	
927	?	+	+	Höchstleistung	
928	+	+	+	und Ausdauer	
929	+	+	+	- wie oben -	
930	+	+	+	- wie oben -	
931	+	+	+	- wie oben -	
932	*	?	+	Körp. kritisch	
933	*	+	?	Körp. kritisch	
934	-	+	+	Doppelt aktiv	
935	-	+	+	Lust und Geist	
936	-	+	+	ggf. abgehetzt	
937	-	+	+	- wie oben -	
938	?	+	+	- wie oben -	
939	-	*	+	Seele kritisch	
940	-	-	+	Geistig aktiv	
941	-	-	*	Geist kritisch	
942	-	-	*	Geist kritisch	
943	-	-	-	Schöpf. Pause	
944	*	-	-	Körp. kritisch	
945	+	-	-	Körperl. aktiv	
946	+	?	-	Körperl. aktiv	
947	+	-	-	ggf. unachtsam	
948	+	-	-	und launenhaft	
949	+	-	-	- wie oben -	
950	?	-	?	- wie oben -	
951	+	-	-	- wie oben -	
952	+	-	-	- wie oben -	
953	+	*	-	Seele kritisch	
954	+	+	-	Doppelt aktiv	
955	*	+	-	Körp. kritisch	
956	*	+	-	Körp. kritisch	
957	-	+	-	Seelisch aktiv	
958	-	+	*	Geist kritisch	
959	-	+	+	Doppelt aktiv	
960	-	?	+	Doppelt aktiv	
961	?	+	+	Lust und Geist	
962	-	+	+	ggf. abgehetzt	
963	-	+	+	- wie oben -	
964	-	+	+	- wie oben -	
965	-	+	+	- wie oben -	
966	-	+	?	- wie oben -	

TAG	K	S	I	KOMMENTARE	DATUM
967	*	*	+	Krise zweifach	
968	+	-	+	Doppelt aktiv	
969	+	-	+	Routinearbeit	
970	+	-	+	ev. launenhaft	
971	+	-	+	- wie oben -	
972	+	-	+	- wie oben -	
973	?	-	+	- wie oben -	
974	+	?	*	Geist kritisch	
975	+	-	*	Geist kritisch	
976	+	-	-	Körperl. aktiv	
977	+	-	-	ggf. unachtsam	
978	*	-	-	Körp. kritisch	
979	*	-	-	Körp. kritisch	
980	-	-	-	Schöpf. Pause	
981	-	*	-	Seele kritisch	
982	-	+	-	Seelisch aktiv	
983	-	+	?	ggf. abgehetzt	
984	?	+	-	und sprunghaft	
985	-	+	-	- wie oben -	
986	-	+	-	- wie oben -	
987	-	+	-	- wie oben -	
988	-	?	-	Seelisch aktiv	
989	-	+	-	ggf. abgehetzt	
990	*	+	-	Körp. kritisch	
991	+	+	*	Geist kritisch	
992	+	+	+	Dreifach aktiv	
993	+	+	+	Höchstleistung	
994	+	+	+	und Ausdauer	
995	+	*	+	Seele kritisch	
996	?	-	+	Doppelt aktiv	
997	+	-	+	Routinearbeit	
998	+	-	+	ev. launenhaft	
999	+	-	?	- wie oben -	
1000	+	-	+	- wie oben -	
1001	*	-	+	Körp. kritisch	
1002	*	?	+	Körp. kritisch	
1003	-	-	+	Geistig aktiv	
1004	-	-	+	ggf. erschöpft	
1005	-	-	+	und launenhaft	
1006	-	-	+	- wie oben -	
1007	?	-	*	Geist kritisch	
1008	-	-	*	Geist kritisch	

TAG	K	S	I	KOMMENTARE	DATUM
1009	-	*	-	Seele kritisch	
1010	-	+	-	Seelisch aktiv	
1011	-	+	-	ggf. abgehetzt	
1012	-	+	-	und sprunghaft	
1013	*	+	-	Körp. kritisch	
1014	+	+	-	Doppelt aktiv	
1015	+	+	-	Höchstleistung	
1016	+	?	?	Doppelt aktiv	
1017	+	+	-	Höchstleistung	
1018	+	+	-	ggf. unachtsam	
1019	?	+	-	- wie oben -	
1020	+	+	-	- wie oben -	
1021	+	+	-	- wie oben -	
1022	+	+	-	- wie oben -	
1023	+	*	-	Seele kritisch	
1024	*	-	*	Krise zweifach	
1025	*	-	+	Körp. kritisch	
1026	-	-	+	Geistig aktiv	
1027	-	-	+	ggf. erschöpft	
1028	-	-	+	und launenhaft	
1029	-	-	+	- wie oben - *	
1030	?	?	+	Geistig aktiv	
1031	-	-	+	ggf. erschöpft	
1032	-	-	?	und launenhaft	
1033	-	-	+	- wie oben -	
1034	-	-	+	- wie oben -	
1035	-	-	+	- wie oben -	
1036	*	-	+	Körp. kritisch	
1037	+	*	+	Seele kritisch	
1038	+	+	+	Dreifach aktiv	
1039	+	+	+	Höchstleistung	
1040	+	+	*	Geist kritisch	
1041	+	+	*	Geist kritisch	
1042	?	+	-	Doppelt aktiv	
1043	+	+	-	Höchstleistung	
1044	+	?	-	Doppelt aktiv	
1045	+	+	-	Höchstleistung	
1046	+	+	-	ggf. unachtsam	
1047	*	+	-	Körp. kritisch	
1048	*	+	-	Körp. kritisch	
1049	-	+	?	Seelisch aktiv	
1050	-	+	-	ggf. abgehetzt	

* Geburtstag: 61. Lebenjahr vollendet

TAG	K	S	I	KOMMENTARE	DATUM
1051	-	*	-	Seele kritisch	
1052	-	-	-	Schöpf. Pause	
1053	?	-	-	Kräftesammeln	
1054	-	-	-	und Entspannen	
1055	-	-	-	- wie oben -	
1056	-	-	-	- wie oben -	
1057	-	-	*	Geist kritisch	
1058	-	?	+	Geistig aktiv	
1059	*	-	+	Körp. kritisch	
1060	+	-	+	Doppelt aktiv	
1061	+	-	+	Routinearbeit	
1062	+	-	+	ev. launenhaft	
1063	+	-	+	- wie oben -	
1064	+	-	+	- wie oben -	
1065	?	*	?	Seele kritisch	
1066	+	+	+	Dreifach aktiv	
1067	+	+	+	Höchstleistung	
1068	+	+	+	und Ausdauer	
1069	+	+	+	- wie oben -	
1070	*	+	+	Körp. kritisch	
1071	*	+	+	Körp. kritisch	
1072	-	?	+	Doppelt aktiv	
1073	-	+	*	Geist kritisch	
1074	-	+	*	Geist kritisch	
1075	-	+	-	Seelisch aktiv	
1076	?	+	-	ggf. abgehetzt	
1077	-	+	-	und sprunghaft	
1078	-	+	-	- wie oben -	
1079	-	*	-	Seele kritisch	
1080	-	-	-	Schöpf. Pause	
1081	-	-	-	Kräftesammeln	
1082	*	-	?	Körp. kritisch	
1083	+	-	-	Körperl. aktiv	
1084	+	-	-	ggf. unachtsam	
1085	+	-	-	und launenhaft	
1086	+	?	-	Körperl. aktiv	
1087	+	-	-	ggf. unachtsam	
1088	?	-	-	und launenhaft	
1089	+	-	-	- wie oben -	
1090	+	-	*	Geist kritisch	
1091	+	-	+	Doppelt aktiv	
1092	+	-	+	Routinearbeit	

TAG	K	S	I	KOMMENTARE	DATUM
1093	*	*	+	Krise zweifach	
1094	*	+	+	Körp. kritisch	
1095	-	+	+	Doppelt aktiv	
1096	-	+	+	Lust und Geist	
1097	-	+	+	ggf. abgehetzt	*
1098	-	+	?	- wie oben -	
1099	?	+	+	- wie oben -	
1100	-	?	+	Doppelt aktiv	
1101	-	+	+	Lust und Geist	
1102	-	+	+	ggf. abgehetzt	
1103	-	+	+	- wie oben -	
1104	-	+	+	- wie oben -	
1105	*	+	+	Körp. kritisch	
1106	+	+	*	Geist kritisch	
1107	+	*	*	Krise zweifach	
1108	+	-	-	Körperl. aktiv	
1109	+	-	-	ggf. unachtsam	
1110	+	-	-	und launenhaft	
1111	?	-	-	- wie oben -	
1112	+	-	-	- wie oben -	
1113	+	-	-	- wie oben -	
1114	+	?	-	Körperl. aktiv	
1115	+	-	?	ggf. unachtsam	
1116	*	-	-	Körp. kritisch	
1117	*	-	-	Körp. kritisch	
1118	-	-	-	Schöpf. Pause	
1119	-	-	-	Kräftesammeln	
1120	-	-	-	und Entspannen	
1121	-	*	-	Seele kritisch	
1122	?	+	-	Seelisch aktiv	
1123	-	+	*	Geist kritisch	
1124	-	+	+	Doppelt aktiv	
1125	-	+	+	Lust und Geist	
1126	-	+	+	ggf. abgehetzt	
1127	-	+	+	- wie oben -	
1128	*	?	+	Körp. kritisch	
1129	+	+	+	Dreifach aktiv	
1130	+	+	+	Höchstleistung	
1131	+	+	?	und Ausdauer	
1132	+	+	+	- wie oben -	
1133	+	+	+	- wie oben -	
1134	?	+	+	- wie oben -	

* Geburtstag: 3. Lebenjahr vollendet

TAG	K	S	I	KOMMENTARE	DATUM
1135	+	*	+	Seele kritisch	
1136	+	-	+	Doppelt aktiv	
1137	+	-	+	Routinearbeit	
1138	+	-	+	ev. launenhaft	
1139	*	-	*	Krise zweifach	
1140	*	-	*	Krise zweifach	
1141	-	-	-	Schöpf. Pause	
1142	-	?	-	Schöpf. Pause	
1143	-	-	-	Kräftesammeln	
1144	-	-	-	und Entspannen	
1145	?	-	-	- wie oben -	
1146	-	-	-	- wie oben -	
1147	-	-	-	- wie oben -	
1148	-	-	?	- wie oben -	
1149	-	*	-	Seele kritisch	
1150	-	+	-	Seelisch aktiv	
1151	*	+	-	Körp. kritisch	
1152	+	+	-	Doppelt aktiv	
1153	+	+	-	Höchstleistung	
1154	+	+	-	ggf. unachtsam	
1155	+	+	-	- wie oben -	
1156	+	?	*	Geist kritisch	
1157	?	+	+	Dreifach aktiv	
1158	+	+	+	Höchstleistung	
1159	+	+	+	und Ausdauer	
1160	+	+	+	- wie oben -	
1161	+	+	+	- wie oben -	
1162	*	+	+	Körp. kritisch	
1163	*	*	+	Krise zweifach	
1164	-	-	?	Geistig aktiv	
1165	-	-	+	ggf. erschöpft	
1166	-	-	+	und launenhaft	
1167	-	-	+	- wie oben -	
1168	?	-	+	- wie oben -	
1169	-	-	+	- wie oben -	
1170	-	?	+	Geistig aktiv	
1171	-	-	+	ggf. erschöpft	
1172	-	-	*	Geist kritisch	
1173	-	-	*	Geist kritisch	
1174	*	-	-	Körp. kritisch	
1175	+	-	-	Körperl. aktiv	
1176	+	-	-	ggf. unachtsam	

TAG	K	S	I	KOMMENTARE	DATUM
1177	+	*	-	Seele kritisch	
1178	+	+	-	Doppelt aktiv	
1179	+	+	-	Höchstleistung	
1180	?	+	-	ggf. unachtsam	
1181	+	+	?	- wie oben -	
1182	+	+	-	- wie oben -	
1183	+	+	-	- wie oben -	
1184	+	?	-	Doppelt aktiv	
1185	*	+	-	Körp. kritisch	
1186	*	+	-	Körp. kritisch	
1187	-	+	-	Seelisch aktiv	
1188	-	+	-	ggf. abgehetzt	
1189	-	+	*	Geist kritisch	
1190	-	+	+	Doppelt aktiv	
1191	?	*	+	Seele kritisch	
1192	-	-	+	Geistig aktiv	
1193	-	-	+	ggf. erschöpft	
1194	-	-	+	und launenhaft	
1195	-	-	+	- wie oben -	
1196	-	-	+	- wie oben -	
1197	*	-	?	Körp. kritisch	
1198	+	?	+	Doppelt aktiv	
1199	+	-	+	Routinearbeit	
1200	+	-	+	ev. launenhaft	
1201	+	-	+	- wie oben -	
1202	+	-	+	- wie oben -	
1203	?	-	+	- wie oben -	
1204	+	-	+	- wie oben -	
1205	+	*	*	Krise zweifach	
1206	+	+	*	Geist kritisch	
1207	+	+	-	Doppelt aktiv	
1208	*	+	-	Körp. kritisch	
1209	*	+	-	Körp. kritisch	
1210	-	+	-	Seelisch aktiv	
1211	-	+	-	ggf. abgehetzt	
1212	-	?	-	Seelisch aktiv	
1213	-	+	-	ggf. abgehetzt	
1214	?	+	?	und sprunghaft	
1215	-	+	-	- wie oben -	
1216	-	+	-	- wie oben -	
1217	-	+	-	- wie oben -	
1218	-	+	-	- wie oben -	

TAG	K	S	I	KOMMENTARE	DATUM
1219	-	*	-	Seele kritisch	
1220	*	-	-	Körp. kritisch	
1221	+	-	-	Körperl. aktiv	
1222	+	-	*	Geist kritisch	
1223	+	-	+	Doppelt aktiv	
1224	+	-	+	Routinearbeit	
1225	+	-	+	ev. launenhaft	
1226	?	?	+	Doppelt aktiv	
1227	+	-	+	Routinearbeit	
1228	+	-	+	ev. launenhaft	
1229	+	-	+	- wie oben -	
1230	+	-	?	- wie oben -	
1231	*	-	+	Körp. kritisch	
1232	*	-	+	Körp. kritisch	
1233	-	*	+	Seele kritisch	
1234	-	+	+	Doppelt aktiv	
1235	-	+	+	Lust und Geist	
1236	-	+	+	ggf. abgehetzt	
1237	?	+	+	- wie oben -	
1238	-	+	*	Geist kritisch	
1239	-	+	*	Geist kritisch	
1240	-	?	-	Seelisch aktiv	
1241	-	+	-	ggf. abgehetzt	
1242	-	+	-	und sprunghaft	
1243	*	+	-	Körp. kritisch	
1244	+	+	-	Doppelt aktiv	
1245	+	+	-	Höchstleistung	
1246	+	+	-	ggf. unachtsam	
1247	+	*	?	Seele kritisoh	
1248	+	-	-	Körperl. aktiv	
1249	?	-	-	ggf. unachtsam	
1250	+	-	-	und launenhaft	
1251	+	-	-	- wie oben -	
1252	+	-	-	- wie oben -	
1253	+	-	-	- wie oben -	
1254	*	?	-	Körp. kritisch	
1255	*	-	*	Krise zweifach	
1256	-	-	+	Geistig aktiv	
1257	-	-	+	ggf. erschöpft	
1258	-	-	+	und launenhaft	
1259	-	-	+	- wie oben -	
1260	?	-	+	- wie oben -	

TAG	K	S	I	KOMMENTARE	DATUM
1261	-	*	+	Seele kritisch	
1262	-	+	+	Doppelt aktiv	
1263	-	+	?	Lust und Geist	
1264	-	+	+	ggf. abgehetzt	
1265	-	+	+	- wie oben -	
1266	*	+	+	Körp. kritisch	
1267	+	+	+	Dreifach aktiv	
1268	+	?	+	Dreifach aktiv	
1269	+	+	+	Höchstleistung	
1270	+	+	+	und Ausdauer	
1271	+	+	*	Geist kritisch	
1272	?	+	*	Geist kritisch	
1273	+	+	-	Doppelt aktiv	
1274	+	+	-	Höchstleistung	
1275	+	*	-	Seele kritisch	
1276	+	-	-	Körperl. aktiv	
1277	*	-	-	Körp. kritisch	
1278	*	-	-	Körp. kritisch	
1279	-	-	-	Schöpf. Pause	
1280	-	-	?	Kräftesammeln	
1281	-	-	-	und Entspannen	
1282	-	?	-	Schöpf. Pause	
1283	?	-	-	Kräftesammeln	
1284	-	-	-	und Entspannen	
1285	-	-	-	- wie oben -	
1286	-	-	-	- wie oben -	
1287	-	-	-	- wie oben -	
1288	-	-	*	Geist kritisch	
1289	*	*	+	Krise zweifach	
1290	+	+	+	Dreifach aktiv	
1291	+	+	+	Höchstleistung	
1292	+	+	+	und Ausdauer	
1293	+	+	+	- wie oben -	
1294	+	+	+	- wie oben -	
1295	?	+	+	- wie oben -	
1296	+	?	?	Dreifach aktiv	
1297	+	+	+	Höchstleistung	
1298	+	+	+	und Ausdauer	
1299	+	+	+	- wie oben -	
1300	*	+	+	Körp. kritisch	
1301	*	+	+	Körp. kritisch	
1302	-	+	+	Doppelt aktiv	

TAG	K	S	I	KOMMENTARE	DATUM
1303	-	*	+	Seele kritisch	
1304	-	-	*	Geist kritisch	
1305	-	-	*	Geist kritisch	
1306	?	-	-	Schöpf. Pause	
1307	-	-	-	Kräftesammeln	
1308	-	-	-	und Entspannen	
1309	-	-	-	- wie oben -	
1310	-	?	-	Schöpf. Pause	
1311	-	-	-	Kräftesammeln	
1312	*	-	-	Körp. kritisch	
1313	+	-	?	Körperl. aktiv	
1314	+	-	-	ggf. unachtsam	
1315	+	-	-	und launenhaft	
1316	+	-	-	- wie oben -	
1317	+	*	-	Seele kritisch	
1318	?	+	-	Doppelt aktiv	
1319	+	+	-	Höchstleistung	
1320	+	+	-	ggf. unachtsam	
1321	+	+	*	Geist kritisch	
1322	+	+	+	Dreifach aktiv	
1323	*	+	+	Körp. kritisch	
1324	*	?	+	Körp. kritisch	
1325	-	+	+	Doppelt aktiv	
1326	-	+	+	Lust und Geist	
1327	-	+	+	ggf. abgehetzt	
1328	-	+	+	- wie oben -	
1329	?	+	?	- wie oben -	
1330	-	+	+	- wie oben -	
1331	-	*	+	Seele kritisch	
1332	-	-	+	Geistig aktiv	
1333	-	-	+	ggf. erschöpft	
1334	-	-	+	und launenhaft	
1335	*	-	+	Körp. kritisch	
1336	+	-	+	Doppelt aktiv	
1337	+	-	*	Geist kritisch	
1338	+	?	*	Geist kritisch	
1339	+	-	-	Körperl. aktiv	
1340	+	-	-	ggf. unachtsam	
1341	?	-	-	und launenhaft	
1342	+	-	-	- wie oben -	
1343	+	-	-	- wie oben -	
1344	+	-	-	- wie oben -	

Beispiel: Ernest Hemingway

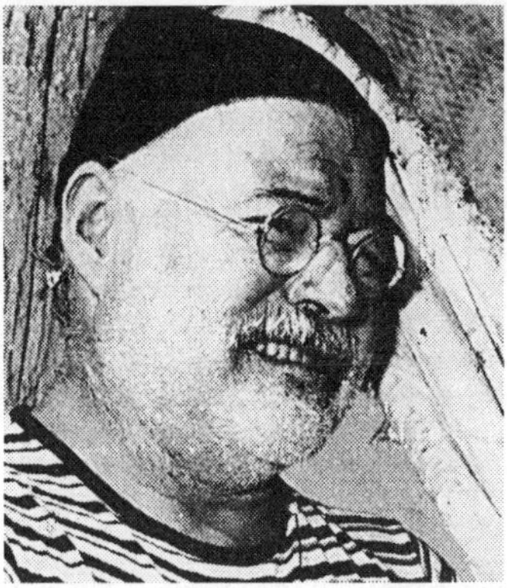

Der amerikanische Schriftsteller gilt als Hauptsprecher der »verlorenen Generation«. Ihre Vertreter werden sich nach der Erschütterung der bürgerlichen Welt durch den Ersten Weltkrieg ihrer künstlerischen Mission bewußt.

Aktuelles Datum:
2.7.1961 (SO)
Geburtsdatum:
21.7.1899 (FR)

Bis zuletzt sucht Hemingway nach Perfektion seines lakonischen, sachlichen Stils. Die Gefühle und Aktivitäten seiner Helden (Trieb, Liebe, Mut; Krieg, Jagd, Sport) verschmelzen mit dem Aspekt, sich in einer sinnlosen Welt zu behaupten. Erst in der ständig herausgeforderten Konfrontation mit dem Tod erhält das Leben für den Autor und seine Helden seinen Wert.
Der Nobelpreisträger ist schwerkrank und verbringt zwei Monate in der Mayo-Klinik. Am 28.6. wird er entlassen und genießt zwei ruhige, friedliche Tage. Am 1.7. ist er seelisch aktiv und singt mit seiner Frau Mary italienische Volkslieder. Nichts deutet auf einen verhängnisvollen Entschluß. Am 2.7., im doppelten Tief, der Körperzyklus ist halbkritisch, begeht Hemingway um sieben Uhr morgens mit seiner Jagdflinte Selbstmord.

1961

TAG	K	S	I	KOMMENTARE	DATUM
1373	-	*	-	Seele kritisch	FR
1374	-	+	-	Seelisch aktiv	SA
1375	?	+	-	ggf. abgehetzt	SO 2.7.
1376	-	+	-	und sprunghaft	MO
1377	-	+	-	- wie oben -	DI
1378	-	+	-	- wie oben -	MI
1379	-	+	?	- wie oben -	DO

Selbstmord im zweifachen Tief

TAG	K	S	I	KOMMENTARE	DATUM
1345	+	*	-	Seele kritisch	
1346	*	+	?	Körp. kritisch	
1347	*	+	-	Körp. kritisch	
1348	-	+	-	Seelisch aktiv	
1349	-	+	-	ggf. abgehetzt	
1350	-	+	-	und sprunghaft	
1351	-	+	-	- wie oben -	
1352	?	?	-	Seelisch aktiv	
1353	-	+	-	ggf. abgehetzt	
1354	-	+	*	Geist kritisch	
1355	-	+	+	Doppelt aktiv	
1356	-	+	+	Lust und Geist	
1357	-	+	+	ggf. abgehetzt	
1358	*	+	+	Körp. kritisch	
1359	+	*	+	Seele kritisch	
1360	+	-	+	Doppelt aktiv	
1361	+	-	+	Routinearbeit	
1362	+	-	?	ev. launenhaft	
1363	+	-	+	- wie oben -	
1364	?	-	+	- wie oben -	
1365	+	-	+	- wie oben -	
1366	+	?	+	Doppelt aktiv	
1367	+	-	+	Routinearbeit	
1368	+	-	+	ev. launenhaft	
1369	*	-	+	Körp. kritisch	
1370	*	-	*	Krise zweifach	
1371	-	-	*	Geist kritisch	
1372	-	-	-	Schöpf. Pause	
1373	-	*		Soole kritisch	
1374	-	+	-	Seelisch aktiv	
1375	?	+	-	ggf. abgehetzt	
1376	-	+	-	und sprunghaft	
1377	-	+	-	- wie oben -	
1378	-	+	-	- wie oben -	
1379	-	+	?	- wie oben -	
1380	-	?	-	Seelisch aktiv	
1381	*	+	-	Körp. kritisch	
1382	+	+	-	Doppelt aktiv	
1383	+	+	-	Höchstleistung	
1384	+	+	-	ggf. unachtsam	
1385	+	+	-	- wie oben -	
1386	+	+	-	- wie oben -	

TAG	K	S	I	KOMMENTARE	DATUM
1387	?	*	*	Krise zweifach	
1388	+	-	+	Doppelt aktiv	
1389	+	-	+	Routinearbeit	
1390	+	-	+	ev. launenhaft	
1391	+	-	+	- wie oben -	
1392	*	-	+	Körp. kritisch	
1393	*	-	+	Körp. kritisch	
1394	-	?	+	Geistig aktiv	*
1395	-	-	?	ggf. erschöpft	
1396	-	-	+	und launenhaft	
1397	-	-	+	- wie oben -	
1398	?	-	+	- wie oben -	
1399	-	-	+	- wie oben -	
1400	-	-	+	- wie oben -	
1401	-	*	+	Seele kritisch	
1402	-	+	+	Doppelt aktiv	
1403	-	+	*	Geist kritisch	
1404	*	+	*	Krise zweifach	
1405	+	+	-	Doppelt aktiv	
1406	+	+	-	Höchstleistung	
1407	+	+	-	ggf. unachtsam	
1408	+	?	-	Doppelt aktiv	
1409	+	+	-	Höchstleistung	
1410	?	+	-	ggf. unachtsam	
1411	+	+	-	- wie oben -	
1412	+	+	?	- wie oben -	
1413	+	+	-	- wie oben -	
1414	+	+	-	- wie oben -	
1415	*	*	-	Krise zweifach	
1416	*	-	-	Körp. kritisch	
1417	-	-	-	Schöpf. Pause	
1418	-	-	-	Kräftesammeln	
1419	-	-	-	und Entspannen	
1420	-	-	*	Geist kritisch	
1421	?	-	+	Geistig aktiv	
1422	-	?	+	Geistig aktiv	
1423	-	-	+	ggf. erschöpft	
1424	-	-	+	und launenhaft	
1425	-	-	+	- wie oben -	
1426	-	-	+	- wie oben -	
1427	*	-	+	Körp. kritisch	
1428	+	-	?	Doppelt aktiv	

* Geburtstag: 62. Lebenjahr vollendet

TAG	K	S	I	KOMMENTARE	DATUM
1429	+	*	+	Seele kritisch	
1430	+	+	+	Dreifach aktiv	
1431	+	+	+	Höchstleistung	
1432	+	+	+	und Ausdauer	
1433	?	+	+	- wie oben -	
1434	+	+	+	- wie oben -	
1435	+	+	+	- wie oben -	
1436	+	?	*	Geist kritisch	
1437	+	+	*	Geist kritisch	
1438	*	+	-	Körp. kritisch	
1439	*	+	-	Körp. kritisch	
1440	-	+	-	Seelisch aktiv	
1441	-	+	-	ggf. abgehetzt	
1442	-	+	-	und sprunghaft	
1443	-	*	-	Seele kritisch	
1444	?	-	-	Schöpf. Pause	
1445	-	-	?	Kräftesammeln	
1446	-	-	-	und Entspannen	
1447	-	-	-	- wie oben -	
1448	-	-	-	- wie oben -	
1449	-	-	-	- wie oben -	
1450	*	?	-	Körp. kritisch	
1451	+	-	-	Körperl. aktiv	
1452	+	-	-	ggf. unachtsam	
1453	+	-	*	Geist kritisch	
1454	+	-	+	Doppelt aktiv	
1455	+	-	+	Routinearbeit	
1456	?	-	+	ev. launenhaft	
1457	+	*	+	Seele kritisch	
1458	+	+	+	Dreifach aktiv	
1459	+	+	+	Höchstleistung	
1460	+	+	+	und Ausdauer	
1461	*	+	?	Körp. kritisch	
1462	*	+	+	Körp. kritisch *	
1463	-	+	+	Doppelt aktiv	
1464	-	?	+	Doppelt aktiv	
1465	-	+	+	Lust und Geist	
1466	-	+	+	ggf. abgehetzt	
1467	?	+	+	- wie oben -	
1468	-	+	+	- wie oben -	
1469	-	+	*	Geist kritisch	
1470	-	+	*	Geist kritisch	

* Geburtstag: 4. Lebenjahr vollendet

TAG	K	S	I	KOMMENTARE	DATUM
1471	-	*	-	Seele kritisch	
1472	-	-	-	Schöpf. Pause	
1473	*	-	-	Körp. kritisch	
1474	+	-	-	Körperl. aktiv	
1475	+	-	-	ggf. unachtsam	
1476	+	-	-	und launenhaft	
1477	+	-	-	- wie oben -	
1478	+	?	?	Körperl. aktiv	
1479	?	-	-	ggf. unachtsam	
1480	+	-	-	und launenhaft	
1481	+	-	-	- wie oben -	
1482	+	-	-	- wie oben -	
1483	+	-	-	- wie oben -	
1484	*	-	-	Körp. kritisch	
1485	*	*	-	Krise zweifach	
1486	-	+	*	Geist kritisch	
1487	-	+	+	Doppelt aktiv	
1488	-	+	+	Lust und Geist	
1489	-	+	+	ggf. abgehetzt	
1490	?	+	+	- wie oben -	
1491	-	+	+	- wie oben -	
1492	-	?	+	Doppelt aktiv	
1493	-	+	+	Lust und Geist	
1494	-	+	?	ggf. abgehetzt	
1495	-	+	+	- wie oben -	
1496	*	+	+	Körp. kritisch	
1497	+	+	+	Dreifach aktiv	
1498	+	+	+	Höchstleistung	
1499	+	*	+	Seele kritisch	
1500	+	-	+	Doppelt aktiv	
1501	+	-	+	Routinearbeit	
1502	?	-	*	Geist kritisch	
1503	+	-	*	Geist kritisch	
1504	+	-	-	Körperl. aktiv	
1505	+	-	-	ggf. unachtsam	
1506	+	?	-	Körperl. aktiv	
1507	*	-	-	Körp. kritisch	
1508	*	-	-	Körp. kritisch	
1509	-	-	-	Schöpf. Pause	
1510	-	-	-	Kräftesammeln	
1511	-	-	?	und Entspannen	
1512	-	-	-	- wie oben -	

TAG	K	S	I	KOMMENTARE	DATUM
1513	?	*	-	Seele kritisch	
1514	-	+	-	Seelisch aktiv	
1515	-	+	-	ggf. abgehetzt	
1516	-	+	-	und sprunghaft	
1517	-	+	-	- wie oben -	
1518	-	+	-	- wie oben -	
1519	*	+	*	Krise zweifach	
1520	+	?	+	Dreifach aktiv	
1521	+	+	+	Höchstleistung	
1522	+	+	+	und Ausdauer	
1523	+	+	+	- wie oben -	
1524	+	+	+	- wie oben -	
1525	?	+	+	- wie oben -	
1526	+	+	+	- wie oben -	
1527	+	*	?	Seele kritisch	
1528	+	-	+	Doppelt aktiv	
1529	+	-	+	Routinearbeit	
1530	*	-	+	Körp. kritisch	
1531	*	-	+	Körp. kritisch	
1532	-	-	+	Geistig aktiv	
1533	-	-	+	ggf. erschöpft	
1534	-	?	+	Geistig aktiv	
1535	-	-	*	Geist kritisch	
1536	?	-	*	Geist kritisch	
1537	-	-	-	Schöpf. Pause	
1538	-	-	-	Kräftesammeln	
1539	-	-	-	und Entspannen	
1540	-	-	-	- wie oben -	
1541		*	-	Seele kritisch	
1542	*	+	-	Körp. kritisch	
1543	+	+	-	Doppelt aktiv	
1544	+	+	?	Höchstleistung	
1545	+	+	-	ggf. unachtsam	
1546	+	+	-	- wie oben -	
1547	+	+	-	- wie oben -	
1548	?	?	-	Doppelt aktiv	
1549	+	+	-	Höchstleistung	
1550	+	+	-	ggf. unachtsam	
1551	+	+	-	- wie oben -	
1552	+	+	*	Geist kritisch	
1553	*	+	+	Körp. kritisch	
1554	*	+	+	Körp. kritisch	

TAG	K	S	I	KOMMENTARE	DATUM
1555	-	*	+	Seele kritisch	
1556	-	-	+	Geistig aktiv	
1557	-	-	+	ggf. erschöpft	
1558	-	-	+	und launenhaft	
1559	?	-	+	- wie oben -	
1560	-	-	?	- wie oben -	
1561	-	-	+	- wie oben -	
1562	-	?	+	Geistig aktiv	
1563	-	-	+	ggf. erschöpft	
1564	-	-	+	und launenhaft	
1565	*	-	+	Körp. kritisch	
1566	+	-	+	Doppelt aktiv	
1567	+	-	+	Routinearbeit	
1568	+	-	*	Geist kritisch	
1569	+	*	*	Krise zweifach	
1570	+	+	-	Doppelt aktiv	
1571	?	+	-	Höchstleistung	
1572	+	+	-	ggf. unachtsam	
1573	+	+	-	- wie oben -	
1574	+	+	-	- wie oben -	
1575	+	+	-	- wie oben -	
1576	*	?	-	Körp. kritisch	
1577	*	+	?	Körp. kritisch	
1578	-	+	-	Seelisch aktiv	
1579	-	+	-	ggf. abgehetzt	
1580	-	+	-	und sprunghaft	
1581	-	+	-	- wie oben -	
1582	?	+	-	- wie oben -	
1583	-	*	-	Seele kritisch	
1584	-	-	-	Schöpf. Pause	
1585	-	-	*	Geist kritisch	
1586	-	-	+	Geistig aktiv	
1587	-	-	+	ggf. erschöpft	
1588	*	-	+	Körp. kritisch	
1589	+	-	+	Doppelt aktiv	
1590	+	?	+	Doppelt aktiv	
1591	+	-	+	Routinearbeit	
1592	+	-	+	ev. launenhaft	
1593	+	-	?	- wie oben -	
1594	?	-	+	- wie oben -	
1595	+	-	+	- wie oben -	
1596	+	-	+	- wie oben -	

TAG	K	S	I	KOMMENTARE	DATUM
1597	+	*	+	Seele kritisch	
1598	+	+	+	Dreifach aktiv	
1599	*	+	+	Körp. kritisch	
1600	*	+	+	Körp. kritisch	
1601	-	+	*	Geist kritisch	
1602	-	+	*	Geist kritisch	
1603	-	+	-	Seelisch aktiv	
1604	-	?	-	Seelisch aktiv	
1605	?	+	-	ggf. abgehetzt	
1606	-	+	-	und sprunghaft	
1607	-	+	-	- wie oben -	
1608	-	+	-	- wie oben -	
1609	-	+	-	- wie oben -	
1610	-	+	?	- wie oben -	
1611	*	*	-	Krise zweifach	
1612	+	-	-	Körperl. aktiv	
1613	+	-	-	ggf. unachtsam	
1614	+	-	-	und launenhaft	
1615	+	-	-	- wie oben -	
1616	+	-	-	- wie oben -	
1617	?	-	-	- wie oben -	
1618	+	?	*	Geist kritisch	
1619	+	-	+	Doppelt aktiv	
1620	+	-	+	Routinearbeit	
1621	+	-	+	ev. launenhaft	
1622	*	-	+	Körp. kritisch	
1623	*	-	+	Körp. kritisch	
1624	-	-	+	Geistig aktiv	
1625	-	*	+	Seele kritisch	
1626	-	+	?	Doppelt aktiv	
1627	-	+	+	Lust und Geist	
1628	?	+	+	ggf. abgehetzt	
1629	-	+	+	- wie oben -	
1630	-	+	+	- wie oben -	
1631	-	+	+	- wie oben -	
1632	-	?	+	Doppelt aktiv	
1633	-	+	+	Lust und Geist	
1634	*	+	*	Krise zweifach	
1635	+	+	*	Geist kritisch	
1636	+	+	-	Doppelt aktiv	
1637	+	+	-	Höchstleistung	
1638	+	+	-	ggf. unachtsam	

TAG	K	S	I	KOMMENTARE	DATUM
1639	+	*	-	Seele kritisch	
1640	?	-	-	Körperl. aktiv	
1641	+	-	-	ggf. unachtsam	
1642	+	-	-	und launenhaft	
1643	+	-	?	- wie oben -	
1644	+	-	-	- wie oben -	
1645	*	-	-	Körp. kritisch	
1646	*	?	-	Körp. kritisch	
1647	-	-	-	Schöpf. Pause	
1648	-	-	-	Kräftesammeln	
1649	-	-	-	und Entspannen	
1650	-	-	-	- wie oben -	
1651	?	-	*	Geist kritisch	
1652	-	-	+	Geistig aktiv	
1653	-	*	+	Seele kritisch	
1654	-	+	+	Doppelt aktiv	
1655	-	+	+	Lust und Geist	
1656	-	+	+	ggf. abgehetzt	
1657	*	+	+	Körp. kritisch	
1658	+	+	+	Dreifach aktiv	
1659	+	+	?	Höchstleistung	
1660	+	?	+	Dreifach aktiv	
1661	+	+	+	Höchstleistung	
1662	+	+	+	und Ausdauer	
1663	?	+	+	- wie oben -	
1664	+	+	+	- wie oben -	
1665	+	+	+	- wie oben -	
1666	+	+	+	- wie oben -	
1667	+	*	*	Krise zweifach	
1668	*	-	*	Krise zweifach	
1669	*	-	-	Körp. kritisch	
1670	-	-	-	Schöpf. Pause	
1671	-	-	-	Kräftesammeln	
1672	-	-	-	und Entspannen	
1673	-	-	-	- wie oben -	
1674	?	?	-	Schöpf. Pause	
1675	-	-	-	Kräftesammeln	
1676	-	-	?	und Entspannen	
1677	-	-	-	- wie oben -	
1678	-	-	-	- wie oben -	
1679	-	-	-	- wie oben -	
1680	*	-	-	Körp. kritisch	

TAG	K	S	I	KOMMENTARE	DATUM
1681	+	*	-	Seele kritisch	
1682	+	+	-	Doppelt aktiv	
1683	+	+	-	Höchstleistung	
1684	+	+	*	Geist kritisch	
1685	+	+	+	Dreifach aktiv	
1686	?	+	+	Höchstleistung	
1687	+	+	+	und Ausdauer	
1688	+	?	+	Dreifach aktiv	
1689	+	+	+	Höchstleistung	
1690	+	+	+	und Ausdauer	
1691	*	+	+	Körp. kritisch	
1692	*	+	?	Körp. kritisch	
1693	-	+	+	Doppelt aktiv	
1694	-	+	+	Lust und Geist	
1695	-	*	+	Seele kritisch	
1696	-	-	+	Geistig aktiv	
1697	?	-	+	ggf. erschöpft	
1698	-	-	+	und launenhaft	
1699	-	-	+	- wie oben -	
1700	-	-	*	Geist kritisch	
1701	-	-	*	Geist kritisch	
1702	-	?	-	Schöpf. Pause	
1703	*	-	-	Körp. kritisch	
1704	+	-	-	Körperl. aktiv	
1705	+	-	-	ggf. unachtsam	
1706	+	-	-	und launenhaft	
1707	+	-	-	- wie oben -	
1708	+	-	-	- wie oben -	
1709	?	*	?	Seele kritisch	
1710	+	+	-	Doppelt aktiv	
1711	+	+	-	Höchstleistung	
1712	+	+	-	ggf. unachtsam	
1713	+	+	-	- wie oben -	
1714	*	+	-	Körp. kritisch	
1715	*	+	-	Körp. kritisch	
1716	-	?	-	Seelisch aktiv	
1717	-	+	*	Geist kritisch	
1718	-	+	+	Doppelt aktiv	
1719	-	+	+	Lust und Geist	
1720	?	+	+	ggf. abgehetzt	
1721	-	+	+	- wie oben -	
1722	-	+	+	- wie oben -	

TAG	K	S	I	KOMMENTARE	DATUM
1723	-	*	+	Seele kritisch	
1724	-	-	+	Geistig aktiv	
1725	-	-	?	ggf. erschöpft	
1726	*	-	+	Körp. kritisch	
1727	+	-	+	Doppelt aktiv	
1728	+	-	+	Routinearbeit	
1729	+	-	+	ev. launenhaft	
1730	+	?	+	Doppelt aktiv	
1731	+	-	+	Routinearbeit	
1732	?	-	+	ev. launenhaft	
1733	+	-	*	Geist kritisch	
1734	+	-	*	Geist kritisch	
1735	+	-	-	Körperl. aktiv	
1736	+	-	-	ggf. unachtsam	
1737	*	*	-	Krise zweifach	
1738	*	+	-	Körp. kritisch	
1739	-	+	-	Seelisch aktiv	
1740	-	+	-	ggf. abgehetzt	
1741	-	+	-	und sprunghaft	
1742	-	+	?	- wie oben -	
1743	?	+	-	- wie oben -	
1744	-	?	-	Seelisch aktiv	
1745	-	+	-	ggf. abgehetzt	
1746	-	+	-	und sprunghaft	
1747	-	+	-	- wie oben -	
1748	-	+	-	- wie oben -	
1749	*	+	-	Körp. kritisch	
1750	+	+	*	Geist kritisch	
1751	+	*	+	Seele kritisch	
1752	+	-	+	Doppelt aktiv	
1753	+	-	+	Routinearbeit	
1754	+	-	+	ev. launenhaft	
1755	?	-	+	- wie oben -	
1756	+	-	+	- wie oben -	
1757	+	-	+	- wie oben -	
1758	+	?	?	Doppelt aktiv	
1759	+	-	+	Routinearbeit	*
1760	*	-	+	Körp. kritisch	
1761	*	-	+	Körp. kritisch	
1762	-	-	+	Geistig aktiv	
1763	-	-	+	ggf. erschöpft	
1764	-	-	+	und launenhaft	

* Geburtstag: 63. Lebenjahr vollendet

TAG	K	S	I	KOMMENTARE	DATUM
1765	-	*	+	Seele kritisch	
1766	?	+	*	Geist kritisch	
1767	-	+	*	Geist kritisch	
1768	-	+	-	Seelisch aktiv	
1769	-	+	-	ggf. abgehetzt	
1770	-	+	-	und sprunghaft	
1771	-	+	-	- wie oben -	
1772	*	?	-	Körp. kritisch	
1773	+	+	-	Doppelt aktiv	
1774	+	+	-	Höchstleistung	
1775	+	+	?	ggf. unachtsam	
1776	+	+	-	- wie oben -	
1777	+	+	-	- wie oben -	
1778	?	+	-	- wie oben -	
1779	+	*	-	Seele kritisch	
1780	+	-	-	Körperl. aktiv	
1781	+	-	-	ggf. unachtsam	
1782	+	-	-	und launenhaft	
1783	*	-	*	Krise zweifach	
1784	*	-	+	Körp. kritisch	
1785	-	-	+	Geistig aktiv	
1786	-	?	+	Geistig aktiv	
1787	-	-	+	ggf. erschöpft	
1788	-	-	+	und launenhaft	
1789	?	-	+	- wie oben -	
1790	-	-	+	- wie oben -	
1791	-	-	?	- wie oben -	
1792	-	-	+	- wie oben -	
1793	-	*	+	Seele kritisch	
1794	-	+	+	Doppelt aktiv	
1795	*	+	+	Körp. kritisch	
1796	+	+	+	Dreifach aktiv	
1797	+	+	+	Höchstleistung	
1798	+	+	+	und Ausdauer	
1799	+	+	*	Geist kritisch	
1800	+	?	*	Geist kritisch	
1801	?	+	-	Doppelt aktiv	
1802	+	+	-	Höchstleistung	
1803	+	+	-	ggf. unachtsam	
1804	+	+	-	- wie oben -	
1805	+	+	-	- wie oben -	
1806	*	+	-	Körp. kritisch	

TAG	K	S	I	KOMMENTARE	DATUM
1807	*	*	-	Krise zweifach	
1808	-	-	?	Schöpf. Pause	
1809	-	-	-	Kräftesammeln	
1810	-	-	-	und Entspannen	
1811	-	-	-	- wie oben -	
1812	?	-	-	- wie oben -	
1813	-	-	-	- wie oben -	
1814	-	?	-	Schöpf. Pause	
1815	-	-	-	Kräftesammeln	
1816	-	-	*	Geist kritisch	
1817	-	-	+	Geistig aktiv	
1818	*	-	+	Körp. kritisch	
1819	+	-	+	Doppelt aktiv	
1820	+	-	+	Routinearbeit	
1821	+	*	+	Seele kritisch	
1822	+	+	+	Dreifach aktiv	
1823	+	+	+	Höchstleistung	
1824	?	+	?	und Ausdauer	
1825	+	+	+	- wie oben -	
1826	+	+	+	- wie oben -	
1827	+	+	+	- wie oben -	*
1828	+	?	+	Dreifach aktiv	
1829	*	+	+	Körp. kritisch	
1830	*	+	+	Körp. kritisch	
1831	-	+	+	Doppelt aktiv	
1832	-	+	*	Geist kritisch	
1833	-	+	*	Geist kritisch	
1834	-	+	-	Seelisch aktiv	
1835	?	*	-	Seele kritisch	
1836	-	-	-	Schöpf. Pause	
1837	-	-	-	Kräftesammeln	
1838	-	-	-	und Entspannen	
1839	-	-	-	- wie oben -	
1840	-	-	-	- wie oben -	
1841	*	-	?	Körp. kritisch	
1842	+	?	-	Körperl. aktiv	
1843	+	-	-	ggf. unachtsam	
1844	+	-	-	und launenhaft	
1845	+	-	-	- wie oben -	
1846	+	-	-	- wie oben -	
1847	?	-	-	- wie oben -	
1848	+	-	-	- wie oben -	

* Geburtstag: 5. Lebenjahr vollendet

TAG	K	S	I	KOMMENTARE	DATUM
1849	+	*	*	Krise zweifach	
1850	+	+	+	Dreifach aktiv	
1851	+	+	+	Höchstleistung	
1852	*	+	+	Körp. kritisch	
1853	*	+	+	Körp. kritisch	
1854	-	+	+	Doppelt aktiv	
1855	-	+	+	Lust und Geist	
1856	-	?	+	Doppelt aktiv	
1857	-	+	?	Lust und Geist	
1858	?	+	+	ggf. abgehetzt	
1859	-	+	+	- wie oben -	
1860	-	+	+	- wie oben -	
1861	-	+	+	- wie oben -	
1862	-	+	+	- wie oben -	
1863	-	*	+	Seele kritisch	
1864	*	-	+	Körp. kritisch	
1865	+	-	*	Geist kritisch	
1866	+	-	*	Geist kritisch	
1867	+	-	-	Körperl. aktiv	
1868	+	-	-	ggf. unachtsam	
1869	+	-	-	und launenhaft	
1870	?	?	-	Körperl. aktiv	
1871	+	-	-	ggf. unachtsam	
1872	+	-	-	und launenhaft	
1873	+	-	-	- wie oben -	
1874	+	-	?	- wie oben -	
1875	*	-	-	Körp. kritisch	
1876	*	-	-	Körp. kritisch	
1877	-	*	-	Seele kritisch	
1878	-	+	-	Seelisch aktiv	
1879	-	+	-	ggf. abgehetzt	
1880	-	+	-	und sprunghaft	
1881	?	+	-	- wie oben -	
1882	-	+	*	Geist kritisch	
1883	-	+	+	Doppelt aktiv	
1884	-	?	+	Doppelt aktiv	
1885	-	+	+	Lust und Geist	
1886	-	+	+	ggf. abgehetzt	
1887	*	+	+	Körp. kritisch	
1888	+	+	+	Dreifach aktiv	
1889	+	+	+	Höchstleistung	
1890	+	+	?	und Ausdauer	

TAG	K	S	I	KOMMENTARE	DATUM
1891	+	*	+	Seele kritisch	
1892	+	-	+	Doppelt aktiv	
1893	?	-	+	Routinearbeit	
1894	+	-	+	ev. launenhaft	
1895	+	-	+	- wie oben -	
1896	+	-	+	- wie oben -	
1897	+	-	+	- wie oben -	
1898	*	?	*	Krise zweifach	
1899	*	-	*	Krise zweifach	
1900	-	-	-	Schöpf. Pause	
1901	-	-	-	Kräftesammeln	
1902	-	-	-	und Entspannen	
1903	-	-	-	- wie oben -	
1904	?	-	-	- wie oben -	
1905	-	*	-	Seele kritisch	
1906	-	+	-	Seelisch aktiv	
1907	-	+	?	ggf. abgehetzt	
1908	-	+	-	und sprunghaft	
1909	-	+	-	- wie oben -	
1910	*	+	-	Körp. kritisch	
1911	+	+	-	Doppelt aktiv	
1912	+	?	-	Doppelt aktiv	
1913	+	+	-	Höchstleistung	
1914	+	+	-	ggf. unachtsam	
1915	+	+	*	Geist kritisch	
1916	?	+	+	Dreifach aktiv	
1917	+	+	+	Höchstleistung	
1918	+	+	+	und Ausdauer	
1919	+	*	+	Seele kritisch	
1920	+	-	+	Doppelt aktiv	
1921	*	-	+	Körp. kritisch	
1922	*	-	+	Körp. kritisch	
1923	-	-	?	Geistig aktiv	
1924	-	-	+	ggf. erschöpft	
1925	-	-	+	und launenhaft	
1926	-	?	+	Geistig aktiv	
1927	?	-	+	ggf. erschöpft	
1928	-	-	+	und launenhaft	
1929	-	-	+	- wie oben -	
1930	-	-	+	- wie oben -	
1931	-	-	*	Geist kritisch	
1932	-	-	*	Geist kritisch	

TAG	K	S	I	KOMMENTARE	DATUM
1933	*	*	-	Krise zweifach	
1934	+	+	-	Doppelt aktiv	
1935	+	+	-	Höchstleistung	
1936	+	+	-	ggf. unachtsam	
1937	+	+	-	- wie oben -	
1938	+	+	-	- wie oben -	
1939	?	+	-	- wie oben -	
1940	+	?	?	Doppelt aktiv	
1941	+	+	-	Höchstleistung	
1942	+	+	-	ggf. unachtsam	
1943	+	+	-	- wie oben -	
1944	*	+	-	Körp. kritisch	
1945	*	+	-	Körp. kritisch	
1946	-	+	-	Seelisch aktiv	
1947	-	*	-	Seele kritisch	
1948	-	-	*	Geist kritisch	
1949	-	-	+	Geistig aktiv	
1950	?	-	+	ggf. erschöpft	
1951	-	-	+	und launenhaft	
1952	-	-	+	- wie oben -	
1953	-	-	+	- wie oben -	
1954	-	?	+	Geistig aktiv	
1955	-	-	+	ggf. erschöpft	
1956	*	-	?	Körp. kritisch	
1957	+	-	+	Doppelt aktiv	
1958	+	-	+	Routinearbeit	
1959	+	-	+	ev. launenhaft	
1960	+	-	+	- wie oben -	
1961	+	*	+	Seele kritisch	
1962	?	+	+	Dreifach aktiv	
1963	+	+	+	Höchstleistung	
1964	+	+	*	Geist kritisch	
1965	+	+	*	Geist kritisch	
1966	+	+	-	Doppelt aktiv	
1967	*	+	-	Körp. kritisch	
1968	*	?	-	Körp. kritisch	
1969	-	+	-	Seelisch aktiv	
1970	-	+	-	ggf. abgehetzt	
1971	-	+	-	und sprunghaft	
1972	-	+	-	- wie oben -	
1973	?	+	?	- wie oben -	
1974	-	+	-	- wie oben -	

TAG	K	S	I	KOMMENTARE	DATUM
1975	-	*	-	Seele kritisch	
1976	-	-	-	Schöpf. Pause	
1977	-	-	-	Kräftesammeln	
1978	-	-	-	und Entspannen	
1979	*	-	-	Körp. kritisch	
1980	+	-	-	Körperl. aktiv	
1981	+	-	*	Geist kritisch	
1982	+	?	+	Doppelt aktiv	
1983	+	-	+	Routinearbeit	
1984	+	-	+	ev. launenhaft	
1985	?	-	+	- wie oben -	
1986	+	-	+	- wie oben -	
1987	+	-	+	- wie oben -	
1988	+	-	+	- wie oben -	
1989	+	*	?	Seele kritisch	
1990	*	+	+	Körp. kritisch	
1991	*	+	+	Körp. kritisch	
1992	-	+	+	Doppelt aktiv	
1993	-	+	+	Lust und Geist	
1994	-	+	+	ggf. abgehetzt	
1995	-	+	+	- wie oben -	
1996	?	?	+	Doppelt aktiv	
1997	-	+	*	Geist kritisch	
1998	-	+	*	Geist kritisch	
1999	-	+	-	Seelisch aktiv	
2000	-	+	-	ggf. abgehetzt	
2001	-	+	-	und sprunghaft	
2002	*	+	-	Körp. kritisch	
2003	+	*	-	Seele kritisch	
2004	+	-	-	Körperl. aktiv	
2005	+	-	-	ggf. unachtsam	
2006	+	-	?	und launenhaft	
2007	+	-	-	- wie oben -	
2008	?	-	-	- wie oben -	
2009	+	-	-	- wie oben -	
2010	+	?	-	Körperl. aktiv	
2011	+	-	-	ggf. unachtsam	
2012	+	-	-	und launenhaft	
2013	*	-	-	Körp. kritisch	
2014	*	-	*	Krise zweifach	
2015	-	-	+	Geistig aktiv	
2016	-	-	+	ggf. erschöpft	

TAG	K	S	I	KOMMENTARE	DATUM
2017	-	*	+	Seele kritisch	
2018	-	+	+	Doppelt aktiv	
2019	?	+	+	Lust und Geist	
2020	-	+	+	ggf. abgehetzt	
2021	-	+	+	- wie oben -	
2022	-	+	?	- wie oben -	
2023	-	+	+	- wie oben -	
2024	-	?	+	Doppelt aktiv	
2025	*	+	+	Körp. kritisch	
2026	+	+	+	Dreifach aktiv	
2027	+	+	+	Höchstleistung	
2028	+	+	+	und Ausdauer	
2029	+	+	+	- wie oben -	
2030	+	+	*	Geist kritisch	
2031	?	*	*	Krise zweifach	
2032	+	-	-	Körperl. aktiv	
2033	+	-	-	ggf. unachtsam	
2034	+	-	-	und launenhaft	
2035	+	-	-	- wie oben -	
2036	*	-	-	Körp. kritisch	
2037	*	-	-	Körp. kritisch	
2038	-	?	-	Schöpf. Pause	
2039	-	-	?	Kräftesammeln	
2040	-	-	-	und Entspannen	
2041	-	-	-	- wie oben -	
2042	?	-	-	- wie oben -	
2043	-	-	-	- wie oben -	
2044	-	-	-	- wie oben -	
2045	-	*	-	Seele kritisch	
2046	-	+	-	Seelisch aktiv	
2047	-	+	*	Geist kritisch	
2048	*	+	+	Körp. kritisch	
2049	+	+	+	Dreifach aktiv	
2050	+	+	+	Höchstleistung	
2051	+	+	+	und Ausdauer	
2052	+	?	+	Dreifach aktiv	
2053	+	+	+	Höchstleistung	
2054	?	+	+	und Ausdauer	
2055	+	+	?	- wie oben -	
2056	+	+	+	- wie oben -	
2057	+	+	+	- wie oben -	
2058	+	+	+	- wie oben -	

TAG	K	S	I	KOMMENTARE	DATUM
2059	*	*	+	Krise zweifach	
2060	*	-	+	Körp. kritisch	
2061	-	-	+	Geistig aktiv	
2062	-	-	+	ggf. erschöpft	
2063	-	-	*	Geist kritisch	
2064	-	-	*	Geist kritisch	
2065	?	-	-	Schöpf. Pause	
2066	-	?	-	Schöpf. Pause	
2067	-	-	-	Kräftesammeln	
2068	-	-	-	und Entspannen	
2069	-	-	-	- wie oben -	
2070	-	-	-	- wie oben -	
2071	*	-	-	Körp. kritisch	
2072	+	-	?	Körperl. aktiv	
2073	+	*	-	Seele kritisch	
2074	+	+	-	Doppelt aktiv	
2075	+	+	-	Höchstleistung	
2076	+	+	-	ggf. unachtsam	
2077	?	+	-	- wie oben -	
2078	+	+	-	- wie oben -	
2079	+	+	-	- wie oben -	
2080	+	?	*	Geist kritisch	
2081	+	+	+	Dreifach aktiv	
2082	*	+	+	Körp. kritisch	
2083	*	+	+	Körp. kritisch	
2084	-	+	+	Doppelt aktiv	
2085	-	+	+	Lust und Geist	
2086	-	+	+	ggf. abgehetzt	
2087	-	*	+	Seele kritisch	
2088	?	-	?	Geistig aktiv	
2089	-	-	+	ggf. erschöpft	
2090	-	-	+	und launenhaft	
2091	-	-	+	- wie oben -	
2092	-	-	+	- wie oben -	
2093	-	-	+	- wie oben -	
2094	*	?	+	Körp. kritisch	
2095	+	-	+	Doppelt aktiv	
2096	+	-	*	Geist kritisch	
2097	+	-	*	Geist kritisch	
2098	+	-	-	Körperl. aktiv	
2099	+	-	-	ggf. unachtsam	
2100	?	-	-	und launenhaft	

TAG	K	S	I	KOMMENTARE	DATUM
2101	+	*	-	Seele kritisch	
2102	+	+	-	Doppelt aktiv	
2103	+	+	-	Höchstleistung	
2104	+	+	-	ggf. unachtsam	
2105	*	+	?	Körp. kritisch	
2106	*	+	-	Körp. kritisch	
2107	-	+	-	Seelisch aktiv	
2108	-	?	-	Seelisch aktiv	
2109	-	+	-	ggf. abgehetzt	
2110	-	+	-	und sprunghaft	
2111	?	+	-	- wie oben -	
2112	-	+	-	- wie oben -	
2113	-	+	*	Geist kritisch	
2114	-	+	+	Doppelt aktiv	
2115	-	*	+	Seele kritisch	
2116	-	-	+	Geistig aktiv	
2117	*	-	+	Körp. kritisch	
2118	+	-	+	Doppelt aktiv	
2119	+	-	+	Routinearbeit	
2120	+	-	+	ev. launenhaft	
2121	+	-	?	- wie oben -	
2122	+	?	+	Doppelt aktiv	
2123	?	-	+	Routinearbeit	
2124	+	-	+	ev. launenhaft	
2125	+	-	+	- wie oben -	*
2126	+	-	+	- wie oben -	
2127	+	-	+	- wie oben -	
2128	*	-	+	Körp. kritisch	
2129	*	*	*	Krise dreifach	
2130	-	+	*	Geist kritisch	
2131	-	+	-	Seelisch aktiv	
2132	-	+	-	ggf. abgehetzt	
2133	-	+	-	und sprunghaft	
2134	?	+	-	- wie oben -	
2135	-	+	-	- wie oben -	
2136	-	?	-	Seelisch aktiv	
2137	-	+	-	ggf. abgehetzt	
2138	-	+	?	und sprunghaft	
2139	-	+	-	- wie oben -	
2140	*	+	-	Körp. kritisch	
2141	+	+	-	Doppelt aktiv	
2142	+	+	-	Höchstleistung	

* Geburtstag: 64. Lebenjahr vollendet

TAG	K	S	I	KOMMENTARE	DATUM
2143	+	*	-	Seele kritisch	
2144	+	-	-	Körperl. aktiv	
2145	+	-	-	ggf. unachtsam	
2146	?	-	*	Geist kritisch	
2147	+	-	+	Doppelt aktiv	
2148	+	-	+	Routinearbeit	
2149	+	-	+	ev. launenhaft	
2150	+	?	+	Doppelt aktiv	
2151	*	-	+	Körp. kritisch	
2152	*	-	+	Körp. kritisch	
2153	-	-	+	Geistig aktiv	
2154	-	-	?	ggf. erschöpft	
2155	-	-	+	und launenhaft	
2156	-	-	+	- wie oben -	
2157	?	*	+	Seele kritisch	
2158	-	+	+	Doppelt aktiv	
2159	-	+	+	Lust und Geist	
2160	-	+	+	ggf. abgehetzt	
2161	-	+	+	- wie oben -	
2162	-	+	*	Geist kritisch	
2163	*	+	*	Krise zweifach	
2164	+	?	-	Doppelt aktiv	
2165	+	+	-	Höchstleistung	
2166	+	+	-	ggf. unachtsam	
2167	+	+	-	- wie oben -	
2168	+	+	-	- wie oben -	
2169	?	+	-	- wie oben -	
2170	+	+	-	- wie oben -	
2171	+	*	?	Seele kritisch	
2172	+	-	-	Körperl. aktiv	
2173	+	-	-	ggf. unachtsam	
2174	*	-	-	Körp. kritisch	
2175	*	-	-	Körp. kritisch	
2176	-	-	-	Schöpf. Pause	
2177	-	-	-	Kräftesammeln	
2178	-	?	-	Schöpf. Pause	
2179	-	-	*	Geist kritisch	
2180	?	-	+	Geistig aktiv	
2181	-	-	+	ggf. erschöpft	
2182	-	-	+	und launenhaft	
2183	-	-	+	- wie oben -	
2184	-	-	+	- wie oben -	

TAG	K	S	I	KOMMENTARE	DATUM
2185	-	*	+	Seele kritisch	
2186	*	+	+	Körp. kritisch	
2187	+	+	?	Dreifach aktiv	
2188	+	+	+	Höchstleistung	
2189	+	+	+	und Ausdauer	
2190	+	+	+	- wie oben -	
2191	+	+	+	- wie oben -	
2192	?	?	+	Dreifach aktiv	*
2193	+	+	+	Höchstleistung	
2194	+	+	+	und Ausdauer	
2195	+	+	*	Geist kritisch	
2196	+	+	*	Geist kritisch	
2197	*	+	-	Körp. kritisch	
2198	*	+	-	Körp. kritisch	
2199	-	*	-	Seele kritisch	
2200	-	-	-	Schöpf. Pause	
2201	-	-	-	Kräftesammeln	
2202	-	-	-	und Entspannen	
2203	?	-	-	- wie oben -	
2204	-	-	?	- wie oben -	
2205	-	-	-	- wie oben -	
2206	-	?	-	Schöpf. Pause	
2207	-	-	-	Kräftesammeln	
2208	-	-	-	und Entspannen	
2209	*	-	-	Körp. kritisch	
2210	+	-	-	Körperl. aktiv	
2211	+	-	-	ggf. unachtsam	
2212	+	-	*	Geist kritisch	
2213	+	*	+	Seele kritisch	
2214	+	+	+	Dreifach aktiv	
2215	?	+	+	Höchstleistung	
2216	+	+	+	und Ausdauer	
2217	+	+	+	- wie oben -	
2218	+	+	+	- wie oben -	
2219	+	+	+	- wie oben -	
2220	*	?	?	Körp. kritisch	
2221	*	+	+	Körp. kritisch	
2222	-	+	+	Doppelt aktiv	
2223	-	+	+	Lust und Geist	
2224	-	+	+	ggf. abgehetzt	
2225	-	+	+	- wie oben -	
2226	?	+	+	- wie oben -	

* Geburtstag: 6. Lebenjahr vollendet

TAG	K	S	I	KOMMENTARE	DATUM
2227	-	*	+	Seele kritisch	
2228	-	-	*	Geist kritisch	
2229	-	-	*	Geist kritisch	
2230	-	-	-	Schöpf. Pause	
2231	-	-	-	Kräftesammeln	
2232	*	-	-	Körp. kritisch	
2233	+	-	-	Körperl. aktiv	
2234	+	?	-	Körperl. aktiv	
2235	+	-	-	ggf. unachtsam	
2236	+	-	-	und launenhaft	
2237	+	-	?	- wie oben -	
2238	?	-	-	- wie oben -	
2239	+	-	-	- wie oben -	
2240	+	-	-	- wie oben -	
2241	+	*	-	Seele kritisch	
2242	+	+	-	Doppelt aktiv	
2243	*	+	-	Körp. kritisch	
2244	*	+	-	Körp. kritisch	
2245	-	+	*	Geist kritisch	
2246	-	+	+	Doppelt aktiv	
2247	-	+	+	Lust und Geist	
2248	-	?	+	Doppelt aktiv	
2249	?	+	+	Lust und Geist	
2250	-	+	+	ggf. abgehetzt	
2251	-	+	+	- wie oben -	
2252	-	+	+	- wie oben -	
2253	-	+	?	- wie oben -	
2254	-	+	+	- wie oben -	
2255	*	*	+	Krise zweifach	
2256	+	-	+	Doppelt aktiv	
2257	+	-	+	Routinearbeit	
2258	+	-	+	ev. launenhaft	
2259	+	-	+	- wie oben -	
2260	+	-	+	- wie oben -	
2261	?	-	*	Geist kritisch	
2262	+	?	*	Geist kritisch	
2263	+	-	-	Körperl. aktiv	
2264	+	-	-	ggf. unachtsam	
2265	+	-	-	und launenhaft	
2266	*	-	-	Körp. kritisch	
2267	*	-	-	Körp. kritisch	
2268	-	-	-	Schöpf. Pause	

TAG	K	S	I	KOMMENTARE	DATUM
2269	-	*	-	Seele kritisch	
2270	-	+	?	Seelisch aktiv	
2271	-	+	-	ggf. abgehetzt	
2272	?	+	-	und sprunghaft	
2273	-	+	-	- wie oben -	
2274	-	+	-	- wie oben -	
2275	-	+	-	- wie oben -	
2276	-	?	-	Seelisch aktiv	
2277	-	+	-	ggf. abgehetzt	
2278	*	+	*	Krise zweifach	
2279	+	+	+	Dreifach aktiv	
2280	+	+	+	Höchstleistung	
2281	+	+	+	und Ausdauer	
2282	+	+	+	- wie oben -	
2283	+	*	+	Seele kritisch	
2284	?	-	+	Doppelt aktiv	
2285	+	-	+	Routinearbeit	
2286	+	-	?	ev. launenhaft	
2287	+	-	+	- wie oben -	
2288	+	-	+	- wie oben -	
2289	*	-	+	Körp. kritisch	
2290	*	?	+	Körp. kritisch	
2291	-	-	+	Geistig aktiv	
2292	-	-	+	ggf. erschöpft	
2293	-	-	+	und launenhaft	
2294	-	-	*	Geist kritisch	
2295	?	-	*	Geist kritisch	
2296	-	-	-	Schöpf. Pause	
2297	-	*	-	Seele kritisch	
2298	-	+	-	Seelisch aktiv	
2299	-	+	-	ggf. abgehetzt	
2300	-	+	-	und sprunghaft	
2301	*	+	-	Körp. kritisch	
2302	+	+	-	Doppelt aktiv	
2303	+	+	?	Höchstleistung	
2304	+	?	-	Doppelt aktiv	
2305	+	+	-	Höchstleistung	
2306	+	+	-	ggf. unachtsam	
2307	?	+	-	- wie oben -	
2308	+	+	-	- wie oben -	
2309	+	+	-	- wie oben -	
2310	+	+	-	- wie oben -	

TAG	K	S	I	KOMMENTARE	DATUM
2311	+	*	*	Krise zweifach	
2312	*	-	+	Körp. kritisch	
2313	*	-	+	Körp. kritisch	
2314	-	-	+	Geistig aktiv	
2315	-	-	+	ggf. erschöpft	
2316	-	-	+	und launenhaft	
2317	-	-	+	- wie oben -	
2318	?	?	+	Geistig aktiv	
2319	-	-	?	ggf. erschöpft	
2320	-	-	+	und launenhaft	
2321	-	-	+	- wie oben -	
2322	-	-	+	- wie oben -	
2323	-	-	+	- wie oben -	
2324	*	-	+	Körp. kritisch	
2325	+	*	+	Seele kritisch	
2326	+	+	+	Dreifach aktiv	
2327	+	+	*	Geist kritisch	
2328	+	+	*	Geist kritisch	
2329	+	+	-	Doppelt aktiv	
2330	?	+	-	Höchstleistung	
2331	+	+	-	ggf. unachtsam	
2332	+	?	-	Doppelt aktiv	
2333	+	+	-	Höchstleistung	
2334	+	+	-	ggf. unachtsam	
2335	*	+	-	Körp. kritisch	
2336	*	+	?	Körp. kritisch	
2337	-	+	-	Seelisch aktiv	
2338	-	+	-	ggf. abgehetzt	
2339	-	*	-	Seele kritisch	
2340	-	-	-	Schöpf. Pause	
2341	?	-	-	Kräftesammeln	
2342	-	-	-	und Entspannen	
2343	-	-	-	- wie oben -	
2344	-	-	*	Geist kritisch	
2345	-	-	+	Geistig aktiv	
2346	-	?	+	Geistig aktiv	
2347	*	-	+	Körp. kritisch	
2348	+	-	+	Doppelt aktiv	
2349	+	-	+	Routinearbeit	
2350	+	-	+	ev. launenhaft	
2351	+	-	+	- wie oben -	
2352	+	-	?	- wie oben -	

TAG	K	S	I	KOMMENTARE	DATUM
2353	?	*	+	Seele kritisch	
2354	+	+	+	Dreifach aktiv	
2355	+	+	+	Höchstleistung	
2356	+	+	+	und Ausdauer	
2357	+	+	+	- wie oben -	
2358	*	+	+	Körp. kritisch	
2359	*	+	+	Körp. kritisch	
2360	-	?	*	Geist kritisch	
2361	-	+	*	Geist kritisch	
2362	-	+	-	Seelisch aktiv	
2363	-	+	-	ggf. abgehetzt	
2364	?	+	-	und sprunghaft	
2365	-	+	-	- wie oben -	
2366	-	+	-	- wie oben -	
2367	-	*	-	Seele kritisch	
2368	-	-	-	Schöpf. Pause	
2369	-	-	?	Kräftesammeln	
2370	*	-	-	Körp. kritisch	
2371	+	-	-	Körperl. aktiv	
2372	+	-	-	ggf. unachtsam	
2373	+	-	-	und launenhaft	
2374	+	?	-	Körperl. aktiv	
2375	+	-	-	ggf. unachtsam	
2376	?	-	-	und launenhaft	
2377	+	-	*	Geist kritisch	
2378	+	-	+	Doppelt aktiv	
2379	+	-	+	Routinearbeit	
2380	+	-	+	ev. launenhaft	
2381	*	*	+	Krise zweifach	
2382	*	+	+	Körp. kritisch	
2383	-	+	+	Doppelt aktiv	
2384	-	+	+	Lust und Geist	
2385	-	+	?	ggf. abgehetzt	
2386	-	+	+	- wie oben -	
2387	?	+	+	- wie oben -	
2388	-	?	+	Doppelt aktiv	
2389	-	+	+	Lust und Geist	
2390	-	+	+	ggf. abgehetzt	
2391	-	+	+	- wie oben -	
2392	-	+	+	- wie oben -	
2393	*	+	*	Krise zweifach	
2394	+	+	*	Geist kritisch	

TAG	K	S	I	KOMMENTARE	DATUM
2395	+	*	-	Seele kritisch	
2396	+	-	-	Körperl. aktiv	
2397	+	-	-	ggf. unachtsam	
2398	+	-	-	und launenhaft	
2399	?	-	-	- wie oben -	
2400	+	-	-	- wie oben -	
2401	+	-	-	- wie oben -	
2402	+	?	?	Körperl. aktiv	
2403	+	-	-	ggf. unachtsam	
2404	*	-	-	Körp. kritisch	
2405	*	-	-	Körp. kritisch	
2406	-	-	-	Schöpf. Pause	
2407	-	-	-	Kräftesammeln	
2408	-	-	-	und Entspannen	
2409	-	*	-	Seele kritisch	
2410	?	+	*	Geist kritisch	
2411	-	+	+	Doppelt aktiv	
2412	-	+	+	Lust und Geist	
2413	-	+	+	ggf. abgehetzt	
2414	-	+	+	- wie oben -	
2415	-	+	+	- wie oben -	
2416	*	?	+	Körp. kritisch	
2417	+	+	+	Dreifach aktiv	
2418	+	+	?	Höchstleistung	
2419	+	+	+	und Ausdauer	
2420	+	+	+	- wie oben -	
2421	+	+	+	- wie oben -	
2422	?	+	+	- wie oben -	
2423	+	*	+	Seele kritisch	
2424	+	-	+	Doppelt aktiv	
2425	+	-	+	Routinearbeit	
2426	+	-	*	Geist kritisch	
2427	*	-	*	Krise zweifach	
2428	*	-	-	Körp. kritisch	
2429	-	-	-	Schöpf. Pause	
2430	-	?	-	Schöpf. Pause	
2431	-	-	-	Kräftesammeln	
2432	-	-	-	und Entspannen	
2433	?	-	-	- wie oben -	
2434	-	-	-	- wie oben -	
2435	-	-	?	- wie oben -	
2436	-	-	-	- wie oben -	

TAG	K	S	I	KOMMENTARE	DATUM
2437	-	*	-	Seele kritisch	
2438	-	+	-	Seelisch aktiv	
2439	*	+	-	Körp. kritisch	
2440	+	+	-	Doppelt aktiv	
2441	+	+	-	Höchstleistung	
2442	+	+	-	ggf. unachtsam	
2443	+	+	*	Geist kritisch	
2444	+	?	+	Dreifach aktiv	
2445	?	+	+	Höchstleistung	
2446	+	+	+	und Ausdauer	
2447	+	+	+	- wie oben -	
2448	+	+	+	- wie oben -	
2449	+	+	+	- wie oben -	
2450	*	+	+	Körp. kritisch	
2451	*	*	?	Krise zweifach	
2452	-	-	+	Geistig aktiv	
2453	-	-	+	ggf. erschöpft	
2454	-	-	+	und launenhaft	
2455	-	-	+	- wie oben -	
2456	?	-	+	- wie oben -	
2457	-	-	+	- wie oben -	
2458	-	?	+	Geistig aktiv	
2459	-	-	*	Geist kritisch	
2460	-	-	*	Geist kritisch	
2461	-	-	-	Schöpf. Pause	
2462	*	-	-	Körp. kritisch	
2463	+	-	-	Körperl. aktiv	
2464	+	-	-	ggf. unachtsam	
2465	+	*	-	Seele kritisch	
2466	+	+	-	Doppelt aktiv	
2467	+	+	-	Höchstleistung	
2468	?	+	?	ggf. unachtsam	
2469	+	+	-	- wie oben -	
2470	+	+	-	- wie oben -	
2471	+	+	-	- wie oben -	
2472	+	?	-	Doppelt aktiv	
2473	*	+	-	Körp. kritisch	
2474	*	+	-	Körp. kritisch	
2475	-	+	-	Seelisch aktiv	
2476	-	+	*	Geist kritisch	
2477	-	+	+	Doppelt aktiv	
2478	-	+	+	Lust und Geist	

TAG	K	S	I	KOMMENTARE	DATUM
2479	?	*	+	Seele kritisch	
2480	-	-	+	Geistig aktiv	
2481	-	-	+	ggf. erschöpft	
2482	-	-	+	und launenhaft	
2483	-	-	+	- wie oben -	
2484	-	-	?	- wie oben -	
2485	*	-	+	Körp. kritisch	
2486	+	?	+	Doppelt aktiv	
2487	+	-	+	Routinearbeit	
2488	+	-	+	ev. launenhaft	
2489	+	-	+	- wie oben -	
2490	+	-	+	- wie oben -	*
2491	?	-	+	- wie oben -	
2492	+	-	*	Geist kritisch	
2493	+	*	*	Krise zweifach	
2494	+	+	-	Doppelt aktiv	
2495	+	+	-	Höchstleistung	
2496	*	+	-	Körp. kritisch	
2497	*	+	-	Körp. kritisch	
2498	-	+	-	Seelisch aktiv	
2499	-	+	-	ggf. abgehetzt	
2500	-	?	-	Seelisch aktiv	
2501	-	+	?	ggf. abgehetzt	
2502	?	+	-	und sprunghaft	
2503	-	+	-	- wie oben -	
2504	-	+	-	- wie oben -	
2505	-	+	-	- wie oben -	
2506	-	+	-	- wie oben -	
2507	-	*	-	Seele kritisch	
2508	*	-	-	Körp. kritisch	
2509	+	-	*	Geist kritisch	
2510	+	-	+	Doppelt aktiv	
2511	+	-	+	Routinearbeit	
2512	+	-	+	ev. launenhaft	
2513	+	-	+	- wie oben -	
2514	?	?	+	Doppelt aktiv	
2515	+	-	+	Routinearbeit	
2516	+	-	+	ev. launenhaft	
2517	+	-	?	- wie oben -	
2518	+	-	+	- wie oben -	
2519	*	-	+	Körp. kritisch	
2520	*	-	+	Körp. kritisch	

* Geburtstag: 65. Lebenjahr vollendet

TAG	K	S	I	KOMMENTARE	DATUM
2521	-	*	+	Seele kritisch	
2522	-	+	+	Doppelt aktiv	
2523	-	+	+	Lust und Geist	
2524	-	+	+	ggf. abgehetzt	
2525	?	+	*	Geist kritisch	
2526	-	+	*	Geist kritisch	
2527	-	+	-	Seelisch aktiv	
2528	-	?	-	Seelisch aktiv	
2529	-	+	-	ggf. abgehetzt	
2530	-	+	-	und sprunghaft	
2531	*	+	-	Körp. kritisch	
2532	+	+	-	Doppelt aktiv	
2533	+	+	-	Höchstleistung	
2534	+	+	?	ggf. unachtsam	
2535	+	*	-	Seele kritisch	
2536	+	-	-	Körperl. aktiv	
2537	?	-	-	ggf. unachtsam	
2538	+	-	-	und launenhaft	
2539	+	-	-	- wie oben -	
2540	+	-	-	- wie oben -	
2541	+	-	-	- wie oben -	
2542	*	?	*	Krise zweifach	
2543	*	-	+	Körp. kritisch	
2544	-	-	+	Geistig aktiv	
2545	-	-	+	ggf. erschöpft	
2546	-	-	+	und launenhaft	
2547	-	-	+	- wie oben -	
2548	?	-	+	- wie oben -	
2549	-	*	+	Seele kritisch	
2550	-	+	?	Doppelt aktiv	
2551	-	+	+	Lust und Geist	
2552	-	+	+	ggf. abgehetzt	
2553	-	+	+	- wie oben -	
2554	*	+	+	Körp. kritisch	
2555	+	+	+	Dreifach aktiv	
2556	+	?	+	Dreifach aktiv	
2557	+	+	+	Höchstleistung	*
2558	+	+	*	Geist kritisch	
2559	+	+	*	Geist kritisch	
2560	?	+	-	Doppelt aktiv	
2561	+	+	-	Höchstleistung	
2562	+	+	-	ggf. unachtsam	

* Geburtstag: 7. Lebenjahr vollendet

TAG	K	S	I	KOMMENTARE	DATUM
2563	+	*	-	Seele kritisch	
2564	+	-	-	Körperl. aktiv	
2565	*	-	-	Körp. kritisch	
2566	*	-	-	Körp. kritisch	
2567	-	-	?	Schöpf. Pause	
2568	-	-	-	Kräftesammeln	
2569	-	-	-	und Entspannen	
2570	-	?	-	Schöpf. Pause	
2571	?	-	-	Kräftesammeln	
2572	-	-	-	und Entspannen	
2573	-	-	-	- wie oben -	
2574	-	-	-	- wie oben -	
2575	-	-	*	Geist kritisch	
2576	-	-	+	Geistig aktiv	
2577	*	*	+	Krise zweifach	
2578	+	+	+	Dreifach aktiv	
2579	+	+	+	Höchstleistung	
2580	+	+	+	und Ausdauer	
2581	+	+	+	- wie oben -	
2582	+	+	+	- wie oben -	
2583	?	+	?	- wie oben -	
2584	+	?	+	Dreifach aktiv	
2585	+	+	+	Höchstleistung	
2586	+	+	+	und Ausdauer	
2587	+	+	+	- wie oben -	
2588	*	+	+	Körp. kritisch	
2589	*	+	+	Körp. kritisch	
2590	-	+	+	Doppelt aktiv	
2591	-	*	*	Krise zweifach	
2592	-	-	*	Geist kritisch	
2593	-	-	-	Schöpf. Pause	
2594	?	-	-	Kräftesammeln	
2595	-	-	-	und Entspannen	
2596	-	-	-	- wie oben -	
2597	-	-	-	- wie oben -	
2598	-	?	-	Schöpf. Pause	
2599	-	-	-	Kräftesammeln	
2600	*	-	?	Körp. kritisch	
2601	+	-	-	Körperl. aktiv	
2602	+	-	-	ggf. unachtsam	
2603	+	-	-	und launenhaft	
2604	+	-	-	- wie oben -	

TAG	K	S	I	KOMMENTARE	DATUM
2605	+	*	-	Seele kritisch	
2606	?	+	-	Doppelt aktiv	
2607	+	+	-	Höchstleistung	
2608	+	+	*	Geist kritisch	
2609	+	+	+	Dreifach aktiv	
2610	+	+	+	Höchstleistung	
2611	*	+	+	Körp. kritisch	
2612	*	?	+	Körp. kritisch	
2613	-	+	+	Doppelt aktiv	
2614	-	+	+	Lust und Geist	
2615	-	+	+	ggf. abgehetzt	
2616	-	+	?	- wie oben -	
2617	?	+	+	- wie oben -	
2618	-	+	+	- wie oben -	
2619	-	*	+	Seele kritisch	
2620	-	-	+	Geistig aktiv	
2621	-	-	+	ggf. erschöpft	
2622	-	-	+	und launenhaft	
2623	*	-	+	Körp. kritisch	
2624	+	-	*	Geist kritisch	
2625	+	-	*	Geist kritisch	
2626	+	?	-	Körperl. aktiv	
2627	+	-	-	ggf. unachtsam	
2628	+	-	-	und launenhaft	
2629	?	-	-	- wie oben -	
2630	+	-	-	- wie oben -	
2631	+	-	-	- wie oben -	
2632	+	-	-	- wie oben -	
2633	+	*	?	Seele kritisch	
2634	*	+	-	Körp. kritisch	
2635	*	+	-	Körp. kritisch	
2636	-	+	-	Seelisch aktiv	
2637	-	+	-	ggf. abgehetzt	
2638	-	+	-	und sprunghaft	
2639	-	+	-	- wie oben -	
2640	?	?	-	Seelisch aktiv	
2641	-	+	*	Geist kritisch	
2642	-	+	+	Doppelt aktiv	
2643	-	+	+	Lust und Geist	
2644	-	+	+	ggf. abgehetzt	
2645	-	+	+	- wie oben -	
2646	*	+	+	Körp. kritisch	

Beispiel: Johann Sebastian Bach

Der berühmte Kirchenmusiker und Komponist hinterließ ein in seiner Vielgestaltigkeit unerschöpfliches Werk. Beethoven bewunderte ihn zutiefst und sagte: »Nicht Bach – Meer soll er heißen!«

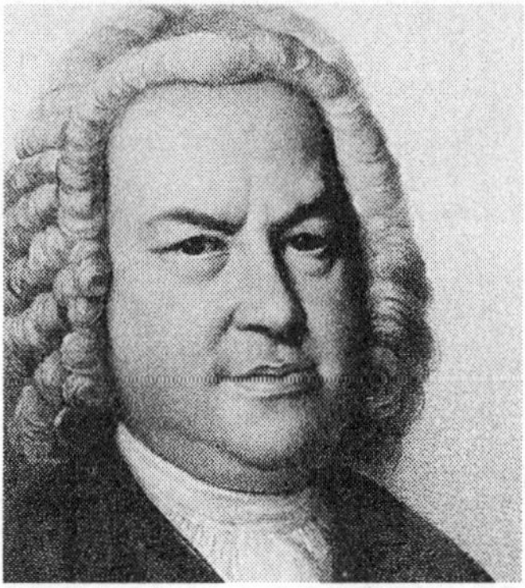

Aktuelles Datum:
28.7.1750 (DI)
Geburtsdatum:
21.3.1685 (MI)

In seinem letzten Lebensjahr ist Bach todkrank und blind. Im März und April macht er zwei erfolglose Augenoperationen durch. Neidische Kollegen und bösartige Kritiker machen ihm zu schaffen. Die Woche vor seinem Tod bringt eine leichte Besserung. Dann bricht seine Lebenskraft. In der Nacht vom 28. zum 29.7. stirbt der Thomaskantor unter dem Einfluß eines herannahenden seelischen Tiefs. Im heutigen Musikleben nimmt Bach eine führende und dominierende Stellung ein. Sein Lebenswerk wurde zum Symbol großer, weit über seine Zeit hinausweisender Musik.

1750

TAG	K	S	I	KOMMENTARE	DATUM
2612	*	?	+	Körp. kritisch	MI
2613	-	+	+	Doppelt aktiv	DO
2614	-	+	+	Lust und Geist	FR
2615	-	+	+	ggf. abgehetzt	SA
2616	-	+	?	- wie oben -	SO
2617	?	+	+	- wie oben -	MO
2618	-	+	+	- wie oben -	DI 28.7.
2619	-	*	+	Seele kritisch	MI
2620	-	-	+	Geistig aktiv	DO
2621	-	-	+	ggf. erschöpft	FR
2622	-	-	+	und launenhaft	SA
2623	*	-	+	Körp. kritisch	SO
2624	+	-	*	Geist kritisch	MO
2625	+	-	*	Geist kritisch	DI

Der Tod des Thomaskantors

TAG	K	S	I	KOMMENTARE	DATUM
2647	+	*	+	Seele kritisch	
2648	+	-	+	Doppelt aktiv	
2649	+	-	?	Routinearbeit	
2650	+	-	+	ev. launenhaft	
2651	+	-	+	- wie oben -	
2652	?	-	+	- wie oben -	
2653	+	-	+	- wie oben -	
2654	+	?	+	Doppelt aktiv	
2655	+	-	+	Routinearbeit	
2656	+	-	+	ev. launenhaft	
2657	*	-	*	Krise zweifach	
2658	*	-	*	Krise zweifach	
2659	-	-	-	Schöpf. Pause	
2660	-	-	-	Kräftesammeln	
2661	-	*	-	Seele kritisch	
2662	-	+	-	Seelisch aktiv	
2663	?	+	-	ggf. abgehetzt	
2664	-	+	-	und sprunghaft	
2665	-	+	-	- wie oben -	
2666	-	+	?	- wie oben -	
2667	-	+	-	- wie oben -	
2668	-	?	-	Seelisch aktiv	
2669	*	+	-	Körp. kritisch	
2670	+	+	-	Doppelt aktiv	
2671	+	+	-	Höchstleistung	
2672	+	+	-	ggf. unachtsam	
2673	+	+	-	- wie oben -	
2674	+	+	*	Geist kritisch	
2675	?	*	+	Seele kritisch	
2676	+	-	+	Doppelt aktiv	
2677	+	-	+	Routinearbeit	
2678	+	-	+	ev. launenhaft	
2679	+	-	+	- wie oben -	
2680	*	-	+	Körp. kritisch	
2681	*	-	+	Körp. kritisch	
2682	-	?	?	Geistig aktiv	
2683	-	-	+	ggf. erschöpft	
2684	-	-	+	und launenhaft	
2685	-	-	+	- wie oben -	
2686	?	-	+	- wie oben -	
2687	-	-	+	- wie oben -	
2688	-	-	+	- wie oben -	

TAG	K	S	I	KOMMENTARE	DATUM
2689	-	*	+	Seele kritisch	
2690	-	+	*	Geist kritisch	
2691	-	+	*	Geist kritisch	
2692	*	+	-	Körp. kritisch	
2693	+	+	-	Doppelt aktiv	
2694	+	+	-	Höchstleistung	
2695	+	+	-	ggf. unachtsam	
2696	+	?	-	Doppelt aktiv	
2697	+	+	-	Höchstleistung	
2698	?	+	-	ggf. unachtsam	
2699	+	+	?	- wie oben -	
2700	+	+	-	- wie oben -	
2701	+	+	-	- wie oben -	
2702	+	+	-	- wie oben -	
2703	*	*	-	Krise zweifach	
2704	*	-	-	Körp. kritisch	
2705	-	-	-	Schöpf. Pause	
2706	-	-	-	Kräftesammeln	
2707	-	-	*	Geist kritisch	
2708	-	-	+	Geistig aktiv	
2709	?	-	+	ggf. erschöpft	
2710	-	?	+	Geistig aktiv	
2711	-	-	+	ggf. erschöpft	
2712	-	-	+	und launenhaft	
2713	-	-	+	- wie oben -	
2714	-	-	+	- wie oben -	
2715	*	-	?	Körp. kritisch	
2716	+	-	+	Doppelt aktiv	
2717	+	*	+	Seele kritisch	
2718	+	+	+	Dreifach aktiv	
2719	+	+	+	Höchstleistung	
2720	+	+	+	und Ausdauer	
2721	?	+	+	- wie oben -	
2722	+	+	+	- wie oben -	
2723	+	+	*	Geist kritisch	
2724	+	?	*	Geist kritisch	
2725	+	+	-	Doppelt aktiv	
2726	*	+	-	Körp. kritisch	
2727	*	+	-	Körp. kritisch	
2728	-	+	-	Seelisch aktiv	
2729	-	+	-	ggf. abgehetzt	
2730	-	+	-	und sprunghaft	

TAG	K	S	I	KOMMENTARE	DATUM
2731	-	*	-	Seele kritisch	
2732	?	-	?	Schöpf. Pause	
2733	-	-	-	Kräftesammeln	
2734	-	-	-	und Entspannen	
2735	-	-	-	- wie oben -	
2736	-	-	-	- wie oben -	
2737	-	-	-	- wie oben -	
2738	*	?	-	Körp. kritisch	
2739	+	-	-	Körperl. aktiv	
2740	+	-	*	Geist kritisch	
2741	+	-	+	Doppelt aktiv	
2742	+	-	+	Routinearbeit	
2743	+	-	+	ev. launenhaft	
2744	?	-	+	- wie oben -	
2745	+	*	+	Seele kritisch	
2746	+	+	+	Dreifach aktiv	
2747	+	+	+	Höchstleistung	
2748	+	+	?	und Ausdauer	
2749	*	+	+	Körp. kritisch	
2750	*	+	+	Körp. kritisch	
2751	-	+	+	Doppelt aktiv	
2752	-	?	+	Doppelt aktiv	
2753	-	+	+	Lust und Geist	
2754	-	+	+	ggf. abgehetzt	
2755	?	+	+	- wie oben -	
2756	-	+	*	Geist kritisch	
2757	-	+	*	Geist kritisch	
2758	-	+	-	Seelisch aktiv	
2759	-	*	-	Seele kritisch	
2760	-	-	-	Schöpf. Pause	
2761	*	-	-	Körp. kritisch	
2762	+	-	-	Körperl. aktiv	
2763	+	-	-	ggf. unachtsam	
2764	+	-	-	und launenhaft	
2765	+	-	?	- wie oben -	
2766	+	?	-	Körperl. aktiv	
2767	?	-	-	ggf. unachtsam	
2768	+	-	-	und launenhaft	
2769	+	-	-	- wie oben -	
2770	+	-	-	- wie oben -	
2771	+	-	-	- wie oben -	
2772	*	-	-	Körp. kritisch	

TAG	K	S	I	KOMMENTARE	DATUM
2773	*	*	*	Krise dreifach	
2774	-	+	+	Doppelt aktiv	
2775	-	+	+	Lust und Geist	
2776	-	+	+	ggf. abgehetzt	
2777	-	+	+	- wie oben -	
2778	?	+	+	- wie oben -	
2779	-	+	+	- wie oben -	
2780	-	?	+	Doppelt aktiv	
2781	-	+	?	Lust und Geist	
2782	-	+	+	ggf. abgehetzt	
2783	-	+	+	- wie oben -	
2784	*	+	+	Körp. kritisch	
2785	+	+	+	Dreifach aktiv	
2786	+	+	+	Höchstleistung	
2787	+	*	+	Seele kritisch	
2788	+	-	+	Doppelt aktiv	
2789	+	-	*	Geist kritisch	
2790	?	-	*	Geist kritisch	
2791	+	-	-	Körperl. aktiv	
2792	+	-	-	ggf. unachtsam	
2793	+	-	-	und launenhaft	
2794	+	?	-	Körperl. aktiv	
2795	*	-	-	Körp. kritisch	
2796	*	-	-	Körp. kritisch	
2797	-	-	-	Schöpf. Pause	
2798	-	-	?	Kräftesammeln	
2799	-	-	-	und Entspannen	
2800	-	-	-	- wie oben -	
2801	?	*	-	Seele kritisch	
2802	-	+	-	Seelisch aktiv	
2803	-	+	-	ggf. abgehetzt	
2804	-	+	-	und sprunghaft	
2805	-	+	-	- wie oben -	
2806	-	+	*	Geist kritisch	
2807	*	+	+	Körp. kritisch	
2808	+	?	+	Dreifach aktiv	
2809	+	+	+	Höchstleistung	
2810	+	+	+	und Ausdauer	
2811	+	+	+	- wie oben -	
2812	+	+	+	- wie oben -	
2813	?	+	+	- wie oben -	
2814	+	+	?	- wie oben -	

TAG	K	S	I	KOMMENTARE	DATUM
2815	+	*	+	Seele kritisch	
2816	+	-	+	Doppelt aktiv	
2817	+	-	+	Routinearbeit	
2818	*	-	+	Körp. kritisch	
2819	*	-	+	Körp. kritisch	
2820	-	-	+	Geistig aktiv	
2821	-	-	+	ggf. erschöpft	
2822	-	?	*	Geist kritisch	
2823	-	-	*	Geist kritisch	
2824	?	-	-	Schöpf. Pause	
2825	-	-	-	Kräftesammeln	
2826	-	-	-	und Entspannen	
2827	-	-	-	- wie oben -	
2828	-	-	-	- wie oben -	
2829	-	*	-	Seele kritisch	
2830	*	+	-	Körp. kritisch	
2831	+	+	?	Doppelt aktiv	
2832	+	+	-	Höchstleistung	
2833	+	+	-	ggf. unachtsam	
2834	+	+	-	- wie oben -	
2835	+	+	-	- wie oben -	
2836	?	?	-	Doppelt aktiv	
2837	+	+	-	Höchstleistung	
2838	+	+	-	ggf. unachtsam	
2839	+	+	*	Geist kritisch	
2840	+	+	+	Dreifach aktiv	
2841	*	+	+	Körp. kritisch	
2842	*	+	+	Körp. kritisch	
2843	-	*	+	Seele kritisch	
2844	-	-	+	Geistig aktiv	
2845	-	-	+	ggf. erschöpft	
2846	-	-	+	und launenhaft	
2847	?	-	?	- wie oben -	
2848	-	-	+	- wie oben -	
2849	-	-	+	- wie oben -	
2850	-	?	+	Geistig aktiv	
2851	-	-	+	ggf. erschöpft	
2852	-	-	+	und launenhaft	
2853	*	-	+	Körp. kritisch	
2854	+	-	+	Doppelt aktiv	
2855	+	-	*	Geist kritisch	*
2856	+	-	*	Geist kritisch	

* Geburtstag: 66. Lebenjahr vollendet

TAG	K	S	I	KOMMENTARE	DATUM
2857	+	*	-	Seele kritisch	
2858	+	+	-	Doppelt aktiv	
2859	?	+	-	Höchstleistung	
2860	+	+	-	ggf. unachtsam	
2861	+	+	-	- wie oben -	
2862	+	+	-	- wie oben -	
2863	+	+	-	- wie oben -	
2864	*	?	?	Körp. kritisch	
2865	*	+	-	Körp. kritisch	
2866	-	+	-	Seelisch aktiv	
2867	-	+	-	ggf. abgehetzt	
2868	-	+	-	und sprunghaft	
2869	-	+	-	- wie oben -	
2870	?	+	-	- wie oben -	
2871	-	*	-	Seele kritisch	
2872	-	-	*	Geist kritisch	
2873	-	-	+	Geistig aktiv	
2874	-	-	+	ggf. erschöpft	
2875	-	-	+	und launenhaft	
2876	*	-	+	Körp. kritisch	
2877	+	-	+	Doppelt aktiv	
2878	+	?	+	Doppelt aktiv	
2879	+	-	+	Routinearbeit	
2880	+	-	?	ev. launenhaft	
2881	+	-	+	- wie oben -	
2882	?	-	+	- wie oben -	
2883	+	-	+	- wie oben -	
2884	+	-	+	- wie oben -	
2885	+	*	+	Seele kritisch	
2886	+	+	+	Dreifach aktiv	
2887	*	+	+	Körp. kritisch	
2888	*	+	*	Krise zweifach	
2889	-	+	*	Geist kritisch	
2890	-	+	-	Seelisch aktiv	
2891	-	+	-	ggf. abgehetzt	
2892	-	?	-	Seelisch aktiv	
2893	?	+	-	ggf. abgehetzt	
2894	-	+	-	und sprunghaft	
2895	-	+	-	- wie oben -	
2896	-	+	-	- wie oben -	
2897	-	+	?	- wie oben -	
2898	-	+	-	- wie oben -	

TAG	K	S	I	KOMMENTARE	DATUM
2899	*	*	-	Krise zweifach	
2900	+	-	-	Körperl. aktiv	
2901	+	-	-	ggf. unachtsam	
2902	+	-	-	und launenhaft	
2903	+	-	-	- wie oben -	
2904	+	-	-	- wie oben -	
2905	?	-	*	Geist kritisch	
2906	+	?	+	Doppelt aktiv	
2907	+	-	+	Routinearbeit	
2908	+	-	+	ev. launenhaft	
2909	+	-	+	- wie oben -	
2910	*	-	+	Körp. kritisch	
2911	*	-	+	Körp. kritisch	
2912	-	-	+	Geistig aktiv	
2913	-	*	?	Seele kritisch	
2914	-	+	+	Doppelt aktiv	
2915	-	+	+	Lust und Geist	
2916	?	+	+	ggf. abgehetzt	
2917	-	+	+	- wie oben -	
2918	-	+	+	- wie oben -	
2919	-	+	+	- wie oben -	
2920	-	?	+	Doppelt aktiv	
2921	-	+	*	Geist kritisch	
2922	*	+	*	Krise zweifach	
2923	+	+	-	Doppelt aktiv	*
2924	+	+	-	Höchstleistung	
2925	+	+	-	ggf. unachtsam	
2926	+	+	-	- wie oben -	
2927	+	*	-	Seele kritisch	
2928	?	-	-	Körperl. aktiv	
2929	+	-	-	ggf. unachtsam	
2930	+	-	?	und launenhaft	
2931	+	-	-	- wie oben -	
2932	+	-	-	- wie oben -	
2933	*	-	-	Körp. kritisch	
2934	*	?	-	Körp. kritisch	
2935	-	-	-	Schöpf. Pause	
2936	-	-	-	Kräftesammeln	
2937	-	-	-	und Entspannen	
2938	-	-	*	Geist kritisch	
2939	?	-	+	Geistig aktiv	
2940	-	-	+	ggf. erschöpft	

* Geburtstag: 8. Lebenjahr vollendet

TAG	K	S	I	KOMMENTARE	DATUM
2941	-	*	+	Seele kritisch	
2942	-	+	+	Doppelt aktiv	
2943	-	+	+	Lust und Geist	
2944	-	+	+	ggf. abgehetzt	
2945	*	+	+	Körp. kritisch	
2946	+	+	?	Dreifach aktiv	
2947	+	+	+	Höchstleistung	
2948	+	?	+	Dreifach aktiv	
2949	+	+	+	Höchstleistung	
2950	+	+	+	und Ausdauer	
2951	?	+	+	- wie oben -	
2952	+	+	+	- wie oben -	
2953	+	+	+	- wie oben -	
2954	+	+	*	Geist kritisch	
2955	+	*	*	Krise zweifach	
2956	*	-	-	Körp. kritisch	
2957	*	-	-	Körp. kritisch	
2958	-	-	-	Schöpf. Pause	
2959	-	-	-	Kräftesammeln	
2960	-	-	-	und Entspannen	
2961	-	-	-	- wie oben -	
2962	?	?	-	Schöpf. Pause	
2963	-	-	?	Kräftesammeln	
2964	-	-	-	und Entspannen	
2965	-	-	-	- wie oben -	
2966	-	-	-	- wie oben -	
2967	-	-	-	- wie oben -	
2968	*	-	-	Körp. kritisch	
2969	+	*	-	Seele kritisch	
2970	+	+	-	Doppelt aktiv	
2971	+	+	*	Geist kritisch	
2972	+	+	+	Dreifach aktiv	
2973	+	+	+	Höchstleistung	
2974	?	+	+	und Ausdauer	
2975	+	+	+	- wie oben -	
2976	+	?	+	Dreifach aktiv	
2977	+	+	+	Höchstleistung	
2978	+	+	+	und Ausdauer	
2979	*	+	?	Körp. kritisch	
2980	*	+	+	Körp. kritisch	
2981	-	+	+	Doppelt aktiv	
2982	-	+	+	Lust und Geist	

TAG	K	S	I	KOMMENTARE	DATUM
2983	-	*	+	Seele kritisch	
2984	-	-	+	Geistig aktiv	
2985	?	-	+	ggf. erschöpft	
2986	-	-	+	und launenhaft	
2987	-	-	*	Geist kritisch	
2988	-	-	*	Geist kritisch	
2989	-	-	-	Schöpf. Pause	
2990	-	?	-	Schöpf. Pause	
2991	*	-	-	Körp. kritisch	
2992	+	-	-	Körperl. aktiv	
2993	+	-	-	ggf. unachtsam	
2994	+	-	-	und launenhaft	
2995	+	-	-	- wie oben -	
2996	+	-	?	- wie oben -	
2997	?	*	-	Seele kritisch	
2998	+	+	-	Doppelt aktiv	
2999	+	+	-	Höchstleistung	
3000	+	+	-	ggf. unachtsam	
3001	+	+	-	- wie oben -	
3002	*	+	-	Körp. kritisch	
3003	*	+	-	Körp. kritisch	
3004	-	?	*	Geist kritisch	
3005	-	+	+	Doppelt aktiv	
3006	-	+	+	Lust und Geist	
3007	-	+	+	ggf. abgehetzt	
3008	?	+	+	- wie oben -	
3009	-	+	+	- wie oben -	
3010	-	+	+	- wie oben -	
3011	-	*	+	Seele kritisch	
3012	-	-	?	Geistig aktiv	
3013	-	-	+	ggf. erschöpft	
3014	*	-	+	Körp. kritisch	
3015	+	-	+	Doppelt aktiv	
3016	+	-	+	Routinearbeit	
3017	+	-	+	ev. launenhaft	
3018	+	?	+	Doppelt aktiv	
3019	+	-	+	Routinearbeit	
3020	?	-	*	Geist kritisch	
3021	+	-	*	Geist kritisch	
3022	+	-	-	Körperl. aktiv	
3023	+	-	-	ggf. unachtsam	
3024	+	-	-	und launenhaft	

TAG	K	S	I	KOMMENTARE	DATUM
3025	*	*	-	Krise zweifach	
3026	*	+	-	Körp. kritisch	
3027	-	+	-	Seelisch aktiv	
3028	-	+	-	ggf. abgehetzt	
3029	-	+	?	und sprunghaft	
3030	-	+	-	- wie oben -	
3031	?	+	-	- wie oben -	
3032	-	?	-	Seelisch aktiv	
3033	-	+	-	ggf. abgehetzt	
3034	-	+	-	und sprunghaft	
3035	-	+	-	- wie oben -	
3036	-	+	-	- wie oben -	
3037	*	+	*	Krise zweifach	
3038	+	+	+	Dreifach aktiv	
3039	+	*	+	Seele kritisch	
3040	+	-	+	Doppelt aktiv	
3041	+	-	+	Routinearbeit	
3042	+	-	+	ev. launenhaft	
3043	?	-	+	- wie oben -	
3044	+	-	+	- wie oben -	
3045	+	-	?	- wie oben -	
3046	+	?	+	Doppelt aktiv	
3047	+	-	+	Routinearbeit	
3048	*	-	+	Körp. kritisch	
3049	*	-	+	Körp. kritisch	
3050	-	-	+	Geistig aktiv	
3051	-	-	+	ggf. erschöpft	
3052	-	-	+	und launenhaft	
3053	-	*	*	Krise zweifach	
3054	?	+	*	Geist kritisch	
3055	-	+	-	Seelisch aktiv	
3056	-	+	-	ggf. abgehetzt	
3057	-	+	-	und sprunghaft	
3058	-	+	-	- wie oben -	
3059	-	+	-	- wie oben -	
3060	*	?	-	Körp. kritisch	
3061	+	+	-	Doppelt aktiv	
3062	+	+	?	Höchstleistung	
3063	+	+	-	ggf. unachtsam	
3064	+	+	-	- wie oben -	
3065	+	+	-	- wie oben -	
3066	?	+	-	- wie oben -	

TAG	K	S	I	KOMMENTARE	DATUM
3067	+	*	-	Seele kritisch	
3068	+	-	-	Körperl. aktiv	
3069	+	-	-	ggf. unachtsam	
3070	+	-	*	Geist kritisch	
3071	*	-	+	Körp. kritisch	
3072	*	-	+	Körp. kritisch	
3073	-	-	+	Geistig aktiv	
3074	-	?	+	Geistig aktiv	
3075	-	-	+	ggf. erschöpft	
3076	-	-	+	und launenhaft	
3077	?	-	+	- wie oben -	
3078	-	-	?	- wie oben -	
3079	-	-	+	- wie oben -	
3080	-	-	+	- wie oben -	
3081	-	*	+	Seele kritisch	
3082	-	+	+	Doppelt aktiv	
3083	*	+	+	Körp. kritisch	
3084	+	+	+	Dreifach aktiv	
3085	+	+	+	Höchstleistung	
3086	+	+	*	Geist kritisch	
3087	+	+	*	Geist kritisch	
3088	+	?	-	Doppelt aktiv	
3089	?	+	-	Höchstleistung	
3090	+	+	-	ggf. unachtsam	
3091	+	+	-	- wie oben -	
3092	+	+	-	- wie oben -	
3093	+	+	-	- wie oben -	
3094	*	+	-	Körp. kritisch	
3095	*	*	?	Krise zweifach	
3096	-	-	-	Schöpf. Pause	
3097	-	-	-	Kräftesammeln	
3098	-	-	-	und Entspannen	
3099	-	-	-	- wie oben -	
3100	?	-	-	- wie oben -	
3101	-	-	-	- wie oben -	
3102	-	?	-	Schöpf. Pause	
3103	-	-	*	Geist kritisch	
3104	-	-	+	Geistig aktiv	
3105	-	-	+	ggf. erschöpft	
3106	*	-	+	Körp. kritisch	
3107	+	-	+	Doppelt aktiv	
3108	+	-	+	Routinearbeit	

TAG	K	S	I	KOMMENTARE	DATUM
3109	+	*	+	Seele kritisch	
3110	+	+	+	Dreifach aktiv	
3111	+	+	?	Höchstleistung	
3112	?	+	+	und Ausdauer	
3113	+	+	+	- wie oben -	
3114	+	+	+	- wie oben -	
3115	+	+	+	- wie oben -	
3116	+	?	+	Dreifach aktiv	
3117	*	+	+	Körp. kritisch	
3118	*	+	+	Körp. kritisch	
3119	-	+	*	Geist kritisch	
3120	-	+	*	Geist kritisch	
3121	-	+	-	Seelisch aktiv	
3122	-	+	-	ggf. abgehetzt	
3123	?	*	-	Seele kritisch	
3124	-	-	-	Schöpf. Pause	
3125	-	-	-	Kräftesammeln	
3126	-	-	-	und Entspannen	
3127	-	-	-	- wie oben -	
3128	-	-	?	- wie oben -	
3129	*	-	-	Körp. kritisch	
3130	+	?	-	Körperl. aktiv	
3131	+	-	-	ggf. unachtsam	
3132	+	-	-	und launenhaft	
3133	+	-	-	- wie oben -	
3134	+	-	-	- wie oben -	
3135	?	-	-	- wie oben -	
3136	+	-	*	Geist kritisch	
3137	+	*	+	Seele kritisch	
3138	+	+	+	Dreifach aktiv	
3139	+	+	+	Höchstleistung	
3140	*	+	+	Körp. kritisch	
3141	*	+	+	Körp. kritisch	
3142	-	+	+	Doppelt aktiv	
3143	-	+	+	Lust und Geist	
3144	-	?	?	Doppelt aktiv	
3145	-	+	+	Lust und Geist	
3146	?	+	+	ggf. abgehetzt	
3147	-	+	+	- wie oben -	
3148	-	+	+	- wie oben -	
3149	-	+	+	- wie oben -	
3150	-	+	+	- wie oben -	

TAG	K	S	I	KOMMENTARE	DATUM
3151	-	*	+	Seele kritisch	
3152	*	-	*	Krise zweifach	
3153	+	-	*	Geist kritisch	
3154	+	-	-	Körperl. aktiv	
3155	+	-	-	ggf. unachtsam	
3156	+	-	-	und launenhaft	
3157	+	-	-	- wie oben -	
3158	?	?	-	Körperl. aktiv	
3159	+	-	-	ggf. unachtsam	
3160	+	-	-	und launenhaft	
3161	+	-	?	- wie oben -	
3162	+	-	-	- wie oben -	
3163	*	-	-	Körp. kritisch	
3164	*	-	-	Körp. kritisch	
3165	-	*	-	Seele kritisch	
3166	-	+	-	Seelisch aktiv	
3167	-	+	-	ggf. abgehetzt	
3168	-	+	-	und sprunghaft	
3169	?	+	*	Geist kritisch	
3170	-	+	+	Doppelt aktiv	
3171	-	+	+	Lust und Geist	
3172	-	?	+	Doppelt aktiv	
3173	-	+	+	Lust und Geist	
3174	-	+	+	ggf. abgehetzt	
3175	*	+	+	Körp. kritisch	
3176	+	+	+	Dreifach aktiv	
3177	+	+	?	Höchstleistung	
3178	+	+	+	und Ausdauer	
3179	+	*	+	Seele kritisch	
3180	+	-	+	Doppelt aktiv	
3181	?	-	+	Routinearbeit	
3182	+	-	+	ev. launenhaft	
3183	+	-	+	- wie oben -	
3184	+	-	+	- wie oben -	
3185	+	-	*	Geist kritisch	
3186	*	?	*	Krise zweifach	
3187	*	-	-	Körp. kritisch	
3188	-	-	-	Schöpf. Pause	
3189	-	-	-	Kräftesammeln	
3190	-	-	-	und Entspannen	
3191	-	-	-	- wie oben -	
3192	?	-	-	- wie oben -	

TAG	K	S	I	KOMMENTARE	DATUM
3193	-	*	-	Seele kritisch	
3194	-	+	?	Seelisch aktiv	
3195	-	+	-	ggf. abgehetzt	
3196	-	+	-	und sprunghaft	
3197	-	+	-	- wie oben -	
3198	*	+	-	Körp. kritisch	
3199	+	+	-	Doppelt aktiv	
3200	+	?	-	Doppelt aktiv	
3201	+	+	-	Höchstleistung	
3202	+	+	*	Geist kritisch	
3203	+	+	+	Dreifach aktiv	
3204	?	+	+	Höchstleistung	
3205	+	+	+	und Ausdauer	
3206	+	+	+	- wie oben -	
3207	+	*	+	Seele kritisch	
3208	+	-	+	Doppelt aktiv	
3209	*	-	+	Körp. kritisch	
3210	*	-	?	Körp. kritisch	
3211	-	-	+	Geistig aktiv	
3212	-	-	+	ggf. erschöpft	
3213	-	-	+	und launenhaft	
3214	-	?	+	Geistig aktiv	
3215	?	-	+	ggf. erschöpft	
3216	-	-	+	und launenhaft	
3217	-	-	+	- wie oben -	
3218	-	-	*	Geist kritisch	
3219	-	-	*	Geist kritisch	
3220	-	-	-	Schöpf. Pause	*
3221	*	*	-	Krise zweifach	
3222	+	+	-	Doppelt aktiv	
3223	+	+	-	Höchstleistung	
3224	+	+	-	ggf. unachtsam	
3225	+	+	-	- wie oben -	
3226	+	+	-	- wie oben -	
3227	?	+	?	- wie oben -	
3228	+	?	-	Doppelt aktiv	
3229	+	+	-	Höchstleistung	
3230	+	+	-	ggf. unachtsam	
3231	+	+	-	- wie oben -	
3232	*	+	-	Körp. kritisch	
3233	*	+	-	Körp. kritisch	
3234	-	+	-	Seelisch aktiv	

* Geburtstag: 67. Lebenjahr vollendet

TAG	K	S	I	KOMMENTARE	DATUM
3235	-	*	*	Krise zweifach	
3236	-	-	+	Geistig aktiv	
3237	-	-	+	ggf. erschöpft	
3238	?	-	+	und launenhaft	
3239	-	-	+	- wie oben -	
3240	-	-	+	- wie oben -	
3241	-	-	+	- wie oben -	
3242	-	?	+	Geistig aktiv	
3243	-	-	?	ggf. erschöpft	
3244	*	-	+	Körp. kritisch	
3245	+	-	+	Doppelt aktiv	
3246	+	-	+	Routinearbeit	
3247	+	-	+	ev. launenhaft	
3248	+	-	+	- wie oben -	
3249	+	*	+	Seele kritisch	
3250	?	+	+	Dreifach aktiv	
3251	+	+	*	Geist kritisch	
3252	+	+	*	Geist kritisch	
3253	+	+	-	Doppelt aktiv	
3254	+	+	-	Höchstleistung	
3255	*	+	-	Körp. kritisch	
3256	*	?	-	Körp. kritisch	
3257	-	+	-	Seelisch aktiv	
3258	-	+	-	ggf. abgehetzt	
3259	-	+	-	und sprunghaft	
3260	-	+	?	- wie oben -	
3261	?	+	-	- wie oben -	
3262	-	+	-	- wie oben -	
3263	-	*	-	Seele kritisch	
3264	-	-	-	Schöpf. Pause	
3265	-	-	-	Kräftesammeln	
3266	-	-	-	und Entspannen	
3267	*	-	-	Körp. kritisch	
3268	+	-	*	Geist kritisch	
3269	+	-	+	Doppelt aktiv	
3270	+	?	+	Doppelt aktiv	
3271	+	-	+	Routinearbeit	
3272	+	-	+	ev. launenhaft	
3273	?	-	+	- wie oben -	
3274	+	-	+	- wie oben -	
3275	+	-	+	- wie oben -	
3276	+	-	?	- wie oben -	

TAG	K	S	I	KOMMENTARE	DATUM
3277	+	*	+	Seele kritisch	
3278	*	+	+	Körp. kritisch	
3279	*	+	+	Körp. kritisch	
3280	-	+	+	Doppelt aktiv	
3281	-	+	+	Lust und Geist	
3282	-	+	+	ggf. abgehetzt	
3283	-	+	+	- wie oben -	
3284	?	?	*	Geist kritisch	
3285	-	+	*	Geist kritisch	
3286	-	+	-	Seelisch aktiv	
3287	-	+	-	ggf. abgehetzt	
3288	-	+	-	und sprunghaft	*
3289	-	+	-	- wie oben -	
3290	*	+	-	Körp. kritisch	
3291	+	*	-	Seele kritisch	
3292	+	-	-	Körperl. aktiv	
3293	+	-	?	ggf. unachtsam	
3294	+	-	-	und launenhaft	
3295	+	-	-	- wie oben -	
3296	?	-	-	- wie oben -	
3297	+	-	-	- wie oben -	
3298	+	?	-	Körperl. aktiv	
3299	+	-	-	ggf. unachtsam	
3300	+	-	-	und launenhaft	
3301	*	-	*	Krise zweifach	
3302	*	-	+	Körp. kritisch	
3303	-	-	+	Geistig aktiv	
3304	-	-	+	ggf. erschöpft	
3305	-	*	+	Seele kritisch	
3306	-	+	+	Doppelt aktiv	
3307	?	+	+	Lust und Geist	
3308	-	+	+	ggf. abgehetzt	
3309	-	+	?	- wie oben -	
3310	-	+	+	- wie oben -	
3311	-	+	+	- wie oben -	
3312	-	?	+	Doppelt aktiv	
3313	*	+	+	Körp. kritisch	
3314	+	+	+	Dreifach aktiv	
3315	+	+	+	Höchstleistung	
3316	+	+	+	und Ausdauer	
3317	+	+	*	Geist kritisch	
3318	+	+	*	Geist kritisch	

* Geburtstag: 9. Lebenjahr vollendet

TAG	K	S	I	KOMMENTARE	DATUM
3319	?	*	-	Seele kritisch	
3320	+	-	-	Körperl. aktiv	
3321	+	-	-	ggf. unachtsam	
3322	+	-	-	und launenhaft	
3323	+	-	-	- wie oben -	
3324	*	-	-	Körp. kritisch	
3325	*	-	-	Körp. kritisch	
3326	-	?	?	Schöpf. Pause	
3327	-	-	-	Kräftesammeln	
3328	-	-	-	und Entspannen	
3329	-	-	-	- wie oben -	
3330	?	-	-	- wie oben -	
3331	-	-	-	- wie oben -	
3332	-	-	-	- wie oben -	
3333	-	*	-	Seele kritisch	
3334	-	+	*	Geist kritisch	
3335	-	+	+	Doppelt aktiv	
3336	*	+	+	Körp. kritisch	
3337	+	+	+	Dreifach aktiv	
3338	+	+	+	Höchstleistung	
3339	+	+	+	und Ausdauer	
3340	+	?	+	Dreifach aktiv	
3341	+	+	+	Höchstleistung	
3342	?	+	?	und Ausdauer	
3343	+	+	+	- wie oben -	
3344	+	+	+	- wie oben -	
3345	+	+	+	- wie oben -	
3346	+	+	+	- wie oben -	
3347	*	*	+	Krise zweifach	
3348	*	-	+	Körp. kritisch	
3349	-	-	+	Geistig aktiv	
3350	-	-	*	Geist kritisch	
3351	-	-	*	Geist kritisch	
3352	-	-	-	Schöpf. Pause	
3353	?	-	-	Kräftesammeln	
3354	-	?	-	Schöpf. Pause	
3355	-	-	-	Kräftesammeln	
3356	-	-	-	und Entspannen	
3357	-	-	-	- wie oben -	
3358	-	-	-	- wie oben -	
3359	*	-	?	Körp. kritisch	
3360	+	-	-	Körperl. aktiv	

TAG	K	S	I	KOMMENTARE	DATUM
3361	+	*	-	Seele kritisch	
3362	+	+	-	Doppelt aktiv	
3363	+	+	-	Höchstleistung	
3364	+	+	-	ggf. unachtsam	
3365	?	+	-	- wie oben -	
3366	+	+	-	- wie oben -	
3367	+	+	*	Geist kritisch	
3368	+	?	+	Dreifach aktiv	
3369	+	+	+	Höchstleistung	
3370	*	+	+	Körp. kritisch	
3371	*	+	+	Körp. kritisch	
3372	-	+	+	Doppelt aktiv	
3373	-	+	+	Lust und Geist	
3374	-	+	+	ggf. abgehetzt	
3375	-	*	?	Seele kritisch	
3376	?	-	+	Geistig aktiv	
3377	-	-	+	ggf. erschöpft	
3378	-	-	+	und launenhaft	
3379	-	-	+	- wie oben -	
3380	-	-	+	- wie oben -	
3381	-	-	+	- wie oben -	
3382	*	?	+	Körp. kritisch	
3383	+	-	*	Geist kritisch	
3384	+	-	*	Geist kritisch	
3385	+	-	-	Körperl. aktiv	
3386	+	-	-	ggf. unachtsam	
3387	+	-	-	und launenhaft	
3388	?	-	-	- wie oben -	
3389	+	*	-	Seele kritisch	
3390	+	+	-	Doppelt aktiv	
3391	+	+	-	Höchstleistung	
3392	+	+	?	ggf. unachtsam	
3393	*	+	-	Körp. kritisch	
3394	*	+	-	Körp. kritisch	
3395	-	+	-	Seelisch aktiv	
3396	-	?	-	Seelisch aktiv	
3397	-	+	-	ggf. abgehetzt	
3398	-	+	-	und sprunghaft	
3399	?	+	-	- wie oben -	
3400	-	+	*	Geist kritisch	
3401	-	+	+	Doppelt aktiv	
3402	-	+	+	Lust und Geist	

TAG	K	S	I	KOMMENTARE	DATUM
3403	-	*	+	Seele kritisch	
3404	-	-	+	Geistig aktiv	
3405	*	-	+	Körp. kritisch	
3406	+	-	+	Doppelt aktiv	
3407	+	-	+	Routinearbeit	
3408	+	-	?	ev. launenhaft	
3409	+	-	+	- wie oben -	
3410	+	?	+	Doppelt aktiv	
3411	?	-	+	Routinearbeit	
3412	+	-	+	ev. launenhaft	
3413	+	-	+	- wie oben -	
3414	+	-	+	- wie oben -	
3415	+	-	+	- wie oben -	
3416	*	-	*	Krise zweifach	
3417	*	*	*	Krise dreifach	
3418	-	+	-	Seelisch aktiv	
3419	-	+	-	ggf. abgehetzt	
3420	-	+	-	und sprunghaft	
3421	-	+	-	- wie oben -	
3422	?	+	-	- wie oben -	
3423	-	+	-	- wie oben -	
3424	-	?	-	Seelisch aktiv	
3425	-	+	?	ggf. abgehetzt	
3426	-	+	-	und sprunghaft	
3427	-	+	-	- wie oben -	
3428	*	+	-	Körp. kritisch	
3429	+	+	-	Doppelt aktiv	
3430	+	+	-	Höchstleistung	
3431	+	*	-	Seele kritisch	
3432	+	-	-	Körperl. aktiv	
3433	+	-	*	Geist kritisch	
3434	?	-	+	Doppelt aktiv	
3435	+	-	+	Routinearbeit	
3436	+	-	+	ev. launenhaft	
3437	+	-	+	- wie oben -	
3438	+	?	+	Doppelt aktiv	
3439	*	-	+	Körp. kritisch	
3440	*	-	+	Körp. kritisch	
3441	-	-	?	Geistig aktiv	
3442	-	-	+	ggf. erschöpft	
3443	-	-	+	und launenhaft	
3444	-	-	+	- wie oben -	

TAG	K	S	I	KOMMENTARE	DATUM
3445	?	*	+	Seele kritisch	
3446	-	+	+	Doppelt aktiv	
3447	-	+	+	Lust und Geist	
3448	-	+	+	ggf. abgehetzt	
3449	-	+	*	Geist kritisch	
3450	-	+	*	Geist kritisch	
3451	*	+	-	Körp. kritisch	
3452	+	?	-	Doppelt aktiv	
3453	+	+	-	Höchstleistung	
3454	+	+	-	ggf. unachtsam	
3455	+	+	-	- wie oben -	
3456	+	+	-	- wie oben -	
3457	?	+	-	- wie oben -	
3458	+	+	?	- wie oben -	
3459	+	*	-	Seele kritisch	
3460	+	-	-	Körperl. aktiv	
3461	+	-	-	ggf. unachtsam	
3462	*	-	-	Körp. kritisch	
3463	*	-	-	Körp. kritisch	
3464	-	-	-	Schöpf. Pause	
3465	-	-	-	Kräftesammeln	
3466	-	?	*	Geist kritisch	
3467	-	-	+	Geistig aktiv	
3468	?	-	+	ggf. erschöpft	
3469	-	-	+	und launenhaft	
3470	-	-	+	- wie oben -	
3471	-	-	+	- wie oben -	
3472	-	-	+	- wie oben -	
3473	-	*	+	Seele kritisch	
3474	*	+	?	Körp. kritisch	
3475	+	+	+	Dreifach aktiv	
3476	+	+	+	Höchstleistung	
3477	+	+	+	und Ausdauer	
3478	+	+	+	- wie oben -	
3479	+	+	+	- wie oben -	
3480	?	?	+	Dreifach aktiv	
3481	+	+	+	Höchstleistung	
3482	+	+	*	Geist kritisch	
3483	+	+	*	Geist kritisch	
3484	+	+	-	Doppelt aktiv	
3485	*	+	-	Körp. kritisch	
3486	*	+	-	Körp. kritisch	

TAG	K	S	I	KOMMENTARE	DATUM
3487	-	*	-	Seele kritisch	
3488	-	-	-	Schöpf. Pause	
3489	-	-	-	Kräftesammeln	
3490	-	-	-	und Entspannen	
3491	?	-	?	- wie oben -	
3492	-	-	-	- wie oben -	
3493	-	-	-	- wie oben -	
3494	-	?	-	Schöpf. Pause	
3495	-	-	-	Kräftesammeln	
3496	-	-	-	und Entspannen	
3497	*	-	-	Körp. kritisch	
3498	+	-	-	Körperl. aktiv	
3499	+	-	*	Geist kritisch	
3500	+	-	+	Doppelt aktiv	
3501	+	*	+	Seele kritisch	
3502	+	+	+	Dreifach aktiv	
3503	?	+	+	Höchstleistung	
3504	+	+	+	und Ausdauer	
3505	+	+	+	- wie oben -	
3506	+	+	+	- wie oben -	
3507	+	+	?	- wie oben -	
3508	*	?	+	Körp. kritisch	
3509	*	+	+	Körp. kritisch	
3510	-	+	+	Doppelt aktiv	
3511	-	+	+	Lust und Geist	
3512	-	+	+	ggf. abgehetzt	
3513	-	+	+	- wie oben -	
3514	?	+	+	- wie oben -	
3515	-	*	*	Krise zweifach	
3516	-	-	*	Geist kritisch	
3517	-	-	-	Schöpf. Pause	
3518	-	-	-	Kräftesammeln	
3519	-	-	-	und Entspannen	
3520	*	-	-	Körp. kritisch	
3521	+	-	-	Körperl. aktiv	
3522	+	?	-	Körperl. aktiv	
3523	+	-	-	ggf. unachtsam	
3524	+	-	?	und launenhaft	
3525	+	-	-	- wie oben -	
3526	?	-	-	- wie oben -	
3527	+	-	-	- wie oben -	
3528	+	-	-	- wie oben -	

TAG	K	S	I	KOMMENTARE	DATUM
3529	+	*	-	Seele kritisch	
3530	+	+	-	Doppelt aktiv	
3531	*	+	-	Körp. kritisch	
3532	*	+	*	Krise zweifach	
3533	-	+	+	Doppelt aktiv	
3534	-	+	+	Lust und Geist	
3535	-	+	+	ggf. abgehetzt	
3536	-	?	+	Doppelt aktiv	
3537	?	+	+	Lust und Geist	
3538	-	+	+	ggf. abgehetzt	
3539	-	+	+	- wie oben -	
3540	-	+	?	- wie oben -	
3541	-	+	+	- wie oben -	
3542	-	+	+	- wie oben -	
3543	*	*	+	Krise zweifach	
3544	+	-	+	Doppelt aktiv	
3545	+	-	+	Routinearbeit	
3546	+	-	+	ev. launenhaft	
3547	+	-	+	- wie oben -	
3548	+	-	*	Geist kritisch	
3549	?	-	*	Geist kritisch	
3550	+	?	-	Körperl. aktiv	
3551	+	-	-	ggf. unachtsam	
3552	+	-	-	und launenhaft	
3553	+	-	-	- wie oben -	
3554	*	-	-	Körp. kritisch	
3555	*	-	-	Körp. kritisch	
3556	-	-	-	Schöpf. Pause	
3557	-	*	?	Seele kritisch	
3558	-	+	-	Seelisch aktiv	
3559	-	+	-	ggf. abgehetzt	
3560	?	+	-	und sprunghaft	
3561	-	+	-	- wie oben -	
3562	-	+	-	- wie oben -	
3563	-	+	-	- wie oben -	
3564	-	?	-	Seelisch aktiv	
3565	-	+	*	Geist kritisch	
3566	*	+	+	Körp. kritisch	
3567	+	+	+	Dreifach aktiv	
3568	+	+	+	Höchstleistung	
3569	+	+	+	und Ausdauer	
3570	+	+	+	- wie oben -	

TAG	K	S	I	KOMMENTARE	DATUM
3571	+	*	+	Seele kritisch	
3572	?	-	+	Doppelt aktiv	
3573	+	-	?	Routinearbeit	
3574	+	-	+	ev. launenhaft	
3575	+	-	+	- wie oben -	
3576	+	-	+	- wie oben -	
3577	*	-	+	Körp. kritisch	
3578	*	?	+	Körp. kritisch	
3579	-	-	+	Geistig aktiv	
3580	-	-	+	ggf. erschöpft	
3581	-	-	*	Geist kritisch	
3582	-	-	*	Geist kritisch	
3583	?	-	-	Schöpf. Pause	
3584	-	-	-	Kräftesammeln	
3585	-	*	-	Seele kritisch	
3586	-	+	-	Seelisch aktiv	*
3587	-	+	-	ggf. abgehetzt	
3588	-	+	-	und sprunghaft	
3589	*	+	-	Körp. kritisch	
3590	+	+	?	Doppelt aktiv	
3591	+	+	-	Höchstleistung	
3592	+	?	-	Doppelt aktiv	
3593	+	+	-	Höchstleistung	
3594	+	+	-	ggf. unachtsam	
3595	?	+	-	- wie oben -	
3596	+	+	-	- wie oben -	
3597	+	+	-	- wie oben -	
3598	+	+	*	Geist kritisch	
3599	+	*	+	Seele kritisch	
3600	*	-	+	Körp. kritisch	
3601	*	-	+	Körp. kritisch	
3602	-	-	+	Geistig aktiv	
3603	-	-	+	ggf. erschöpft	
3604	-	-	+	und launenhaft	
3605	-	-	+	- wie oben -	
3606	?	?	?	Geistig aktiv	
3607	-	-	+	ggf. erschöpft	
3608	-	-	+	und launenhaft	
3609	-	-	+	- wie oben -	
3610	-	-	+	- wie oben -	
3611	-	-	+	- wie oben -	
3612	*	-	+	Körp. kritisch	

* Geburtstag: 68. Lebenjahr vollendet

TAG	K	S	I	KOMMENTARE	DATUM
3613	+	*	+	Seele kritisch	
3614	+	+	*	Geist kritisch	
3615	+	+	*	Geist kritisch	
3616	+	+	-	Doppelt aktiv	
3617	+	+	-	Höchstleistung	
3618	?	+	-	ggf. unachtsam	
3619	+	+	-	- wie oben -	
3620	+	?	-	Doppelt aktiv	
3621	+	+	-	Höchstleistung	
3622	+	+	-	ggf. unachtsam	
3623	*	+	?	Körp. kritisch	
3624	*	+	-	Körp. kritisch	
3625	-	+	-	Seelisch aktiv	
3626	-	+	-	ggf. abgehetzt	
3627	-	*	-	Seele kritisch	
3628	-	-	-	Schöpf. Pause	
3629	?	-	-	Kräftesammeln	
3630	-	-	-	und Entspannen	
3631	-	-	*	Geist kritisch	
3632	-	-	+	Geistig aktiv	
3633	-	-	+	ggf. erschöpft	
3634	-	?	+	Geistig aktiv	
3635	*	-	+	Körp. kritisch	
3636	+	-	+	Doppelt aktiv	
3637	+	-	+	Routinearbeit	
3638	+	-	+	ev. launenhaft	
3639	+	-	?	- wie oben -	
3640	+	-	+	- wie oben -	
3641	?	*	+	Seele kritisch	
3642	+	+	+	Dreifach aktiv	
3643	+	+	+	Höchstleistung	
3644	+	+	+	und Ausdauer	
3645	+	+	+	- wie oben -	
3646	*	+	+	Körp. kritisch	
3647	*	+	*	Krise zweifach	
3648	-	?	*	Geist kritisch	
3649	-	+	-	Seelisch aktiv	
3650	-	+	-	ggf. abgehetzt	
3651	-	+	-	und sprunghaft	
3652	?	+	-	- wie oben -	
3653	-	+	-	- wie oben -	*
3654	-	+	-	- wie oben -	

* Geburtstag: 10. Lebenjahr vollendet

TAG	K	S	I	KOMMENTARE	DATUM
3655	-	*	-	Seele kritisch	
3656	-	-	?	Schöpf. Pause	
3657	-	-	-	Kräftesammeln	
3658	*	-	-	Körp. kritisch	
3659	+	-	-	Körperl. aktiv	
3660	+	-	-	ggf. unachtsam	
3661	+	-	-	und launenhaft	
3662	+	?	-	Körperl. aktiv	
3663	+	-	-	ggf. unachtsam	
3664	?	-	*	Geist kritisch	
3665	+	-	+	Doppelt aktiv	
3666	+	-	+	Routinearbeit	
3667	+	-	+	ev. launenhaft	
3668	+	-	+	- wie oben -	
3669	*	*	+	Krise zweifach	
3670	*	+	+	Körp. kritisch	
3671	-	+	+	Doppelt aktiv	
3672	-	+	?	Lust und Geist	
3673	-	+	+	ggf. abgehetzt	
3674	-	+	+	- wie oben -	
3675	?	+	+	- wie oben -	
3676	-	?	+	Doppelt aktiv	
3677	-	+	+	Lust und Geist	
3678	-	+	+	ggf. abgehetzt	
3679	-	+	+	- wie oben -	
3680	-	+	*	Geist kritisch	
3681	*	+	*	Krise zweifach	
3682	+	+	-	Doppelt aktiv	
3683	+	*	-	Seele kritisch	
3684	+	-	-	Körperl. aktiv	
3685	+	-	-	ggf. unachtsam	
3686	+	-	-	und launenhaft	
3687	?	-	-	- wie oben -	
3688	+	-	-	- wie oben -	
3689	+	-	?	- wie oben -	
3690	+	?	-	Körperl. aktiv	
3691	+	-	-	ggf. unachtsam	
3692	*	-	-	Körp. kritisch	
3693	*	-	-	Körp. kritisch	
3694	-	-	-	Schöpf. Pause	
3695	-	-	-	Kräftesammeln	
3696	-	-	-	und Entspannen	

TAG	K	S	I	KOMMENTARE	DATUM
3697	-	*	*	Krise zweifach	
3698	?	+	+	Doppelt aktiv	
3699	-	+	+	Lust und Geist	
3700	-	+	+	ggf. abgehetzt	
3701	-	+	+	- wie oben -	
3702	-	+	+	- wie oben -	
3703	-	+	+	- wie oben -	
3704	*	?	+	Körp. kritisch	
3705	+	+	?	Dreifach aktiv	
3706	+	+	+	Höchstleistung	
3707	+	+	+	und Ausdauer	
3708	+	+	+	- wie oben -	
3709	+	+	+	- wie oben -	
3710	?	+	+	- wie oben -	
3711	+	*	+	Seele kritisch	
3712	+	-	+	Doppelt aktiv	
3713	+	-	*	Geist kritisch	
3714	+	-	*	Geist kritisch	
3715	*	-	-	Körp. kritisch	
3716	*	-	-	Körp. kritisch	
3717	-	-	-	Schöpf. Pause	
3718	-	?	-	Schöpf. Pause	
3719	-	-	-	Kräftesammeln	
3720	-	-	-	und Entspannen	
3721	?	-	-	- wie oben -	
3722	-	-	?	- wie oben -	
3723	-	-	-	- wie oben -	
3724	-	-	-	- wie oben -	
3725	-	*	-	Seelc kritisch	
3726	-	+	-	Seelisch aktiv	
3727	*	+	-	Körp. kritisch	
3728	+	+	-	Doppelt aktiv	
3729	+	+	-	Höchstleistung	
3730	+	+	*	Geist kritisch	
3731	+	+	+	Dreifach aktiv	
3732	+	?	+	Dreifach aktiv	
3733	?	+	+	Höchstleistung	
3734	+	+	+	und Ausdauer	
3735	+	+	+	- wie oben -	
3736	+	+	+	- wie oben -	
3737	+	+	+	- wie oben -	
3738	*	+	?	Körp. kritisch	

TAG	K	S	I	KOMMENTARE	DATUM
3739	*	*	+	Krise zweifach	
3740	-	-	+	Geistig aktiv	
3741	-	-	+	ggf. erschöpft	
3742	-	-	+	und launenhaft	
3743	-	-	+	- wie oben -	
3744	?	-	+	- wie oben -	
3745	-	-	+	- wie oben -	
3746	-	?	*	Geist kritisch	
3747	-	-	*	Geist kritisch	
3748	-	-	-	Schöpf. Pause	
3749	-	-	-	Kräftesammeln	
3750	*	-	-	Körp. kritisch	
3751	+	-	-	Körperl. aktiv	
3752	+	-	-	ggf. unachtsam	
3753	+	*	-	Seele kritisch	
3754	+	+	-	Doppelt aktiv	
3755	+	+	?	Höchstleistung	
3756	?	+	-	ggf. unachtsam	
3757	+	+	-	- wie oben -	
3758	+	+	-	- wie oben -	
3759	+	+	-	- wie oben -	
3760	+	?	-	Doppelt aktiv	
3761	*	+	-	Körp. kritisch	
3762	*	+	-	Körp. kritisch	
3763	-	+	*	Geist kritisch	
3764	-	+	+	Doppelt aktiv	
3765	-	+	+	Lust und Geist	
3766	-	+	+	ggf. abgehetzt	
3767	?	*	+	Seele kritisch	
3768	-	-	+	Geistig aktiv	
3769	-	-	+	ggf. erschöpft	
3770	-	-	+	und launenhaft	
3771	-	-	?	- wie oben -	
3772	-	-	+	- wie oben -	
3773	*	-	+	Körp. kritisch	
3774	+	?	+	Doppelt aktiv	
3775	+	-	+	Routinearbeit	
3776	+	-	+	ev. launenhaft	
3777	+	-	+	- wie oben -	
3778	+	-	+	- wie oben -	
3779	?	-	*	Geist kritisch	
3780	+	-	*	Geist kritisch	

TAG	K	S	I	KOMMENTARE	DATUM
3781	+	*	-	Seele kritisch	
3782	+	+	-	Doppelt aktiv	
3783	+	+	-	Höchstleistung	
3784	*	+	-	Körp. kritisch	
3785	*	+	-	Körp. kritisch	
3786	-	+	-	Seelisch aktiv	
3787	-	+	-	ggf. abgehetzt	
3788	-	?	?	Seelisch aktiv	
3789	-	+	-	ggf. abgehetzt	
3790	?	+	-	und sprunghaft	
3791	-	+	-	- wie oben -	
3792	-	+	-	- wie oben -	
3793	-	+	-	- wie oben -	
3794	-	+	-	- wie oben -	
3795	-	*	-	Seele kritisch	
3796	*	-	*	Krise zweifach	
3797	+	-	+	Doppelt aktiv	
3798	+	-	+	Routinearbeit	
3799	+	-	+	ev. launenhaft	
3800	+	-	+	- wie oben -	
3801	+	-	+	- wie oben -	
3802	?	?	+	Doppelt aktiv	
3803	+	-	+	Routinearbeit	
3804	+	-	?	ev. launenhaft	
3805	+	-	+	- wie oben -	
3806	+	-	+	- wie oben -	
3807	*	-	+	Körp. kritisch	
3808	*	-	+	Körp. kritisch	
3809	-	*	+	Seele kritisch	
3810	-	+	+	Doppelt aktiv	
3811	-	+	+	Lust und Geist	
3812	-	+	*	Geist kritisch	
3813	?	+	*	Geist kritisch	
3814	-	+	-	Seelisch aktiv	
3815	-	+	-	ggf. abgehetzt	
3816	-	?	-	Seelisch aktiv	
3817	-	+	-	ggf. abgehetzt	
3818	-	+	-	und sprunghaft	
3819	*	+	-	Körp. kritisch	
3820	+	+	-	Doppelt aktiv	
3821	+	+	?	Höchstleistung	
3822	+	+	-	ggf. unachtsam	

TAG	K	S	I	KOMMENTARE	DATUM
3823	+	*	-	Seele kritisch	
3824	+	-	-	Körperl. aktiv	
3825	?	-	-	ggf. unachtsam	
3826	+	-	-	und launenhaft	
3827	+	-	-	- wie oben -	
3828	+	-	-	- wie oben -	
3829	+	-	*	Geist kritisch	
3830	*	?	+	Körp. kritisch	
3831	*	-	+	Körp. kritisch	
3832	-	-	+	Geistig aktiv	
3833	-	-	+	ggf. erschöpft	
3834	-	-	+	und launenhaft	
3835	-	-	+	- wie oben -	
3836	?	-	+	- wie oben -	
3837	-	*	?	Seele kritisch	
3838	-	+	+	Doppelt aktiv	
3839	-	+	+	Lust und Geist	
3840	-	+	+	ggf. abgehetzt	
3841	-	+	+	- wie oben -	
3842	*	+	+	Körp. kritisch	
3843	+	+	+	Dreifach aktiv	
3844	+	?	+	Dreifach aktiv	
3845	+	+	*	Geist kritisch	
3846	+	+	*	Geist kritisch	
3847	+	+	-	Doppelt aktiv	
3848	?	+	-	Höchstleistung	
3849	+	+	-	ggf. unachtsam	
3850	+	+	-	- wie oben -	
3851	+	*	-	Seele kritisch	
3852	+	-	-	Körperl. aktiv	
3853	*	-	-	Körp. kritisch	
3854	*	-	?	Körp. kritisch	
3855	-	-	-	Schöpf. Pause	
3856	-	-	-	Kräftesammeln	
3857	-	-	-	und Entspannen	
3858	-	?	-	Schöpf. Pause	
3859	?	-	-	Kräftesammeln	
3860	-	-	-	und Entspannen	
3861	-	-	-	- wie oben -	
3862	-	-	*	Geist kritisch	
3863	-	-	+	Geistig aktiv	
3864	-	-	+	ggf. erschöpft	

TAG	K	S	I	KOMMENTARE	DATUM
3865	*	*	+	Krise zweifach	
3866	+	+	+	Dreifach aktiv	
3867	+	+	+	Höchstleistung	
3868	+	+	+	und Ausdauer	
3869	+	+	+	- wie oben -	
3870	+	+	?	- wie oben -	
3871	?	+	+	- wie oben -	
3872	+	?	+	Dreifach aktiv	
3873	+	+	+	Höchstleistung	
3874	+	+	+	und Ausdauer	
3875	+	+	+	- wie oben -	
3876	*	+	+	Körp. kritisch	
3877	*	+	+	Körp. kritisch	
3878	-	+	*	Geist kritisch	
3879	-	*	*	Krise zweifach	
3880	-	-	-	Schöpf. Pause	
3881	-	-	-	Kräftesammeln	
3882	?	-	-	und Entspannen	
3883	-	-	-	- wie oben -	
3884	-	-	-	- wie oben -	
3885	-	-	-	- wie oben -	
3886	-	?	-	Schöpf. Pause	
3887	-	-	?	Kräftesammeln	
3888	*	-	-	Körp. kritisch	
3889	+	-	-	Körperl. aktiv	
3890	+	-	-	ggf. unachtsam	
3891	+	-	-	und launenhaft	
3892	+	-	-	- wie oben -	
3893	+	*	-	Seele kritisch	
3894	?	+	-	Doppelt aktiv	
3895	+	+	*	Geist kritisch	
3896	+	+	+	Dreifach aktiv	
3897	+	+	+	Höchstleistung	
3898	+	+	+	und Ausdauer	
3899	*	+	+	Körp. kritisch	
3900	*	?	+	Körp. kritisch	
3901	-	+	+	Doppelt aktiv	
3902	-	+	+	Lust und Geist	
3903	-	+	?	ggf. abgehetzt	
3904	-	+	+	- wie oben -	
3905	?	+	+	- wie oben -	
3906	-	+	+	- wie oben -	

TAG	K	S	I	KOMMENTARE	DATUM
3907	-	*	+	Seele kritisch	
3908	-	-	+	Geistig aktiv	
3909	-	-	+	ggf. erschöpft	
3910	-	-	+	und launenhaft	
3911	*	-	*	Krise zweifach	
3912	+	-	*	Geist kritisch	
3913	+	-	-	Körperl. aktiv	
3914	+	?	-	Körperl. aktiv	
3915	+	-	-	ggf. unachtsam	
3916	+	-	-	und launenhaft	
3917	?	-	-	- wie oben -	
3918	+	-	-	- wie oben -	
3919	+	-	-	- wie oben -	
3920	+	-	?	- wie oben -	
3921	+	*	-	Seele kritisch	
3922	*	+	-	Körp. kritisch	
3923	*	+	-	Körp. kritisch	
3924	-	+	-	Seelisch aktiv	
3925	-	+	-	ggf. abgehetzt	
3926	-	+	-	und sprunghaft	
3927	-	+	-	- wie oben -	
3928	?	?	*	Geist kritisch	
3929	-	+	+	Doppelt aktiv	
3930	-	+	+	Lust und Geist	
3931	-	+	+	ggf. abgehetzt	
3932	-	+	+	- wie oben -	
3933	-	+	+	- wie oben -	
3934	*	+	+	Körp. kritisch	
3935	+	*	+	Seele kritisch	
3936	+	-	?	Doppelt aktiv	
3937	+	-	+	Routinearbeit	
3938	+	-	+	ev. launenhaft	
3939	+	-	+	- wie oben -	
3940	?	-	+	- wie oben -	
3941	+	-	+	- wie oben -	
3942	+	?	+	Doppelt aktiv	
3943	+	-	+	Routinearbeit	
3944	+	-	*	Geist kritisch	
3945	*	-	*	Krise zweifach	
3946	*	-	-	Körp. kritisch	
3947	-	-	-	Schöpf. Pause	
3948	-	-	-	Kräftesammeln	

TAG	K	S	I	KOMMENTARE	DATUM
3949	-	*	-	Seele kritisch	
3950	-	+	-	Seelisch aktiv	
3951	?	+	-	ggf. abgehetzt	*
3952	-	+	-	und sprunghaft	
3953	-	+	?	- wie oben -	
3954	-	+	-	- wie oben -	
3955	-	+	-	- wie oben -	
3956	-	?	-	Seelisch aktiv	
3957	*	+	-	Körp. kritisch	
3958	+	+	-	Doppelt aktiv	
3959	+	+	-	Höchstleistung	
3960	+	+	-	ggf. unachtsam	
3961	+	+	*	Geist kritisch	
3962	+	+	+	Dreifach aktiv	
3963	?	*	+	Seele kritisch	
3964	+	-	+	Doppelt aktiv	
3965	+	-	+	Routinearbeit	
3966	+	-	+	ev. launenhaft	
3967	+	-	+	- wie oben -	
3968	*	-	+	Körp. kritisch	
3969	*	-	?	Körp. kritisch	
3970	-	?	+	Geistig aktiv	
3971	-	-	+	ggf. erschöpft	
3972	-	-	+	und launenhaft	
3973	-	-	+	- wie oben -	
3974	?	-	+	- wie oben -	
3975	-	-	+	- wie oben -	
3976	-	-	+	- wie oben -	
3977	-	*	*	Krise zweifach	
3978	-	+	*	Geist kritisch	
3979	-	+	-	Seelisch aktiv	
3980	*	+	-	Körp. kritisch	
3981	+	+	-	Doppelt aktiv	
3982	+	+	-	Höchstleistung	
3983	+	+	-	ggf. unachtsam	
3984	+	?	-	Doppelt aktiv	
3985	+	+	-	Höchstleistung	
3986	?	+	?	ggf. unachtsam	
3987	+	+	-	- wie oben -	
3988	+	+	-	- wie oben -	
3989	+	+	-	- wie oben -	
3990	+	+	-	- wie oben -	

* Geburtstag: 69. Lebenjahr vollendet

TAG	K	S	I	KOMMENTARE	DATUM
3991	*	*	-	Krise zweifach	
3992	*	-	-	Körp. kritisch	
3993	-	-	-	Schöpf. Pause	
3994	-	-	*	Geist kritisch	
3995	-	-	+	Geistig aktiv	
3996	-	-	+	ggf. erschöpft	
3997	?	-	+	und launenhaft	
3998	-	?	+	Geistig aktiv	
3999	-	-	+	ggf. erschöpft	
4000	-	-	+	und launenhaft	
4001	-	-	+	- wie oben -	
4002	-	-	?	- wie oben -	
4003	*	-	+	Körp. kritisch	
4004	+	-	+	Doppelt aktiv	
4005	+	*	+	Seele kritisch	
4006	+	+	+	Dreifach aktiv	
4007	+	+	+	Höchstleistung	
4008	+	+	+	und Ausdauer	
4009	?	+	+	- wie oben -	
4010	+	+	*	Geist kritisch	
4011	+	+	*	Geist kritisch	
4012	+	?	-	Doppelt aktiv	
4013	+	+	-	Höchstleistung	
4014	*	+	-	Körp. kritisch	
4015	*	+	-	Körp. kritisch	
4016	-	+	-	Seelisch aktiv	
4017	-	+	-	ggf. abgehetzt	
4018	-	+	-	und sprunghaft	*
4019	-	*	?	Seele kritisch	
4020	?	-	-	Schöpf. Pause	
4021	-	-	-	Kräftesammeln	
4022	-	-	-	und Entspannen	
4023	-	-	-	- wie oben -	
4024	-	-	-	- wie oben -	
4025	-	-	-	- wie oben -	
4026	*	?	-	Körp. kritisch	
4027	+	-	*	Geist kritisch	
4028	+	-	+	Doppelt aktiv	
4029	+	-	+	Routinearbeit	
4030	+	-	+	ev. launenhaft	
4031	+	-	+	- wie oben -	
4032	?	-	+	- wie oben -	

* Geburtstag: 11. Lebenjahr vollendet

TAG	K	S	I	KOMMENTARE	DATUM
4033	+	*	+	Seele kritisch	
4034	+	+	+	Dreifach aktiv	
4035	+	+	?	Höchstleistung	
4036	+	+	+	und Ausdauer	
4037	*	+	+	Körp. kritisch	
4038	*	+	+	Körp. kritisch	
4039	-	+	+	Doppelt aktiv	
4040	-	?	+	Doppelt aktiv	
4041	-	+	+	Lust und Geist	
4042	-	+	+	ggf. abgehetzt	
4043	?	+	*	Geist kritisch	
4044	-	+	*	Geist kritisch	
4045	-	+	-	Seelisch aktiv	
4046	-	+	-	ggf. abgehetzt	
4047	-	*	-	Seele kritisch	
4048	-	-	-	Schöpf. Pause	
4049	*	-	-	Körp. kritisch	
4050	+	-	-	Körperl. aktiv	
4051	+	-	-	ggf. unachtsam	
4052	+	-	?	und launenhaft	
4053	+	-	-	- wie oben -	
4054	+	?	-	Körperl. aktiv	
4055	?	-	-	ggf. unachtsam	
4056	+	-	-	und launenhaft	
4057	+	-	-	- wie oben -	
4058	+	-	-	- wie oben -	
4059	+	-	-	- wie oben -	
4060	*	-	*	Krise zweifach	
4061	*	*	+	Krise zweifach	
4062	-	+	+	Doppelt aktiv	
4063	-	+	+	Lust und Geist	
4064	-	+	+	ggf. abgehetzt	
4065	-	+	+	- wie oben -	
4066	?	+	+	- wie oben -	
4067	-	+	+	- wie oben -	
4068	-	?	?	Doppelt aktiv	
4069	-	+	+	Lust und Geist	
4070	-	+	+	ggf. abgehetzt	
4071	-	+	+	- wie oben -	
4072	*	+	+	Körp. kritisch	
4073	+	+	+	Dreifach aktiv	
4074	+	+	+	Höchstleistung	

TAG	K	S	I	KOMMENTARE	DATUM
4075	+	*	+	Seele kritisch	
4076	+	-	*	Geist kritisch	
4077	+	-	*	Geist kritisch	
4078	?	-	-	Körperl. aktiv	
4079	+	-	-	ggf. unachtsam	
4080	+	-	-	und launenhaft	
4081	+	-	-	- wie oben -	
4082	+	?	-	Körperl. aktiv	
4083	*	-	-	Körp. kritisch	
4084	*	-	-	Körp. kritisch	
4085	-	-	?	Schöpf. Pause	
4086	-	-	-	Kräftesammeln	
4087	-	-	-	und Entspannen	
4088	-	-	-	- wie oben -	
4089	?	*	-	Seele kritisch	
4090	-	+	-	Seelisch aktiv	
4091	-	+	-	ggf. abgehetzt	
4092	-	+	-	und sprunghaft	
4093	-	+	*	Geist kritisch	
4094	-	+	+	Doppelt aktiv	
4095	*	+	+	Körp. kritisch	
4096	+	?	+	Dreifach aktiv	
4097	+	+	+	Höchstleistung	
4098	+	+	+	und Ausdauer	
4099	+	+	+	- wie oben -	
4100	+	+	+	- wie oben -	
4101	?	+	?	- wie oben -	
4102	+	+	+	- wie oben -	
4103	+	*	+	Seele kritisch	
4104	+	-	+	Doppelt aktiv	
4105	+	-	+	Routinearbeit	
4106	*	-	+	Körp. kritisch	
4107	*	-	+	Körp. kritisch	
4108	-	-	+	Geistig aktiv	
4109	-	-	*	Geist kritisch	
4110	-	?	*	Geist kritisch	
4111	-	-	-	Schöpf. Pause	
4112	?	-	-	Kräftesammeln	
4113	-	-	-	und Entspannen	
4114	-	-	-	- wie oben -	
4115	-	-	-	- wie oben -	
4116	-	-	-	- wie oben -	

TAG	K	S	I	KOMMENTARE	DATUM
4117	-	*	-	Seele kritisch	
4118	*	+	?	Körp. kritisch	
4119	+	+	-	Doppelt aktiv	
4120	+	+	-	Höchstleistung	
4121	+	+	-	ggf. unachtsam	
4122	+	+	-	- wie oben -	
4123	+	+	-	- wie oben -	
4124	?	?	-	Doppelt aktiv	
4125	+	+	-	Höchstleistung	
4126	+	+	*	Geist kritisch	
4127	+	+	+	Dreifach aktiv	
4128	+	+	+	Höchstleistung	
4129	*	+	+	Körp. kritisch	
4130	*	+	+	Körp. kritisch	
4131	-	*	+	Seele kritisch	
4132	-	-	+	Geistig aktiv	
4133	-	-	+	ggf. erschöpft	
4134	-	-	?	und launenhaft	
4135	?	-	+	- wie oben -	
4136	-	-	+	- wie oben -	
4137	-	-	+	- wie oben -	
4138	-	?	+	Geistig aktiv	
4139	-	-	+	ggf. erschöpft	
4140	-	-	+	und launenhaft	
4141	*	-	+	Körp. kritisch	
4142	+	-	*	Geist kritisch	
4143	+	-	*	Geist kritisch	
4144	+	-	-	Körperl. aktiv	
4145	+	*	-	Seele kritisch	
4146	+	+	-	Doppelt aktiv	
4147	?	+	-	Höchstleistung	
4148	+	+	-	ggf. unachtsam	
4149	+	+	-	- wie oben -	
4150	+	+	-	- wie oben -	
4151	+	+	?	- wie oben -	
4152	*	?	-	Körp. kritisch	
4153	*	+	-	Körp. kritisch	
4154	-	+	-	Seelisch aktiv	
4155	-	+	-	ggf. abgehetzt	
4156	-	+	-	und sprunghaft	
4157	-	+	-	- wie oben -	
4158	?	+	-	- wie oben -	

TAG	K	S	I	KOMMENTARE	DATUM
4159	-	*	*	Krise zweifach	
4160	-	-	+	Geistig aktiv	
4161	-	-	+	ggf. erschöpft	
4162	-	-	+	und launenhaft	
4163	-	-	+	- wie oben -	
4164	*	-	+	Körp. kritisch	
4165	+	-	+	Doppelt aktiv	
4166	+	?	+	Doppelt aktiv	
4167	+	-	?	Routinearbeit	
4168	+	-	+	ev. launenhaft	
4169	+	-	+	- wie oben -	
4170	?	-	+	- wie oben -	
4171	+	-	+	- wie oben -	
4172	+	-	+	- wie oben -	
4173	+	*	+	Seele kritisch	
4174	+	+	+	Dreifach aktiv	
4175	*	+	*	Krise zweifach	
4176	*	+	*	Krise zweifach	
4177	-	+	-	Seelisch aktiv	
4178	-	+	-	ggf. abgehetzt	
4179	-	+	-	und sprunghaft	
4180	-	?	-	Seelisch aktiv	
4181	?	+	-	ggf. abgehetzt	
4182	-	+	-	und sprunghaft	
4183	-	+	-	- wie oben -	
4184	-	+	?	- wie oben -	
4185	-	+	-	- wie oben -	
4186	-	+	-	- wie oben -	
4187	*	*	-	Krise zweifach	
4188	+	-	-	Körperl. aktiv	
4189	+	-	-	ggf. unachtsam	
4190	+	-	-	und launenhaft	
4191	+	-	-	- wie oben -	
4192	+	-	*	Geist kritisch	
4193	?	-	+	Doppelt aktiv	
4194	+	?	+	Doppelt aktiv	
4195	+	-	+	Routinearbeit	
4196	+	-	+	ev. launenhaft	
4197	+	-	+	- wie oben -	
4198	*	-	+	Körp. kritisch	
4199	*	-	+	Körp. kritisch	
4200	-	-	?	Geistig aktiv	

TAG	K	S	I	KOMMENTARE	DATUM
4201	-	*	+	Seele kritisch	
4202	-	+	+	Doppelt aktiv	
4203	-	+	+	Lust und Geist	
4204	?	+	+	ggf. abgehetzt	
4205	-	+	+	- wie oben -	
4206	-	+	+	- wie oben -	
4207	-	+	+	- wie oben -	
4208	-	?	*	Geist kritisch	
4209	-	+	*	Geist kritisch	
4210	*	+	-	Körp. kritisch	
4211	+	+	-	Doppelt aktiv	
4212	+	+	-	Höchstleistung	
4213	+	+	-	ggf. unachtsam	
4214	+	+	-	- wie oben -	
4215	+	*	-	Seele kritisch	
4216	?	-	-	Körperl. aktiv	
4217	+	-	?	ggf. unachtsam	
4218	+	-	-	und launenhaft	
4219	+	-	-	- wie oben -	
4220	+	-	-	- wie oben -	
4221	*	-	-	Körp. kritisch	
4222	*	?	-	Körp. kritisch	
4223	-	-	-	Schöpf. Pause	
4224	-	-	-	Kräftesammeln	
4225	-	-	*	Geist kritisch	
4226	-	-	+	Geistig aktiv	
4227	?	-	+	ggf. erschöpft	
4228	-	-	+	und launenhaft	
4229	-	*	+	Seele kritisch	
4230	-	+	+	Doppelt aktiv	
4231	-	+	+	Lust und Geist	
4232	-	+	+	ggf. abgehetzt	
4233	*	+	?	Körp. kritisch	
4234	+	+	+	Dreifach aktiv	
4235	+	+	+	Höchstleistung	
4236	+	?	+	Dreifach aktiv	
4237	+	+	+	Höchstleistung	
4238	+	+	+	und Ausdauer	
4239	?	+	+	- wie oben -	
4240	+	+	+	- wie oben -	
4241	+	+	*	Geist kritisch	
4242	+	+	*	Geist kritisch	

TAG	K	S	I	KOMMENTARE	DATUM
4243	+	*	-	Seele kritisch	
4244	*	-	-	Körp. kritisch	
4245	*	-	-	Körp. kritisch	
4246	-	-	-	Schöpf. Pause	
4247	-	-	-	Kräftesammeln	
4248	-	-	-	und Entspannen	
4249	-	-	-	- wie oben -	
4250	?	?	?	Schöpf. Pause	
4251	-	-	-	Kräftesammeln	
4252	-	-	-	und Entspannen	
4253	-	-	-	- wie oben -	
4254	-	-	-	- wie oben -	
4255	-	-	-	- wie oben -	
4256	*	-	-	Körp. kritisch	
4257	+	*	-	Seele kritisch	
4258	+	+	*	Geist kritisch	
4259	+	+	+	Dreifach aktiv	
4260	+	+	+	Höchstleistung	
4261	+	+	+	und Ausdauer	
4262	?	+	+	- wie oben -	
4263	+	+	+	- wie oben -	
4264	+	?	+	Dreifach aktiv	
4265	+	+	+	Höchstleistung	
4266	+	+	?	und Ausdauer	
4267	*	+	+	Körp. kritisch	
4268	*	+	+	Körp. kritisch	
4269	-	+	+	Doppelt aktiv	
4270	-	+	+	Lust und Geist	
4271	-	*	+	Seele kritisch	
4272	-	-	+	Geistig aktiv	
4273	?	-	+	ggf. erschöpft	
4274	-	-	*	Geist kritisch	
4275	-	-	*	Geist kritisch	
4276	-	-	-	Schöpf. Pause	
4277	-	-	-	Kräftesammeln	
4278	-	?	-	Schöpf. Pause	
4279	*	-	-	Körp. kritisch	
4280	+	-	-	Körperl. aktiv	
4281	+	-	-	ggf. unachtsam	
4282	+	-	-	und launenhaft	
4283	+	-	?	- wie oben -	
4284	+	-	-	- wie oben -	

TAG	K	S	I	KOMMENTARE	DATUM
4285	?	*	-	Seele kritisch	
4286	+	+	-	Doppelt aktiv	
4287	+	+	-	Höchstleistung	
4288	+	+	-	ggf. unachtsam	
4289	+	+	-	- wie oben -	
4290	*	+	-	Körp. kritisch	
4291	*	+	*	Krise zweifach	
4292	-	?	+	Doppelt aktiv	
4293	-	+	+	Lust und Geist	
4294	-	+	+	ggf. abgehetzt	
4295	-	+	+	- wie oben -	
4296	?	+	+	- wie oben -	
4297	-	+	+	- wie oben -	
4298	-	+	+	- wie oben -	
4299	-	*	?	Seele kritisch	
4300	-	-	+	Geistig aktiv	
4301	-	-	+	ggf. erschöpft	
4302	*	-	+	Körp. kritisch	
4303	+	-	+	Doppelt aktiv	
4304	+	-	+	Routinearbeit	
4305	+	-	+	ev. launenhaft	
4306	+	?	+	Doppelt aktiv	
4307	+	-	*	Geist kritisch	
4308	?	-	*	Geist kritisch	
4309	+	-	-	Körperl. aktiv	
4310	+	-	-	ggf. unachtsam	
4311	+	-	-	und launenhaft	
4312	+	-	-	- wie oben -	
4313	*	*	-	Krise zweifach	
4314	*	+	-	Körp. kritisch	
4315	-	+	-	Seelisch aktiv	
4316	-	+	?	ggf. abgehetzt	*
4317	-	+	-	und sprunghaft	
4318	-	+	-	- wie oben -	
4319	?	+	-	- wie oben -	
4320	-	?	-	Seelisch aktiv	
4321	-	+	-	ggf. abgehetzt	
4322	-	+	-	und sprunghaft	
4323	-	+	-	- wie oben -	
4324	-	+	*	Geist kritisch	
4325	*	+	+	Körp. kritisch	
4326	+	+	+	Dreifach aktiv	

* Geburtstag: 70. Lebenjahr vollendet

TAG	K	S	I	KOMMENTARE	DATUM
4327	+	*	+	Seele kritisch	
4328	+	-	+	Doppelt aktiv	
4329	+	-	+	Routinearbeit	
4330	+	-	+	ev. launenhaft	
4331	?	-	+	- wie oben -	
4332	+	-	?	- wie oben -	
4333	+	-	+	- wie oben -	
4334	+	?	+	Doppelt aktiv	
4335	+	-	+	Routinearbeit	
4336	*	-	+	Körp. kritisch	
4337	*	-	+	Körp. kritisch	
4338	-	-	+	Geistig aktiv	
4339	-	-	+	ggf. erschöpft	
4340	-	-	*	Geist kritisch	
4341	-	*	*	Krise zweifach	
4342	?	+	-	Seelisch aktiv	
4343	-	+	-	ggf. abgehetzt	
4344	-	+	-	und sprunghaft	
4345	-	+	-	- wie oben -	
4346	-	+	-	- wie oben -	
4347	-	+	-	- wie oben -	
4348	*	?	-	Körp. kritisch	
4349	+	+	?	Doppelt aktiv	
4350	+	+	-	Höchstleistung	
4351	+	+	-	ggf. unachtsam	
4352	+	+	-	- wie oben -	
4353	+	+	-	- wie oben -	
4354	?	+	-	- wie oben -	
4355	+	*	-	Seele kritisch	
4356	+	-	-	Körperl. aktiv	
4357	+	-	*	Geist kritisch	
4358	+	-	+	Doppelt aktiv	
4359	*	-	+	Körp. kritisch	
4360	*	-	+	Körp. kritisch	
4361	-	-	+	Geistig aktiv	
4362	-	?	+	Geistig aktiv	
4363	-	-	+	ggf. erschöpft	
4364	-	-	+	und launenhaft	
4365	?	-	?	- wie oben -	
4366	-	-	+	- wie oben -	
4367	-	-	+	- wie oben -	
4368	-	-	+	- wie oben -	

TAG	K	S	I	KOMMENTARE	DATUM
4369	-	*	+	Seele kritisch	
4370	-	+	+	Doppelt aktiv	
4371	*	+	+	Körp. kritisch	
4372	+	+	+	Dreifach aktiv	
4373	+	+	*	Geist kritisch	
4374	+	+	*	Geist kritisch	
4375	+	+	-	Doppelt aktiv	
4376	+	?	-	Doppelt aktiv	
4377	?	+	-	Höchstleistung	
4378	+	+	-	ggf. unachtsam	
4379	+	+	-	- wie oben -	
4380	+	+	-	- wie oben -	
4381	+	+	-	- wie oben -	
4382	*	+	?	Körp. kritisch	
4383	*	*	-	Krise zweifach	
4384	-	-	-	Schöpf. Pause	*
4385	-	-	-	Kräftesammeln	
4386	-	-	-	und Entspannen	
4387	-	-	-	- wie oben -	
4388	?	-	-	- wie oben -	
4389	-	-	-	- wie oben -	
4390	-	?	*	Geist kritisch	
4391	-	-	+	Geistig aktiv	
4392	-	-	+	ggf. erschöpft	
4393	-	-	+	und launenhaft	
4394	*	-	+	Körp. kritisch	
4395	+	-	+	Doppelt aktiv	
4396	+	-	+	Routinearbeit	
4397	+	*	+	Seele kritisch	
4398	+	+	?	Dreifach aktiv	
4399	+	+	+	Höchstleistung	
4400	?	+	+	und Ausdauer	
4401	+	+	+	- wie oben -	
4402	+	+	+	- wie oben -	
4403	+	+	+	- wie oben -	
4404	+	?	+	Dreifach aktiv	
4405	*	+	+	Körp. kritisch	
4406	*	+	*	Krise zweifach	
4407	-	+	*	Geist kritisch	
4408	-	+	-	Seelisch aktiv	
4409	-	+	-	ggf. abgehetzt	
4410	-	+	-	und sprunghaft	

* Geburtstag: 12. Lebenjahr vollendet

TAG	K	S	I	KOMMENTARE	DATUM
4411	?	*	-	Seele kritisch	
4412	-	-	-	Schöpf. Pause	
4413	-	-	-	Kräftesammeln	
4414	-	-	-	und Entspannen	
4415	-	-	?	- wie oben -	
4416	-	-	-	- wie oben -	
4417	*	-	-	Körp. kritisch	
4418	+	?	-	Körperl. aktiv	
4419	+	-	-	ggf. unachtsam	
4420	+	-	-	und launenhaft	
4421	+	-	-	- wie oben -	
4422	+	-	-	- wie oben -	
4423	?	-	*	Geist kritisch	
4424	+	-	+	Doppelt aktiv	
4425	+	*	+	Seele kritisch	
4426	+	+	+	Dreifach aktiv	
4427	+	+	+	Höchstleistung	
4428	*	+	+	Körp. kritisch	
4429	*	+	+	Körp. kritisch	
4430	-	+	+	Doppelt aktiv	
4431	-	+	?	Lust und Geist	
4432	-	?	+	Doppelt aktiv	
4433	-	+	+	Lust und Geist	
4434	?	+	+	ggf. abgehetzt	
4435	-	+	+	- wie oben -	
4436	-	+	+	- wie oben -	
4437	-	+	+	- wie oben -	
4438	-	+	+	- wie oben -	
4439	-	*	*	Krise zweifach	
4440	*	-	*	Krise zweifach	
4441	+	-	-	Körperl. aktiv	
4442	+	-	-	ggf. unachtsam	
4443	+	-	-	und launenhaft	
4444	+	-	-	- wie oben -	
4445	+	-	-	- wie oben -	
4446	?	?	-	Körperl. aktiv	
4447	+	-	-	ggf. unachtsam	
4448	+	-	?	und launenhaft	
4449	+	-	-	- wie oben -	
4450	+	-	-	- wie oben -	
4451	*	-	-	Körp. kritisch	
4452	*	-	-	Körp. kritisch	

TAG	K	S	I	KOMMENTARE	DATUM
4453	-	*	-	Seele kritisch	
4454	-	+	-	Seelisch aktiv	
4455	-	+	-	ggf. abgehetzt	
4456	-	+	*	Geist kritisch	
4457	?	+	+	Doppelt aktiv	
4458	-	+	+	Lust und Geist	
4459	-	+	+	ggf. abgehetzt	
4460	-	?	+	Doppelt aktiv	
4461	-	+	+	Lust und Geist	
4462	-	+	+	ggf. abgehetzt	
4463	*	+	+	Körp. kritisch	
4464	+	+	?	Dreifach aktiv	
4465	+	+	+	Höchstleistung	
4466	+	+	+	und Ausdauer	
4467	+	*	+	Seele kritisch	
4468	+	-	+	Doppelt aktiv	
4469	?	-	+	Routinearbeit	
4470	+	-	+	ev. launenhaft	
4471	+	-	+	- wie oben -	
4472	+	-	*	Geist kritisch	
4473	+	-	*	Geist kritisch	
4474	*	?	-	Körp. kritisch	
4475	*	-	-	Körp. kritisch	
4476	-	-	-	Schöpf. Pause	
4477	-	-	-	Kräftesammeln	
4478	-	-	-	und Entspannen	
4479	-	-	-	- wie oben -	
4480	?	-	-	- wie oben -	
4481	-	*	?	Seele kritisch	
4482	-	+	-	Seelisch aktiv	
4483	-	+	-	ggf. abgehetzt	
4484	-	+	-	und sprunghaft	
4485	-	+	-	- wie oben -	
4486	*	+	-	Körp. kritisch	
4487	+	+	-	Doppelt aktiv	
4488	+	?	-	Doppelt aktiv	
4489	+	+	*	Geist kritisch	
4490	+	+	+	Dreifach aktiv	
4491	+	+	+	Höchstleistung	
4492	?	+	+	und Ausdauer	
4493	+	+	+	- wie oben -	
4494	+	+	+	- wie oben -	

TAG	K	S	I	KOMMENTARE	DATUM
4495	+	*	+	Seele kritisch	
4496	+	-	+	Doppelt aktiv	
4497	*	-	?	Körp. kritisch	
4498	*	-	+	Körp. kritisch	
4499	-	-	+	Geistig aktiv	
4500	-	-	+	ggf. erschöpft	
4501	-	-	+	und launenhaft	
4502	-	?	+	Geistig aktiv	
4503	?	-	+	ggf. erschöpft	
4504	-	-	+	und launenhaft	
4505	-	-	*	Geist kritisch	
4506	-	-	*	Geist kritisch	
4507	-	-	-	Schöpf. Pause	
4508	-	-	-	Kräftesammeln	
4509	*	*	-	Krise zweifach	
4510	+	+	-	Doppelt aktiv	
4511	+	+	-	Höchstleistung	
4512	+	+	-	ggf. unachtsam	
4513	+	+	-	- wie oben -	
4514	+	+	?	- wie oben -	
4515	?	+	-	- wie oben -	
4516	+	?	-	Doppelt aktiv	
4517	+	+	-	Höchstleistung	
4518	+	+	-	ggf. unachtsam	
4519	+	+	-	- wie oben -	
4520	*	+	-	Körp. kritisch	
4521	*	+	-	Körp. kritisch	
4522	-	+	*	Geist kritisch	
4523	-	*	+	Seele kritisch	
4524	-	-	+	Geistig aktiv	
4525	-	-	+	ggf. erschöpft	
4526	?	-	+	und launenhaft	
4527	-	-	+	- wie oben -	
4528	-	-	+	- wie oben -	
4529	-	-	+	- wie oben -	
4530	-	?	?	Geistig aktiv	
4531	-	-	+	ggf. erschöpft	
4532	*	-	+	Körp. kritisch	
4533	+	-	+	Doppelt aktiv	
4534	+	-	+	Routinearbeit	
4535	+	-	+	ev. launenhaft	
4536	+	-	+	- wie oben -	

TAG	K	S	I	KOMMENTARE	DATUM
4537	+	*	+	Seele kritisch	
4538	?	+	*	Geist kritisch	
4539	+	+	*	Geist kritisch	
4540	+	+	-	Doppelt aktiv	
4541	+	+	-	Höchstleistung	
4542	+	+	-	ggf. unachtsam	
4543	*	+	-	Körp. kritisch	
4544	*	?	-	Körp. kritisch	
4545	-	+	-	Seelisch aktiv	
4546	-	+	-	ggf. abgehetzt	
4547	-	+	?	und sprunghaft	
4548	-	+	-	- wie oben -	
4549	?	+	-	- wie oben -	
4550	-	+	-	- wie oben -	
4551	-	*	-	Seele kritisch	
4552	-	-	-	Schöpf. Pause	
4553	-	-	-	Kräftesammeln	
4554	-	-	-	und Entspannen	
4555	*	-	*	Krise zweifach	
4556	+	-	+	Doppelt aktiv	
4557	+	-	+	Routinearbeit	
4558	+	?	+	Doppelt aktiv	
4559	+	-	+	Routinearbeit	
4560	+	-	+	ev. launenhaft	
4561	?	-	+	- wie oben -	
4562	+	-	+	- wie oben -	
4563	+	-	?	- wie oben -	
4564	+	-	+	- wie oben -	
4565	+	*	+	Seele kritisch	
4566	*	+	+	Körp. kritisch	
4567	*	+	+	Körp. kritisch	
4568	-	+	+	Doppelt aktiv	
4569	-	+	+	Lust und Geist	
4570	-	+	+	ggf. abgehetzt	
4571	-	+	*	Geist kritisch	
4572	?	?	*	Geist kritisch	
4573	-	+	-	Seelisch aktiv	
4574	-	+	-	ggf. abgehetzt	
4575	-	+	-	und sprunghaft	
4576	-	+	-	- wie oben -	
4577	-	+	-	- wie oben -	
4578	*	+	-	Körp. kritisch	

TAG	K	S	I	KOMMENTARE	DATUM
4579	+	*	-	Seele kritisch	
4580	+	-	?	Körperl. aktiv	
4581	+	-	-	ggf. unachtsam	
4582	+	-	-	und launenhaft	
4583	+	-	-	- wie oben -	
4584	?	-	-	- wie oben -	
4585	+	-	-	- wie oben -	
4586	+	?	-	Körperl. aktiv	
4587	+	-	-	ggf. unachtsam	
4588	+	-	*	Geist kritisch	
4589	*	-	+	Körp. kritisch	
4590	*	-	+	Körp. kritisch	
4591	-	-	+	Geistig aktiv	
4592	-	-	+	ggf. erschöpft	
4593	-	*	+	Seele kritisch	
4594	-	+	+	Doppelt aktiv	
4595	?	+	+	Lust und Geist	
4596	-	+	?	ggf. abgehetzt	
4597	-	+	+	- wie oben -	
4598	-	+	+	- wie oben -	
4599	-	+	+	- wie oben -	
4600	-	?	+	Doppelt aktiv	
4601	*	+	+	Körp. kritisch	
4602	+	+	+	Dreifach aktiv	
4603	+	+	+	Höchstleistung	
4604	+	+	*	Geist kritisch	
4605	+	+	*	Geist kritisch	
4606	+	+	-	Doppelt aktiv	
4607	?	*	-	Seele kritisch	
4608	+	-	-	Körperl. aktiv	
4609	+	-	-	ggf. unachtsam	
4610	+	-	-	und launenhaft	
4611	+	-	-	- wie oben -	
4612	*	-	-	Körp. kritisch	
4613	*	-	?	Körp. kritisch	
4614	-	?	-	Schöpf. Pause	
4615	-	-	-	Kräftesammeln	
4616	-	-	-	und Entspannen	
4617	-	-	-	- wie oben -	
4618	?	-	-	- wie oben -	
4619	-	-	-	- wie oben -	
4620	-	-	-	- wie oben -	

TAG	K	S	I	KOMMENTARE	DATUM
4621	-	*	*	Krise zweifach	
4622	-	+	+	Doppelt aktiv	
4623	-	+	+	Lust und Geist	
4624	*	+	+	Körp. kritisch	
4625	+	+	+	Dreifach aktiv	
4626	+	+	+	Höchstleistung	
4627	+	+	+	und Ausdauer	
4628	+	?	+	Dreifach aktiv	
4629	+	+	?	Höchstleistung	
4630	?	+	+	und Ausdauer	
4631	+	+	+	- wie oben -	
4632	+	+	+	- wie oben -	
4633	+	+	+	- wie oben -	
4634	+	+	+	- wie oben -	
4635	*	*	+	Krise zweifach	
4636	*	-	+	Körp. kritisch	
4637	-	-	*	Geist kritisch	
4638	-	-	*	Geist kritisch	
4639	-	-	-	Schöpf. Pause	
4640	-	-	-	Kräftesammeln	
4641	?	-	-	und Entspannen	
4642	-	?	-	Schöpf. Pause	
4643	-	-	-	Kräftesammeln	
4644	-	-	-	und Entspannen	
4645	-	-	-	- wie oben -	
4646	-	-	?	- wie oben -	
4647	*	-	-	Körp. kritisch	
4648	+	-	-	Körperl. aktiv	
4649	+	*	-	Seele kritisch	
4650	+	+	-	Doppelt aktiv	
4651	+	+	-	Höchstleistung	
4652	+	+	-	ggf. unachtsam	
4653	?	+	-	- wie oben -	
4654	+	+	*	Geist kritisch	
4655	+	+	+	Dreifach aktiv	
4656	+	?	+	Dreifach aktiv	
4657	+	+	+	Höchstleistung	
4658	*	+	+	Körp. kritisch	
4659	*	+	+	Körp. kritisch	
4660	-	+	+	Doppelt aktiv	
4661	-	+	+	Lust und Geist	
4662	-	+	?	ggf. abgehetzt	

TAG	K	S	I	KOMMENTARE	DATUM
4663	-	*	+	Seele kritisch	
4664	?	-	+	Geistig aktiv	
4665	-	-	+	ggf. erschöpft	
4666	-	-	+	und launenhaft	
4667	-	-	+	- wie oben -	
4668	-	-	+	- wie oben -	
4669	-	-	+	- wie oben -	
4670	*	?	*	Krise zweifach	
4671	+	-	*	Geist kritisch	
4672	+	-	-	Körperl. aktiv	
4673	+	-	-	ggf. unachtsam	
4674	+	-	-	und launenhaft	
4675	+	-	-	- wie oben -	
4676	?	-	-	- wie oben -	
4677	+	*	-	Seele kritisch	
4678	+	+	-	Doppelt aktiv	
4679	+	+	?	Höchstleistung	
4680	+	+	-	ggf. unachtsam	
4681	*	+	-	Körp. kritisch	*
4682	*	+	-	Körp. kritisch	
4683	-	+	-	Seelisch aktiv	
4684	-	?	-	Seelisch aktiv	
4685	-	+	-	ggf. abgehetzt	
4686	-	+	-	und sprunghaft	
4687	?	+	*	Geist kritisch	
4688	-	+	+	Doppelt aktiv	
4689	-	+	+	Lust und Geist	
4690	-	+	+	ggf. abgehetzt	
4691	-	*	+	Seele kritisch	
4692	-	-	+	Geistig aktiv	
4693	*	-	+	Körp. kritisch	
4694	+	-	+	Doppelt aktiv	
4695	+	-	?	Routinearbeit	
4696	+	-	+	ev. launenhaft	
4697	+	-	+	- wie oben -	
4698	+	?	+	Doppelt aktiv	
4699	?	-	+	Routinearbeit	
4700	+	-	+	ev. launenhaft	
4701	+	-	+	- wie oben -	
4702	+	-	+	- wie oben -	
4703	+	-	*	Geist kritisch	
4704	*	-	*	Krise zweifach	

* Geburtstag: 71. Lebenjahr vollendet

TAG	K	S	I	KOMMENTARE	DATUM
4705	*	*	-	Krise zweifach	
4706	-	+	-	Seelisch aktiv	
4707	-	+	-	ggf. abgehetzt	
4708	-	+	-	und sprunghaft	
4709	-	+	-	- wie oben -	
4710	?	+	-	- wie oben -	
4711	-	+	-	- wie oben -	
4712	-	?	?	Seelisch aktiv	
4713	-	+	-	ggf. abgehetzt	
4714	-	+	-	und sprunghaft	
4715	-	+	-	- wie oben -	
4716	*	+	-	Körp. kritisch	
4717	+	+	-	Doppelt aktiv	
4718	+	+	-	Höchstleistung	
4719	+	*	-	Seele kritisch	
4720	+	-	*	Geist kritisch	
4721	+	-	+	Doppelt aktiv	
4722	?	-	+	Routinearbeit	
4723	+	-	+	ev. launenhaft	
4724	+	-	+	- wie oben -	
4725	+	-	+	- wie oben -	
4726	+	?	+	Doppelt aktiv	
4727	*	-	+	Körp. kritisch	
4728	*	-	?	Körp. kritisch	
4729	-	-	+	Geistig aktiv	
4730	-	-	+	ggf. erschöpft	
4731	-	-	+	und launenhaft	
4732	-	-	+	- wie oben -	
4733	?	*	+	Seele kritisch	
4734	-	+	+	Doppelt aktiv	
4735	-	+	+	Lust und Geist	
4736	-	+	*	Geist kritisch	
4737	-	+	*	Geist kritisch	
4738	-	+	-	Seelisch aktiv	
4739	*	+	-	Körp. kritisch	
4740	+	?	-	Doppelt aktiv	
4741	+	+	-	Höchstleistung	
4742	+	+	-	ggf. unachtsam	
4743	+	+	-	- wie oben -	
4744	+	+	-	- wie oben -	
4745	?	+	?	- wie oben -	
4746	+	+	-	- wie oben -	

TAG	K	S	I	KOMMENTARE	DATUM
4747	+	*	-	Seele kritisch	
4748	+	-	-	Körperl. aktiv	
4749	+	-	-	ggf. unachtsam *	
4750	*	-	-	Körp. kritisch	
4751	*	-	-	Körp. kritisch	
4752	-	-	-	Schöpf. Pause	
4753	-	-	*	Geist kritisch	
4754	-	?	+	Geistig aktiv	
4755	-	-	+	ggf. erschöpft	
4756	?	-	+	und launenhaft	
4757	-	-	+	- wie oben -	
4758	-	-	+	- wie oben -	
4759	-	-	+	- wie oben -	
4760	-	-	+	- wie oben -	
4761	-	*	?	Seele kritisch	
4762	*	+	+	Körp. kritisch	
4763	+	+	+	Dreifach aktiv	
4764	+	+	+	Höchstleistung	
4765	+	+	+	und Ausdauer	
4766	+	+	+	- wie oben -	
4767	+	+	+	- wie oben -	
4768	?	?	+	Dreifach aktiv	
4769	+	+	*	Geist kritisch	
4770	+	+	*	Geist kritisch	
4771	+	+	-	Doppelt aktiv	
4772	+	+	-	Höchstleistung	
4773	*	+	-	Körp. kritisch	
4774	*	+	-	Körp. kritisch	
4775	-	*	-	Seele kritisch	
4776	-	-	-	Schöpf. Pause	
4777	-	-	-	Kräftesammeln	
4778	-	-	?	und Entspannen	
4779	?	-	-	- wie oben -	
4780	-	-	-	- wie oben -	
4781	-	-	-	- wie oben -	
4782	-	?	-	Schöpf. Pause	
4783	-	-	-	Kräftesammeln	
4784	-	-	-	und Entspannen	
4785	*	-	-	Körp. kritisch	
4786	+	-	*	Geist kritisch	
4787	+	-	+	Doppelt aktiv	
4788	+	-	+	Routinearbeit	

* Geburtstag: 13. Lebenjahr vollendet

TAG	K	S	I	KOMMENTARE	DATUM
4789	+	*	+	Seele kritisch	
4790	+	+	+	Dreifach aktiv	
4791	?	+	+	Höchstleistung	
4792	+	+	+	und Ausdauer	
4793	+	+	+	- wie oben -	
4794	+	+	?	- wie oben -	
4795	+	+	+	- wie oben -	
4796	*	?	+	Körp. kritisch	
4797	*	+	+	Körp. kritisch	
4798	-	+	+	Doppelt aktiv	
4799	-	+	+	Lust und Geist	
4800	-	+	+	ggf. abgehetzt	
4801	-	+	+	- wie oben -	
4802	?	+	*	Geist kritisch	
4803	-	*	*	Krise zweifach	
4804	-	-	-	Schöpf. Pause	
4805	-	-	-	Kräftesammeln	
4806	-	-	-	und Entspannen	
4807	-	-	-	- wie oben -	
4808	*	-	-	Körp. kritisch	
4809	+	-	-	Körperl. aktiv	
4810	+	?	-	Körperl. aktiv	
4811	+	-	?	ggf. unachtsam	
4812	+	-	-	und launenhaft	
4813	+	-	-	- wie oben -	
4814	?	-	-	- wie oben -	
4815	+	-	-	- wie oben -	
4816	+	-	-	- wie oben -	
4817	+	*	-	Seele kritisch	
4818	+	+	-	Doppelt aktiv	
4819	*	+	*	Krise zweifach	
4820	*	+	+	Körp. kritisch	
4821	-	+	+	Doppelt aktiv	
4822	-	+	+	Lust und Geist	
4823	-	+	+	ggf. abgehetzt	
4824	-	?	+	Doppelt aktiv	
4825	?	+	+	Lust und Geist	
4826	-	+	+	ggf. abgehetzt	
4827	-	+	?	- wie oben -	
4828	-	+	+	- wie oben -	
4829	-	+	+	- wie oben -	
4830	-	+	+	- wie oben -	

TAG	K	S	I	KOMMENTARE	DATUM
4831	*	*	+	Krise zweifach	
4832	+	-	+	Doppelt aktiv	
4833	+	-	+	Routinearbeit	
4834	+	-	+	ev. launenhaft	
4835	+	-	*	Geist kritisch	
4836	+	-	*	Geist kritisch	
4837	?	-	-	Körperl. aktiv	
4838	+	?	-	Körperl. aktiv	
4839	+	-	-	ggf. unachtsam	
4840	+	-	-	und launenhaft	
4841	+	-	-	- wie oben -	
4842	*	-	-	Körp. kritisch	
4843	*	-	-	Körp. kritisch	
4844	-	-	?	Schöpf. Pause	
4845	-	*	-	Seele kritisch	
4846	-	+	-	Seelisch aktiv	
4847	-	+	-	ggf. abgehetzt	
4848	?	+	-	und sprunghaft	
4849	-	+	-	- wie oben -	
4850	-	+	-	- wie oben -	
4851	-	+	-	- wie oben -	
4852	-	?	*	Geist kritisch	
4853	-	+	+	Doppelt aktiv	
4854	*	+	+	Körp. kritisch	
4855	+	+	+	Dreifach aktiv	
4856	+	+	+	Höchstleistung	
4857	+	+	+	und Ausdauer	
4858	+	+	+	- wie oben -	
4859	+	*	+	Seele kritisch	
4860	?	-	?	Doppelt aktiv	
4861	+	-	+	Routinearbeit	
4862	+	-	+	ev. launenhaft	
4863	+	-	+	- wie oben -	
4864	+	-	+	- wie oben -	
4865	*	-	+	Körp. kritisch	
4866	*	?	+	Körp. kritisch	
4867	-	-	+	Geistig aktiv	
4868	-	-	*	Geist kritisch	
4869	-	-	*	Geist kritisch	
4870	-	-	-	Schöpf. Pause	
4871	?	-	-	Kräftesammeln	
4872	-	-	-	und Entspannen	

TAG	K	S	I	KOMMENTARE	DATUM
4873	-	*	-	Seele kritisch	
4874	-	+	-	Seelisch aktiv	
4875	-	+	-	ggf. abgehetzt	
4876	-	+	-	und sprunghaft	
4877	*	+	?	Körp. kritisch	
4878	+	+	-	Doppelt aktiv	
4879	+	+	-	Höchstleistung	
4880	+	?	-	Doppelt aktiv	
4881	+	+	-	Höchstleistung	
4882	+	+	-	ggf. unachtsam	
4883	?	+	-	- wie oben -	
4884	+	+	-	- wie oben -	
4885	+	+	*	Geist kritisch	
4886	+	+	+	Dreifach aktiv	
4887	+	*	+	Seele kritisch	
4888	*	-	+	Körp. kritisch	
4889	*	-	+	Körp. kritisch	
4890	-	-	+	Geistig aktiv	
4891	-	-	+	ggf. erschöpft	
4892	-	-	+	und launenhaft	
4893	-	-	?	- wie oben -	
4894	?	?	+	Geistig aktiv	
4895	-	-	+	ggf. erschöpft	
4896	-	-	+	und launenhaft	
4897	-	-	+	- wie oben -	
4898	-	-	+	- wie oben -	
4899	-	-	+	- wie oben -	
4900	*	-	+	Körp. kritisch	
4901	+	*	*	Krise zweifach	
4902	+	+	*	Geist kritisch	
4903	+	+	-	Doppelt aktiv	
4904	+	+	-	Höchstleistung	
4905	+	+	-	ggf. unachtsam	
4906	?	+	-	- wie oben -	
4907	+	+	-	- wie oben -	
4908	+	?	-	Doppelt aktiv	
4909	+	+	-	Höchstleistung	
4910	+	+	?	ggf. unachtsam	
4911	*	+	-	Körp. kritisch	
4912	*	+	-	Körp. kritisch	
4913	-	+	-	Seelisch aktiv	
4914	-	+	-	ggf. abgehetzt	

TAG	K	S	I	KOMMENTARE	DATUM
4915	-	*	-	Seele kritisch	
4916	-	-	-	Schöpf. Pause	
4917	?	-	-	Kräftesammeln	
4918	-	-	*	Geist kritisch	
4919	-	-	+	Geistig aktiv	
4920	-	-	+	ggf. erschöpft	
4921	-	-	+	und launenhaft	
4922	-	?	+	Geistig aktiv	
4923	*	-	+	Körp. kritisch	
4924	+	-	+	Doppelt aktiv	
4925	+	-	+	Routinearbeit	
4926	+	-	?	ev. launenhaft	
4927	+	-	+	- wie oben -	
4928	+	-	+	- wie oben -	
4929	?	*	+	Seele kritisch	
4930	+	+	+	Dreifach aktiv	
4931	+	+	+	Höchstleistung	
4932	+	+	+	und Ausdauer	
4933	+	+	+	- wie oben -	
4934	*	+	*	Krise zweifach	
4935	*	+	*	Krise zweifach	
4936	-	?	-	Seelisch aktiv	
4937	-	+	-	ggf. abgehetzt	
4938	-	+	-	und sprunghaft	
4939	-	+	-	- wie oben -	
4940	?	+	-	- wie oben -	
4941	-	+	-	- wie oben -	
4942	-	+	-	- wie oben -	
4943	-	*	?	Seele kritisch	
4944	-	-	-	Schöpf. Pause	
4945	-	-	-	Kräftesammeln	
4946	*	-	-	Körp. kritisch	
4947	+	-	-	Körperl. aktiv	
4948	+	-	-	ggf. unachtsam	
4949	+	-	-	und launenhaft	
4950	+	?	-	Körperl. aktiv	
4951	+	-	*	Geist kritisch	
4952	?	-	+	Doppelt aktiv	
4953	+	-	+	Routinearbeit	
4954	+	-	+	ev. launenhaft	
4955	+	-	+	- wie oben -	
4956	+	-	+	- wie oben -	

TAG	K	S	I	KOMMENTARE	DATUM
4957	*	*	+	Krise zweifach	
4958	*	+	+	Körp. kritisch	
4959	-	+	?	Doppelt aktiv	
4960	-	+	+	Lust und Geist	
4961	-	+	+	ggf. abgehetzt	
4962	-	+	+	- wie oben -	
4963	?	+	+	- wie oben -	
4964	-	?	+	Doppelt aktiv	
4965	-	+	+	Lust und Geist	
4966	-	+	+	ggf. abgehetzt	
4967	-	+	*	Geist kritisch	
4968	-	+	*	Geist kritisch	
4969	*	+	-	Körp. kritisch	
4970	+	+	-	Doppelt aktiv	
4971	+	*	-	Seele kritisch	
4972	+	-	-	Körperl. aktiv	
4973	+	-	-	ggf. unachtsam	
4974	+	-	-	und launenhaft	
4975	?	-	-	- wie oben -	
4976	+	-	?	- wie oben -	
4977	+	-	-	- wie oben -	
4978	+	?	-	Körperl. aktiv	
4979	+	-	-	ggf. unachtsam	
4980	*	-	-	Körp. kritisch	
4981	*	-	-	Körp. kritisch	
4982	-	-	-	Schöpf. Pause	
4983	-	-	-	Kräftesammeln	
4984	-	-	*	Geist kritisch	
4985	-	*	+	Seele kritisch	
4986	?	+	+	Doppelt aktiv	
4987	-	+	+	Lust und Geist	
4988	-	+	+	ggf. abgehetzt	
4989	-	+	+	- wie oben -	
4990	-	+	+	- wie oben -	
4991	-	+	+	- wie oben -	
4992	*	?	?	Körp. kritisch	
4993	+	+	+	Dreifach aktiv	
4994	+	+	+	Höchstleistung	
4995	+	+	+	und Ausdauer	
4996	+	+	+	- wie oben -	
4997	+	+	+	- wie oben -	
4998	?	+	+	- wie oben -	

TAG	K	S	I	KOMMENTARE	DATUM
4999	+	*	+	Seele kritisch	
5000	+	-	*	Geist kritisch	
5001	+	-	*	Geist kritisch	
5002	+	-	-	Körperl. aktiv	
5003	*	-	-	Körp. kritisch	
5004	*	-	-	Körp. kritisch	
5005	-	-	-	Schöpf. Pause	
5006	-	?	-	Schöpf. Pause	
5007	-	-	-	Kräftesammeln	
5008	-	-	-	und Entspannen	
5009	?	-	?	- wie oben -	
5010	-	-	-	- wie oben -	
5011	-	-	-	- wie oben -	
5012	-	-	-	- wie oben -	
5013	-	*	-	Seele kritisch	
5014	-	+	-	Seelisch aktiv	
5015	*	+	-	Körp. kritisch	
5016	+	+	-	Doppelt aktiv	
5017	+	+	*	Geist kritisch	
5018	+	+	+	Dreifach aktiv	
5019	+	+	+	Höchstleistung	
5020	+	?	+	Dreifach aktiv	
5021	?	+	+	Höchstleistung	
5022	+	+	+	und Ausdauer	
5023	+	+	+	- wie oben -	
5024	+	+	+	- wie oben -	
5025	+	+	?	- wie oben -	
5026	*	+	+	Körp. kritisch	
5027	*	*	+	Krise zweifach	
5028	-	-	+	Geistig aktiv	
5029	-	-	+	ggf. erschöpft	
5030	-	-	+	und launenhaft	
5031	-	-	+	- wie oben -	
5032	?	-	+	- wie oben -	
5033	-	-	*	Geist kritisch	
5034	-	?	*	Geist kritisch	
5035	-	-	-	Schöpf. Pause	
5036	-	-	-	Kräftesammeln	
5037	-	-	-	und Entspannen	
5038	*	-	-	Körp. kritisch	
5039	+	-	-	Körperl. aktiv	
5040	+	-	-	ggf. unachtsam	

TAG	K	S	I	KOMMENTARE	DATUM
5041	+	*	-	Seele kritisch	
5042	+	+	?	Doppelt aktiv	
5043	+	+	-	Höchstleistung	
5044	?	+	-	ggf. unachtsam	
5045	+	+	-	- wie oben -	
5046	+	+	-	- wie oben -	
5047	+	+	-	- wie oben -	*
5048	+	?	-	Doppelt aktiv	
5049	*	+	-	Körp. kritisch	
5050	*	+	*	Krise zweifach	
5051	-	+	+	Doppelt aktiv	
5052	-	+	+	Lust und Geist	
5053	-	+	+	ggf. abgehetzt	
5054	-	+	+	- wie oben -	
5055	?	*	+	Seele kritisch	
5056	-	-	+	Geistig aktiv	
5057	-	-	+	ggf. erschöpft	
5058	-	-	?	und launenhaft	
5059	-	-	+	- wie oben -	
5060	-	-	+	- wie oben -	
5061	*	-	+	Körp. kritisch	
5062	+	?	+	Doppelt aktiv	
5063	+	-	+	Routinearbeit	
5064	+	-	+	ev. launenhaft	
5065	+	-	+	- wie oben -	
5066	+	-	*	Geist kritisch	
5067	?	-	*	Geist kritisch	
5068	+	-	-	Körperl. aktiv	
5069	+	*	-	Seele kritisch	
5070	+	+	-	Doppelt aktiv	
5071	+	+	-	Höchstleistung	
5072	*	+	-	Körp. kritisch	
5073	*	+	-	Körp. kritisch	
5074	-	+	-	Seelisch aktiv	
5075	-	+	?	ggf. abgehetzt	
5076	-	?	-	Seelisch aktiv	
5077	-	+	-	ggf. abgehetzt	
5078	?	+	-	und sprunghaft	
5079	-	+	-	- wie oben -	
5080	-	+	-	- wie oben -	
5081	-	+	-	- wie oben -	
5082	-	+	-	- wie oben -	

* Geburtstag: 72. Lebenjahr vollendet

TAG	K	S	I	KOMMENTARE	DATUM
5083	-	*	*	Krise zweifach	
5084	*	-	+	Körp. kritisch	
5085	+	-	+	Doppelt aktiv	
5086	+	-	+	Routinearbeit	
5087	+	-	+	ev. launenhaft	
5088	+	-	+	- wie oben -	
5089	+	-	+	- wie oben -	
5090	?	?	+	Doppelt aktiv	
5091	+	-	?	Routinearbeit	
5092	+	-	+	ev. launenhaft	
5093	+	-	+	- wie oben -	
5094	+	-	+	- wie oben -	
5095	*	-	+	Körp. kritisch	
5096	*	-	+	Körp. kritisch	
5097	-	*	+	Seele kritisch	
5098	-	+	+	Doppelt aktiv	
5099	-	+	*	Geist kritisch	
5100	-	+	*	Geist kritisch	
5101	?	+	-	Seelisch aktiv	
5102	-	+	-	ggf. abgehetzt	
5103	-	+	-	und sprunghaft	
5104	-	?	-	Seelisch aktiv	
5105	-	+	-	ggf. abgehetzt	
5106	-	+	-	und sprunghaft	
5107	*	+	-	Körp. kritisch	
5108	+	+	?	Doppelt aktiv	
5109	+	+	-	Höchstleistung	
5110	+	+	-	ggf. unachtsam	
5111	+	*	-	Seele kritisch	
5112	+	-	-	Körperl. aktiv	
5113	?	-	-	ggf. unachtsam	
5114	+	-	-	und launenhaft	*
5115	+	-	-	- wie oben -	
5116	+	-	*	Geist kritisch	
5117	+	-	+	Doppelt aktiv	
5118	*	?	+	Körp. kritisch	
5119	*	-	+	Körp. kritisch	
5120	-	-	+	Geistig aktiv	
5121	-	-	+	ggf. erschöpft	
5122	-	-	+	und launenhaft	
5123	-	-	+	- wie oben -	
5124	?	-	?	- wie oben -	

* Geburtstag: 14. Lebenjahr vollendet

TAG	K	S	I	KOMMENTARE	DATUM
5125	-	*	+	Seele kritisch	
5126	-	+	+	Doppelt aktiv	
5127	-	+	+	Lust und Geist	
5128	-	+	+	ggf. abgehetzt	
5129	-	+	+	- wie oben -	
5130	*	+	+	Körp. kritisch	
5131	+	+	+	Dreifach aktiv	
5132	+	?	*	Geist kritisch	
5133	+	+	*	Geist kritisch	
5134	+	+	-	Doppelt aktiv	
5135	+	+	-	Höchstleistung	
5136	?	+	-	ggf. unachtsam	
5137	+	+	-	- wie oben -	
5138	+	+	-	- wie oben -	
5139	+	*	-	Seele kritisch	
5140	+	-	-	Körperl. aktiv	
5141	*	-	?	Körp. kritisch	
5142	*	-	-	Körp. kritisch	
5143	-	-	-	Schöpf. Pause	
5144	-	-	-	Kräftesammeln	
5145	-	-	-	und Entspannen	
5146	-	?	-	Schöpf. Pause	
5147	?	-	-	Kräftesammeln	
5148	-	-	-	und Entspannen	
5149	-	-	*	Geist kritisch	
5150	-	-	+	Geistig aktiv	
5151	-	-	+	ggf. erschöpft	
5152	-	-	+	und launenhaft	
5153	*	*	+	Krise zweifach	
5154	+	+	+	Dreifach aktiv	
5155	+	+	+	Höchstleistung	
5156	+	+	+	und Ausdauer	
5157	+	+	?	- wie oben -	
5158	+	+	+	- wie oben -	
5159	?	+	+	- wie oben -	
5160	+	?	+	Dreifach aktiv	
5161	+	+	+	Höchstleistung	
5162	+	+	+	und Ausdauer	
5163	+	+	+	- wie oben -	
5164	*	+	+	Körp. kritisch	
5165	*	+	*	Krise zweifach	
5166	-	+	*	Geist kritisch	

TAG	K	S	I	KOMMENTARE	DATUM
5167	-	*	-	Seele kritisch	
5168	-	-	-	Schöpf. Pause	
5169	-	-	-	Kräftesammeln	
5170	?	-	-	und Entspannen	
5171	-	-	-	- wie oben -	
5172	-	-	-	- wie oben -	
5173	-	-	-	- wie oben -	
5174	-	?	?	Schöpf. Pause	
5175	-	-	-	Kräftesammeln	
5176	*	-	-	Körp. kritisch	
5177	+	-	-	Körperl. aktiv	
5178	+	-	-	ggf. unachtsam	
5179	+	-	-	und launenhaft	
5180	+	-	-	- wie oben -	
5181	+	*	-	Seele kritisch	
5182	?	+	*	Geist kritisch	
5183	+	+	+	Dreifach aktiv	
5184	+	+	+	Höchstleistung	
5185	+	+	+	und Ausdauer	
5186	+	+	+	- wie oben -	
5187	*	+	+	Körp. kritisch	
5188	*	?	+	Körp. kritisch	
5189	-	+	+	Doppelt aktiv	
5190	-	+	?	Lust und Geist	
5191	-	+	+	ggf. abgehetzt	
5192	-	+	+	- wie oben -	
5193	?	+	+	- wie oben -	
5194	-	+	+	- wie oben -	
5195	-	*	+	Seele kritisch	
5196	-	-	+	Geistig aktiv	
5197	-	-	+	ggf. erschöpft	
5198	-	-	*	Geist kritisch	
5199	*	-	*	Krise zweifach	
5200	+	-	-	Körperl. aktiv	
5201	+	-	-	ggf. unachtsam	
5202	+	?	-	Körperl. aktiv	
5203	+	-	-	ggf. unachtsam	
5204	+	-	-	und launenhaft	
5205	?	-	-	- wie oben -	
5206	+	-	-	- wie oben -	
5207	+	-	?	- wie oben -	
5208	+	-	-	- wie oben -	

TAG	K	S	I	KOMMENTARE	DATUM
5209	+	*	-	Seele kritisch	
5210	*	+	-	Körp. kritisch	
5211	*	+	-	Körp. kritisch	
5212	-	+	-	Seelisch aktiv	
5213	-	+	-	ggf. abgehetzt	
5214	-	+	-	und sprunghaft	
5215	-	+	*	Geist kritisch	
5216	?	?	+	Doppelt aktiv	
5217	-	+	+	Lust und Geist	
5218	-	+	+	ggf. abgehetzt	
5219	-	+	+	- wie oben -	
5220	-	+	+	- wie oben -	
5221	-	+	+	- wie oben -	
5222	*	+	+	Körp. kritisch	
5223	+	*	?	Seele kritisch	
5224	+	-	+	Doppelt aktiv	
5225	+	-	+	Routinearbeit	
5226	+	-	+	ev. launenhaft	
5227	+	-	+	- wie oben -	
5228	?	-	+	- wie oben -	
5229	+	-	+	- wie oben -	
5230	+	?	+	Doppelt aktiv	
5231	+	-	*	Geist kritisch	
5232	+	-	*	Geist kritisch	
5233	*	-	-	Körp. kritisch	
5234	*	-	-	Körp. kritisch	
5235	-	-	-	Schöpf. Pause	
5236	-	-	-	Kräftesammeln	
5237	-	*	-	Seele kritisch	
5238	-	+	-	Seelisch aktiv	
5239	?	+	-	ggf. abgehetzt	
5240	-	+	?	und sprunghaft	
5241	-	+	-	- wie oben -	
5242	-	+	-	- wie oben -	
5243	-	+	-	- wie oben -	
5244	-	?	-	Seelisch aktiv	
5245	*	+	-	Körp. kritisch	
5246	+	+	-	Doppelt aktiv	
5247	+	+	-	Höchstleistung	
5248	+	+	*	Geist kritisch	
5249	+	+	+	Dreifach aktiv	
5250	+	+	+	Höchstleistung	

TAG	K	S	I	KOMMENTARE	DATUM
5251	?	*	+	Seele kritisch	
5252	+	-	+	Doppelt aktiv	
5253	+	-	+	Routinearbeit	
5254	+	-	+	ev. launenhaft	
5255	+	-	+	- wie oben -	
5256	*	-	?	Körp. kritisch	
5257	*	-	+	Körp. kritisch	
5258	-	?	+	Geistig aktiv	
5259	-	-	+	ggf. erschöpft	
5260	-	-	+	und launenhaft	
5261	-	-	+	- wie oben -	
5262	?	-	+	- wie oben -	
5263	-	-	+	- wie oben -	
5264	-	-	*	Geist kritisch	
5265	-	*	*	Krise zweifach	
5266	-	+	-	Seelisch aktiv	
5267	-	+	-	ggf. abgehetzt	
5268	*	+	-	Körp. kritisch	
5269	+	+	-	Doppelt aktiv	
5270	+	+	-	Höchstleistung	
5271	+	+	-	ggf. unachtsam	
5272	+	?	-	Doppelt aktiv	
5273	+	+	?	Höchstleistung	
5274	?	+	-	ggf. unachtsam	
5275	+	+	-	- wie oben -	
5276	+	+	-	- wie oben -	
5277	+	+	-	- wie oben -	
5278	+	+	-	- wie oben -	
5279	*	*	-	Krise zweifach	
5280	*	-	-	Körp. kritisch	
5281	-	-	*	Geist kritisch	
5282	-	-	+	Geistig aktiv	
5283	-	-	+	ggf. erschöpft	
5284	-	-	+	und launenhaft	
5285	?	-	+	- wie oben -	
5286	-	?	+	Geistig aktiv	
5287	-	-	+	ggf. erschöpft	
5288	-	-	+	und launenhaft	
5289	-	-	?	- wie oben -	
5290	-	-	+	- wie oben -	
5291	*	-	+	Körp. kritisch	
5292	+	-	+	Doppelt aktiv	

TAG	K	S	I	KOMMENTARE	DATUM
5293	+	*	+	Seele kritisch	
5294	+	+	+	Dreifach aktiv	
5295	+	+	+	Höchstleistung	
5296	+	+	+	und Ausdauer	
5297	?	+	*	Geist kritisch	
5298	+	+	*	Geist kritisch	
5299	+	+	-	Doppelt aktiv	
5300	+	?	-	Doppelt aktiv	
5301	+	+	-	Höchstleistung	
5302	*	+	-	Körp. kritisch	
5303	*	+	-	Körp. kritisch	
5304	-	+	-	Seelisch aktiv	
5305	-	+	-	ggf. abgehetzt	
5306	-	+	?	und sprunghaft	
5307	-	*	-	Seele kritisch	
5308	?	-	-	Schöpf. Pause	
5309	-	-	-	Kräftesammeln	
5310	-	-	-	und Entspannen	
5311	-	-	-	- wie oben -	
5312	-	-	-	- wie oben -	
5313	-	-	-	- wie oben -	
5314	*	?	*	Krise zweifach	
5315	+	-	+	Doppelt aktiv	
5316	+	-	+	Routinearbeit	
5317	+	-	+	ev. launenhaft	
5318	+	-	+	- wie oben -	
5319	+	-	+	- wie oben -	
5320	?	-	+	- wie oben -	
5321	+	*	+	Seele kritisch	
5322	+	+	?	Dreifach aktiv	
5323	+	+	+	Höchstleistung	
5324	+	+	+	und Ausdauer	
5325	*	+	+	Körp. kritisch	
5326	*	+	+	Körp. kritisch	
5327	-	+	+	Doppelt aktiv	
5328	-	?	+	Doppelt aktiv	
5329	-	+	+	Lust und Geist	
5330	-	+	*	Geist kritisch	
5331	?	+	*	Geist kritisch	
5332	-	+	-	Seelisch aktiv	
5333	-	+	-	ggf. abgehetzt	
5334	-	+	-	und sprunghaft	

TAG	K	S	I	KOMMENTARE	DATUM
5335	-	*	-	Seele kritisch	
5336	-	-	-	Schöpf. Pause	
5337	*	-	-	Körp. kritisch	
5338	+	-	-	Körperl. aktiv	
5339	+	-	?	ggf. unachtsam	
5340	+	-	-	und launenhaft	
5341	+	-	-	- wie oben -	
5342	+	?	-	Körperl. aktiv	
5343	?	-	-	ggf. unachtsam	
5344	+	-	-	und launenhaft	
5345	+	-	-	- wie oben -	
5346	+	-	-	- wie oben -	
5347	+	-	*	Geist kritisch	
5348	*	-	+	Körp. kritisch	
5349	*	*	+	Krise zweifach	
5350	-	+	+	Doppelt aktiv	
5351	-	+	+	Lust und Geist	
5352	-	+	+	ggf. abgehetzt	
5353	-	+	+	- wie oben -	
5354	?	+	+	- wie oben -	
5355	-	+	?	- wie oben -	
5356	-	?	+	Doppelt aktiv	
5357	-	+	+	Lust und Geist	
5358	-	+	+	ggf. abgehetzt	
5359	-	+	+	- wie oben -	
5360	*	+	+	Körp. kritisch	
5361	+	+	+	Dreifach aktiv	
5362	+	+	+	Höchstleistung	
5363	+	*	*	Krise zweifach	
5364	+	-	*	Geist kritisch	
5365	+	-	-	Körperl. aktiv	
5366	?	-	-	ggf. unachtsam	
5367	+	-	-	und launenhaft	
5368	+	-	-	- wie oben -	
5369	+	-	-	- wie oben -	
5370	+	?	-	Körperl. aktiv	
5371	*	-	-	Körp. kritisch	
5372	*	-	?	Körp. kritisch	
5373	-	-	-	Schöpf. Pause	
5374	-	-	-	Kräftesammeln	
5375	-	-	-	und Entspannen	
5376	-	-	-	- wie oben -	

TAG	K	S	I	KOMMENTARE	DATUM
5377	?	*	-	Seele kritisch	
5378	-	+	-	Seelisch aktiv	
5379	-	+	-	ggf. abgehetzt	
5380	-	+	*	Geist kritisch	
5381	-	+	+	Doppelt aktiv	
5382	-	+	+	Lust und Geist	
5383	*	+	+	Körp. kritisch	
5384	+	?	+	Dreifach aktiv	
5385	+	+	+	Höchstleistung	
5386	+	+	+	und Ausdauer	
5387	+	+	+	- wie oben -	
5388	+	+	?	- wie oben -	
5389	?	+	+	- wie oben -	
5390	+	+	+	- wie oben -	
5391	+	*	+	Seele kritisch	
5392	+	-	+	Doppelt aktiv	
5393	+	-	+	Routinearbeit	
5394	*	-	+	Körp. kritisch	
5395	*	-	+	Körp. kritisch	
5396	-	-	*	Geist kritisch	
5397	-	-	*	Geist kritisch	
5398	-	?	-	Schöpf. Pause	
5399	-	-	-	Kräftesammeln	
5400	?	-	-	und Entspannen	
5401	-	-	-	- wie oben -	
5402	-	-	-	- wie oben -	
5403	-	-	-	- wie oben -	
5404	-	-	-	- wie oben -	
5405	-	*	?	Seele kritisch	
5406	*	+	-	Körp. kritisch	
5407	+	+	-	Doppelt aktiv	
5408	+	+	-	Höchstleistung	
5409	+	+	-	ggf. unachtsam	
5410	+	+	-	- wie oben -	
5411	+	+	-	- wie oben -	
5412	?	?	-	Doppelt aktiv	*
5413	+	+	*	Geist kritisch	
5414	+	+	+	Dreifach aktiv	
5415	+	+	+	Höchstleistung	
5416	+	+	+	und Ausdauer	
5417	*	+	+	Körp. kritisch	
5418	*	+	+	Körp. kritisch	

* Geburtstag: 73. Lebenjahr vollendet

TAG	K	S	I	KOMMENTARE	DATUM
5419	-	*	+	Seele kritisch	
5420	-	-	+	Geistig aktiv	
5421	-	-	?	ggf. erschöpft	
5422	-	-	+	und launenhaft	
5423	?	-	+	- wie oben -	
5424	-	-	+	- wie oben -	
5425	-	-	+	- wie oben -	
5426	-	?	+	Geistig aktiv	
5427	-	-	+	ggf. erschöpft	
5428	-	-	+	und launenhaft	
5429	*	-	*	Krise zweifach	
5430	+	-	*	Geist kritisch	
5431	+	-	-	Körperl. aktiv	
5432	+	-	-	ggf. unachtsam	
5433	+	*	-	Seele kritisch	
5434	+	+	-	Doppelt aktiv	
5435	?	+	-	Höchstleistung	
5436	+	+	-	ggf. unachtsam	
5437	+	+	-	- wie oben -	
5438	+	+	?	- wie oben -	
5439	+	+	-	- wie oben -	
5440	*	?	-	Körp. kritisch	
5441	*	+	-	Körp. kritisch	
5442	-	+	-	Seelisch aktiv	
5443	-	+	-	ggf. abgehetzt	
5444	-	+	-	und sprunghaft	
5445	-	+	-	- wie oben -	
5446	?	+	*	Geist kritisch	
5447	-	*	+	Seele kritisch	
5448	-	-	+	Geistig aktiv	
5449	-	-	+	ggf. erschöpft	
5450	-	-	+	und launenhaft	
5451	-	-	+	- wie oben -	
5452	*	-	+	Körp. kritisch	
5453	+	-	+	Doppelt aktiv	
5454	+	?	?	Doppelt aktiv	
5455	+	-	+	Routinearbeit	
5456	+	-	+	ev. launenhaft	
5457	+	-	+	- wie oben -	
5458	?	-	+	- wie oben -	
5459	+	-	+	- wie oben -	
5460	+	-	+	- wie oben -	

TAG	K	S	I	KOMMENTARE	DATUM
5461	+	*	+	Seele kritisch	
5462	+	+	*	Geist kritisch	
5463	*	+	*	Krise zweifach	
5464	*	+	-	Körp. kritisch	
5465	-	+	-	Seelisch aktiv	
5466	-	+	-	ggf. abgehetzt	
5467	-	+	-	und sprunghaft	
5468	-	?	-	Seelisch aktiv	
5469	?	+	-	ggf. abgehetzt	
5470	-	+	-	und sprunghaft	
5471	-	+	?	- wie oben -	
5472	-	+	-	- wie oben -	
5473	-	+	-	- wie oben -	
5474	-	+	-	- wie oben -	
5475	*	*	-	Krise zweifach	
5476	+	-	-	Körperl. aktiv	
5477	+	-	-	ggf. unachtsam	
5478	+	-	-	und launenhaft	
5479	+	-	*	Geist kritisch	*
5480	+	-	+	Doppelt aktiv	
5481	?	-	+	Routinearbeit	
5482	+	?	+	Doppelt aktiv	
5483	+	-	+	Routinearbeit	
5484	+	-	+	ev. launenhaft	
5485	+	-	+	- wie oben -	
5486	*	-	+	Körp. kritisch	
5487	*	-	?	Körp. kritisch	
5488	-	-	+	Geistig aktiv	
5489	-	*	+	Seele kritisch	
5490	-	+	+	Doppelt aktiv	
5491	-	+	+	Lust und Geist	
5492	?	+	+	ggf. abgehetzt	
5493	-	+	+	- wie oben -	
5494	-	+	+	- wie oben -	
5495	-	+	*	Geist kritisch	
5496	-	?	*	Geist kritisch	
5497	-	+	-	Seelisch aktiv	
5498	*	+	-	Körp. kritisch	
5499	+	+	-	Doppelt aktiv	
5500	+	+	-	Höchstleistung	
5501	+	+	-	ggf. unachtsam	
5502	+	+	-	- wie oben -	

* Geburtstag: 15. Lebenjahr vollendet

TAG	K	S	I	KOMMENTARE	DATUM
5503	+	*	-	Seele kritisch	
5504	?	-	?	Körperl. aktiv	
5505	+	-	-	ggf. unachtsam	
5506	+	-	-	und launenhaft	
5507	+	-	-	- wie oben -	
5508	+	-	-	- wie oben -	
5509	*	-	-	Körp. kritisch	
5510	*	?	-	Körp. kritisch	
5511	-	-	-	Schöpf. Pause	
5512	-	-	*	Geist kritisch	
5513	-	-	+	Geistig aktiv	
5514	-	-	+	ggf. erschöpft	
5515	?	-	+	und launenhaft	
5516	-	-	+	- wie oben -	
5517	-	*	+	Seele kritisch	
5518	-	+	+	Doppelt aktiv	
5519	-	+	+	Lust und Geist	
5520	-	+	?	ggf. abgehetzt	
5521	*	+	+	Körp. kritisch	
5522	+	+	+	Dreifach aktiv	
5523	+	+	+	Höchstleistung	
5524	+	?	+	Dreifach aktiv	
5525	+	+	+	Höchstleistung	
5526	+	+	+	und Ausdauer	
5527	?	+	+	- wie oben -	
5528	+	+	*	Geist kritisch	
5529	+	+	*	Geist kritisch	
5530	+	+	-	Doppelt aktiv	
5531	+	*	-	Seele kritisch	
5532	*	-	-	Körp. kritisch	
5533	*	-	-	Körp. kritisch	
5534	-	-	-	Schöpf. Pause	
5535	-	-	-	Kräftesammeln	
5536	-	-	-	und Entspannen	
5537	-	-	?	- wie oben -	
5538	?	?	-	Schöpf. Pause	
5539	-	-	-	Kräftesammeln	
5540	-	-	-	und Entspannen	
5541	-	-	-	- wie oben -	
5542	-	-	-	- wie oben -	
5543	-	-	-	- wie oben -	
5544	*	-	-	Körp. kritisch	

TAG	K	S	I	KOMMENTARE	DATUM
5545	+	*	*	Krise zweifach	
5546	+	+	+	Dreifach aktiv	
5547	+	+	+	Höchstleistung	
5548	+	+	+	und Ausdauer	
5549	+	+	+	- wie oben -	
5550	?	+	+	- wie oben -	
5551	+	+	+	- wie oben -	
5552	+	?	+	Dreifach aktiv	
5553	+	+	?	Höchstleistung	
5554	+	+	+	und Ausdauer	
5555	*	+	+	Körp. kritisch	
5556	*	+	+	Körp. kritisch	
5557	-	+	+	Doppelt aktiv	
5558	-	+	+	Lust und Geist	
5559	-	*	+	Seele kritisch	
5560	-	-	+	Geistig aktiv	
5561	?	-	*	Geist kritisch	
5562	-	-	*	Geist kritisch	
5563	-	-	-	Schöpf. Pause	
5564	-	-	-	Kräftesammeln	
5565	-	-	-	und Entspannen	
5566	-	?	-	Schöpf. Pause	
5567	*	-	-	Körp. kritisch	
5568	+	-	-	Körperl. aktiv	
5569	+	-	-	ggf. unachtsam	
5570	+	-	?	und launenhaft	
5571	+	-	-	- wie oben -	
5572	+	-	-	- wie oben -	
5573	?	*	-	Seele kritisch	
5574	+	+	-	Doppelt aktiv	
5575	+	+	-	Höchstleistung	
5576	+	+	-	ggf. unachtsam	
5577	+	+	-	- wie oben -	
5578	*	+	*	Krise zweifach	
5579	*	+	+	Körp. kritisch	
5580	-	?	+	Doppelt aktiv	
5581	-	+	+	Lust und Geist	
5582	-	+	+	ggf. abgehetzt	
5583	-	+	+	- wie oben -	
5584	?	+	+	- wie oben -	
5585	-	+	+	- wie oben -	
5586	-	+	?	- wie oben -	

TAG	K	S	I	KOMMENTARE	DATUM
5587	-	*	+	Seele kritisch	
5588	-	-	+	Geistig aktiv	
5589	-	-	+	ggf. erschöpft	
5590	*	-	+	Körp. kritisch	
5591	+	-	+	Doppelt aktiv	
5592	+	-	+	Routinearbeit	
5593	+	-	+	ev. launenhaft	
5594	+	?	*	Geist kritisch	
5595	+	-	*	Geist kritisch	
5596	?	-	-	Körperl. aktiv	
5597	+	-	-	ggf. unachtsam	
5598	+	-	-	und launenhaft	
5599	+	-	-	- wie oben -	
5600	+	-	-	- wie oben -	
5601	*	*	-	Krise zweifach	
5602	*	+	-	Körp. kritisch	
5603	-	+	?	Seelisch aktiv	
5604	-	+	-	ggf. abgehetzt	
5605	-	+	-	und sprunghaft	
5606	-	+	-	- wie oben -	
5607	?	+	-	- wie oben -	
5608	-	?	-	Seelisch aktiv	
5609	-	+	-	ggf. abgehetzt	
5610	-	+	-	und sprunghaft	
5611	-	+	*	Geist kritisch	
5612	-	+	+	Doppelt aktiv	
5613	*	+	+	Körp. kritisch	
5614	+	+	+	Dreifach aktiv	
5615	+	*	+	Seele kritisch	
5616	+	-	+	Doppelt aktiv	
5617	+	-	+	Routinearbeit	
5618	+	-	+	ev. launenhaft	
5619	?	-	?	- wie oben -	
5620	+	-	+	- wie oben -	
5621	+	-	+	- wie oben -	
5622	+	?	+	Doppelt aktiv	
5623	+	-	+	Routinearbeit	
5624	*	-	+	Körp. kritisch	
5625	*	-	+	Körp. kritisch	
5626	-	-	+	Geistig aktiv	
5627	-	-	*	Geist kritisch	
5628	-	-	*	Geist kritisch	

TAG	K	S	I	KOMMENTARE	DATUM
5629	-	*	-	Seele kritisch	
5630	?	+	-	Seelisch aktiv	
5631	-	+	-	ggf. abgehetzt	
5632	-	+	-	und sprunghaft	
5633	-	+	-	- wie oben -	
5634	-	+	-	- wie oben -	
5635	-	+	-	- wie oben -	
5636	*	?	?	Körp. kritisch	
5637	+	+	-	Doppelt aktiv	
5638	+	+	-	Höchstleistung	
5639	+	+	-	ggf. unachtsam	
5640	+	+	-	- wie oben -	
5641	+	+	-	- wie oben -	
5642	?	+	-	- wie oben -	
5643	+	*	-	Seele kritisch	
5644	+	-	*	Geist kritisch	
5645	+	-	+	Doppelt aktiv	
5646	+	-	+	Routinearbeit	
5647	*	-	+	Körp. kritisch	
5648	*	-	+	Körp. kritisch	
5649	-	-	+	Geistig aktiv	
5650	-	?	+	Geistig aktiv	
5651	-	-	+	ggf. erschöpft	
5652	-	-	?	und launenhaft	
5653	?	-	+	- wie oben -	
5654	-	-	+	- wie oben -	
5655	-	-	+	- wie oben -	
5656	-	-	+	- wie oben -	
5657	-	*	!	Seele kritisch	
5658	-	+	+	Doppelt aktiv	
5659	*	+	+	Körp. kritisch	
5660	+	+	*	Geist kritisch	
5661	+	+	*	Geist kritisch	
5662	+	+	-	Doppelt aktiv	
5663	+	+	-	Höchstleistung	
5664	+	?	-	Doppelt aktiv	
5665	?	+	-	Höchstleistung	
5666	+	+	-	ggf. unachtsam	
5667	+	+	-	- wie oben -	
5668	+	+	-	- wie oben -	
5669	+	+	?	- wie oben -	
5670	*	+	-	Körp. kritisch	

TAG	K	S	I	KOMMENTARE	DATUM
5671	*	*	-	Krise zweifach	
5672	-	-	-	Schöpf. Pause	
5673	-	-	-	Kräftesammeln	
5674	-	-	-	und Entspannen	
5675	-	-	-	- wie oben -	
5676	?	-	-	- wie oben -	
5677	-	-	*	Geist kritisch	
5678	-	?	+	Geistig aktiv	
5679	-	-	+	ggf. erschöpft	
5680	-	-	+	und launenhaft	
5681	-	-	+	- wie oben -	
5682	*	-	+	Körp. kritisch	
5683	+	-	+	Doppelt aktiv	
5684	+	-	+	Routinearbeit	
5685	+	*	?	Seele kritisch	
5686	+	+	+	Dreifach aktiv	
5687	+	+	+	Höchstleistung	
5688	?	+	+	und Ausdauer	
5689	+	+	+	- wie oben -	
5690	+	+	+	- wie oben -	
5691	+	+	+	- wie oben -	
5692	+	?	+	Dreifach aktiv	
5693	*	+	*	Krise zweifach	
5694	*	+	*	Krise zweifach	
5695	-	+	-	Seelisch aktiv	
5696	-	+	-	ggf. abgehetzt	
5697	-	+	-	und sprunghaft	
5698	-	+	-	- wie oben -	
5699	?	*	-	Seele kritisch	
5700	-	-	-	Schöpf. Pause	
5701	-	-	-	Kräftesammeln	
5702	-	-	?	und Entspannen	
5703	-	-	-	- wie oben -	
5704	-	-	-	- wie oben -	
5705	*	-	-	Körp. kritisch	
5706	+	?	-	Körperl. aktiv	
5707	+	-	-	ggf. unachtsam	
5708	+	-	-	und launenhaft	
5709	+	-	-	- wie oben -	
5710	+	-	*	Geist kritisch	
5711	?	-	+	Doppelt aktiv	
5712	+	-	+	Routinearbeit	

TAG	K	S	I	KOMMENTARE	DATUM
5713	+	*	+	Seele kritisch	
5714	+	+	+	Dreifach aktiv	
5715	+	+	+	Höchstleistung	
5716	*	+	+	Körp. kritisch	
5717	*	+	+	Körp. kritisch	
5718	-	+	?	Doppelt aktiv	
5719	-	+	+	Lust und Geist	
5720	-	?	+	Doppelt aktiv	
5721	-	+	+	Lust und Geist	
5722	?	+	+	ggf. abgehetzt	
5723	-	+	+	- wie oben -	
5724	-	+	+	- wie oben -	
5725	-	+	+	- wie oben -	
5726	-	+	*	Geist kritisch	
5727	-	*	*	Krise zweifach	
5728	*	-	-	Körp. kritisch	
5729	+	-	-	Körperl. aktiv	
5730	+	-	-	ggf. unachtsam	
5731	+	-	-	und launenhaft	
5732	+	-	-	- wie oben -	
5733	+	-	-	- wie oben -	
5734	?	?	-	Körperl. aktiv	
5735	+	-	?	ggf. unachtsam	
5736	+	-	-	und launenhaft	
5737	+	-	-	- wie oben -	
5738	+	-	-	- wie oben -	
5739	*	-	-	Körp. kritisch	
5740	*	-	-	Körp. kritisch	
5741	-	*	-	Seele kritisch	
5742	-	+	-	Seelisch aktiv	
5743	-	+	*	Geist kritisch	
5744	-	+	+	Doppelt aktiv	
5745	?	+	+	Lust und Geist	
5746	-	+	+	ggf. abgehetzt	
5747	-	+	+	- wie oben -	
5748	-	?	+	Doppelt aktiv	
5749	-	+	+	Lust und Geist	
5750	-	+	+	ggf. abgehetzt	
5751	*	+	?	Körp. kritisch	
5752	+	+	+	Dreifach aktiv	
5753	+	+	+	Höchstleistung	
5754	+	+	+	und Ausdauer	

TAG	K	S	I	KOMMENTARE	DATUM
5755	+	*	+	Seele kritisch	
5756	+	-	+	Doppelt aktiv	
5757	?	-	+	Routinearbeit	
5758	+	-	+	ev. launenhaft	
5759	+	-	*	Geist kritisch	
5760	+	-	*	Geist kritisch	
5761	+	-	-	Körperl. aktiv	
5762	*	?	-	Körp. kritisch	
5763	*	-	-	Körp. kritisch	
5764	-	-	-	Schöpf. Pause	
5765	-	-	-	Kräftesammeln	
5766	-	-	-	und Entspannen	
5767	-	-	-	- wie oben -	
5768	?	-	?	- wie oben -	
5769	-	*	-	Seele kritisch	
5770	-	+	-	Seelisch aktiv	
5771	-	+	-	ggf. abgehetzt	
5772	-	+	-	und sprunghaft	
5773	-	+	-	- wie oben -	
5774	*	+	-	Körp. kritisch	
5775	+	+	-	Doppelt aktiv	
5776	+	?	*	Geist kritisch	
5777	+	+	+	Dreifach aktiv	*
5778	+	+	+	Höchstleistung	
5779	+	+	+	und Ausdauer	
5780	?	+	+	- wie oben -	
5781	+	+	+	- wie oben -	
5782	+	+	+	- wie oben -	
5783	+	*	+	Seele kritisch	
5784	+	-	?	Doppelt aktiv	
5785	*	-	+	Körp. kritisch	
5786	*	-	+	Körp. kritisch	
5787	-	-	+	Geistig aktiv	
5788	-	-	+	ggf. erschöpft	
5789	-	-	+	und launenhaft	
5790	-	?	+	Geistig aktiv	
5791	?	-	+	ggf. erschöpft	
5792	-	-	*	Geist kritisch	
5793	-	-	*	Geist kritisch	
5794	-	-	-	Schöpf. Pause	
5795	-	-	-	Kräftesammeln	
5796	-	-	-	und Entspannen	

* Geburtstag: 74. Lebenjahr vollendet

TAG	K	S	I	KOMMENTARE	DATUM
5797	*	*	-	Krise zweifach	
5798	+	+	-	Doppelt aktiv	
5799	+	+	-	Höchstleistung	
5800	+	+	-	ggf. unachtsam	
5801	+	+	?	- wie oben -	
5802	+	+	-	- wie oben -	
5803	?	+	-	- wie oben -	
5804	+	?	-	Doppelt aktiv	
5805	+	+	-	Höchstleistung	
5806	+	+	-	ggf. unachtsam	
5807	+	+	-	- wie oben -	
5808	*	+	-	Körp. kritisch	
5809	*	+	*	Krise zweifach	
5810	-	+	+	Doppelt aktiv	
5811	-	*	+	Seele kritisch	
5812	-	-	+	Geistig aktiv	
5813	-	-	+	ggf. erschöpft	
5814	?	-	+	und launenhaft	
5815	-	-	+	- wie oben -	
5816	-	-	+	- wie oben -	
5817	-	-	?	- wie oben -	
5818	-	?	+	Geistig aktiv	
5819	-	-	+	ggf. erschöpft	
5820	*	-	+	Körp. kritisch	
5821	+	-	+	Doppelt aktiv	
5822	+	-	+	Routinearbeit	
5823	+	-	+	ev. launenhaft	
5824	+	-	+	- wie oben -	
5825	+	*	*	Krise zweifach	
5826	?	+	*	Geist kritisch	
5827	+	+	-	Doppelt aktiv	
5828	+	+	-	Höchstleistung	
5829	+	+	-	ggf. unachtsam	
5830	+	+	-	- wie oben -	
5831	*	+	-	Körp. kritisch	
5832	*	?	-	Körp. kritisch	
5833	-	+	-	Seelisch aktiv	
5834	-	+	?	ggf. abgehetzt	
5835	-	+	-	und sprunghaft	
5836	-	+	-	- wie oben -	
5837	?	+	-	- wie oben -	
5838	-	+	-	- wie oben -	

TAG	K	S	I	KOMMENTARE	DATUM
5839	-	*	-	Seele kritisch	
5840	-	-	-	Schöpf. Pause	
5841	-	-	-	Kräftesammeln	
5842	-	-	*	Geist kritisch	
5843	*	-	+	Körp. kritisch	
5844	+	-	+	Doppelt aktiv	
5845	+	-	+	Routinearbeit	*
5846	+	?	+	Doppelt aktiv	
5847	+	-	+	Routinearbeit	
5848	+	-	+	ev. launenhaft	
5849	?	-	+	- wie oben -	
5850	+	-	?	- wie oben -	
5851	+	-	+	- wie oben -	
5852	+	-	+	- wie oben -	
5853	+	*	+	Seele kritisch	
5854	*	+	+	Körp. kritisch	
5855	*	+	+	Körp. kritisch	
5856	-	+	+	Doppelt aktiv	
5857	-	+	+	Lust und Geist	
5858	-	+	*	Geist kritisch	
5859	-	+	*	Geist kritisch	
5860	?	?	-	Seelisch aktiv	
5861	-	+	-	ggf. abgehetzt	
5862	-	+	-	und sprunghaft	
5863	-	+	-	- wie oben -	
5864	-	+	-	- wie oben -	
5865	-	+	-	- wie oben -	
5866	*	+	-	Körp. kritisch	
5867	+	*	?	Seele kritisch	
5868	+	-	-	Körperl. aktiv	
5869	+	-	-	ggf. unachtsam	
5870	+	-	-	und launenhaft	
5871	+	-	-	- wie oben -	
5872	?	-	-	- wie oben -	
5873	+	-	-	- wie oben -	
5874	+	?	-	Körperl. aktiv	
5875	+	-	*	Geist kritisch	
5876	+	-	+	Doppelt aktiv	
5877	*	-	+	Körp. kritisch	
5878	*	-	+	Körp. kritisch	
5879	-	-	+	Geistig aktiv	
5880	-	-	+	ggf. erschöpft	

* Geburtstag: 16. Lebenjahr vollendet

TAG	K	S	I	KOMMENTARE	DATUM
5881	-	*	+	Seele kritisch	
5882	-	+	+	Doppelt aktiv	
5883	?	+	?	Lust und Geist	
5884	-	+	+	ggf. abgehetzt	
5885	-	+	+	- wie oben -	
5886	-	+	+	- wie oben -	
5887	-	+	+	- wie oben -	
5888	-	?	+	Doppelt aktiv	
5889	*	+	+	Körp. kritisch	
5890	+	+	+	Dreifach aktiv	
5891	+	+	*	Geist kritisch	
5892	+	+	*	Geist kritisch	
5893	+	+	-	Doppelt aktiv	
5894	+	+	-	Höchstleistung	
5895	?	*	-	Seele kritisch	
5896	+	-	-	Körperl. aktiv	
5897	+	-	-	ggf. unachtsam	
5898	+	-	-	und launenhaft	
5899	+	-	-	- wie oben -	
5900	*	-	?	Körp. kritisch	
5901	*	-	-	Körp. kritisch	
5902	-	?	-	Schöpf. Pause	
5903	-	-	-	Kräftesammeln	
5904	-	-	-	und Entspannen	
5905	-	-	-	- wie oben -	
5906	?	-	-	- wie oben -	
5907	-	-	-	- wie oben -	
5908	-	-	*	Geist kritisch	
5909	-	*	+	Seele kritisch	
5910	-	+	+	Doppelt aktiv	
5911	-	+	+	Lust und Geist	
5912	*	+	+	Körp. kritisch	
5913	+	+	+	Dreifach aktiv	
5914	+	+	+	Höchstleistung	
5915	+	+	+	und Ausdauer	
5916	+	?	?	Dreifach aktiv	
5917	+	+	+	Höchstleistung	
5918	?	+	+	und Ausdauer	
5919	+	+	+	- wie oben -	
5920	+	+	+	- wie oben -	
5921	+	+	+	- wie oben -	
5922	+	+	+	- wie oben -	

TAG	K	S	I	KOMMENTARE	DATUM
5923	*	*	+	Krise zweifach	
5924	*	-	*	Krise zweifach	
5925	-	-	*	Geist kritisch	
5926	-	-	-	Schöpf. Pause	
5927	-	-	-	Kräftesammeln	
5928	-	-	-	und Entspannen	
5929	?	-	-	- wie oben -	
5930	-	?	-	Schöpf. Pause	
5931	-	-	-	Kräftesammeln	
5932	-	-	-	und Entspannen	
5933	-	-	?	- wie oben -	
5934	-	-	-	- wie oben -	
5935	*	-	-	Körp. kritisch	
5936	+	-	-	Körperl. aktiv	
5937	+	*	-	Seele kritisch	
5938	+	+	-	Doppelt aktiv	
5939	+	+	-	Höchstleistung	
5940	+	+	-	ggf. unachtsam	
5941	?	+	*	Geist kritisch	
5942	+	+	+	Dreifach aktiv	
5943	+	+	+	Höchstleistung	
5944	+	?	+	Dreifach aktiv	
5945	+	+	+	Höchstleistung	
5946	*	+	+	Körp. kritisch	
5947	*	+	+	Körp. kritisch	
5948	-	+	+	Doppelt aktiv	
5949	-	+	?	Lust und Geist	
5950	-	+	+	ggf. abgehetzt	
5951	-	*	+	Seele kritisch	
5952	?	-	+	Geistig aktiv	
5953	-	-	+	ggf. erschöpft	
5954	-	-	+	und launenhaft	
5955	-	-	+	- wie oben -	
5956	-	-	+	- wie oben -	
5957	-	-	*	Geist kritisch	
5958	*	?	*	Krise zweifach	
5959	+	-	-	Körperl. aktiv	
5960	+	-	-	ggf. unachtsam	
5961	+	-	-	und launenhaft	
5962	+	-	-	- wie oben -	
5963	+	-	-	- wie oben -	
5964	?	-	-	- wie oben -	

TAG	K	S	I	KOMMENTARE	DATUM
5965	+	*	-	Seele kritisch	
5966	+	+	?	Doppelt aktiv	
5967	+	+	-	Höchstleistung	
5968	+	+	-	ggf. unachtsam	
5969	*	+	-	Körp. kritisch	
5970	*	+	-	Körp. kritisch	
5971	-	+	-	Seelisch aktiv	
5972	-	?	-	Seelisch aktiv	
5973	-	+	-	ggf. abgehetzt	
5974	-	+	*	Geist kritisch	
5975	?	+	+	Doppelt aktiv	
5976	-	+	+	Lust und Geist	
5977	-	+	+	ggf. abgehetzt	
5978	-	+	+	- wie oben -	
5979	-	*	+	Seele kritisch	
5980	-	-	+	Geistig aktiv	
5981	*	-	+	Körp. kritisch	
5982	+	-	?	Doppelt aktiv	
5983	+	-	+	Routinearbeit	
5984	+	-	+	ev. launenhaft	
5985	+	-	+	- wie oben -	
5986	+	?	+	Doppelt aktiv	
5987	?	-	+	Routinearbeit	
5988	+	-	+	ev. launenhaft	
5989	+	-	+	- wie oben -	
5990	+	-	*	Geist kritisch	
5991	+	-	*	Geist kritisch	
5992	*	-	-	Körp. kritisch	
5993	*	*	-	Krise zweifach	
5994	-	+	-	Seelisch aktiv	
5995	-	+	-	ggf. abgehetzt	
5996	-	+	-	und sprunghaft	
5997	-	+	-	- wie oben -	
5998	?	+	-	- wie oben -	
5999	-	+	?	- wie oben -	
6000	-	?	-	Seelisch aktiv	
6001	-	+	-	ggf. abgehetzt	
6002	-	+	-	und sprunghaft	
6003	-	+	-	- wie oben -	
6004	*	+	-	Körp. kritisch	
6005	+	+	-	Doppelt aktiv	
6006	+	+	-	Höchstleistung	

TAG	K	S	I	KOMMENTARE	DATUM
6007	+	*	*	Krise zweifach	
6008	+	-	+	Doppelt aktiv	
6009	+	-	+	Routinearbeit	
6010	?	-	+	ev. launenhaft	
6011	+	-	+	- wie oben -	
6012	+	-	+	- wie oben -	
6013	+	-	+	- wie oben -	
6014	+	?	+	Doppelt aktiv	
6015	*	-	?	Körp. kritisch	
6016	*	-	+	Körp. kritisch	
6017	-	-	+	Geistig aktiv	
6018	-	-	+	ggf. erschöpft	
6019	-	-	+	und launenhaft	
6020	-	-	+	- wie oben -	
6021	?	*	+	Seele kritisch	
6022	-	+	+	Doppelt aktiv	
6023	-	+	*	Geist kritisch	
6024	-	+	*	Geist kritisch	
6025	-	+	-	Seelisch aktiv	
6026	-	+	-	ggf. abgehetzt	
6027	*	+	-	Körp. kritisch	
6028	+	?	-	Doppelt aktiv	
6029	+	+	-	Höchstleistung	
6030	+	+	-	ggf. unachtsam	
6031	+	+	-	- wie oben -	
6032	+	+	?	- wie oben -	
6033	?	+	-	- wie oben -	
6034	+	+	-	- wie oben -	
6035	+	*	-	Seele kritisch	
6036	+	-	-	Körperl. aktiv	
6037	+	-	-	ggf. unachtsam	
6038	*	-	-	Körp. kritisch	
6039	*	-	-	Körp. kritisch	
6040	-	-	*	Geist kritisch	
6041	-	-	+	Geistig aktiv	
6042	-	?	+	Geistig aktiv	
6043	-	-	+	ggf. erschöpft	
6044	?	-	+	und launenhaft	
6045	-	-	+	- wie oben -	
6046	-	-	+	- wie oben -	
6047	-	-	+	- wie oben -	
6048	-	-	?	- wie oben -	

TAG	K	S	I	KOMMENTARE	DATUM
6049	-	*	+	Seele kritisch	
6050	*	+	+	Körp. kritisch	
6051	+	+	+	Dreifach aktiv	
6052	+	+	+	Höchstleistung	
6053	+	+	+	und Ausdauer	
6054	+	+	+	- wie oben -	
6055	+	+	+	- wie oben -	
6056	?	?	*	Geist kritisch	
6057	+	+	*	Geist kritisch	
6058	+	+	-	Doppelt aktiv	
6059	+	+	-	Höchstleistung	
6060	+	+	-	ggf. unachtsam	
6061	*	+	-	Körp. kritisch	
6062	*	+	-	Körp. kritisch	
6063	-	*	-	Seele kritisch	
6064	-	-	-	Schöpf. Pause	
6065	-	-	?	Kräftesammeln	
6066	-	-	-	und Entspannen	
6067	?	-	-	- wie oben -	
6068	-	-	-	- wie oben -	
6069	-	-	-	- wie oben -	
6070	-	?	-	Schöpf. Pause	
6071	-	-	-	Kräftesammeln	
6072	-	-	-	und Entspannen	
6073	*	-	*	Krise zweifach	
6074	+	-	+	Doppelt aktiv	
6075	+	-	+	Routinearbeit	
6076	+	-	+	ev. launenhaft	
6077	+	*	+	Seele kritisch	
6078	+	+	+	Dreifach aktiv	
6079	?	+	+	Höchstleistung	
6080	+	+	+	und Ausdauer	
6081	+	+	?	- wie oben -	
6082	+	+	+	- wie oben -	
6083	+	+	+	- wie oben -	
6084	*	?	+	Körp. kritisch	
6085	*	+	+	Körp. kritisch	
6086	-	+	+	Doppelt aktiv	
6087	-	+	+	Lust und Geist	
6088	-	+	+	ggf. abgehetzt	
6089	-	+	*	Geist kritisch	
6090	?	+	*	Geist kritisch	

TAG	K	S	I	KOMMENTARE	DATUM
6091	-	*	-	Seele kritisch	
6092	-	-	-	Schöpf. Pause	
6093	-	-	-	Kräftesammeln	
6094	-	-	-	und Entspannen	
6095	-	-	-	- wie oben -	
6096	*	-	-	Körp. kritisch	
6097	+	-	-	Körperl. aktiv	
6098	+	?	?	Körperl. aktiv	
6099	+	-	-	ggf. unachtsam	
6100	+	-	-	und launenhaft	
6101	+	-	-	- wie oben -	
6102	?	-	-	- wie oben -	
6103	+	-	-	- wie oben -	
6104	+	-	-	- wie oben -	
6105	+	*	-	Seele kritisch	
6106	+	+	*	Geist kritisch	
6107	*	+	+	Körp. kritisch	
6108	*	+	+	Körp. kritisch	
6109	-	+	+	Doppelt aktiv	
6110	-	+	+	Lust und Geist	
6111	-	+	+	ggf. abgehetzt	
6112	-	?	+	Doppelt aktiv	
6113	?	+	+	Lust und Geist	
6114	-	+	?	ggf. abgehetzt	
6115	-	+	+	- wie oben -	
6116	-	+	+	- wie oben -	
6117	-	+	+	- wie oben -	
6118	-	+	+	- wie oben -	
6119	*	*	+	Krise zweifach	
6120	+	-	+	Doppelt aktiv	
6121	+	-	+	Routinearbeit	
6122	+	-	*	Geist kritisch	
6123	+	-	*	Geist kritisch	
6124	+	-	-	Körperl. aktiv	
6125	?	-	-	ggf. unachtsam	
6126	+	?	-	Körperl. aktiv	
6127	+	-	-	ggf. unachtsam	
6128	+	-	-	und launenhaft	
6129	+	-	-	- wie oben -	
6130	*	-	-	Körp. kritisch	
6131	*	-	?	Körp. kritisch	
6132	-	-	-	Schöpf. Pause	

TAG	K	S	I	KOMMENTARE	DATUM
6133	-	*	-	Seele kritisch	
6134	-	+	-	Seelisch aktiv	
6135	-	+	-	ggf. abgehetzt	
6136	?	+	-	und sprunghaft	
6137	-	+	-	- wie oben -	
6138	-	+	-	- wie oben -	
6139	-	+	*	Geist kritisch	
6140	-	?	+	Doppelt aktiv	
6141	-	+	+	Lust und Geist	
6142	*	+	+	Körp. kritisch	*
6143	+	+	+	Dreifach aktiv	
6144	+	+	+	Höchstleistung	
6145	+	+	+	und Ausdauer	
6146	+	+	+	- wie oben -	
6147	+	*	?	Seele kritisch	
6148	?	-	+	Doppelt aktiv	
6149	+	-	+	Routinearbeit	
6150	+	-	+	ev. launenhaft	
6151	+	-	+	- wie oben -	
6152	+	-	+	- wie oben -	
6153	*	-	+	Körp. kritisch	
6154	*	?	+	Körp. kritisch	
6155	-	-	*	Geist kritisch	
6156	-	-	*	Geist kritisch	
6157	-	-	-	Schöpf. Pause	
6158	-	-	-	Kräftesammeln	
6159	?	-	-	und Entspannen	
6160	-	-	-	- wie oben -	
6161	-	*	-	Seele kritisch	
6162	-	+	-	Seelisch aktiv	
6163	-	+	-	ggf. abgehetzt	
6164	-	+	?	und sprunghaft	
6165	*	+	-	Körp. kritisch	
6166	+	+	-	Doppelt aktiv	
6167	+	+	-	Höchstleistung	
6168	+	?	-	Doppelt aktiv	
6169	+	+	-	Höchstleistung	
6170	+	+	-	ggf. unachtsam	
6171	?	+	-	- wie oben -	
6172	+	+	*	Geist kritisch	
6173	+	+	+	Dreifach aktiv	
6174	+	+	+	Höchstleistung	

* Geburtstag: 75. Lebenjahr vollendet

TAG	K	S	I	KOMMENTARE	DATUM
6175	+	*	+	Seele kritisch	
6176	*	-	+	Körp. kritisch	
6177	*	-	+	Körp. kritisch	
6178	-	-	+	Geistig aktiv	
6179	-	-	+	ggf. erschöpft	
6180	-	-	?	und launenhaft	
6181	-	-	+	- wie oben -	
6182	?	?	+	Geistig aktiv	
6183	-	-	+	ggf. erschöpft	
6184	-	-	+	und launenhaft	
6185	-	-	+	- wie oben -	
6186	-	-	+	- wie oben -	
6187	-	-	+	- wie oben -	
6188	*	-	*	Krise zweifach	
6189	+	*	*	Krise zweifach	
6190	+	+	-	Doppelt aktiv	
6191	+	+	-	Höchstleistung	
6192	+	+	-	ggf. unachtsam	
6193	+	+	-	- wie oben -	
6194	?	+	-	- wie oben -	
6195	+	+	-	- wie oben -	
6196	+	?	-	Doppelt aktiv	
6197	+	+	?	Höchstleistung	
6198	+	+	-	ggf. unachtsam	
6199	*	+	-	Körp. kritisch	
6200	*	+	-	Körp. kritisch	
6201	-	+	-	Seelisch aktiv	
6202	-	+	-	ggf. abgehetzt	
6203	-	*	-	Seele kritisch	
6204	-	-	-	Schöpf. Pause	
6205	?	-	*	Geist kritisch	
6206	-	-	+	Geistig aktiv	
6207	-	-	+	ggf. erschöpft	
6208	-	-	+	und launenhaft	
6209	-	-	+	- wie oben -	
6210	-	?	+	Geistig aktiv	*
6211	*	-	+	Körp. kritisch	
6212	+	-	+	Doppelt aktiv	
6213	+	-	?	Routinearbeit	
6214	+	-	+	ev. launenhaft	
6215	+	-	+	- wie oben -	
6216	+	-	+	- wie oben -	

* Geburtstag: 17. Lebenjahr vollendet

TAG	K	S	I	KOMMENTARE	DATUM
6217	?	*	+	Seele kritisch	
6218	+	+	+	Dreifach aktiv	
6219	+	+	+	Höchstleistung	
6220	+	+	+	und Ausdauer	
6221	+	+	*	Geist kritisch	
6222	*	+	*	Krise zweifach	
6223	*	+	-	Körp. kritisch	
6224	-	?	-	Seelisch aktiv	
6225	-	+	-	ggf. abgehetzt	
6226	-	+	-	und sprunghaft	
6227	-	+	-	- wie oben -	
6228	?	+	-	- wie oben -	
6229	-	+	-	- wie oben -	
6230	-	+	?	- wie oben -	
6231	-	*	-	Seele kritisch	
6232	-	-	-	Schöpf. Pause	
6233	-	-	-	Kräftesammeln	
6234	*	-	-	Körp. kritisch	
6235	+	-	-	Körperl. aktiv	
6236	+	-	-	ggf. unachtsam	
6237	+	-	-	und launenhaft	
6238	+	?	*	Geist kritisch	
6239	+	-	+	Doppelt aktiv	
6240	?	-	+	Routinearbeit	
6241	+	-	+	ev. launenhaft	
6242	+	-	+	- wie oben -	
6243	+	-	+	- wie oben -	
6244	+	-	+	- wie oben -	
6245	*	*	+	Krise zweifach	
6246	*	+	?	Körp. kritisch	
6247	-	+	+	Doppelt aktiv	
6248	-	+	+	Lust und Geist	
6249	-	+	+	ggf. abgehetzt	
6250	-	+	+	- wie oben -	
6251	?	+	+	- wie oben -	
6252	-	?	+	Doppelt aktiv	
6253	-	+	+	Lust und Geist	
6254	-	+	*	Geist kritisch	
6255	-	+	*	Geist kritisch	
6256	-	+	-	Seelisch aktiv	
6257	*	+	-	Körp. kritisch	
6258	+	+	-	Doppelt aktiv	

TAG	K	S	I	KOMMENTARE	DATUM
6259	+	*	-	Seele kritisch	
6260	+	-	-	Körperl. aktiv	
6261	+	-	-	ggf. unachtsam	
6262	+	-	-	und launenhaft	
6263	?	-	?	- wie oben -	
6264	+	-	-	- wie oben -	
6265	+	-	-	- wie oben -	
6266	+	?	-	Körperl. aktiv	
6267	+	-	-	ggf. unachtsam	
6268	*	-	-	Körp. kritisch	
6269	*	-	-	Körp. kritisch	
6270	-	-	-	Schöpf. Pause	
6271	-	-	*	Geist kritisch	
6272	-	-	+	Geistig aktiv	
6273	-	*	+	Seele kritisch	
6274	?	+	+	Doppelt aktiv	
6275	-	+	+	Lust und Geist	
6276	-	+	+	ggf. abgehetzt	
6277	-	+	+	- wie oben -	
6278	-	+	+	- wie oben -	
6279	-	+	?	- wie oben -	
6280	*	?	+	Körp. kritisch	
6281	+	+	+	Dreifach aktiv	
6282	+	+	+	Höchstleistung	
6283	+	+	+	und Ausdauer	
6284	+	+	+	- wie oben -	
6285	+	+	+	- wie oben -	
6286	?	+	+	- wie oben -	
6287	+	*	*	Krise zweifach	
6288	+	-	*	Geist kritisch	
6289	+	-	-	Körperl. aktiv	
6290	+	-	-	ggf. unachtsam	
6291	*	-	-	Körp. kritisch	
6292	*	-	-	Körp. kritisch	
6293	-	-	-	Schöpf. Pause	
6294	-	?	-	Schöpf. Pause	
6295	-	-	-	Kräftesammeln	
6296	-	-	?	und Entspannen	
6297	?	-	-	- wie oben -	
6298	-	-	-	- wie oben -	
6299	-	-	-	- wie oben -	
6300	-	-	-	- wie oben -	

TAG	K	S	I	KOMMENTARE	DATUM
6301	-	*	-	Seele kritisch	
6302	-	+	-	Seelisch aktiv	
6303	*	+	-	Körp. kritisch	
6304	+	+	*	Geist kritisch	
6305	+	+	+	Dreifach aktiv	
6306	+	+	+	Höchstleistung	
6307	+	+	+	und Ausdauer	
6308	+	?	+	Dreifach aktiv	
6309	?	+	+	Höchstleistung	
6310	+	+	+	und Ausdauer	
6311	+	+	+	- wie oben -	
6312	+	+	?	- wie oben -	
6313	+	+	+	- wie oben -	
6314	*	+	+	Körp. kritisch	
6315	*	*	+	Krise zweifach	
6316	-	-	+	Geistig aktiv	
6317	-	-	+	ggf. erschöpft	
6318	-	-	+	und launenhaft	
6319	-	-	+	- wie oben -	
6320	?	-	*	Geist kritisch	
6321	-	-	*	Geist kritisch	
6322	-	?	-	Schöpf. Pause	
6323	-	-	-	Kräftesammeln	
6324	-	-	-	und Entspannen	
6325	-	-	-	- wie oben -	
6326	*	-	-	Körp. kritisch	
6327	+	-	-	Körperl. aktiv	
6328	+	-	-	ggf. unachtsam	
6329	+	*	?	Seele kritisch	
6330	+	+	-	Doppelt aktiv	
6331	+	+	-	Höchstleistung	
6332	?	+	-	ggf. unachtsam	
6333	+	+	-	- wie oben -	
6334	+	+	-	- wie oben -	
6335	+	+	-	- wie oben -	
6336	+	?	-	Doppelt aktiv	
6337	*	+	*	Krise zweifach	
6338	*	+	+	Körp. kritisch	
6339	-	+	+	Doppelt aktiv	
6340	-	+	+	Lust und Geist	
6341	-	+	+	ggf. abgehetzt	
6342	-	+	+	- wie oben -	

TAG	K	S	I	KOMMENTARE	DATUM
6343	?	*	+	Seele kritisch	
6344	-	-	+	Geistig aktiv	
6345	-	-	?	ggf. erschöpft	
6346	-	-	+	und launenhaft	
6347	-	-	+	- wie oben -	
6348	-	-	+	- wie oben -	
6349	*	-	+	Körp. kritisch	
6350	+	?	+	Doppelt aktiv	
6351	+	-	+	Routinearbeit	
6352	+	-	+	ev. launenhaft	
6353	+	-	*	Geist kritisch	
6354	+	-	*	Geist kritisch	
6355	?	-	-	Körperl. aktiv	
6356	+	-	-	ggf. unachtsam	
6357	+	*	-	Seele kritisch	
6358	+	+	-	Doppelt aktiv	
6359	+	+	-	Höchstleistung	
6360	*	+	-	Körp. kritisch	
6361	*	+	-	Körp. kritisch	
6362	-	+	?	Seelisch aktiv	
6363	-	+	-	ggf. abgehetzt	
6364	-	?	-	Seelisch aktiv	
6365	-	+	-	ggf. abgehetzt	
6366	?	+	-	und sprunghaft	
6367	-	+	-	- wie oben -	
6368	-	+	-	- wie oben -	
6369	-	+	-	- wie oben -	
6370	-	+	*	Geist kritisch	
6371	-	*	+	Seele kritisch	
6372	*	-	+	Körp. kritisch	
6373	+	-	+	Doppelt aktiv	
6374	+	-	+	Routinearbeit	
6375	+	-	+	ev. launenhaft	
6376	+	-	+	- wie oben -	
6377	+	-	+	- wie oben -	
6378	?	?	?	Doppelt aktiv	
6379	+	-	+	Routinearbeit	
6380	+	-	+	ev. launenhaft	
6381	+	-	+	- wie oben -	
6382	+	-	+	- wie oben -	
6383	*	-	+	Körp. kritisch	
6384	*	-	+	Körp. kritisch	

TAG	K	S	I	KOMMENTARE	DATUM
6385	-	*	+	Seele kritisch	
6386	-	+	*	Geist kritisch	
6387	-	+	*	Geist kritisch	
6388	-	+	-	Seelisch aktiv	
6389	?	+	-	ggf. abgehetzt	
6390	-	+	-	und sprunghaft	
6391	-	+	-	- wie oben -	
6392	-	?	-	Seelisch aktiv	
6393	-	+	-	ggf. abgehetzt	
6394	-	+	-	und sprunghaft	
6395	*	+	?	Körp. kritisch	
6396	+	+	-	Doppelt aktiv	
6397	+	+	-	Höchstleistung	
6398	+	+	-	ggf. unachtsam	
6399	+	*	-	Seele kritisch	
6400	+	-	-	Körperl. aktiv	
6401	?	-	-	ggf. unachtsam	
6402	+	-	-	und launenhaft	
6403	+	-	*	Geist kritisch	
6404	+	-	+	Doppelt aktiv	
6405	+	-	+	Routinearbeit	
6406	*	?	+	Körp. kritisch	
6407	*	-	+	Körp. kritisch	
6408	-	-	+	Geistig aktiv	
6409	-	-	+	ggf. erschöpft	
6410	-	-	+	und launenhaft	
6411	-	-	?	- wie oben -	
6412	?	-	+	- wie oben -	
6413	-	*	+	Seele kritisch	
6414	-	+	+	Doppelt aktiv	
6415	-	+	+	Lust und Geist	
6416	-	+	+	ggf. abgehetzt	
6417	-	+	+	- wie oben -	
6418	*	+	+	Körp. kritisch	
6419	+	+	*	Geist kritisch	
6420	+	?	*	Geist kritisch	
6421	+	+	-	Doppelt aktiv	
6422	+	+	-	Höchstleistung	
6423	+	+	-	ggf. unachtsam	
6424	?	+	-	- wie oben -	
6425	+	+	-	- wie oben -	
6426	+	+	-	- wie oben -	

TAG	K	S	I	KOMMENTARE	DATUM
6427	+	*	-	Seele kritisch	
6428	+	-	?	Körperl. aktiv	
6429	*	-	-	Körp. kritisch	
6430	*	-	-	Körp. kritisch	
6431	-	-	-	Schöpf. Pause	
6432	-	-	-	Kräftesammeln	
6433	-	-	-	und Entspannen	
6434	-	?	-	Schöpf. Pause	
6435	?	-	-	Kräftesammeln	
6436	-	-	*	Geist kritisch	
6437	-	-	+	Geistig aktiv	
6438	-	-	+	ggf. erschöpft	
6439	-	-	+	und launenhaft	
6440	-	-	+	- wie oben -	
6441	*	*	+	Krise zweifach	
6442	+	+	+	Dreifach aktiv	
6443	+	+	+	Höchstleistung	
6444	+	+	?	und Ausdauer	
6445	+	+	+	- wie oben -	
6446	+	+	+	- wie oben -	
6447	?	+	+	- wie oben -	
6448	+	?	+	Dreifach aktiv	
6449	+	+	+	Höchstleistung	
6450	+	+	+	und Ausdauer	
6451	+	+	+	- wie oben -	
6452	*	+	*	Krise zweifach	
6453	*	+	*	Krise zweifach	
6454	-	+	-	Seelisch aktiv	
6455	-	*	-	Seele kritisch	
6456	-	-	-	Schöpf. Pause	
6457	-	-	-	Kräftesammeln	
6458	?	-	-	und Entspannen	
6459	-	-	-	- wie oben -	
6460	-	-	-	- wie oben -	
6461	-	-	?	- wie oben -	
6462	-	?	-	Schöpf. Pause	
6463	-	-	-	Kräftesammeln	
6464	*	-	-	Körp. kritisch	
6465	+	-	-	Körperl. aktiv	
6466	+	-	-	ggf. unachtsam	
6467	+	-	-	und launenhaft	
6468	+	-	-	- wie oben -	

TAG	K	S	I	KOMMENTARE	DATUM
6469	+	*	*	Krise zweifach	
6470	?	+	+	Dreifach aktiv	
6471	+	+	+	Höchstleistung	
6472	+	+	+	und Ausdauer	
6473	+	+	+	- wie oben -	
6474	+	+	+	- wie oben -	
6475	*	+	+	Körp. kritisch	
6476	*	?	+	Körp. kritisch	
6477	-	+	?	Doppelt aktiv	
6478	-	+	+	Lust und Geist	
6479	-	+	+	ggf. abgehetzt	
6480	-	+	+	- wie oben -	
6481	?	+	+	- wie oben -	
6482	-	+	+	- wie oben -	
6483	-	*	+	Seele kritisch	
6484	-	-	+	Geistig aktiv	
6485	-	-	*	Geist kritisch	
6486	-	-	*	Geist kritisch	
6487	*	-	-	Körp. kritisch	
6488	+	-	-	Körperl. aktiv	
6489	+	-	-	ggf. unachtsam	
6490	+	?	-	Körperl. aktiv	
6491	+	-	-	ggf. unachtsam	
6492	+	-	-	und launenhaft	
6493	?	-	-	- wie oben -	
6494	+	-	?	- wie oben -	
6495	+	-	-	- wie oben -	
6496	+	-	-	- wie oben -	
6497	+	*	-	Seele kritisch	
6498	*	+	-	Körp. kritisch	
6499	*	+	-	Körp. kritisch	
6500	-	+	-	Seelisch aktiv	
6501	-	+	-	ggf. abgehetzt	
6502	-	+	*	Geist kritisch	
6503	-	+	+	Doppelt aktiv	
6504	?	?	+	Doppelt aktiv	
6505	-	+	+	Lust und Geist	
6506	-	+	+	ggf. abgehetzt	
6507	-	+	+	- wie oben -	
6508	-	+	+	- wie oben -	*
6509	-	+	+	- wie oben -	
6510	*	+	?	Körp. kritisch	

* Geburtstag: 76. Lebenjahr vollendet

TAG	K	S	I	KOMMENTARE	DATUM
6511	+	*	+	Seele kritisch	
6512	+	-	+	Doppelt aktiv	
6513	+	-	+	Routinearbeit	
6514	+	-	+	ev. launenhaft	
6515	+	-	+	- wie oben -	
6516	?	-	+	- wie oben -	
6517	+	-	+	- wie oben -	
6518	+	?	*	Geist kritisch	
6519	+	-	*	Geist kritisch	
6520	+	-	-	Körperl. aktiv	
6521	*	-	-	Körp. kritisch	
6522	*	-	-	Körp. kritisch	
6523	-	-	-	Schöpf. Pause	
6524	-	-	-	Kräftesammeln	
6525	-	*	-	Seele kritisch	
6526	-	+	-	Seelisch aktiv	
6527	?	+	?	ggf. abgehetzt	
6528	-	+	-	und sprunghaft	
6529	-	+	-	- wie oben -	
6530	-	+	-	- wie oben -	
6531	-	+	-	- wie oben -	
6532	-	?	-	Seelisch aktiv	
6533	*	+	-	Körp. kritisch	
6534	+	+	-	Doppelt aktiv	
6535	+	+	*	Geist kritisch	
6536	+	+	+	Dreifach aktiv	
6537	+	+	+	Höchstleistung	
6538	+	+	+	und Ausdauer	
6539	?	*	+	Seele kritisch	
6540	+	-	+	Doppelt aktiv	
6541	+	-	+	Routinearbeit	
6542	+	-	+	ev. launenhaft	
6543	+	-	?	- wie oben -	
6544	*	-	+	Körp. kritisch	
6545	*	-	+	Körp. kritisch	
6546	-	?	+	Geistig aktiv	
6547	-	-	+	ggf. erschöpft	
6548	-	-	+	und launenhaft	
6549	-	-	+	- wie oben -	
6550	?	-	+	- wie oben -	
6551	-	-	*	Geist kritisch	
6552	-	-	*	Geist kritisch	

TAG	K	S	I	KOMMENTARE	DATUM
6553	-	*	-	Seele kritisch	
6554	-	+	-	Seelisch aktiv	
6555	-	+	-	ggf. abgehetzt	
6556	*	+	-	Körp. kritisch	
6557	+	+	-	Doppelt aktiv	
6558	+	+	-	Höchstleistung	
6559	+	+	-	ggf. unachtsam	
6560	+	?	?	Doppelt aktiv	
6561	+	+	-	Höchstleistung	
6562	?	+	-	ggf. unachtsam	
6563	+	+	-	- wie oben -	
6564	+	+	-	- wie oben -	
6565	+	+	-	- wie oben -	
6566	+	+	-	- wie oben -	
6567	*	*	-	Krise zweifach	
6568	*	-	*	Krise zweifach	
6569	-	-	+	Geistig aktiv	
6570	-	-	+	ggf. erschöpft	
6571	-	-	+	und launenhaft	
6572	-	-	+	- wie oben -	
6573	?	-	+	- wie oben -	
6574	-	?	+	Geistig aktiv	
6575	-	-	+	ggf. erschöpft	*
6576	-	-	?	und launenhaft	
6577	-	-	+	- wie oben -	
6578	-	-	+	- wie oben -	
6579	*	-	+	Körp. kritisch	
6580	+	-	+	Doppelt aktiv	
6581	+	*	+	Seele kritisch	
6582	+	+	+	Dreifach aktiv	
6583	+	+	+	Höchstleistung	
6584	+	+	*	Geist kritisch	
6585	?	+	*	Geist kritisch	
6586	+	+	-	Doppelt aktiv	
6587	+	+	-	Höchstleistung	
6588	+	?	-	Doppelt aktiv	
6589	+	+	-	Höchstleistung	
6590	*	+	-	Körp. kritisch	
6591	*	+	-	Körp. kritisch	
6592	-	+	-	Seelisch aktiv	
6593	-	+	?	ggf. abgehetzt	
6594	-	+	-	und sprunghaft	

* Geburtstag: 18. Lebenjahr vollendet

TAG	K	S	I	KOMMENTARE	DATUM
6595	-	*	-	Seele kritisch	
6596	?	-	-	Schöpf. Pause	
6597	-	-	-	Kräftesammeln	
6598	-	-	-	und Entspannen	
6599	-	-	-	- wie oben -	
6600	-	-	-	- wie oben -	
6601	-	-	*	Geist kritisch	
6602	*	?	+	Körp. kritisch	
6603	+	-	+	Doppelt aktiv	
6604	+	-	+	Routinearbeit	
6605	+	-	+	ev. launenhaft	
6606	+	-	+	- wie oben -	
6607	+	-	+	- wie oben -	
6608	?	-	+	- wie oben -	
6609	+	*	?	Seele kritisch	
6610	+	+	+	Dreifach aktiv	
6611	+	+	+	Höchstleistung	
6612	+	+	+	und Ausdauer	
6613	*	+	+	Körp. kritisch	
6614	*	+	+	Körp. kritisch	
6615	-	+	+	Doppelt aktiv	
6616	-	?	+	Doppelt aktiv	
6617	-	+	*	Geist kritisch	
6618	-	+	*	Geist kritisch	
6619	?	+	-	Seelisch aktiv	
6620	-	+	-	ggf. abgehetzt	
6621	-	+	-	und sprunghaft	
6622	-	+	-	- wie oben -	
6623	-	*	-	Seele kritisch	
6624	-	-	-	Schöpf. Pause	
6625	*	-	-	Körp. kritisch	
6626	+	-	?	Körperl. aktiv	
6627	+	-	-	ggf. unachtsam	
6628	+	-	-	und launenhaft	
6629	+	-	-	- wie oben -	
6630	+	?	-	Körperl. aktiv	
6631	?	-	-	ggf. unachtsam	
6632	+	-	-	und launenhaft	
6633	+	-	-	- wie oben -	
6634	+	-	*	Geist kritisch	
6635	+	-	+	Doppelt aktiv	
6636	*	-	+	Körp. kritisch	

TAG	K	S	I	KOMMENTARE	DATUM
6637	*	*	+	Krise zweifach	
6638	-	+	+	Doppelt aktiv	
6639	-	+	+	Lust und Geist	
6640	-	+	+	ggf. abgehetzt	
6641	-	+	+	- wie oben -	
6642	?	+	?	- wie oben -	
6643	-	+	+	- wie oben -	
6644	-	?	+	Doppelt aktiv	
6645	-	+	+	Lust und Geist	
6646	-	+	+	ggf. abgehetzt	
6647	-	+	+	- wie oben -	
6648	*	+	+	Körp. kritisch	
6649	+	+	+	Dreifach aktiv	
6650	+	+	*	Geist kritisch	
6651	+	*	*	Krise zweifach	
6652	+	-	-	Körperl. aktiv	
6653	+	-	-	ggf. unachtsam	
6654	?	-	-	und launenhaft	
6655	+	-	-	- wie oben -	
6656	+	-	-	- wie oben -	
6657	+	-	-	- wie oben -	
6658	+	?	-	Körperl. aktiv	
6659	*	-	?	Körp. kritisch	
6660	*	-	-	Körp. kritisch	
6661	-	-	-	Schöpf. Pause	
6662	-	-	-	Kräftesammeln	
6663	-	-	-	und Entspannen	
6664	-	-	-	- wie oben -	
6665	?	*	-	Seele kritisch	
6666	-	+	-	Seelisch aktiv	
6667	-	+	*	Geist kritisch	
6668	-	+	+	Doppelt aktiv	
6669	-	+	+	Lust und Geist	
6670	-	+	+	ggf. abgehetzt	
6671	*	+	+	Körp. kritisch	
6672	+	?	+	Dreifach aktiv	
6673	+	+	+	Höchstleistung	
6674	+	+	+	und Ausdauer	
6675	+	+	?	- wie oben -	
6676	+	+	+	- wie oben -	
6677	?	+	+	- wie oben -	
6678	+	+	+	- wie oben -	

TAG	K	S	I	KOMMENTARE	DATUM
6679	+	*	+	Seele kritisch	
6680	+	-	+	Doppelt aktiv	
6681	+	-	+	Routinearbeit	
6682	*	-	+	Körp. kritisch	
6683	*	-	*	Krise zweifach	
6684	-	-	*	Geist kritisch	
6685	-	-	-	Schöpf. Pause	
6686	-	?	-	Schöpf. Pause	
6687	-	-	-	Kräftesammeln	
6688	?	-	-	und Entspannen	
6689	-	-	-	- wie oben -	
6690	-	-	-	- wie oben -	
6691	-	-	-	- wie oben -	
6692	-	-	?	- wie oben -	
6693	-	*	-	Seele kritisch	
6694	*	+	-	Körp. kritisch	
6695	+	+	-	Doppelt aktiv	
6696	+	+	-	Höchstleistung	
6697	+	+	-	ggf. unachtsam	
6698	+	+	-	- wie oben -	
6699	+	+	-	- wie oben -	
6700	?	?	*	Geist kritisch	
6701	+	+	+	Dreifach aktiv	
6702	+	+	+	Höchstleistung	
6703	+	+	+	und Ausdauer	
6704	+	+	+	- wie oben -	
6705	*	+	+	Körp. kritisch	
6706	*	+	+	Körp. kritisch	
6707	-	*	+	Seele kritisch	
6708	-	-	?	Geistig aktiv	
6709	-	-	+	ggf. erschöpft	
6710	-	-	+	und launenhaft	
6711	?	-	+	- wie oben -	
6712	-	-	+	- wie oben -	
6713	-	-	+	- wie oben -	
6714	-	?	+	Geistig aktiv	
6715	-	-	+	ggf. erschöpft	
6716	-	-	*	Geist kritisch	
6717	*	-	*	Krise zweifach	
6718	+	-	-	Körperl. aktiv	
6719	+	-	-	ggf. unachtsam	
6720	+	-	-	und launenhaft	

TAG	K	S	I	KOMMENTARE	DATUM
6721	+	*	-	Seele kritisch	
6722	+	+	-	Doppelt aktiv	
6723	?	+	-	Höchstleistung	
6724	+	+	-	ggf. unachtsam	
6725	+	+	?	- wie oben -	
6726	+	+	-	- wie oben -	
6727	+	+	-	- wie oben -	
6728	*	?	-	Körp. kritisch	
6729	*	+	-	Körp. kritisch	
6730	-	+	-	Seelisch aktiv	
6731	-	+	-	ggf. abgehetzt	
6732	-	+	-	und sprunghaft	
6733	-	+	*	Geist kritisch	
6734	?	+	+	Doppelt aktiv	
6735	-	*	+	Seele kritisch	
6736	-	-	+	Geistig aktiv	
6737	-	-	+	ggf. erschöpft	
6738	-	-	+	und launenhaft	
6739	-	-	+	- wie oben -	
6740	*	-	+	Körp. kritisch	
6741	+	-	?	Doppelt aktiv	
6742	+	?	+	Doppelt aktiv	
6743	+	-	+	Routinearbeit	
6744	+	-	+	ev. launenhaft	
6745	+	-	+	- wie oben -	
6746	?	-	+	- wie oben -	
6747	+	-	+	- wie oben -	
6748	+	-	+	- wie oben -	
6749	+	*	*	Krise zweifach	
6750	+	+	*	Geist kritisch	
6751	*	+	-	Körp. kritisch	
6752	*	+	-	Körp. kritisch	
6753	-	+	-	Seelisch aktiv	
6754	-	+	-	ggf. abgehetzt	
6755	-	+	-	und sprunghaft	
6756	-	?	-	Seelisch aktiv	
6757	?	+	-	ggf. abgehetzt	
6758	-	+	?	und sprunghaft	
6759	-	+	-	- wie oben -	
6760	-	+	-	- wie oben -	
6761	-	+	-	- wie oben -	
6762	-	+	-	- wie oben -	

TAG	K	S	I	KOMMENTARE	DATUM
6763	*	*	-	Krise zweifach	
6764	+	-	-	Körperl. aktiv	
6765	+	-	-	ggf. unachtsam	
6766	+	-	*	Geist kritisch	
6767	+	-	+	Doppelt aktiv	
6768	+	-	+	Routinearbeit	
6769	?	-	+	ev. launenhaft	
6770	+	?	+	Doppelt aktiv	
6771	+	-	+	Routinearbeit	
6772	+	-	+	ev. launenhaft	
6773	+	-	+	- wie oben -	
6774	*	-	?	Körp. kritisch	
6775	*	-	+	Körp. kritisch	
6776	-	-	+	Geistig aktiv	
6777	-	*	+	Seele kritisch	
6778	-	+	+	Doppelt aktiv	
6779	-	+	+	Lust und Geist	
6780	?	+	+	ggf. abgehetzt	
6781	-	+	+	- wie oben -	
6782	-	+	*	Geist kritisch	
6783	-	+	*	Geist kritisch	
6784	-	?	-	Seelisch aktiv	
6785	-	+	-	ggf. abgehetzt	
6786	*	+	-	Körp. kritisch	
6787	+	+	-	Doppelt aktiv	
6788	+	+	-	Höchstleistung	
6789	+	+	-	ggf. unachtsam	
6790	+	+	-	- wie oben -	
6791	+	*	?	Seele kritisch	
6792	?	-	-	Körperl. aktiv	
6793	+	-	-	ggf. unachtsam	
6794	+	-	-	und launenhaft	
6795	+	-	-	- wie oben -	
6796	+	-	-	- wie oben -	
6797	*	-	-	Körp. kritisch	
6798	*	?	-	Körp. kritisch	
6799	-	-	*	Geist kritisch	
6800	-	-	+	Geistig aktiv	
6801	-	-	+	ggf. erschöpft	
6802	-	-	+	und launenhaft	
6803	?	-	+	- wie oben -	
6804	-	-	+	- wie oben -	

TAG	K	S	I	KOMMENTARE	DATUM
6805	-	*	+	Seele kritisch	
6806	-	+	+	Doppelt aktiv	
6807	-	+	?	Lust und Geist	
6808	-	+	+	ggf. abgehetzt	
6809	*	+	+	Körp. kritisch	
6810	+	+	+	Dreifach aktiv	
6811	+	+	+	Höchstleistung	
6812	+	?	+	Dreifach aktiv	
6813	+	+	+	Höchstleistung	
6814	+	+	+	und Ausdauer	
6815	?	+	*	Geist kritisch	
6816	+	+	*	Geist kritisch	
6817	+	+	-	Doppelt aktiv	
6818	+	+	-	Höchstleistung	
6819	+	*	-	Seele kritisch	
6820	*	-	-	Körp. kritisch	
6821	*	-	-	Körp. kritisch	
6822	-	-	-	Schöpf. Pause	
6823	-	-	-	Kräftesammeln	
6824	-	-	?	und Entspannen	
6825	-	-	-	- wie oben -	
6826	?	?	-	Schöpf. Pause	
6827	-	-	-	Kräftesammeln	
6828	-	-	-	und Entspannen	
6829	-	-	-	- wie oben -	
6830	-	-	-	- wie oben -	
6831	-	-	-	- wie oben -	
6832	*	-	*	Krise zweifach	
6833	+	*	+	Seele kritisch	
6834	+	+	+	Dreifach aktiv	
6835	+	+	+	Höchstleistung	
6836	+	+	+	und Ausdauer	
6837	+	+	+	- wie oben -	
6838	?	+	+	- wie oben -	
6839	+	+	+	- wie oben -	
6840	+	?	?	Dreifach aktiv	
6841	+	+	+	Höchstleistung	
6842	+	+	+	und Ausdauer	
6843	*	+	+	Körp. kritisch	
6844	*	+	+	Körp. kritisch	
6845	-	+	+	Doppelt aktiv	
6846	-	+	+	Lust und Geist	

TAG	K	S	I	KOMMENTARE	DATUM
6847	-	*	+	Seele kritisch	
6848	-	-	*	Geist kritisch	
6849	?	-	*	Geist kritisch	
6850	-	-	-	Schöpf. Pause	
6851	-	-	-	Kräftesammeln	
6852	-	-	-	und Entspannen	
6853	-	-	-	- wie oben -	
6854	-	?	-	Schöpf. Pause	
6855	*	-	-	Körp. kritisch	
6856	+	-	-	Körperl. aktiv	
6857	+	-	?	ggf. unachtsam	
6858	+	-	-	und launenhaft	
6859	+	-	-	- wie oben -	
6860	+	-	-	- wie oben -	
6861	?	*	-	Seele kritisch	
6862	+	+	-	Doppelt aktiv	
6863	+	+	-	Höchstleistung	
6864	+	+	-	ggf. unachtsam	
6865	+	+	*	Geist kritisch	
6866	*	+	+	Körp. kritisch	
6867	*	+	+	Körp. kritisch	
6868	-	?	+	Doppelt aktiv	
6869	-	+	+	Lust und Geist	
6870	-	+	+	ggf. abgehetzt	
6871	-	+	+	- wie oben -	
6872	?	+	+	- wie oben -	
6873	-	+	?	- wie oben -	*
6874	-	+	+	- wie oben -	
6875	-	*	+	Seele kritisch	
6876	-	-	+	Geistig aktiv	
6877	-	-	+	ggf. erschöpft	
6878	*	-	+	Körp. kritisch	
6879	+	-	+	Doppelt aktiv	
6880	+	-	+	Routinearbeit	
6881	+	-	*	Geist kritisch	
6882	+	?	*	Geist kritisch	
6883	+	-	-	Körperl. aktiv	
6884	?	-	-	ggf. unachtsam	
6885	+	-	-	und launenhaft	
6886	+	-	-	- wie oben -	
6887	+	-	-	- wie oben -	
6888	+	-	-	- wie oben -	

* Geburtstag: 77. Lebenjahr vollendet

TAG	K	S	I	KOMMENTARE	DATUM
6889	*	*	-	Krise zweifach	
6890	*	+	?	Körp. kritisch	
6891	-	+	-	Seelisch aktiv	
6892	-	+	-	ggf. abgehetzt	
6893	-	+	-	und sprunghaft	
6894	-	+	-	- wie oben -	
6895	?	+	-	- wie oben -	
6896	-	?	-	Seelisch aktiv	
6897	-	+	-	ggf. abgehetzt	
6898	-	+	*	Geist kritisch	
6899	-	+	+	Doppelt aktiv	
6900	-	+	+	Lust und Geist	
6901	*	+	+	Körp. kritisch	
6902	+	+	+	Dreifach aktiv	
6903	+	*	+	Seele kritisch	
6904	+	-	+	Doppelt aktiv	
6905	+	-	+	Routinearbeit	
6906	+	-	?	ev. launenhaft	
6907	?	-	+	- wie oben -	
6908	+	-	+	- wie oben -	
6909	+	-	+	- wie oben -	
6910	+	?	+	Doppelt aktiv	
6911	+	-	+	Routinearbeit	
6912	*	-	+	Körp. kritisch	
6913	*	-	+	Körp. kritisch	
6914	-	-	*	Geist kritisch	
6915	-	-	*	Geist kritisch	
6916	-	-	-	Schöpf. Pause	
6917	-	*	-	Seele kritisch	
6918	?	+	-	Seelisch aktiv	
6919	-	+	-	ggf. abgehetzt	
6920	-	+	-	und sprunghaft	
6921	-	+	-	- wie oben -	
6922	-	+	-	- wie oben -	
6923	-	+	?	- wie oben -	
6924	*	?	-	Körp. kritisch	
6925	+	+	-	Doppelt aktiv	
6926	+	+	-	Höchstleistung	
6927	+	+	-	ggf. unachtsam	
6928	+	+	-	- wie oben -	
6929	+	+	-	- wie oben -	
6930	?	+	-	- wie oben -	

TAG	K	S	I	KOMMENTARE	DATUM
6931	+	*	*	Krise zweifach	
6932	+	-	+	Doppelt aktiv	
6933	+	-	+	Routinearbeit	
6934	+	-	+	ev. launenhaft	
6935	*	-	+	Körp. kritisch	
6936	*	-	+	Körp. kritisch	
6937	-	-	+	Geistig aktiv	
6938	-	?	+	Geistig aktiv	
6939	-	-	?	ggf. erschöpft	
6940	-	-	+	und launenhaft	*
6941	?	-	+	- wie oben -	
6942	-	-	+	- wie oben -	
6943	-	-	+	- wie oben -	
6944	-	-	+	- wie oben -	
6945	-	*	+	Seele kritisch	
6946	-	+	+	Doppelt aktiv	
6947	*	+	*	Krise zweifach	
6948	+	+	*	Geist kritisch	
6949	+	+	-	Doppelt aktiv	
6950	+	+	-	Höchstleistung	
6951	+	+	-	ggf. unachtsam	
6952	+	?	-	Doppelt aktiv	
6953	?	+	-	Höchstleistung	
6954	+	+	-	ggf. unachtsam	
6955	+	+	-	- wie oben -	
6956	+	+	?	- wie oben -	
6957	+	+	-	- wie oben -	
6958	*	+	-	Körp. kritisch	
6959	*	*	-	Krise zweifach	
6960	-	-	-	Schöpf. Pause	
6961	-	-	-	Kräftesammeln	
6962	-	-	-	und Entspannen	
6963	-	-	-	- wie oben -	
6964	?	-	*	Geist kritisch	
6965	-	-	+	Geistig aktiv	
6966	-	?	+	Geistig aktiv	
6967	-	-	+	ggf. erschöpft	
6968	-	-	+	und launenhaft	
6969	-	-	+	- wie oben -	
6970	*	-	+	Körp. kritisch	
6971	+	-	+	Doppelt aktiv	
6972	+	-	?	Routinearbeit	

* Geburtstag: 19. Lebenjahr vollendet

TAG	K	S	I	KOMMENTARE	DATUM
6973	+	*	+	Seele kritisch	
6974	+	+	+	Dreifach aktiv	
6975	+	+	+	Höchstleistung	
6976	?	+	+	und Ausdauer	
6977	+	+	+	- wie oben -	
6978	+	+	+	- wie oben -	
6979	+	+	+	- wie oben -	
6980	+	?	*	Geist kritisch	
6981	*	+	*	Krise zweifach	
6982	*	+	-	Körp. kritisch	
6983	-	+	-	Seelisch aktiv	
6984	-	+	-	ggf. abgehetzt	
6985	-	+	-	und sprunghaft	
6986	-	+	-	- wie oben -	
6987	?	*	-	Seele kritisch	
6988	-	-	-	Schöpf. Pause	
6989	-	-	?	Kräftesammeln	
6990	-	-	-	und Entspannen	
6991	-	-	-	- wie oben -	
6992	-	-	-	- wie oben -	
6993	*	-	-	Körp. kritisch	
6994	+	?	-	Körperl. aktiv	
6995	+	-	-	ggf. unachtsam	
6996	+	-	-	und launenhaft	
6997	+	-	*	Geist kritisch	
6998	+	-	+	Doppelt aktiv	
6999	?	-	+	Routinearbeit	
7000	+	-	+	ev. launenhaft	
7001	+	*	+	Seele kritisch	
7002	+	+	+	Dreifach aktiv	
7003	+	+	+	Höchstleistung	
7004	*	+	+	Körp. kritisch	
7005	*	+	?	Körp. kritisch	
7006	-	+	+	Doppelt aktiv	
7007	-	+	+	Lust und Geist	
7008	-	?	+	Doppelt aktiv	
7009	-	+	+	Lust und Geist	
7010	?	+	+	ggf. abgehetzt	
7011	-	+	+	- wie oben -	
7012	-	+	+	- wie oben -	
7013	-	+	*	Geist kritisch	
7014	-	+	*	Geist kritisch	

TAG	K	S	I	KOMMENTARE	DATUM
7015	-	*	-	Seele kritisch	
7016	*	-	-	Körp. kritisch	
7017	+	-	-	Körperl. aktiv	
7018	+	-	-	ggf. unachtsam	
7019	+	-	-	und launenhaft	
7020	+	-	-	- wie oben -	
7021	+	-	-	- wie oben -	
7022	?	?	?	Körperl. aktiv	
7023	+	-	-	ggf. unachtsam	
7024	+	-	-	und launenhaft	
7025	+	-	-	- wie oben -	
7026	+	-	-	- wie oben -	
7027	*	-	-	Körp. kritisch	
7028	*	-	-	Körp. kritisch	
7029	-	*	-	Seele kritisch	
7030	-	+	*	Geist kritisch	
7031	-	+	+	Doppelt aktiv	
7032	-	+	+	Lust und Geist	
7033	?	+	+	ggf. abgehetzt	
7034	-	+	+	- wie oben -	
7035	-	+	+	- wie oben -	
7036	-	?	+	Doppelt aktiv	
7037	-	+	+	Lust und Geist	
7038	-	+	?	ggf. abgehetzt	
7039	*	+	+	Körp. kritisch	
7040	+	+	+	Dreifach aktiv	
7041	+	+	+	Höchstleistung	
7042	+	+	+	und Ausdauer	
7043	+	*	+	Seele kritisch	
7044	+	-	+	Doppelt aktiv	
7045	?	-	+	Routinearbeit	
7046	+	-	*	Geist kritisch	
7047	+	-	*	Geist kritisch	
7048	+	-	-	Körperl. aktiv	
7049	+	-	-	ggf. unachtsam	
7050	*	?	-	Körp. kritisch	
7051	*	-	-	Körp. kritisch	
7052	-	-	-	Schöpf. Pause	
7053	-	-	-	Kräftesammeln	
7054	-	-	-	und Entspannen	
7055	-	-	?	- wie oben -	
7056	?	-	-	- wie oben -	

TAG	K	S	I	KOMMENTARE	DATUM
7057	-	*	-	Seele kritisch	
7058	-	+	-	Seelisch aktiv	
7059	-	+	-	ggf. abgehetzt	
7060	-	+	-	und sprunghaft	
7061	-	+	-	- wie oben -	
7062	*	+	-	Körp. kritisch	
7063	+	+	*	Geist kritisch	
7064	+	?	+	Dreifach aktiv	
7065	+	+	+	Höchstleistung	
7066	+	+	+	und Ausdauer	
7067	+	+	+	- wie oben -	
7068	?	+	+	- wie oben -	
7069	+	+	+	- wie oben -	
7070	+	+	+	- wie oben -	
7071	+	*	?	Seele kritisch	
7072	+	-	+	Doppelt aktiv	
7073	*	-	+	Körp. kritisch	
7074	*	-	+	Körp. kritisch	
7075	-	-	+	Geistig aktiv	
7076	-	-	+	ggf. erschöpft	
7077	-	-	+	und launenhaft	
7078	-	?	+	Geistig aktiv	
7079	?	-	*	Geist kritisch	
7080	-	-	*	Geist kritisch	
7081	-	-	-	Schöpf. Pause	
7082	-	-	-	Kräftesammeln	
7083	-	-	-	und Entspannen	
7084	-	-	-	- wie oben -	
7085	*	*	-	Krise zweifach	
7086	+	+	-	Doppelt aktiv	
7087	+	+	-	Höchstleistung	
7088	+	+	?	ggf. unachtsam	
7089	+	+	-	- wie oben -	
7090	+	+	-	- wie oben -	
7091	?	+	-	- wie oben -	
7092	+	?	-	Doppelt aktiv	
7093	+	+	-	Höchstleistung	
7094	+	+	-	ggf. unachtsam	
7095	+	+	-	- wie oben -	
7096	*	+	*	Krise zweifach	
7097	*	+	+	Körp. kritisch	
7098	-	+	+	Doppelt aktiv	

TAG	K	S	I	KOMMENTARE	DATUM
7099	-	*	+	Seele kritisch	
7100	-	-	+	Geistig aktiv	
7101	-	-	+	ggf. erschöpft	
7102	?	-	+	und launenhaft	
7103	-	-	+	- wie oben -	
7104	-	-	?	- wie oben -	
7105	-	-	+	- wie oben -	
7106	-	?	+	Geistig aktiv	
7107	-	-	+	ggf. erschöpft	
7108	*	-	+	Körp. kritisch	
7109	+	-	+	Doppelt aktiv	
7110	+	-	+	Routinearbeit	
7111	+	-	+	ev. launenhaft	
7112	+	-	*	Geist kritisch	
7113	+	*	*	Krise zweifach	
7114	?	+	-	Doppelt aktiv	
7115	+	+	-	Höchstleistung	
7116	+	+	-	ggf. unachtsam	
7117	+	+	-	- wie oben -	
7118	+	+	-	- wie oben -	
7119	*	+	-	Körp. kritisch	
7120	*	?	-	Körp. kritisch	
7121	-	+	?	Seelisch aktiv	
7122	-	+	-	ggf. abgehetzt	
7123	-	+	-	und sprunghaft	
7124	-	+	-	- wie oben -	
7125	?	+	-	- wie oben -	
7126	-	+	-	- wie oben -	
7127	-	*	-	Seele kritisch	
7128	-	-	-	Schöpf. Pause	
7129	-	-	*	Geist kritisch	
7130	-	-	+	Geistig aktiv	
7131	*	-	+	Körp. kritisch	
7132	+	-	+	Doppelt aktiv	
7133	+	-	+	Routinearbeit	
7134	+	?	+	Doppelt aktiv	
7135	+	-	+	Routinearbeit	
7136	+	-	+	ev. launenhaft	
7137	?	-	?	- wie oben -	
7138	+	-	+	- wie oben -	
7139	+	-	+	- wie oben -	
7140	+	-	+	- wie oben -	

TAG	K	S	I	KOMMENTARE	DATUM
7141	+	*	+	Seele kritisch	
7142	*	+	+	Körp. kritisch	
7143	*	+	+	Körp. kritisch	
7144	-	+	+	Doppelt aktiv	
7145	-	+	*	Geist kritisch	
7146	-	+	*	Geist kritisch	
7147	-	+	-	Seelisch aktiv	
7148	?	?	-	Seelisch aktiv	
7149	-	+	-	ggf. abgehetzt	
7150	-	+	-	und sprunghaft	
7151	-	+	-	- wie oben -	
7152	-	+	-	- wie oben -	
7153	-	+	-	- wie oben -	
7154	*	+	?	Körp. kritisch	
7155	+	*	-	Seele kritisch	
7156	+	-	-	Körperl. aktiv	
7157	+	-	-	ggf. unachtsam	
7158	+	-	-	und launenhaft	
7159	+	-	-	- wie oben -	
7160	?	-	-	- wie oben -	
7161	+	-	-	- wie oben -	
7162	+	?	*	Geist kritisch	
7163	+	-	+	Doppelt aktiv	
7164	+	-	+	Routinearbeit	
7165	*	-	+	Körp. kritisch	
7166	*	-	+	Körp. kritisch	
7167	-	-	+	Geistig aktiv	
7168	-	-	+	ggf. erschöpft	
7169	-	*	+	Seele kritisch	
7170	-	+	?	Doppelt aktiv	
7171	?	+	+	Lust und Geist	
7172	-	+	+	ggf. abgehetzt	
7173	-	+	+	- wie oben -	
7174	-	+	+	- wie oben -	
7175	-	+	+	- wie oben -	
7176	-	?	+	Doppelt aktiv	
7177	*	+	+	Körp. kritisch	
7178	+	+	*	Geist kritisch	
7179	+	+	*	Geist kritisch	
7180	+	+	-	Doppelt aktiv	
7181	+	+	-	Höchstleistung	
7182	+	+	-	ggf. unachtsam	

TAG	K	S	I	KOMMENTARE	DATUM
7183	?	*	-	Seele kritisch	
7184	+	-	-	Körperl. aktiv	
7185	+	-	-	ggf. unachtsam	
7186	+	-	-	und launenhaft	
7187	+	-	?	- wie oben -	
7188	*	-	-	Körp. kritisch	
7189	*	-	-	Körp. kritisch	
7190	-	?	-	Schöpf. Pause	
7191	-	-	-	Kräftesammeln	
7192	-	-	-	und Entspannen	
7193	-	-	-	- wie oben -	
7194	?	-	-	- wie oben -	
7195	-	-	*	Geist kritisch	
7196	-	-	+	Geistig aktiv	
7197	-	*	+	Seele kritisch	
7198	-	+	+	Doppelt aktiv	
7199	-	+	+	Lust und Geist	
7200	*	+	+	Körp. kritisch	
7201	+	+	+	Dreifach aktiv	
7202	+	+	+	Höchstleistung	
7203	+	+	?	und Ausdauer	
7204	+	?	+	Dreifach aktiv	
7205	+	+	+	Höchstleistung	
7206	?	+	+	und Ausdauer	
7207	+	+	+	- wie oben -	
7208	+	+	+	- wie oben -	
7209	+	+	+	- wie oben -	
7210	+	+	+	- wie oben -	
7211	*	*	*	Krise dreifach	
7212	*	-	*	Krise zweifach	
7213	-	-	-	Schöpf. Pause	
7214	-	-	-	Kräftesammeln	
7215	-	-	-	und Entspannen	
7216	-	-	-	- wie oben -	
7217	?	-	-	- wie oben -	
7218	-	?	-	Schöpf. Pause	
7219	-	-	-	Kräftesammeln	
7220	-	-	?	und Entspannen	
7221	-	-	-	- wie oben -	
7222	-	-	-	- wie oben -	
7223	*	-	-	Körp. kritisch	
7224	+	-	-	Körperl. aktiv	

TAG	K	S	I	KOMMENTARE	DATUM
7225	+	*	-	Seele kritisch	
7226	+	+	-	Doppelt aktiv	
7227	+	+	-	Höchstleistung	
7228	+	+	*	Geist kritisch	
7229	?	+	+	Dreifach aktiv	
7230	+	+	+	Höchstleistung	
7231	+	+	+	und Ausdauer	
7232	+	?	+	Dreifach aktiv	
7233	+	+	+	Höchstleistung	
7234	*	+	+	Körp. kritisch	
7235	*	+	+	Körp. kritisch	
7236	-	+	?	Doppelt aktiv	
7237	-	+	+	Lust und Geist	
7238	-	+	+	ggf. abgehetzt *	
7239	-	*	+	Seele kritisch	
7240	?	-	+	Geistig aktiv	
7241	-	-	+	ggf. erschöpft	
7242	-	-	+	und launenhaft	
7243	-	-	+	- wie oben -	
7244	-	-	*	Geist kritisch	
7245	-	-	*	Geist kritisch	
7246	*	?	-	Körp. kritisch	
7247	+	-	-	Körperl. aktiv	
7248	+	-	-	ggf. unachtsam	
7249	+	-	-	und launenhaft	
7250	+	-	-	- wie oben -	
7251	+	-	-	- wie oben -	
7252	?	-	-	- wie oben -	
7253	+	*	?	Seele kritisch	
7254	+	+	-	Doppelt aktiv	
7255	+	+	-	Höchstleistung	
7256	+	+	-	ggf. unachtsam	
7257	*	+	-	Körp. kritisch	
7258	*	+	-	Körp. kritisch	
7259	-	+	-	Seelisch aktiv	
7260	-	?	-	Seelisch aktiv	
7261	-	+	*	Geist kritisch	
7262	-	+	+	Doppelt aktiv	
7263	?	+	+	Lust und Geist	
7264	-	+	+	ggf. abgehetzt	
7265	-	+	+	- wie oben -	
7266	-	+	+	- wie oben -	

* Geburtstag: 78. Lebenjahr vollendet

TAG	K	S	I	KOMMENTARE	DATUM
7267	-	*	+	Seele kritisch	
7268	-	-	+	Geistig aktiv	
7269	*	-	?	Körp. kritisch	
7270	+	-	+	Doppelt aktiv	
7271	+	-	+	Routinearbeit	
7272	+	-	+	ev. launenhaft	
7273	+	-	+	- wie oben -	
7274	+	?	+	Doppelt aktiv	
7275	?	-	+	Routinearbeit	
7276	+	-	+	ev. launenhaft	
7277	+	-	*	Geist kritisch	
7278	+	-	*	Geist kritisch	
7279	+	-	-	Körperl. aktiv	
7280	*	-	-	Körp. kritisch	
7281	*	*	-	Krise zweifach	
7282	-	+	-	Seelisch aktiv	
7283	-	+	-	ggf. abgehetzt	
7284	-	+	-	und sprunghaft	
7285	-	+	-	- wie oben -	
7286	?	+	?	- wie oben -	
7287	-	+	-	- wie oben -	
7288	-	?	-	Seelisch aktiv	
7289	-	+	-	ggf. abgehetzt	
7290	-	+	-	und sprunghaft	
7291	-	+	-	- wie oben -	
7292	*	+	-	Körp. kritisch	
7293	+	+	-	Doppelt aktiv	
7294	+	+	*	Geist kritisch	
7295	+	*	+	Seele kritisch	
7296	+	-	+	Doppelt aktiv	
7297	+	-	+	Routinearbeit	
7298	?	-	+	ev. launenhaft	
7299	+	-	+	- wie oben -	
7300	+	-	+	- wie oben -	
7301	+	-	+	- wie oben -	
7302	+	?	?	Doppelt aktiv	
7303	*	-	+	Körp. kritisch	
7304	*	-	+	Körp. kritisch	
7305	-	-	+	Geistig aktiv	
7306	-	-	+	ggf. erschöpft	*
7307	-	-	+	und launenhaft	
7308	-	-	+	- wie oben -	

* Geburtstag: 20. Lebenjahr vollendet

TAG	K	S	I	KOMMENTARE	DATUM
7309	?	*	+	Seele kritisch	
7310	-	+	*	Geist kritisch	
7311	-	+	*	Geist kritisch	
7312	-	+	-	Seelisch aktiv	
7313	-	+	-	ggf. abgehetzt	
7314	-	+	-	und sprunghaft	
7315	*	+	-	Körp. kritisch	
7316	+	?	-	Doppelt aktiv	
7317	+	+	-	Höchstleistung	
7318	+	+	-	ggf. unachtsam	
7319	+	+	?	- wie oben -	
7320	+	+	-	- wie oben -	
7321	?	+	-	- wie oben -	
7322	+	+	-	- wie oben -	
7323	+	*	-	Seele kritisch	
7324	+	-	-	Körperl. aktiv	
7325	+	-	-	ggf. unachtsam	
7326	*	-	-	Körp. kritisch	
7327	*	-	*	Krise zweifach	
7328	-	-	+	Geistig aktiv	
7329	-	-	+	ggf. erschöpft	
7330	-	?	+	Geistig aktiv	
7331	-	-	+	ggf. erschöpft	
7332	?	-	+	und launenhaft	
7333	-	-	+	- wie oben -	
7334	-	-	+	- wie oben -	
7335	-	-	?	- wie oben -	
7336	-	-	+	- wie oben -	
7337	-	*	+	Seele kritisch	
7338	*	+	+	Körp. kritisch	
7339	+	+	+	Dreifach aktiv	
7340	+	+	+	Höchstleistung	
7341	+	+	+	und Ausdauer	
7342	+	+	+	- wie oben -	
7343	+	+	*	Geist kritisch	
7344	?	?	*	Geist kritisch	
7345	+	+	-	Doppelt aktiv	
7346	+	+	-	Höchstleistung	
7347	+	+	-	ggf. unachtsam	
7348	+	+	-	- wie oben -	
7349	*	+	-	Körp. kritisch	
7350	*	+	-	Körp. kritisch	

TAG	K	S	I	KOMMENTARE	DATUM
7351	-	*	-	Seele kritisch	
7352	-	-	?	Schöpf. Pause	
7353	-	-	-	Kräftesammeln	
7354	-	-	-	und Entspannen	
7355	?	-	-	- wie oben -	
7356	-	-	-	- wie oben -	
7357	-	-	-	- wie oben -	
7358	-	?	-	Schöpf. Pause	
7359	-	-	-	Kräftesammeln	
7360	-	-	*	Geist kritisch	
7361	*	-	+	Körp. kritisch	
7362	+	-	+	Doppelt aktiv	
7363	+	-	+	Routinearbeit	
7364	+	-	+	ev. launenhaft	
7365	+	*	+	Seele kritisch	
7366	+	+	+	Dreifach aktiv	
7367	?	+	+	Höchstleistung	
7368	+	+	?	und Ausdauer	
7369	+	+	+	- wie oben -	
7370	+	+	+	- wie oben -	
7371	+	+	+	- wie oben -	
7372	*	?	+	Körp. kritisch	
7373	*	+	+	Körp. kritisch	
7374	-	+	+	Doppelt aktiv	
7375	-	+	+	Lust und Geist	
7376	-	+	*	Geist kritisch	
7377	-	+	*	Geist kritisch	
7378	?	+	-	Seelisch aktiv	
7379	-	*	-	Seele kritisch	
7380	-	-	-	Schöpf. Pause	
7381	-	-	-	Kräftesammeln	
7382	-	-	-	und Entspannen	
7383	-	-	-	- wie oben -	
7384	*	-	-	Körp. kritisch	
7385	+	-	?	Körperl. aktiv	
7386	+	?	-	Körperl. aktiv	
7387	+	-	-	ggf. unachtsam	
7388	+	-	-	und launenhaft	
7389	+	-	-	- wie oben -	
7390	?	-	-	- wie oben -	
7391	+	-	-	- wie oben -	
7392	+	-	-	- wie oben -	

TAG	K	S	I	KOMMENTARE	DATUM
7393	+	*	*	Krise zweifach	
7394	+	+	+	Dreifach aktiv	
7395	*	+	+	Körp. kritisch	
7396	*	+	+	Körp. kritisch	
7397	-	+	+	Doppelt aktiv	
7398	-	+	+	Lust und Geist	
7399	-	+	+	ggf. abgehetzt	
7400	-	?	+	Doppelt aktiv	
7401	?	+	?	Lust und Geist	
7402	-	+	+	ggf. abgehetzt	
7403	-	+	+	- wie oben -	
7404	-	+	+	- wie oben -	
7405	-	+	+	- wie oben -	
7406	-	+	+	- wie oben -	
7407	*	*	+	Krise zweifach	
7408	+	-	+	Doppelt aktiv	
7409	+	-	*	Geist kritisch	
7410	+	-	*	Geist kritisch	
7411	+	-	-	Körperl. aktiv	
7412	+	-	-	ggf. unachtsam	
7413	?	-	-	und launenhaft	
7414	+	?	-	Körperl. aktiv	
7415	+	-	-	ggf. unachtsam	
7416	+	-	-	und launenhaft	
7417	+	-	-	- wie oben -	
7418	*	-	?	Körp. kritisch	
7419	*	-	-	Körp. kritisch	
7420	-	-	-	Schöpf. Pause	
7421	-	*	-	Seele kritisch	
7422	-	+	-	Seelisch aktiv	
7423	-	+	-	ggf. abgehetzt	
7424	?	+	-	und sprunghaft	
7425	-	+	-	- wie oben -	
7426	-	+	*	Geist kritisch	
7427	-	+	+	Doppelt aktiv	
7428	-	?	+	Doppelt aktiv	
7429	-	+	+	Lust und Geist	
7430	*	+	+	Körp. kritisch	
7431	+	+	+	Dreifach aktiv	
7432	+	+	+	Höchstleistung	
7433	+	+	+	und Ausdauer	
7434	+	+	?	- wie oben -	

TAG	K	S	I	KOMMENTARE	DATUM
7435	+	*	+	Seele kritisch	
7436	?	-	+	Doppelt aktiv	
7437	+	-	+	Routinearbeit	
7438	+	-	+	ev. launenhaft	
7439	+	-	+	- wie oben -	
7440	+	-	+	- wie oben -	
7441	*	-	+	Körp. kritisch	
7442	*	?	*	Krise zweifach	
7443	-	-	*	Geist kritisch	
7444	-	-	-	Schöpf. Pause	
7445	-	-	-	Kräftesammeln	
7446	-	-	-	und Entspannen	
7447	?	-	-	- wie oben -	
7448	-	-	-	- wie oben -	
7449	-	*	-	Seele kritisch	
7450	-	+	-	Seelisch aktiv	
7451	-	+	?	ggf. abgehetzt	
7452	-	+	-	und sprunghaft	
7453	*	+	-	Körp. kritisch	
7454	+	+	-	Doppelt aktiv	
7455	+	+	-	Höchstleistung	
7456	+	?	-	Doppelt aktiv	
7457	+	+	-	Höchstleistung	
7458	+	+	-	ggf. unachtsam	
7459	?	+	*	Geist kritisch	
7460	+	+	+	Dreifach aktiv	
7461	+	+	+	Höchstleistung	
7462	+	+	+	und Ausdauer	
7463	+	*	+	Seele kritisch	
7464	*	-	+	Körp. kritisch	
7465	*	-	+	Körp. kritisch	
7466	-	-	+	Geistig aktiv	
7467	-	-	?	ggf. erschöpft	
7468	-	-	+	und launenhaft	
7469	-	-	+	- wie oben -	
7470	?	?	+	Geistig aktiv	
7471	-	-	+	ggf. erschöpft	
7472	-	-	+	und launenhaft	
7473	-	-	+	- wie oben -	
7474	-	-	+	- wie oben -	
7475	-	-	*	Geist kritisch	
7476	*	-	*	Krise zweifach	

TAG	K	S	I	KOMMENTARE	DATUM
7477	+	*	-	Seele kritisch	
7478	+	+	-	Doppelt aktiv	
7479	+	+	-	Höchstleistung	
7480	+	+	-	ggf. unachtsam	
7481	+	+	-	- wie oben -	
7482	?	+	-	- wie oben -	
7483	+	+	-	- wie oben -	
7484	+	?	?	Doppelt aktiv	
7485	+	+	-	Höchstleistung	
7486	+	+	-	ggf. unachtsam	
7487	*	+	-	Körp. kritisch	
7488	*	+	-	Körp. kritisch	
7489	-	+	-	Seelisch aktiv	
7490	-	+	-	ggf. abgehetzt	
7491	-	*	-	Seele kritisch	
7492	-	-	*	Geist kritisch	
7493	?	-	+	Geistig aktiv	
7494	-	-	+	ggf. erschöpft	
7495	-	-	+	und launenhaft	
7496	-	-	+	- wie oben -	
7497	-	-	+	- wie oben -	
7498	-	?	+	Geistig aktiv	
7499	*	-	+	Körp. kritisch	
7500	+	-	?	Doppelt aktiv	
7501	+	-	+	Routinearbeit	
7502	+	-	+	ev. launenhaft	
7503	+	-	+	- wie oben -	
7504	+	-	+	- wie oben -	
7505	?	*	+	Seele kritisch	
7506	+	+	+	Dreifach aktiv	
7507	+	+	+	Höchstleistung	
7508	+	+	*	Geist kritisch	
7509	+	+	*	Geist kritisch	
7510	*	+	-	Körp. kritisch	
7511	*	+	-	Körp. kritisch	
7512	-	?	-	Seelisch aktiv	
7513	-	+	-	ggf. abgehetzt	
7514	-	+	-	und sprunghaft	
7515	-	+	-	- wie oben -	
7516	?	+	-	- wie oben -	
7517	-	+	?	- wie oben -	
7518	-	+	-	- wie oben -	

TAG	K	S	I	KOMMENTARE	DATUM
7519	-	*	-	Seele kritisch	
7520	-	-	-	Schöpf. Pause	
7521	-	-	-	Kräftesammeln	
7522	*	-	-	Körp. kritisch	
7523	+	-	-	Körperl. aktiv	
7524	+	-	-	ggf. unachtsam	
7525	+	-	*	Geist kritisch	
7526	+	?	+	Doppelt aktiv	
7527	+	-	+	Routinearbeit	
7528	?	-	+	ev. launenhaft	
7529	+	-	+	- wie oben -	
7530	+	-	+	- wie oben -	
7531	+	-	+	- wie oben -	
7532	+	-	+	- wie oben -	
7533	*	*	?	Krise zweifach	
7534	*	+	+	Körp. kritisch	
7535	-	+	+	Doppelt aktiv	
7536	-	+	+	Lust und Geist	
7537	-	+	+	ggf. abgehetzt	
7538	-	+	+	- wie oben -	
7539	?	+	+	- wie oben -	
7540	-	?	+	Doppelt aktiv	
7541	-	+	*	Geist kritisch	
7542	-	+	*	Geist kritisch	
7543	-	+	-	Seelisch aktiv	
7544	-	+	-	ggf. abgehetzt	
7545	*	+	-	Körp. kritisch	
7546	+	+	-	Doppelt aktiv	
7547	+	*	-	Seele kritisch	
7548	+	-	-	Körperl. aktiv	
7549	+	-	-	ggf. unachtsam	
7550	+	-	?	und launenhaft	
7551	?	-	-	- wie oben -	
7552	+	-	-	- wie oben -	
7553	+	-	-	- wie oben -	
7554	+	?	-	Körperl. aktiv	
7555	+	-	-	ggf. unachtsam	
7556	*	-	-	Körp. kritisch	
7557	*	-	-	Körp. kritisch	
7558	-	-	*	Geist kritisch	
7559	-	-	+	Geistig aktiv	
7560	-	-	+	ggf. erschöpft	

TAG	K	S	I	KOMMENTARE	DATUM
7561	-	*	+	Seele kritisch	
7562	?	+	+	Doppelt aktiv	
7563	-	+	+	Lust und Geist	
7564	-	+	+	ggf. abgehetzt	
7565	-	+	+	- wie oben -	
7566	-	+	?	- wie oben -	
7567	-	+	+	- wie oben -	
7568	*	?	+	Körp. kritisch	
7569	+	+	+	Dreifach aktiv	
7570	+	+	+	Höchstleistung	
7571	+	+	+	und Ausdauer	
7572	+	+	+	- wie oben -	
7573	+	+	+	- wie oben -	
7574	?	+	*	Geist kritisch	
7575	+	*	*	Krise zweifach	
7576	+	-	-	Körperl. aktiv	
7577	+	-	-	ggf. unachtsam	
7578	+	-	-	und launenhaft	
7579	*	-	-	Körp. kritisch	
7580	*	-	-	Körp. kritisch	
7581	-	-	-	Schöpf. Pause	
7582	-	?	-	Schöpf. Pause	
7583	-	-	?	Kräftesammeln	
7584	-	-	-	und Entspannen	
7585	?	-	-	- wie oben -	
7586	-	-	-	- wie oben -	
7587	-	-	-	- wie oben -	
7588	-	-	-	- wie oben -	
7589	-	*	-	Seele kritisch	
7590	-	+	-	Seelisch aktiv	
7591	*	+	*	Krise zweifach	
7592	+	+	+	Dreifach aktiv	
7593	+	+	+	Höchstleistung	
7594	+	+	+	und Ausdauer	
7595	+	+	+	- wie oben -	
7596	+	?	+	Dreifach aktiv	
7597	?	+	+	Höchstleistung	
7598	+	+	+	und Ausdauer	
7599	+	+	?	- wie oben -	
7600	+	+	+	- wie oben -	
7601	+	+	+	- wie oben -	
7602	*	+	+	Körp. kritisch	

TAG	K	S	I	KOMMENTARE	DATUM
7603	*	*	+	Krise zweifach *	
7604	-	-	+	Geistig aktiv	
7605	-	-	+	ggf. erschöpft	
7606	-	-	+	und launenhaft	
7607	-	-	*	Geist kritisch	
7608	?	-	*	Geist kritisch	
7609	-	-	-	Schöpf. Pause	
7610	-	?	-	Schöpf. Pause	
7611	-	-	-	Kräftesammeln	
7612	-	-	-	und Entspannen	
7613	-	-	-	- wie oben -	
7614	*	-	-	Körp. kritisch	
7615	+	-	-	Körperl. aktiv	
7616	+	-	?	ggf. unachtsam	
7617	+	*	-	Seele kritisch	
7618	+	+	-	Doppelt aktiv	
7619	+	+	-	Höchstleistung	
7620	?	+	-	ggf. unachtsam	
7621	+	+	-	- wie oben -	
7622	+	+	-	- wie oben -	
7623	+	+	-	- wie oben -	
7624	+	?	*	Geist kritisch	
7625	*	+	+	Körp. kritisch	
7626	*	+	+	Körp. kritisch	
7627	-	+	+	Doppelt aktiv	
7628	-	+	+	Lust und Geist	
7629	-	+	+	ggf. abgehetzt	
7630	-	+	+	- wie oben -	
7631	?	*	+	Seele kritisch	
7632	-	-	?	Geistig aktiv	
7633	-	-	+	ggf. erschöpft	
7634	-	-	+	und launenhaft	
7635	-	-	+	- wie oben -	
7636	-	-	+	- wie oben -	
7637	*	-	+	Körp. kritisch	
7638	+	?	+	Doppelt aktiv	
7639	+	-	+	Routinearbeit	
7640	+	-	*	Geist kritisch	
7641	+	-	*	Geist kritisch	
7642	+	-	-	Körperl. aktiv	
7643	?	-	-	ggf. unachtsam	
7644	+	-	-	und launenhaft	

* Geburtstag: 79. Lebenjahr vollendet

TAG	K	S	I	KOMMENTARE	DATUM
7645	+	*	-	Seele kritisch	
7646	+	+	-	Doppelt aktiv	
7647	+	+	-	Höchstleistung	
7648	*	+	-	Körp. kritisch	
7649	*	+	?	Körp. kritisch	
7650	-	+	-	Seelisch aktiv	
7651	-	+	-	ggf. abgehetzt	
7652	-	?	-	Seelisch aktiv	
7653	-	+	-	ggf. abgehetzt	
7654	?	+	-	und sprunghaft	
7655	-	+	-	- wie oben -	
7656	-	+	-	- wie oben -	
7657	-	+	*	Geist kritisch	
7658	-	+	+	Doppelt aktiv	
7659	-	*	+	Seele kritisch	
7660	*	-	+	Körp. kritisch	
7661	+	-	+	Doppelt aktiv	
7662	+	-	+	Routinearbeit	
7663	+	-	+	ev. launenhaft	
7664	+	-	+	- wie oben -	
7665	+	-	?	- wie oben -	
7666	?	?	+	Doppelt aktiv	
7667	+	-	+	Routinearbeit	
7668	+	-	+	ev. launenhaft	
7669	+	-	+	- wie oben -	
7670	+	-	+	- wie oben -	
7671	*	-	+	Körp. kritisch	*
7672	*	-	+	Körp. kritisch	
7673	-	*	*	Krise zweifach	
7674	-	+	*	Geist kritisch	
7675	-	+	-	Seelisch aktiv	
7676	-	+	-	ggf. abgehetzt	
7677	?	+	-	und sprunghaft	
7678	-	+	-	- wie oben -	
7679	-	+	-	- wie oben -	
7680	-	?	-	Seelisch aktiv	
7681	-	+	-	ggf. abgehetzt	
7682	-	+	?	und sprunghaft	
7683	*	+	-	Körp. kritisch	
7684	+	+	-	Doppelt aktiv	
7685	+	+	-	Höchstleistung	
7686	+	+	-	ggf. unachtsam	

* Geburtstag: 21. Lebenjahr vollendet

TAG	K	S	I	KOMMENTARE	DATUM
7687	+	*	-	Seele kritisch	
7688	+	-	-	Körperl. aktiv	
7689	?	-	-	ggf. unachtsam	
7690	+	-	*	Geist kritisch	
7691	+	-	+	Doppelt aktiv	
7692	+	-	+	Routinearbeit	
7693	+	-	+	ev. launenhaft	
7694	*	?	+	Körp. kritisch	
7695	*	-	+	Körp. kritisch	
7696	-	-	+	Geistig aktiv	
7697	-	-	+	ggf. erschöpft	
7698	-	-	?	und launenhaft	
7699	-	-	+	- wie oben -	
7700	?	-	+	- wie oben -	
7701	-	*	+	Seele kritisch	
7702	-	+	+	Doppelt aktiv	
7703	-	+	+	Lust und Geist	
7704	-	+	+	ggf. abgehetzt	
7705	-	+	+	- wie oben -	
7706	*	+	*	Krise zweifach	
7707	+	+	*	Geist kritisch	
7708	+	?	-	Doppelt aktiv	
7709	+	+	-	Höchstleistung	
7710	+	+	-	ggf. unachtsam	
7711	+	+	-	- wie oben -	
7712	?	+	-	- wie oben -	
7713	+	+	-	- wie oben -	
7714	+	+	-	- wie oben -	
7715	+	*	?	Seele kritisch	
7716	+	-	-	Körperl. aktiv	
7717	*	-	-	Körp. kritisch	
7718	*	-	-	Körp. kritisch	
7719	-	-	-	Schöpf. Pause	
7720	-	-	-	Kräftesammeln	
7721	-	-	-	und Entspannen	
7722	-	?	-	Schöpf. Pause	
7723	?	-	*	Geist kritisch	
7724	-	-	+	Geistig aktiv	
7725	-	-	+	ggf. erschöpft	
7726	-	-	+	und launenhaft	
7727	-	-	+	- wie oben -	
7728	-	-	+	- wie oben -	

TAG	K	S	I	KOMMENTARE	DATUM
7729	*	*	+	Krise zweifach	
7730	+	+	+	Dreifach aktiv	
7731	+	+	?	Höchstleistung	
7732	+	+	+	und Ausdauer	
7733	+	+	+	- wie oben -	
7734	+	+	+	- wie oben -	
7735	?	+	+	- wie oben -	
7736	+	?	+	Dreifach aktiv	
7737	+	+	+	Höchstleistung	
7738	+	+	+	und Ausdauer	
7739	+	+	*	Geist kritisch	
7740	*	+	*	Krise zweifach	
7741	*	+	-	Körp. kritisch	
7742	-	+	-	Seelisch aktiv	
7743	-	*	-	Seele kritisch	
7744	-	-	-	Schöpf. Pause	
7745	-	-	-	Kräftesammeln	
7746	?	-	-	und Entspannen	
7747	-	-	-	- wie oben -	
7748	-	-	?	- wie oben -	
7749	-	-	-	- wie oben -	
7750	-	?	-	Schöpf. Pause	
7751	-	-	-	Kräftesammeln	
7752	*	-	-	Körp. kritisch	
7753	+	-	-	Körperl. aktiv	
7754	+	-	-	ggf. unachtsam	
7755	+	-	-	und launenhaft	
7756	+	-	*	Geist kritisch	
7757	+	*	+	Seele kritisch	
7758	?	+	+	Dreifach aktiv	
7759	+	+	+	Höchstleistung	
7760	+	+	+	und Ausdauer	
7761	+	+	+	- wie oben -	
7762	+	+	+	- wie oben -	
7763	*	+	+	Körp. kritisch	
7764	*	?	?	Körp. kritisch	
7765	-	+	+	Doppelt aktiv	
7766	-	+	+	Lust und Geist	
7767	-	+	+	ggf. abgehetzt	
7768	-	+	+	- wie oben -	
7769	?	+	+	- wie oben -	
7770	-	+	+	- wie oben -	

TAG	K	S	I	KOMMENTARE	DATUM
7771	-	*	+	Seele kritisch	
7772	-	-	*	Geist kritisch	
7773	-	-	*	Geist kritisch	
7774	-	-	-	Schöpf. Pause	
7775	*	-	-	Körp. kritisch	
7776	+	-	-	Körperl. aktiv	
7777	+	-	-	ggf. unachtsam	
7778	+	?	-	Körperl. aktiv	
7779	+	-	-	ggf. unachtsam	
7780	+	-	-	und launenhaft	
7781	?	-	?	- wie oben -	
7782	+	-	-	- wie oben -	
7783	+	-	-	- wie oben -	
7784	+	-	-	- wie oben -	
7785	+	*	-	Seele kritisch	
7786	*	+	-	Körp. kritisch	
7787	*	+	-	Körp. kritisch	
7788	-	+	-	Seelisch aktiv	
7789	-	+	*	Geist kritisch	
7790	-	+	+	Doppelt aktiv	
7791	-	+	+	Lust und Geist	
7792	?	?	+	Doppelt aktiv	
7793	-	+	+	Lust und Geist	
7794	-	+	+	ggf. abgehetzt	
7795	-	+	+	- wie oben -	
7796	-	+	+	- wie oben -	
7797	-	+	?	- wie oben -	
7798	*	+	+	Körp. kritisch	
7799	+	*	+	Seele kritisch	
7800	+	-	+	Doppelt aktiv	
7801	+	-	+	Routinearbeit	
7802	+	-	+	ev. launenhaft	
7803	+	-	+	- wie oben -	
7804	?	-	+	- wie oben -	
7805	+	-	*	Geist kritisch	
7806	+	?	*	Geist kritisch	
7807	+	-	-	Körperl. aktiv	
7808	+	-	-	ggf. unachtsam	
7809	*	-	-	Körp. kritisch	
7810	*	-	-	Körp. kritisch	
7811	-	-	-	Schöpf. Pause	
7812	-	-	-	Kräftesammeln	

TAG	K	S	I	KOMMENTARE	DATUM
7813	-	*	-	Seele kritisch	
7814	-	+	?	Seelisch aktiv	
7815	?	+	-	ggf. abgehetzt	
7816	-	+	-	und sprunghaft	
7817	-	+	-	- wie oben -	
7818	-	+	-	- wie oben -	
7819	-	+	-	- wie oben -	
7820	-	?	-	Seelisch aktiv	
7821	*	+	-	Körp. kritisch	
7822	+	+	*	Geist kritisch	
7823	+	+	+	Dreifach aktiv	
7824	+	+	+	Höchstleistung	
7825	+	+	+	und Ausdauer	
7826	+	+	+	- wie oben -	
7827	?	*	+	Seele kritisch	
7828	+	-	+	Doppelt aktiv	
7829	+	-	+	Routinearbeit	
7830	+	-	?	ev. launenhaft	
7831	+	-	+	- wie oben -	
7832	*	-	+	Körp. kritisch	
7833	*	-	+	Körp. kritisch	
7834	-	?	+	Geistig aktiv	
7835	-	-	+	ggf. erschöpft	
7836	-	-	+	und launenhaft	
7837	-	-	+	- wie oben -	
7838	?	-	*	Geist kritisch	
7839	-	-	*	Geist kritisch	
7840	-	-	-	Schöpf. Pause	
7841	-	*	-	Seele kritisch	
7842	-	+	-	Seelisch aktiv	
7843	-	+	-	ggf. abgehetzt	
7844	*	+	-	Körp. kritisch	
7845	+	+	-	Doppelt aktiv	
7846	+	+	-	Höchstleistung	
7847	+	+	?	ggf. unachtsam	
7848	+	?	-	Doppelt aktiv	
7849	+	+	-	Höchstleistung	
7850	?	+	-	ggf. unachtsam	
7851	+	+	-	- wie oben -	
7852	+	+	-	- wie oben -	
7853	+	+	-	- wie oben -	
7854	+	+	-	- wie oben -	

TAG	K	S	I	KOMMENTARE	DATUM
7855	*	*	*	Krise dreifach	
7856	*	-	+	Körp. kritisch	
7857	-	-	+	Geistig aktiv	
7858	-	-	+	ggf. erschöpft	
7859	-	-	+	und launenhaft	
7860	-	-	+	- wie oben -	
7861	?	-	+	- wie oben -	
7862	-	?	+	Geistig aktiv	
7863	-	-	?	ggf. erschöpft	
7864	-	-	+	und launenhaft	
7865	-	-	+	- wie oben -	
7866	-	-	+	- wie oben -	
7867	*	-	+	Körp. kritisch	
7868	+	-	+	Doppelt aktiv	
7869	+	*	+	Seele kritisch	
7870	+	+	+	Dreifach aktiv	
7871	+	+	*	Geist kritisch	
7872	+	+	*	Geist kritisch	
7873	?	+	-	Doppelt aktiv	
7874	+	+	-	Höchstleistung	
7875	+	+	-	ggf. unachtsam	
7876	+	?	-	Doppelt aktiv	
7877	+	+	-	Höchstleistung	
7878	*	+	-	Körp. kritisch	
7879	*	+	-	Körp. kritisch	
7880	-	+	?	Seelisch aktiv	
7881	-	+	-	ggf. abgehetzt	
7882	-	+	-	und sprunghaft	
7883	-	*	-	Seele kritisch	
7884	?	-	-	Schöpf. Pause	
7885	-	-	-	Kräftesammeln	
7886	-	-	-	und Entspannen	
7887	-	-	-	- wie oben -	
7888	-	-	*	Geist kritisch	
7889	-	-	+	Geistig aktiv	
7890	*	?	+	Körp. kritisch	
7891	+	-	+	Doppelt aktiv	
7892	+	-	+	Routinearbeit	
7893	+	-	+	ev. launenhaft	
7894	+	-	+	- wie oben -	
7895	+	-	+	- wie oben -	
7896	?	-	?	- wie oben -	

TAG	K	S	I	KOMMENTARE	DATUM
7897	+	*	+	Seele kritisch	
7898	+	+	+	Dreifach aktiv	
7899	+	+	+	Höchstleistung	
7900	+	+	+	und Ausdauer	
7901	*	+	+	Körp. kritisch	
7902	*	+	+	Körp. kritisch	
7903	-	+	+	Doppelt aktiv	
7904	-	?	*	Geist kritisch	
7905	-	+	*	Geist kritisch	
7906	-	+	-	Seelisch aktiv	
7907	?	+	-	ggf. abgehetzt	
7908	-	+	-	und sprunghaft	
7909	-	+	-	- wie oben -	
7910	-	+	-	- wie oben -	
7911	-	*	-	Seele kritisch	
7912	-	-	-	Schöpf. Pause	
7913	*	-	?	Körp. kritisch	
7914	+	-	-	Körperl. aktiv	
7915	+	-	-	ggf. unachtsam	
7916	+	-	-	und launenhaft	
7917	+	-	-	- wie oben -	
7918	+	?	-	Körperl. aktiv	
7919	?	-	-	ggf. unachtsam	
7920	+	-	-	und launenhaft	
7921	+	-	*	Geist kritisch	
7922	+	-	+	Doppelt aktiv	
7923	+	-	+	Routinearbeit	
7924	*	-	+	Körp. kritisch	
7925	*	*	+	Krise zweifach	
7926	-	+	+	Doppelt aktiv	
7927	-	+	+	Lust und Geist	
7928	-	+	+	ggf. abgehetzt	
7929	-	+	?	- wie oben -	
7930	?	+	+	- wie oben -	
7931	-	+	+	- wie oben -	
7932	-	?	+	Doppelt aktiv	
7933	-	+	+	Lust und Geist	
7934	-	+	+	ggf. abgehetzt	
7935	-	+	+	- wie oben -	
7936	*	+	+	Körp. kritisch	
7937	+	+	*	Geist kritisch	
7938	+	+	*	Geist kritisch	

TAG	K	S	I	KOMMENTARE	DATUM
7939	+	*	-	Seele kritisch	
7940	+	-	-	Körperl. aktiv	
7941	+	-	-	ggf. unachtsam	
7942	?	-	-	und launenhaft	
7943	+	-	-	- wie oben -	
7944	+	-	-	- wie oben -	
7945	+	-	-	- wie oben -	
7946	+	?	?	Körperl. aktiv	
7947	*	-	-	Körp. kritisch	
7948	*	-	-	Körp. kritisch	
7949	-	-	-	Schöpf. Pause	
7950	-	-	-	Kräftesammeln	
7951	-	-	-	und Entspannen	
7952	-	-	-	- wie oben -	
7953	?	*	-	Seele kritisch	
7954	-	+	*	Geist kritisch	
7955	-	+	+	Doppelt aktiv	
7956	-	+	+	Lust und Geist	
7957	-	+	+	ggf. abgehetzt	
7958	-	+	+	- wie oben -	
7959	*	+	+	Körp. kritisch	
7960	+	?	+	Dreifach aktiv	
7961	+	+	+	Höchstleistung	
7962	+	+	?	und Ausdauer	
7963	+	+	+	- wie oben -	
7964	+	+	+	- wie oben -	
7965	?	+	+	- wie oben -	
7966	+	+	+	- wie oben -	
7967	+	*	+	Seele kritisch	
7968	+	-	+	Doppelt aktiv	*
7969	+	-	+	Routinearbeit	
7970	*	-	*	Krise zweifach	
7971	*	-	*	Krise zweifach	
7972	-	-	-	Schöpf. Pause	
7973	-	-	-	Kräftesammeln	
7974	-	?	-	Schöpf. Pause	
7975	-	-	-	Kräftesammeln	
7976	?	-	-	und Entspannen	
7977	-	-	-	- wie oben -	
7978	-	-	-	- wie oben -	
7979	-	-	?	- wie oben -	
7980	-	-	-	- wie oben -	

* Geburtstag: 80. Lebenjahr vollendet

TAG	K	S	I	KOMMENTARE	DATUM
7981	-	*	-	Seele kritisch	
7982	*	+	-	Körp. kritisch	
7983	+	+	-	Doppelt aktiv	
7984	+	+	-	Höchstleistung	
7985	+	+	-	ggf. unachtsam	
7986	+	+	-	- wie oben -	
7987	+	+	*	Geist kritisch	
7988	?	?	+	Dreifach aktiv	
7989	+	+	+	Höchstleistung	
7990	+	+	+	und Ausdauer	
7991	+	+	+	- wie oben -	
7992	+	+	+	- wie oben -	
7993	*	+	+	Körp. kritisch	
7994	*	+	+	Körp. kritisch	
7995	-	*	?	Seele kritisch	
7996	-	-	+	Geistig aktiv	
7997	-	-	+	ggf. erschöpft	
7998	-	-	+	und launenhaft	
7999	?	-	+	- wie oben -	
8000	-	-	+	- wie oben -	
8001	-	-	+	- wie oben -	
8002	-	?	+	Geistig aktiv	
8003	-	-	*	Geist kritisch	
8004	-	-	*	Geist kritisch	
8005	*	-	-	Körp. kritisch	
8006	+	-	-	Körperl. aktiv	
8007	+	-	-	ggf. unachtsam	
8008	+	-	-	und launenhaft	
8009	+	*	-	Seele kritisch	
8010	+	+	-	Doppelt aktiv	
8011	?	+	-	Höchstleistung	
8012	+	+	?	ggf. unachtsam	
8013	+	+	-	- wie oben -	
8014	+	+	-	- wie oben -	
8015	+	+	-	- wie oben -	
8016	*	?	-	Körp. kritisch	
8017	*	+	-	Körp. kritisch	
8018	-	+	-	Seelisch aktiv	
8019	-	+	-	ggf. abgehetzt	
8020	-	+	*	Geist kritisch	
8021	-	+	+	Doppelt aktiv	
8022	?	+	+	Lust und Geist	

TAG	K	S	I	KOMMENTARE	DATUM
8023	-	*	+	Seele kritisch	
8024	-	-	+	Geistig aktiv	
8025	-	-	+	ggf. erschöpft	
8026	-	-	+	und launenhaft	
8027	-	-	+	- wie oben -	
8028	*	-	?	Körp. kritisch	
8029	+	-	+	Doppelt aktiv	
8030	+	?	+	Doppelt aktiv	
8031	+	-	+	Routinearbeit	
8032	+	-	+	ev. launenhaft	
8033	+	-	+	- wie oben -	
8034	?	-	+	- wie oben -	
8035	+	-	+	- wie oben -	
8036	+	-	*	Geist kritisch	*
8037	+	*	*	Krise zweifach	
8038	+	+	-	Doppelt aktiv	
8039	*	+	-	Körp. kritisch	
8040	*	+	-	Körp. kritisch	
8041	-	+	-	Seelisch aktiv	
8042	-	+	-	ggf. abgehetzt	
8043	-	+	-	und sprunghaft	
8044	-	?	-	Seelisch aktiv	
8045	?	+	?	ggf. abgehetzt	
8046	-	+	-	und sprunghaft	
8047	-	+	-	- wie oben -	
8048	-	+	-	- wie oben -	
8049	-	+	-	- wie oben -	
8050	-	+	-	- wie oben -	
8051	*	*	-	Krise zweifach	
8052	+	-	-	Körperl. aktiv	
8053	+	-	*	Geist kritisch	
8054	+	-	+	Doppelt aktiv	
8055	+	-	+	Routinearbeit	
8056	+	-	+	ev. launenhaft	
8057	?	-	+	- wie oben -	
8058	+	?	+	Doppelt aktiv	
8059	+	-	+	Routinearbeit	
8060	+	-	+	ev. launenhaft	
8061	+	-	?	- wie oben -	
8062	*	-	+	Körp. kritisch	
8063	*	-	+	Körp. kritisch	
8064	-	-	+	Geistig aktiv	

* Geburtstag: 22. Lebenjahr vollendet

TAG	K	S	I	KOMMENTARE	DATUM
8065	-	*	+	Seele kritisch	
8066	-	+	+	Doppelt aktiv	
8067	-	+	+	Lust und Geist	
8068	?	+	+	ggf. abgehetzt	
8069	-	+	*	Geist kritisch	
8070	-	+	*	Geist kritisch	
8071	-	+	-	Seelisch aktiv	
8072	-	?	-	Seelisch aktiv	
8073	-	+	-	ggf. abgehetzt	
8074	*	+	-	Körp. kritisch	
8075	+	+	-	Doppelt aktiv	
8076	+	+	-	Höchstleistung	
8077	+	+	-	ggf. unachtsam	
8078	+	+	?	- wie oben -	
8079	+	*	-	Seele kritisch	
8080	?	-	-	Körperl. aktiv	
8081	+	-	-	ggf. unachtsam	
8082	+	-	-	und launenhaft	
8083	+	-	-	- wie oben -	
8084	+	-	-	- wie oben -	
8085	*	-	-	Körp. kritisch	
8086	*	?	*	Krise zweifach	
8087	-	-	+	Geistig aktiv	
8088	-	-	+	ggf. erschöpft	
8089	-	-	+	und launenhaft	
8090	-	-	+	- wie oben -	
8091	?	-	+	- wie oben -	
8092	-	-	+	- wie oben -	
8093	-	*	+	Seele kritisch	
8094	-	+	?	Doppelt aktiv	
8095	-	+	+	Lust und Geist	
8096	-	+	+	ggf. abgehetzt	
8097	*	+	+	Körp. kritisch	
8098	+	+	+	Dreifach aktiv	
8099	+	+	+	Höchstleistung	
8100	+	?	+	Dreifach aktiv	
8101	+	+	+	Höchstleistung	
8102	+	+	*	Geist kritisch	
8103	?	+	*	Geist kritisch	
8104	+	+	-	Doppelt aktiv	
8105	+	+	-	Höchstleistung	
8106	+	+	-	ggf. unachtsam	

TAG	K	S	I	KOMMENTARE	DATUM
8107	+	*	-	Seele kritisch	
8108	*	-	-	Körp. kritisch	
8109	*	-	-	Körp. kritisch	
8110	-	-	-	Schöpf. Pause	
8111	-	-	?	Kräftesammeln	
8112	-	-	-	und Entspannen	
8113	-	-	-	- wie oben -	
8114	?	?	-	Schöpf. Pause	
8115	-	-	-	Kräftesammeln	
8116	-	-	-	und Entspannen	
8117	-	-	-	- wie oben -	
8118	-	-	-	- wie oben -	
8119	-	-	*	Geist kritisch	
8120	*	-	+	Körp. kritisch	
8121	+	*	+	Seele kritisch	
8122	+	+	+	Dreifach aktiv	
8123	+	+	+	Höchstleistung	
8124	+	+	+	und Ausdauer	
8125	+	+	+	- wie oben -	
8126	?	+	+	- wie oben -	
8127	+	+	?	- wie oben -	
8128	+	?	+	Dreifach aktiv	
8129	+	+	+	Höchstleistung	
8130	+	+	+	und Ausdauer	
8131	*	+	+	Körp. kritisch	
8132	*	+	+	Körp. kritisch	
8133	-	+	+	Doppelt aktiv	
8134	-	+	+	Lust und Geist	
8135	-	*	*	Krise zweifach	
8136	-	-	*	Geist kritisch	
8137	?	-	-	Schöpf. Pause	
8138	-	-	-	Kräftesammeln	
8139	-	-	-	und Entspannen	
8140	-	-	-	- wie oben -	
8141	-	-	-	- wie oben -	
8142	-	?	-	Schöpf. Pause	
8143	*	-	-	Körp. kritisch	
8144	+	-	?	Körperl. aktiv	
8145	+	-	-	ggf. unachtsam	
8146	+	-	-	und launenhaft	
8147	+	-	-	- wie oben -	
8148	+	-	-	- wie oben -	

TAG	K	S	I	KOMMENTARE	DATUM
8149	?	*	-	Seele kritisch	
8150	+	+	-	Doppelt aktiv	
8151	+	+	-	Höchstleistung	
8152	+	+	*	Geist kritisch	
8153	+	+	+	Dreifach aktiv	
8154	*	+	+	Körp. kritisch	
8155	*	+	+	Körp. kritisch	
8156	-	?	+	Doppelt aktiv	
8157	-	+	+	Lust und Geist	
8158	-	+	+	ggf. abgehetzt	
8159	-	+	+	- wie oben -	
8160	?	+	?	- wie oben -	
8161	-	+	+	- wie oben -	
8162	-	+	+	- wie oben -	
8163	-	*	+	Seele kritisch	
8164	-	-	+	Geistig aktiv	
8165	-	-	+	ggf. erschöpft	
8166	*	-	+	Körp. kritisch	
8167	+	-	+	Doppelt aktiv	
8168	+	-	*	Geist kritisch	
8169	+	-	*	Geist kritisch	
8170	+	?	-	Körperl. aktiv	
8171	+	-	-	ggf. unachtsam	
8172	?	-	-	und launenhaft	
8173	+	-	-	- wie oben -	
8174	+	-	-	- wie oben -	
8175	+	-	-	- wie oben -	
8176	+	-	-	- wie oben -	
8177	*	*	?	Krise zweifach	
8178	*	+	-	Körp. kritisch	
8179	-	+	-	Seelisch aktiv	
8180	-	+	-	ggf. abgehetzt	
8181	-	+	-	und sprunghaft	
8182	-	+	-	- wie oben -	
8183	?	+	-	- wie oben -	
8184	-	?	-	Seelisch aktiv	
8185	-	+	*	Geist kritisch	
8186	-	+	+	Doppelt aktiv	
8187	-	+	+	Lust und Geist	
8188	-	+	+	ggf. abgehetzt	
8189	*	+	+	Körp. kritisch	
8190	+	+	+	Dreifach aktiv	

TAG	K	S	I	KOMMENTARE	DATUM
8191	+	*	+	Seele kritisch	
8192	+	-	+	Doppelt aktiv	
8193	+	-	?	Routinearbeit	
8194	+	-	+	ev. launenhaft	
8195	?	-	+	- wie oben -	
8196	+	-	+	- wie oben -	
8197	+	-	+	- wie oben -	
8198	+	?	+	Doppelt aktiv	
8199	+	-	+	Routinearbeit	
8200	*	-	+	Körp. kritisch	
8201	*	-	*	Krise zweifach	
8202	-	-	*	Geist kritisch	
8203	-	-	-	Schöpf. Pause	
8204	-	-	-	Kräftesammeln	
8205	-	*	-	Seele kritisch	
8206	?	+	-	Seelisch aktiv	
8207	-	+	-	ggf. abgehetzt	
8208	-	+	-	und sprunghaft	
8209	-	+	-	- wie oben -	
8210	-	+	?	- wie oben -	
8211	-	+	-	- wie oben -	
8212	*	?	-	Körp. kritisch	
8213	+	+	-	Doppelt aktiv	
8214	+	+	-	Höchstleistung	
8215	+	+	-	ggf. unachtsam	
8216	+	+	-	- wie oben -	
8217	+	+	-	- wie oben -	
8218	?	+	*	Geist kritisch	
8219	+	*	+	Seele kritisch	
8220	+	-	+	Doppelt aktiv	
8221	+	-	+	Routinearbeit	
8222	+	-	+	ev. launenhaft	
8223	*	-	+	Körp. kritisch	
8224	*	-	+	Körp. kritisch	
8225	-	-	+	Geistig aktiv	
8226	-	?	?	Geistig aktiv	
8227	-	-	+	ggf. erschöpft	
8228	-	-	+	und launenhaft	
8229	?	-	+	- wie oben -	
8230	-	-	+	- wie oben -	
8231	-	-	+	- wie oben -	
8232	-	-	+	- wie oben -	

Beispiel: Mark Spitz

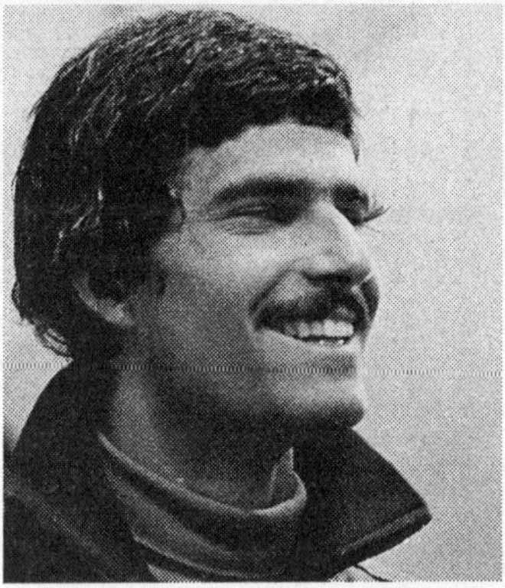

Der amerikanische Modellathlet war der erfolgreichste Sportler bei den Spielen der XX. Olympiade in München 1972. Im doppelten Hoch erzielte er sieben Goldmedaillen und sieben Weltrekorde.

Aktuelles Datum:
28.8.1972 (MO)–4.9.1972 (MO)
Geburtsdatum:
10.2.1950 (FR)

Die einzelnen Disziplinen: 100 und 200 Meter Freistil, 100 und 200 Meter Delphin sowie die Staffelbewerbe über 4 × 100 Meter Freistil, 4 × 200 Meter Freistil und 4 × 100 Meter Lagen.
Der deutsche Meisterschwimmer und Trainer Gerhard Hetz stellt fest: »Das Schwimmen bei den Männern war ein einziges Spitz-Spektakulum. Er ist nicht nur ein Ausnahme-Athlet, sondern er hatte auch das unwahrscheinliche Glück, im richtigen Augenblick in Höchstform zu sein.«

1972

TAG	K	S	I	KOMMENTARE	DATUM
8233	-	*	+	Seele kritisch	FR
8234	-	+	*	Geist kritisch	SA
8235	*	+	*	Krise zweifach	SO
8236	+	+	-	Doppelt aktiv	MO 28.8.
8237	+	+	-	Höchstleistung	DI
8238	+	+	-	ggf. unachtsam	MI
8239	+	+	-	- wie oben -	DO
8240	+	?	-	Doppelt aktiv	FR
8241	?	+	-	Höchstleistung	SA
8242	+	+	-	ggf. unachtsam	SO
8243	+	+	?	- wie oben -	MO 4.9.
8244	+	+	-	- wie oben -	DI
8245	+	+	-	- wie oben -	MI
8246	*	+	-	Körp. kritisch	DO

Siebenmal Gold im doppelten Hoch

TAG	K	S	I	KOMMENTARE	DATUM
8233	-	*	+	Seele kritisch	
8234	-	+	*	Geist kritisch	
8235	*	+	*	Krise zweifach	
8236	+	+	-	Doppelt aktiv	
8237	+	+	-	Höchstleistung	
8238	+	+	-	ggf. unachtsam	
8239	+	+	-	- wie oben -	
8240	+	?	-	Doppelt aktiv	
8241	?	+	-	Höchstleistung	
8242	+	+	-	ggf. unachtsam	
8243	+	+	?	- wie oben -	
8244	+	+	-	- wie oben -	
8245	+	+	-	- wie oben -	
8246	*	+	-	Körp. kritisch	
8247	*	*	-	Krise zweifach	
8248	-	-	-	Schöpf. Pause	
8249	-	-	-	Kräftesammeln	
8250	-	-	-	und Entspannen	
8251	-	-	*	Geist kritisch	
8252	?	-	+	Geistig aktiv	
8253	-	-	+	ggf. erschöpft	
8254	-	?	+	Geistig aktiv	
8255	-	-	+	ggf. erschöpft	
8256	-	-	+	und launenhaft	
8257	-	-	+	- wie oben -	
8258	*	-	+	Körp. kritisch	
8259	+	-	?	Doppelt aktiv	
8260	+	-	+	Routinearbeit	
8261	+	*	+	Seele kritisch	
8262	+	+	+	Dreifach aktiv	
8263	+	+	+	Höchstleistung	
8264	?	+	+	und Ausdauer	
8265	+	+	+	- wie oben -	
8266	+	+	+	- wie oben -	
8267	+	+	*	Geist kritisch	
8268	+	?	*	Geist kritisch	
8269	*	+	-	Körp. kritisch	
8270	*	+	-	Körp. kritisch	
8271	-	+	-	Seelisch aktiv	
8272	-	+	-	ggf. abgehetzt	
8273	-	+	-	und sprunghaft	
8274	-	+	-	- wie oben -	

TAG	K	S	I	KOMMENTARE	DATUM
8275	?	*	-	Seele kritisch	
8276	-	-	?	Schöpf. Pause	
8277	-	-	-	Kräftesammeln	
8278	-	-	-	und Entspannen	
8279	-	-	-	- wie oben -	
8280	-	-	-	- wie oben -	
8281	*	-	-	Körp. kritisch	
8282	+	?	-	Körperl. aktiv	
8283	+	-	-	ggf. unachtsam	
8284	+	-	*	Geist kritisch	
8285	+	-	+	Doppelt aktiv	
8286	+	-	+	Routinearbeit	
8287	?	-	+	ev. launenhaft	
8288	+	-	+	- wie oben -	
8289	+	*	+	Seele kritisch	
8290	+	+	+	Dreifach aktiv	
8291	+	+	+	Höchstleistung	
8292	*	+	?	Körp. kritisch	
8293	*	+	+	Körp. kritisch	
8294	-	+	+	Doppelt aktiv	
8295	-	+	+	Lust und Geist	
8296	-	?	+	Doppelt aktiv	
8297	-	+	+	Lust und Geist	
8298	?	+	+	ggf. abgehetzt	
8299	-	+	+	- wie oben -	
8300	-	+	*	Geist kritisch	
8301	-	+	*	Geist kritisch	
8302	-	+	-	Seelisch aktiv	
8303	-	*	-	Seele kritisch	
8304	*	-	-	Körp. kritisch	
8305	+	-	-	Körperl. aktiv	
8306	+	-	-	ggf. unachtsam	
8307	+	-	-	und launenhaft	
8308	+	-	-	- wie oben -	
8309	+	-	?	- wie oben -	
8310	?	?	-	Körperl. aktiv	
8311	+	-	-	ggf. unachtsam	
8312	+	-	-	und launenhaft	
8313	+	-	-	- wie oben -	
8314	+	-	-	- wie oben -	
8315	*	-	-	Körp. kritisch	
8316	*	-	-	Körp. kritisch	

TAG	K	S	I	KOMMENTARE	DATUM
8317	-	*	*	Krise zweifach	
8318	-	+	+	Doppelt aktiv	
8319	-	+	+	Lust und Geist	
8320	-	+	+	ggf. abgehetzt	
8321	?	+	+	- wie oben -	
8322	-	+	+	- wie oben -	
8323	-	+	+	- wie oben -	
8324	-	?	+	Doppelt aktiv	
8325	-	+	?	Lust und Geist	
8326	-	+	+	ggf. abgehetzt	
8327	*	+	+	Körp. kritisch	
8328	+	+	+	Dreifach aktiv	
8329	+	+	+	Höchstleistung	
8330	+	+	+	und Ausdauer	
8331	+	*	+	Seele kritisch	
8332	+	-	+	Doppelt aktiv	
8333	?	-	*	Geist kritisch	
8334	+	-	*	Geist kritisch	*
8335	+	-	-	Körperl. aktiv	
8336	+	-	-	ggf. unachtsam	
8337	+	-	-	und launenhaft	
8338	*	?	-	Körp. kritisch	
8339	*	-	-	Körp. kritisch	
8340	-	-	-	Schöpf. Pause	
8341	-	-	-	Kräftesammeln	
8342	-	-	?	und Entspannen	
8343	-	-	-	- wie oben -	
8344	?	-	-	- wie oben -	
8345	-	*	-	Seele kritisch	
8346	-	+	-	Seelisch aktiv	
8347	-	+	-	ggf. abgehetzt	
8348	-	+	-	und sprunghaft	
8349	-	+	-	- wie oben -	
8350	*	+	*	Krise zweifach	
8351	+	+	+	Dreifach aktiv	
8352	+	?	+	Dreifach aktiv	
8353	+	+	+	Höchstleistung	
8354	+	+	+	und Ausdauer	
8355	+	+	+	- wie oben -	
8356	?	+	+	- wie oben -	
8357	+	+	+	- wie oben -	
8358	+	+	?	- wie oben -	

* Geburtstag: 81. Lebenjahr vollendet

TAG	K	S	I	KOMMENTARE	DATUM
8359	+	*	+	Seele kritisch	
8360	+	-	+	Doppelt aktiv	
8361	*	-	+	Körp. kritisch	
8362	*	-	+	Körp. kritisch	
8363	-	-	+	Geistig aktiv	
8364	-	-	+	ggf. erschöpft	
8365	-	-	+	und launenhaft	
8366	-	?	*	Geist kritisch	
8367	?	-	*	Geist kritisch	
8368	-	-	-	Schöpf. Pause	
8369	-	-	-	Kräftesammeln	
8370	-	-	-	und Entspannen	
8371	-	-	-	- wie oben -	
8372	-	-	-	- wie oben -	
8373	*	*	-	Krise zweifach	
8374	+	+	-	Doppelt aktiv	
8375	+	+	?	Höchstleistung	
8376	+	+	-	ggf. unachtsam	
8377	+	+	-	- wie oben -	
8378	+	+	-	- wie oben -	
8379	?	+	-	- wie oben -	
8380	+	?	-	Doppelt aktiv	
8381	+	+	-	Höchstleistung	
8382	+	+	-	ggf. unachtsam	
8383	+	+	*	Geist kritisch	
8384	*	+	+	Körp. kritisch	
8385	*	+	+	Körp. kritisch	
8386	-	+	+	Doppelt aktiv	
8387	-	*	+	Seele kritisch	
8388	-	-	+	Geistig aktiv	
8389	-	-	+	ggf. erschöpft	
8390	?	-	+	und launenhaft	
8391	-	-	?	- wie oben -	
8392	-	-	+	- wie oben -	
8393	-	-	+	- wie oben -	
8394	-	?	+	Geistig aktiv	
8395	-	-	+	ggf. erschöpft	
8396	*	-	+	Körp. kritisch	
8397	+	-	+	Doppelt aktiv	
8398	+	-	+	Routinearbeit	
8399	+	-	*	Geist kritisch	
8400	+	-	*	Geist kritisch	

TAG	K	S	I	KOMMENTARE	DATUM
8401	+	*	-	Seele kritisch	*
8402	?	+	-	Doppelt aktiv	
8403	+	+	-	Höchstleistung	
8404	+	+	-	ggf. unachtsam	
8405	+	+	-	- wie oben -	
8406	+	+	-	- wie oben -	
8407	*	+	-	Körp. kritisch	
8408	*	?	?	Körp. kritisch	
8409	-	+	-	Seelisch aktiv	
8410	-	+	-	ggf. abgehetzt	
8411	-	+	-	und sprunghaft	
8412	-	+	-	- wie oben -	
8413	?	+	-	- wie oben -	
8414	-	+	-	- wie oben -	
8415	-	*	-	Seele kritisch	
8416	-	-	*	Geist kritisch	
8417	-	-	+	Geistig aktiv	
8418	-	-	+	ggf. erschöpft	
8419	*	-	+	Körp. kritisch	
8420	+	-	+	Doppelt aktiv	
8421	+	-	+	Routinearbeit	
8422	+	?	+	Doppelt aktiv	
8423	+	-	+	Routinearbeit	
8424	+	-	?	ev. launenhaft	
8425	?	-	+	- wie oben -	
8426	+	-	+	- wie oben -	
8427	+	-	+	- wie oben -	
8428	+	-	+	- wie oben -	
8429	+	*	+	Seele kritisch	
8430	*	+	+	Körp. kritisch	
8431	*	+	+	Körp. kritisch	
8432	-	+	*	Geist kritisch	
8433	-	+	*	Geist kritisch	
8434	-	+	-	Seelisch aktiv	
8435	-	+	-	ggf. abgehetzt	
8436	?	?	-	Seelisch aktiv	
8437	-	+	-	ggf. abgehetzt	
8438	-	+	-	und sprunghaft	
8439	-	+	-	- wie oben -	
8440	-	+	-	- wie oben -	
8441	-	+	?	- wie oben -	
8442	*	+	-	Körp. kritisch	

* Geburtstag: 23. Lebenjahr vollendet

TAG	K	S	I	KOMMENTARE	DATUM
8443	+	*	-	Seele kritisch	
8444	+	-	-	Körperl. aktiv	
8445	+	-	-	ggf. unachtsam	
8446	+	-	-	und launenhaft	
8447	+	-	-	- wie oben -	
8448	?	-	-	- wie oben -	
8449	+	-	*	Geist kritisch	
8450	+	?	+	Doppelt aktiv	
8451	+	-	+	Routinearbeit	
8452	+	-	+	ev. launenhaft	
8453	*	-	+	Körp. kritisch	
8454	*	-	+	Körp. kritisch	
8455	-	-	+	Geistig aktiv	
8456	-	-	+	ggf. erschöpft	
8457	-	*	?	Seele kritisch	
8458	-	+	+	Doppelt aktiv	
8459	?	+	+	Lust und Geist	
8460	-	+	+	ggf. abgehetzt	
8461	-	+	+	- wie oben -	
8462	-	+	+	- wie oben -	
8463	-	+	+	- wie oben -	
8464	-	?	+	Doppelt aktiv	
8465	*	+	*	Krise zweifach	
8466	+	+	*	Geist kritisch	
8467	+	+	-	Doppelt aktiv	
8468	+	+	-	Höchstleistung	
8469	+	+	-	ggf. unachtsam	
8470	+	+	-	- wie oben -	
8471	?	*	-	Seele kritisch	
8472	+	-	-	Körperl. aktiv	
8473	+	-	-	ggf. unachtsam	
8474	+	-	?	und launenhaft	
8475	+	-	-	- wie oben -	
8476	*	-	-	Körp. kritisch	
8477	*	-	-	Körp. kritisch	
8478	-	?	-	Schöpf. Pause	
8479	-	-	-	Kräftesammeln	
8480	-	-	-	und Entspannen	
8481	-	-	-	- wie oben -	
8482	?	-	*	Geist kritisch	
8483	-	-	+	Geistig aktiv	
8484	-	-	+	ggf. erschöpft	

TAG	K	S	I	KOMMENTARE	DATUM
8485	-	*	+	Seele kritisch	
8486	-	+	+	Doppelt aktiv	
8487	-	+	+	Lust und Geist	
8488	*	+	+	Körp. kritisch	
8489	+	+	+	Dreifach aktiv	
8490	+	+	?	Höchstleistung	
8491	+	+	+	und Ausdauer	
8492	+	?	+	Dreifach aktiv	
8493	+	+	+	Höchstleistung	
8494	?	+	+	und Ausdauer	
8495	+	+	+	- wie oben -	
8496	+	+	+	- wie oben -	
8497	+	+	+	- wie oben -	
8498	+	+	*	Geist kritisch	
8499	*	*	*	Krise dreifach	
8500	*	-	-	Körp. kritisch	
8501	-	-	-	Schöpf. Pause	
8502	-	-	-	Kräftesammeln	
8503	-	-	-	und Entspannen	
8504	-	-	-	- wie oben -	
8505	?	-	-	- wie oben -	
8506	-	?	-	Schöpf. Pause	
8507	-	-	?	Kräftesammeln	
8508	-	-	-	und Entspannen	
8509	-	-	-	- wie oben -	
8510	-	-	-	- wie oben -	
8511	*	-	-	Körp. kritisch	
8512	+	-	-	Körperl. aktiv	
8513	+	*	-	Seele kritisch	
8514	+	+	-	Doppelt aktiv	
8515	+	+	*	Geist kritisch	
8516	+	+	+	Dreifach aktiv	
8517	?	+	+	Höchstleistung	
8518	+	+	+	und Ausdauer	
8519	+	+	+	- wie oben -	
8520	+	?	+	Dreifach aktiv	
8521	+	+	+	Höchstleistung	
8522	*	+	+	Körp. kritisch	
8523	*	+	?	Körp. kritisch	
8524	-	+	+	Doppelt aktiv	
8525	-	+	+	Lust und Geist	
8526	-	+	+	ggf. abgehetzt	

TAG	K	S	I	KOMMENTARE	DATUM
8527	-	*	+	Seele kritisch	
8528	?	-	+	Geistig aktiv	
8529	-	-	+	ggf. erschöpft	
8530	-	-	+	und launenhaft	
8531	-	-	*	Geist kritisch	
8532	-	-	*	Geist kritisch	
8533	-	-	-	Schöpf. Pause	
8534	*	?	-	Körp. kritisch	
8535	+	-	-	Körperl. aktiv	
8536	+	-	-	ggf. unachtsam	
8537	+	-	-	und launenhaft	
8538	+	-	-	- wie oben -	
8539	+	-	-	- wie oben -	
8540	?	-	?	- wie oben -	
8541	+	*	-	Seele kritisch	
8542	+	+	-	Doppelt aktiv	
8543	+	+	-	Höchstleistung	
8544	+	+	-	ggf. unachtsam	
8545	*	+	-	Körp. kritisch	
8546	*	+	-	Körp. kritisch	
8547	-	+	-	Seelisch aktiv	
8548	-	?	*	Geist kritisch	
8549	-	+	+	Doppelt aktiv	
8550	-	+	+	Lust und Geist	
8551	?	+	+	ggf. abgehetzt	
8552	-	+	+	- wie oben -	
8553	-	+	+	- wie oben -	
8554	-	+	+	- wie oben -	
8555	-	*	+	Seele kritisch	
8556	-	-	?	Geistig aktiv	
8557	*	-	+	Körp. kritisch	
8558	+	-	+	Doppelt aktiv	
8559	+	-	+	Routinearbeit	
8560	+	-	+	ev. launenhaft	
8561	+	-	+	- wie oben -	
8562	+	?	+	Doppelt aktiv	
8563	?	-	+	Routinearbeit	
8564	+	-	*	Geist kritisch	
8565	+	-	*	Geist kritisch	
8566	+	-	-	Körperl. aktiv	
8567	+	-	-	ggf. unachtsam	
8568	*	-	-	Körp. kritisch	

TAG	K	S	I	KOMMENTARE	DATUM
8569	*	*	-	Krise zweifach	
8570	-	+	-	Seelisch aktiv	
8571	-	+	-	ggf. abgehetzt	
8572	-	+	-	und sprunghaft	
8573	-	+	?	- wie oben -	
8574	?	+	-	- wie oben -	
8575	-	+	-	- wie oben -	
8576	-	?	-	Seelisch aktiv	
8577	-	+	-	ggf. abgehetzt	
8578	-	+	-	und sprunghaft	
8579	-	+	-	- wie oben -	
8580	*	+	-	Körp. kritisch	
8581	+	+	*	Geist kritisch	
8582	+	+	+	Dreifach aktiv	
8583	+	*	+	Seele kritisch	
8584	+	-	+	Doppelt aktiv	
8585	+	-	+	Routinearbeit	
8586	?	-	+	ev. launenhaft	
8587	+	-	+	- wie oben -	
8588	+	-	+	- wie oben -	
8589	+	-	?	- wie oben -	
8590	+	?	+	Doppelt aktiv	
8591	*	-	+	Körp. kritisch	
8592	*	-	+	Körp. kritisch	
8593	-	-	+	Geistig aktiv	
8594	-	-	+	ggf. erschöpft	
8595	-	-	+	und launenhaft	
8596	-	-	+	- wie oben -	
8597	?	*	*	Krise zweifach	
8598	-	+	*	Geist kritisch	
8599	-	+	-	Seelisch aktiv	
8600	-	+	-	ggf. abgehetzt	
8601	-	+	-	und sprunghaft	
8602	-	+	-	- wie oben -	
8603	*	+	-	Körp. kritisch	
8604	+	?	-	Doppelt aktiv	
8605	+	+	-	Höchstleistung	
8606	+	+	?	ggf. unachtsam	
8607	+	+	-	- wie oben -	
8608	+	+	-	- wie oben -	
8609	?	+	-	- wie oben -	
8610	+	+	-	- wie oben -	

TAG	K	S	I	KOMMENTARE	DATUM
8611	+	*	-	Seele kritisch	
8612	+	-	-	Körperl. aktiv	
8613	+	-	-	ggf. unachtsam	
8614	*	-	*	Krise zweifach	
8615	*	-	+	Körp. kritisch	
8616	-	-	+	Geistig aktiv	
8617	-	-	+	ggf. erschöpft	
8618	-	?	+	Geistig aktiv	
8619	-	-	+	ggf. erschöpft	
8620	?	-	+	und launenhaft	
8621	-	-	+	- wie oben -	
8622	-	-	?	- wie oben -	
8623	-	-	+	- wie oben -	
8624	-	-	+	- wie oben -	
8625	-	*	+	Seele kritisch	
8626	*	+	+	Körp. kritisch	
8627	+	+	+	Dreifach aktiv	
8628	+	+	+	Höchstleistung	
8629	+	+	+	und Ausdauer	
8630	+	+	*	Geist kritisch	
8631	+	+	*	Geist kritisch	
8632	?	?	-	Doppelt aktiv	
8633	+	+	-	Höchstleistung	
8634	+	+	-	ggf. unachtsam	
8635	+	+	-	- wie oben -	
8636	+	+	-	- wie oben -	
8637	*	+	-	Körp. kritisch	
8638	*	+	-	Körp. kritisch	
8639	-	*	?	Seele kritisch	
8640	-	-	-	Schöpf. Pause	
8641	-	-	-	Kräftesammeln	
8642	-	-	-	und Entspannen	
8643	?	-	-	- wie oben -	
8644	-	-	-	- wie oben -	
8645	-	-	-	- wie oben -	
8646	-	?	-	Schöpf. Pause	
8647	-	-	*	Geist kritisch	
8648	-	-	+	Geistig aktiv	
8649	*	-	+	Körp. kritisch	
8650	+	-	+	Doppelt aktiv	
8651	+	-	+	Routinearbeit	
8652	+	-	+	ev. launenhaft	

TAG	K	S	I	KOMMENTARE	DATUM
8653	+	*	+	Seele kritisch	
8654	+	+	+	Dreifach aktiv	
8655	?	+	?	Höchstleistung	
8656	+	+	+	und Ausdauer	
8657	+	+	+	- wie oben -	
8658	+	+	+	- wie oben -	
8659	+	+	+	- wie oben -	
8660	*	?	+	Körp. kritisch	
8661	*	+	+	Körp. kritisch	
8662	-	+	+	Doppelt aktiv	
8663	-	+	*	Geist kritisch	
8664	-	+	*	Geist kritisch	
8665	-	+	-	Seelisch aktiv	
8666	?	+	-	ggf. abgehetzt	
8667	-	*	-	Seele kritisch	
8668	-	-	-	Schöpf. Pause	
8669	-	-	-	Kräftesammeln	
8670	-	-	-	und Entspannen	
8671	-	-	-	- wie oben -	
8672	*	-	?	Körp. kritisch	
8673	+	-	-	Körperl. aktiv	
8674	+	?	-	Körperl. aktiv	
8675	+	-	-	ggf. unachtsam	
8676	+	-	-	und launenhaft	
8677	+	-	-	- wie oben -	
8678	?	-	-	- wie oben -	
8679	+	-	-	- wie oben -	
8680	+	-	*	Geist kritisch	
8681	+	*	+	Seele kritisch	
8682	+	+	+	Dreifach aktiv	
8683	*	+	+	Körp. kritisch	
8684	*	+	+	Körp. kritisch	
8685	-	+	+	Doppelt aktiv	
8686	-	+	+	Lust und Geist	
8687	-	+	+	ggf. abgehetzt	
8688	-	?	?	Doppelt aktiv	
8689	?	+	+	Lust und Geist	
8690	-	+	+	ggf. abgehetzt	
8691	-	+	+	- wie oben -	
8692	-	+	+	- wie oben -	
8693	-	+	+	- wie oben -	
8694	-	+	+	- wie oben -	

TAG	K	S	I	KOMMENTARE	DATUM
8695	*	*	+	Krise zweifach	
8696	+	-	*	Geist kritisch	
8697	+	-	*	Geist kritisch	
8698	+	-	-	Körperl. aktiv	
8699	+	-	-	ggf. unachtsam	*
8700	+	-	-	und launenhaft	
8701	?	-	-	- wie oben -	
8702	+	?	-	Körperl. aktiv	
8703	+	-	-	ggf. unachtsam	
8704	+	-	-	und launenhaft	
8705	+	-	?	- wie oben -	
8706	*	-	-	Körp. kritisch	
8707	*	-	-	Körp. kritisch	
8708	-	-	-	Schöpf. Pause	
8709	-	*	-	Seele kritisch	
8710	-	+	-	Seelisch aktiv	
8711	-	+	-	ggf. abgehetzt	
8712	?	+	-	und sprunghaft	
8713	-	+	*	Geist kritisch	
8714	-	+	+	Doppelt aktiv	
8715	-	+	+	Lust und Geist	
8716	-	?	+	Doppelt aktiv	
8717	-	+	+	Lust und Geist	
8718	*	+	+	Körp. kritisch	
8719	+	+	+	Dreifach aktiv	
8720	+	+	+	Höchstleistung	
8721	+	+	?	und Ausdauer	
8722	+	+	+	- wie oben -	
8723	+	*	+	Seele kritisch	
8724	?	-	+	Doppelt aktiv	
8725	+	-	+	Routinearbeit	
8726	+	-	+	ev. launenhaft	
8727	+	-	+	- wie oben -	
8728	+	-	+	- wie oben -	
8729	*	-	*	Krise zweifach	
8730	*	?	*	Krise zweifach	
8731	-	-	-	Schöpf. Pause	
8732	-	-	-	Kräftesammeln	
8733	-	-	-	und Entspannen	
8734	-	-	-	- wie oben -	
8735	?	-	-	- wie oben -	
8736	-	-	-	- wie oben -	

* Geburtstag: 82. Lebenjahr vollendet

TAG	K	S	I	KOMMENTARE	DATUM
8737	-	*	-	Seele kritisch	
8738	-	+	?	Seelisch aktiv	
8739	-	+	-	ggf. abgehetzt	
8740	-	+	-	und sprunghaft	
8741	*	+	-	Körp. kritisch	
8742	+	+	-	Doppelt aktiv	
8743	+	+	-	Höchstleistung	
8744	+	?	-	Doppelt aktiv	
8745	+	+	-	Höchstleistung	
8746	+	+	*	Geist kritisch	
8747	?	+	+	Dreifach aktiv	
8748	+	+	+	Höchstleistung	
8749	+	+	+	und Ausdauer	
8750	+	+	+	- wie oben -	
8751	+	*	+	Seele kritisch	
8752	*	-	+	Körp. kritisch	
8753	*	-	+	Körp. kritisch	
8754	-	-	?	Geistig aktiv	
8755	-	-	+	ggf. erschöpft	
8756	-	-	+	und launenhaft	
8757	-	-	+	- wie oben -	
8758	?	?	+	Geistig aktiv	
8759	-	-	+	ggf. erschöpft	
8760	-	-	+	und launenhaft	
8761	-	-	+	- wie oben -	
8762	-	-	*	Geist kritisch	
8763	-	-	*	Geist kritisch	
8764	*	-	-	Körp. kritisch	
8765	+	*	-	Seele kritisch	
8766	+	+	-	Doppelt aktiv	
8767	+	+	-	Höchstleistung	*
8768	+	+	-	ggf. unachtsam	
8769	+	+	-	- wie oben -	
8770	?	+	-	- wie oben -	
8771	+	+	?	- wie oben -	
8772	+	?	-	Doppelt aktiv	
8773	+	+	-	Höchstleistung	
8774	+	+	-	ggf. unachtsam	
8775	*	+	-	Körp. kritisch	
8776	*	+	-	Körp. kritisch	
8777	-	+	-	Seelisch aktiv	
8778	-	+	-	ggf. abgehetzt	

* Geburtstag: 24. Lebenjahr vollendet

TAG	K	S	I	KOMMENTARE	DATUM
8779	-	*	*	Krise zweifach	
8780	-	-	+	Geistig aktiv	
8781	?	-	+	ggf. erschöpft	
8782	-	-	+	und launenhaft	
8783	-	-	+	- wie oben -	
8784	-	-	+	- wie oben -	
8785	-	-	+	- wie oben -	
8786	-	?	+	Geistig aktiv	
8787	*	-	?	Körp. kritisch	
8788	+	-	+	Doppelt aktiv	
8789	+	-	+	Routinearbeit	
8790	+	-	+	ev. launenhaft	
8791	+	-	+	- wie oben -	
8792	+	-	+	- wie oben -	
8793	?	*	+	Seele kritisch	
8794	+	+	+	Dreifach aktiv	
8795	+	+	*	Geist kritisch	
8796	+	+	*	Geist kritisch	
8797	+	+	-	Doppelt aktiv	
8798	*	+	-	Körp. kritisch	
8799	*	+	-	Körp. kritisch	
8800	-	?	-	Seelisch aktiv	
8801	-	+	-	ggf. abgehetzt	
8802	-	+	-	und sprunghaft	
8803	-	+	-	- wie oben -	
8804	?	+	?	- wie oben -	
8805	-	+	-	- wie oben -	
8806	-	+	-	- wie oben -	
8807	-	*		Seele kritisch	
8808	-	-	-	Schöpf. Pause	
8809	-	-	-	Kräftesammeln	
8810	*	-	-	Körp. kritisch	
8811	+	-	-	Körperl. aktiv	
8812	+	-	*	Geist kritisch	
8813	+	-	+	Doppelt aktiv	
8814	+	?	+	Doppelt aktiv	
8815	+	-	+	Routinearbeit	
8816	?	-	+	ev. launenhaft	
8817	+	-	+	- wie oben -	
8818	+	-	+	- wie oben -	
8819	+	-	+	- wie oben -	
8820	+	-	?	- wie oben -	

TAG	K	S	I	KOMMENTARE	DATUM
8821	*	*	+	Krise zweifach	
8822	*	+	+	Körp. kritisch	
8823	-	+	+	Doppelt aktiv	
8824	-	+	+	Lust und Geist	
8825	-	+	+	ggf. abgehetzt	
8826	-	+	+	- wie oben -	
8827	?	+	+	- wie oben -	
8828	-	?	*	Geist kritisch	
8829	-	+	*	Geist kritisch	
8830	-	+	-	Seelisch aktiv	
8831	-	+	-	ggf. abgehetzt	
8832	-	+	-	und sprunghaft	
8833	*	+	-	Körp. kritisch	
8834	+	+	-	Doppelt aktiv	
8835	+	*	-	Seele kritisch	
8836	+	-	-	Körperl. aktiv	
8837	+	-	?	ggf. unachtsam	
8838	+	-	-	und launenhaft	
8839	?	-	-	- wie oben -	
8840	+	-	-	- wie oben -	
8841	+	-	-	- wie oben -	
8842	+	?	-	Körperl. aktiv	
8843	+	-	-	ggf. unachtsam	
8844	*	-	-	Körp. kritisch	
8845	*	-	*	Krise zweifach	
8846	-	-	+	Geistig aktiv	
8847	-	-	+	ggf. erschöpft	
8848	-	-	+	und launenhaft	
8849	-	*	+	Seele kritisch	
8850	?	+	+	Doppelt aktiv	
8851	-	+	+	Lust und Geist	
8852	-	+	+	ggf. abgehetzt	
8853	-	+	?	- wie oben -	
8854	-	+	+	- wie oben -	
8855	-	+	+	- wie oben -	
8856	*	?	+	Körp. kritisch	
8857	+	+	+	Dreifach aktiv	
8858	+	+	+	Höchstleistung	
8859	+	+	+	und Ausdauer	
8860	+	+	+	- wie oben -	
8861	+	+	*	Geist kritisch	
8862	?	+	*	Geist kritisch	

TAG	K	S	I	KOMMENTARE	DATUM
8863	+	*	-	Seele kritisch	
8864	+	-	-	Körperl. aktiv	
8865	+	-	-	ggf. unachtsam	
8866	+	-	-	und launenhaft	
8867	*	-	-	Körp. kritisch	
8868	*	-	-	Körp. kritisch	
8869	-	-	-	Schöpf. Pause	
8870	-	?	?	Schöpf. Pause	
8871	-	-	-	Kräftesammeln	
8872	-	-	-	und Entspannen	
8873	?	-	-	- wie oben -	
8874	-	-	-	- wie oben -	
8875	-	-	-	- wie oben -	
8876	-	-	-	- wie oben -	
8877	-	*	-	Seele kritisch	
8878	-	+	*	Geist kritisch	
8879	*	+	+	Körp. kritisch	
8880	+	+	+	Dreifach aktiv	
8881	+	+	+	Höchstleistung	
8882	+	+	+	und Ausdauer	
8883	+	+	+	- wie oben -	
8884	+	?	+	Dreifach aktiv	
8885	?	+	+	Höchstleistung	
8886	+	+	?	und Ausdauer	
8887	+	+	+	- wie oben -	
8888	+	+	+	- wie oben -	
8889	+	+	+	- wie oben -	
8890	*	+	+	Körp. kritisch	
8891	*	*	+	Krise zweifach	
8892	-	-	+	Geistig aktiv	
8893	-	-	+	ggf. erschöpft	
8894	-	-	*	Geist kritisch	
8895	-	-	*	Geist kritisch	
8896	?	-	-	Schöpf. Pause	
8897	-	-	-	Kräftesammeln	
8898	-	?	-	Schöpf. Pause	
8899	-	-	-	Kräftesammeln	
8900	-	-	-	und Entspannen	
8901	-	-	-	- wie oben -	
8902	*	-	-	Körp. kritisch	
8903	+	-	?	Körperl. aktiv	
8904	+	-	-	ggf. unachtsam	

TAG	K	S	I	KOMMENTARE	DATUM
8905	+	*	-	Seele kritisch	
8906	+	+	-	Doppelt aktiv	
8907	+	+	-	Höchstleistung	
8908	?	+	-	ggf. unachtsam	
8909	+	+	-	- wie oben -	
8910	+	+	-	- wie oben -	
8911	+	+	*	Geist kritisch	
8912	+	?	+	Dreifach aktiv	
8913	*	+	+	Körp. kritisch	
8914	*	+	+	Körp. kritisch	
8915	-	+	+	Doppelt aktiv	
8916	-	+	+	Lust und Geist	
8917	-	+	+	ggf. abgehetzt	
8918	-	+	+	- wie oben -	
8919	?	*	?	Seele kritisch	
8920	-	-	+	Geistig aktiv	
8921	-	-	+	ggf. erschöpft	
8922	-	-	+	und launenhaft	
8923	-	-	+	- wie oben -	
8924	-	-	+	- wie oben -	
8925	*	-	+	Körp. kritisch	
8926	+	?	+	Doppelt aktiv	
8927	+	-	*	Geist kritisch	
8928	+	-	*	Geist kritisch	
8929	+	-	-	Körperl. aktiv	
8930	+	-	-	ggf. unachtsam	
8931	?	-	-	und launenhaft	
8932	+	-	-	- wie oben -	
8933	+	*	-	Seele kritisch	
8934	+	+	-	Doppelt aktiv	
8935	+	+	-	Höchstleistung	
8936	*	+	?	Körp. kritisch	
8937	*	+	-	Körp. kritisch	
8938	-	+	-	Seelisch aktiv	
8939	-	+	-	ggf. abgehetzt	
8940	-	?	-	Seelisch aktiv	
8941	-	+	-	ggf. abgehetzt	
8942	?	+	-	und sprunghaft	
8943	-	+	-	- wie oben -	
8944	-	+	*	Geist kritisch	
8945	-	+	+	Doppelt aktiv	
8946	-	+	+	Lust und Geist	

TAG	K	S	I	KOMMENTARE	DATUM
8947	-	*	+	Seele kritisch	
8948	*	-	+	Körp. kritisch	
8949	+	-	+	Doppelt aktiv	
8950	+	-	+	Routinearbeit	
8951	+	-	+	ev. launenhaft	
8952	+	-	?	- wie oben -	
8953	+	-	+	- wie oben -	
8954	?	?	+	Doppelt aktiv	
8955	+	-	+	Routinearbeit	
8956	+	-	+	ev. launenhaft	
8957	+	-	+	- wie oben -	
8958	+	-	+	- wie oben -	
8959	*	-	+	Körp. kritisch	
8960	*	-	*	Krise zweifach	
8961	-	*	*	Krise zweifach	
8962	-	+	-	Seelisch aktiv	
8963	-	+	-	ggf. abgehetzt	
8964	-	+	-	und sprunghaft	
8965	?	+	-	- wie oben -	
8966	-	+	-	- wie oben -	
8967	-	+	-	- wie oben -	
8968	-	?	-	Seelisch aktiv	
8969	-	+	?	ggf. abgehetzt	
8970	-	+	-	und sprunghaft	
8971	*	+	-	Körp. kritisch	
8972	+	+	-	Doppelt aktiv	
8973	+	+	-	Höchstleistung	
8974	+	+	-	ggf. unachtsam	
8975	+	*	-	Seele kritisch	
8976	+	-	-	Körperl. aktiv	
8977	?	-	*	Geist kritisch	
8978	+	-	+	Doppelt aktiv	
8979	+	-	+	Routinearbeit	
8980	+	-	+	ev. launenhaft	
8981	+	-	+	- wie oben -	
8982	*	?	+	Körp. kritisch	
8983	*	-	+	Körp. kritisch	
8984	-	-	+	Geistig aktiv	
8985	-	-	?	ggf. erschöpft	
8986	-	-	+	und launenhaft	
8987	-	-	+	- wie oben -	
8988	?	-	+	- wie oben -	

TAG	K	S	I	KOMMENTARE	DATUM
8989	-	*	+	Seele kritisch	
8990	-	+	+	Doppelt aktiv	
8991	-	+	+	Lust und Geist	
8992	-	+	+	ggf. abgehetzt	
8993	-	+	*	Geist kritisch	
8994	*	+	*	Krise zweifach	
8995	+	+	-	Doppelt aktiv	
8996	+	?	-	Doppelt aktiv	
8997	+	+	-	Höchstleistung	
8998	+	+	-	ggf. unachtsam	
8999	+	+	-	- wie oben -	
9000	?	+	-	- wie oben -	
9001	+	+	-	- wie oben -	
9002	+	+	?	- wie oben -	
9003	+	*	-	Seele kritisch	
9004	+	-	-	Körperl. aktiv	
9005	*	-	-	Körp. kritisch	
9006	*	-	-	Körp. kritisch	
9007	-	-	-	Schöpf. Pause	
9008	-	-	-	Kräftesammeln	
9009	-	-	-	und Entspannen	
9010	-	?	*	Geist kritisch	
9011	?	-	+	Geistig aktiv	
9012	-	-	+	ggf. erschöpft	
9013	-	-	+	und launenhaft	
9014	-	-	+	- wie oben -	
9015	-	-	+	- wie oben -	
9016	-	-	+	- wie oben -	
9017	*	*	+	Krise zweifach	
9018	+	+	?	Dreifach aktiv	
9019	+	+	+	Höchstleistung	
9020	+	+	+	und Ausdauer	
9021	+	+	+	- wie oben -	
9022	+	+	+	- wie oben -	
9023	?	+	+	- wie oben -	
9024	+	?	+	Dreifach aktiv	
9025	+	+	+	Höchstleistung	
9026	+	+	*	Geist kritisch	
9027	+	+	*	Geist kritisch	
9028	*	+	-	Körp. kritisch	
9029	*	+	-	Körp. kritisch	
9030	-	+	-	Seelisch aktiv	

TAG	K	S	I	KOMMENTARE	DATUM
9031	-	*	-	Seele kritisch	
9032	-	-	-	Schöpf. Pause	
9033	-	-	-	Kräftesammeln	
9034	?	-	-	und Entspannen	
9035	-	-	?	- wie oben -	
9036	-	-	-	- wie oben -	
9037	-	-	-	- wie oben -	
9038	-	?	-	Schöpf. Pause	
9039	-	-	-	Kräftesammeln	
9040	*	-	-	Körp. kritisch	
9041	+	-	-	Körperl. aktiv	
9042	+	-	-	ggf. unachtsam	
9043	+	-	*	Geist kritisch	
9044	+	-	+	Doppelt aktiv	
9045	+	*	+	Seele kritisch	
9046	?	+	+	Dreifach aktiv	
9047	+	+	+	Höchstleistung	
9048	+	+	+	und Ausdauer	
9049	+	+	+	- wie oben -	
9050	+	+	+	- wie oben -	
9051	*	+	?	Körp. kritisch	
9052	*	?	+	Körp. kritisch	
9053	-	+	+	Doppelt aktiv	
9054	-	+	+	Lust und Geist	
9055	-	+	+	ggf. abgehetzt	
9056	-	+	+	- wie oben -	
9057	?	+	+	- wie oben -	
9058	-	+	+	- wie oben -	
9059	-	*	*	Krise zweifach	
9060	-	-	*	Geist kritisch	
9061	-	-	-	Schöpf. Pause	
9062	-	-	-	Kräftesammeln	
9063	*	-	-	Körp. kritisch	
9064	+	-	-	Körperl. aktiv	*
9065	+	-	-	ggf. unachtsam	
9066	+	?	-	Körperl. aktiv	
9067	+	-	-	ggf. unachtsam	
9068	+	-	?	und launenhaft	
9069	?	-	-	- wie oben -	
9070	+	-	-	- wie oben -	
9071	+	-	-	- wie oben -	
9072	+	-	-	- wie oben -	

* Geburtstag: 83. Lebenjahr vollendet

TAG	K	S	I	KOMMENTARE	DATUM
9073	+	*	-	Seele kritisch	
9074	*	+	-	Körp. kritisch	
9075	*	+	-	Körp. kritisch	
9076	-	+	*	Geist kritisch	
9077	-	+	+	Doppelt aktiv	
9078	-	+	+	Lust und Geist	
9079	-	+	+	ggf. abgehetzt	
9080	?	?	+	Doppelt aktiv	
9081	-	+	+	Lust und Geist	
9082	-	+	+	ggf. abgehetzt	
9083	-	+	+	- wie oben -	
9084	-	+	?	- wie oben -	
9085	-	+	+	- wie oben -	
9086	*	+	+	Körp. kritisch	
9087	+	*	+	Seele kritisch	
9088	+	-	+	Doppelt aktiv	
9089	+	-	+	Routinearbeit	
9090	+	-	+	ev. launenhaft	
9091	+	-	+	- wie oben -	
9092	?	-	*	Geist kritisch	
9093	+	-	*	Geist kritisch	
9094	+	?	-	Körperl. aktiv	
9095	+	-	-	ggf. unachtsam	
9096	+	-	-	und launenhaft	
9097	*	-	-	Körp. kritisch	
9098	*	-	-	Körp. kritisch	
9099	-	-	-	Schöpf. Pause	
9100	-	-	-	Kräftesammeln	
9101	-	*	?	Seele kritisch	
9102	-	+	-	Seelisch aktiv	
9103	?	+	-	ggf. abgehetzt	
9104	-	+	-	und sprunghaft	
9105	-	+	-	- wie oben -	
9106	-	+	-	- wie oben -	
9107	-	+	-	- wie oben -	
9108	-	?	-	Seelisch aktiv	
9109	*	+	*	Krise zweifach	
9110	+	+	+	Dreifach aktiv	
9111	+	+	+	Höchstleistung	
9112	+	+	+	und Ausdauer	
9113	+	+	+	- wie oben -	
9114	+	+	+	- wie oben -	

TAG	K	S	I	KOMMENTARE	DATUM
9115	?	*	+	Seele kritisch	
9116	+	-	+	Doppelt aktiv	
9117	+	-	?	Routinearbeit	
9118	+	-	+	ev. launenhaft	
9119	+	-	+	- wie oben -	
9120	*	-	+	Körp. kritisch	
9121	*	-	+	Körp. kritisch	
9122	-	?	+	Geistig aktiv	
9123	-	-	+	ggf. erschöpft	
9124	-	-	+	und launenhaft	
9125	-	-	*	Geist kritisch	
9126	?	-	*	Geist kritisch	
9127	-	-	-	Schöpf. Pause	
9128	-	-	-	Kräftesammeln	
9129	-	*	-	Seele kritisch	
9130	-	+	-	Seelisch aktiv	
9131	-	+	-	ggf. abgehetzt	
9132	*	+	-	Körp. kritisch	*
9133	+	+	-	Doppelt aktiv	
9134	+	+	?	Höchstleistung	
9135	+	+	-	ggf. unachtsam	
9136	+	?	-	Doppelt aktiv	
9137	+	+	-	Höchstleistung	
9138	?	+	-	ggf. unachtsam	
9139	+	+	-	- wie oben -	
9140	+	+	-	- wie oben -	
9141	+	+	-	- wie oben -	
9142	+	+	*	Geist kritisch	
9143	*	*	+	Krise zweifach	
9144	*	-	+	Körp. kritisch	
9145	-	-	+	Geistig aktiv	
9146	-	-	+	ggf. erschöpft	
9147	-	-	+	und launenhaft	
9148	-	-	+	- wie oben -	
9149	?	-	+	- wie oben -	
9150	-	?	?	Geistig aktiv	
9151	-	-	+	ggf. erschöpft	
9152	-	-	+	und launenhaft	
9153	-	-	+	- wie oben -	
9154	-	-	+	- wie oben -	
9155	*	-	+	Körp. kritisch	
9156	+	-	+	Doppelt aktiv	

* Geburtstag: 25. Lebenjahr vollendet

TAG	K	S	I	KOMMENTARE	DATUM
9157	+	*	+	Seele kritisch	
9158	+	+	*	Geist kritisch	
9159	+	+	*	Geist kritisch	
9160	+	+	-	Doppelt aktiv	
9161	?	+	-	Höchstleistung	
9162	+	+	-	ggf. unachtsam	
9163	+	+	-	- wie oben -	
9164	+	?	-	Doppelt aktiv	
9165	+	+	-	Höchstleistung	
9166	*	+	-	Körp. kritisch	
9167	*	+	?	Körp. kritisch	
9168	-	+	-	Seelisch aktiv	
9169	-	+	-	ggf. abgehetzt	
9170	-	+	-	und sprunghaft	
9171	-	*	-	Seele kritisch	
9172	?	-	-	Schöpf. Pause	
9173	-	-	-	Kräftesammeln	
9174	-	-	-	und Entspannen	
9175	-	-	*	Geist kritisch	
9176	-	-	+	Geistig aktiv	
9177	-	-	+	ggf. erschöpft	
9178	*	?	+	Körp. kritisch	
9179	+	-	+	Doppelt aktiv	
9180	+	-	+	Routinearbeit	
9181	+	-	+	ev. launenhaft	
9182	+	-	+	- wie oben -	
9183	+	-	?	- wie oben -	
9184	?	-	+	- wie oben -	
9185	+	*	+	Seele kritisch	
9186	+	+	+	Dreifach aktiv	
9187	+	+	+	Höchstleistung	
9188	+	+	+	und Ausdauer	
9189	*	+	+	Körp. kritisch	
9190	*	+	+	Körp. kritisch	
9191	-	+	*	Geist kritisch	
9192	-	?	*	Geist kritisch	
9193	-	+	-	Seelisch aktiv	
9194	-	+	-	ggf. abgehetzt	
9195	?	+	-	und sprunghaft	
9196	-	+	-	- wie oben -	
9197	-	+	-	- wie oben -	
9198	-	+	-	- wie oben -	

TAG	K	S	I	KOMMENTARE	DATUM
9199	-	*	-	Seele kritisch	
9200	-	-	?	Schöpf. Pause	
9201	*	-	-	Körp. kritisch	
9202	+	-	-	Körperl. aktiv	
9203	+	-	-	ggf. unachtsam	
9204	+	-	-	und launenhaft	
9205	+	-	-	- wie oben -	
9206	+	?	-	Körperl. aktiv	
9207	?	-	-	ggf. unachtsam	
9208	+	-	*	Geist kritisch	
9209	+	-	+	Doppelt aktiv	
9210	+	-	+	Routinearbeit	
9211	+	-	+	ev. launenhaft	
9212	*	-	+	Körp. kritisch	
9213	*	*	+	Krise zweifach	
9214	-	+	+	Doppelt aktiv	
9215	-	+	+	Lust und Geist	
9216	-	+	?	ggf. abgehetzt	
9217	-	+	+	- wie oben -	
9218	?	+	+	- wie oben -	
9219	-	+	+	- wie oben -	
9220	-	?	+	Doppelt aktiv	
9221	-	+	+	Lust und Geist	
9222	-	+	+	ggf. abgehetzt	
9223	-	+	+	- wie oben -	
9224	*	+	*	Krise zweifach	
9225	+	+	*	Geist kritisch	
9226	+	+	-	Doppelt aktiv	
9227	+	*	-	Seele kritisch	
9228	+	-	-	Körperl. aktiv	
9229	+	-	-	ggf. unachtsam	
9230	?	-	-	und launenhaft	
9231	+	-	-	- wie oben -	
9232	+	-	-	- wie oben -	
9233	+	-	?	- wie oben -	
9234	+	?	-	Körperl. aktiv	
9235	*	-	-	Körp. kritisch	
9236	*	-	-	Körp. kritisch	
9237	-	-	-	Schöpf. Pause	
9238	-	-	-	Kräftesammeln	
9239	-	-	-	und Entspannen	
9240	-	-	-	- wie oben -	

TAG	K	S	I	KOMMENTARE	DATUM
9241	?	*	*	Krise zweifach	
9242	-	+	+	Doppelt aktiv	
9243	-	+	+	Lust und Geist	
9244	-	+	+	ggf. abgehetzt	
9245	-	+	+	- wie oben -	
9246	-	+	+	- wie oben -	
9247	*	+	+	Körp. kritisch	
9248	+	?	+	Dreifach aktiv	
9249	+	+	?	Höchstleistung	
9250	+	+	+	und Ausdauer	
9251	+	+	+	- wie oben -	
9252	+	+	+	- wie oben -	
9253	?	+	+	- wie oben -	
9254	+	+	+	- wie oben -	
9255	+	*	+	Seele kritisch	
9256	+	-	+	Doppelt aktiv	
9257	+	-	*	Geist kritisch	
9258	*	-	*	Krise zweifach	
9259	*	-	-	Körp. kritisch	
9260	-	-	-	Schöpf. Pause	
9261	-	-	-	Kräftesammeln	
9262	-	?	-	Schöpf. Pause	
9263	-	-	-	Kräftesammeln	
9264	?	-	-	und Entspannen	
9265	-	-	-	- wie oben -	
9266	-	-	?	- wie oben -	
9267	-	-	-	- wie oben -	
9268	-	-	-	- wie oben -	
9269	-	*	-	Seele kritisch	
9270	*	+	-	Körp. kritisch	
9271	+	+	-	Doppelt aktiv	
9272	+	+	-	Höchstleistung	
9273	+	+	-	ggf. unachtsam	
9274	+	+	*	Geist kritisch	
9275	+	+	+	Dreifach aktiv	
9276	?	?	+	Dreifach aktiv	
9277	+	+	+	Höchstleistung	
9278	+	+	+	und Ausdauer	
9279	+	+	+	- wie oben -	
9280	+	+	+	- wie oben -	
9281	*	+	+	Körp. kritisch	
9282	*	+	?	Körp. kritisch	

Beispiel: Rosi Mittermaier

Die beliebte Skirennläuferin von der Winkelmoosalm erlebte die Sternstunden ihrer Fahrkunst am Ende ihrer Karriere anläßlich der Olympischen Winterspiele 1976 in Innsbruck.

Aktuelles Datum:
8.2.1976 (SO) – 13.2.1976 (FR)
Geburtsdatum:
5.8.1950 (SA)

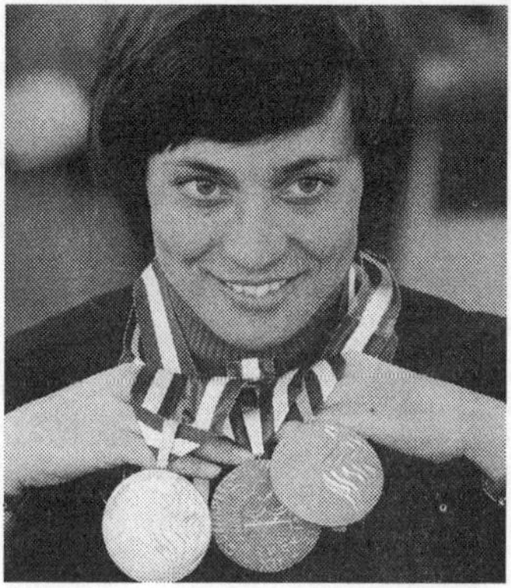

In der entscheidenden Woche ist die Rosi in Bombenform: Die Kurven von Körper und Geist sind im Plus, der Seelenzyklus ist ansteigend. Das erlaubt Routinetätigkeiten, auch wenn die seelische Beschwingtheit fehlt. Die Rennläuferin holt sich gegen starke internationale Konkurrenz am 8.2. im Abfahrtslauf und am 11.2. im Slalom jeweils eine Goldmedaille. Am 13.2. steht der Riesentorlauf im Programm: Diesmal reicht es »nur« zu einer Silbermedaille.
Was war geschehen? Ein kleiner Fahrfehler kostet die Spitzensportlerin die entscheidenden Hundertstelsekunden. Vielleicht verursacht durch den kritischen Tag für den Geist, an dem es leicht zu Konzentrationsfehlern kommen kann? Die Gold-Rosi beschreibt diese »dumme Situation« in ihrem Buch: »... wo es über die Kante ging, wußte ich für eine Sekunde nicht, wie es weiterging, nach rechts oder nach links ...«

1976

TAG	K	S	I	KOMMENTARE	DATUM
9318	+	?	+	Doppelt aktiv	SA
9319	+	-	+	Routinearbeit	SO 8.2.
9320	+	-	+	ev. launenhaft	MO
9321	+	-	+	- wie oben -	DI
9322	?	-	+	- wie oben -	MI 11.2.
9323	+	-	*	Geist kritisch	DO
9324	+	-	*	Geist kritisch	FR 13.2.

Gold-Rosi im doppelten Hoch

TAG	K	S	I	KOMMENTARE	DATUM
9283	-	*	+	Seele kritisch	
9284	-	-	+	Geistig aktiv	
9285	-	-	+	ggf. erschöpft	
9286	-	-	+	und launenhaft	
9287	?	-	+	- wie oben -	
9288	-	-	+	- wie oben -	
9289	-	-	+	- wie oben -	
9290	-	?	*	Geist kritisch	
9291	-	-	*	Geist kritisch	
9292	-	-	-	Schöpf. Pause	
9293	*	-	-	Körp. kritisch	
9294	+	-	-	Körperl. aktiv	
9295	+	-	-	ggf. unachtsam	
9296	+	-	-	und launenhaft	
9297	+	*	-	Seele kritisch	
9298	+	+	-	Doppelt aktiv	
9299	?	+	?	Höchstleistung	
9300	+	+	-	ggf. unachtsam	
9301	+	+	-	- wie oben -	
9302	+	+	-	- wie oben -	
9303	+	+	-	- wie oben -	
9304	*	?	-	Körp. kritisch	
9305	*	+	-	Körp. kritisch	
9306	-	+	-	Seelisch aktiv	
9307	-	+	*	Geist kritisch	
9308	-	+	+	Doppelt aktiv	
9309	-	+	+	Lust und Geist	
9310	?	+	+	ggf. abgehetzt	
9311	-	*	+	Seele kritisch	
9312	-	-	+	Geistig aktiv	
9313	-	-	+	ggf. erschöpft	
9314	-	-	+	und launenhaft	
9315	-	-	?	- wie oben -	
9316	*	-	+	Körp. kritisch	
9317	+	-	+	Doppelt aktiv	
9318	+	?	+	Doppelt aktiv	
9319	+	-	+	Routinearbeit	
9320	+	-	+	ev. launenhaft	
9321	+	-	+	- wie oben -	
9322	?	-	+	- wie oben -	
9323	+	-	*	Geist kritisch	
9324	+	-	*	Geist kritisch	

TAG	K	S	I	KOMMENTARE	DATUM
9325	+	*	-	Seele kritisch	
9326	+	+	-	Doppelt aktiv	
9327	*	+	-	Körp. kritisch	
9328	*	+	-	Körp. kritisch	
9329	-	+	-	Seelisch aktiv	
9330	-	+	-	ggf. abgehetzt	
9331	-	+	-	und sprunghaft	
9332	-	?	?	Seelisch aktiv	
9333	?	+	-	ggf. abgehetzt	
9334	-	+	-	und sprunghaft	
9335	-	+	-	- wie oben -	
9336	-	+	-	- wie oben -	
9337	-	+	-	- wie oben -	
9338	-	+	-	- wie oben -	
9339	*	*	-	Krise zweifach	
9340	+	-	*	Geist kritisch	
9341	+	-	+	Doppelt aktiv	
9342	+	-	+	Routinearbeit	
9343	+	-	+	ev. launenhaft	
9344	+	-	+	- wie oben -	
9345	?	-	+	- wie oben -	
9346	+	?	+	Doppelt aktiv	
9347	+	-	+	Routinearbeit	
9348	+	-	?	ev. launenhaft	
9349	+	-	+	- wie oben -	
9350	*	-	+	Körp. kritisch	
9351	*	-	+	Körp. kritisch	
9352	-	-	+	Geistig aktiv	
9353	-	*	+	Seele kritisch	
9354	-	+	+	Doppelt aktiv	
9355	-	+	+	Lust und Geist	
9356	?	+	*	Geist kritisch	
9357	-	+	*	Geist kritisch	
9358	-	+	-	Seelisch aktiv	
9359	-	+	-	ggf. abgehetzt	
9360	-	?	-	Seelisch aktiv	
9361	-	+	-	ggf. abgehetzt	
9362	*	+	-	Körp. kritisch	
9363	+	+	-	Doppelt aktiv	
9364	+	+	-	Höchstleistung	
9365	+	+	?	ggf. unachtsam	
9366	+	+	-	- wie oben -	

TAG	K	S	I	KOMMENTARE	DATUM
9367	+	*	-	Seele kritisch	
9368	?	-	-	Körperl. aktiv	
9369	+	-	-	ggf. unachtsam	
9370	+	-	-	und launenhaft	
9371	+	-	-	- wie oben -	
9372	+	-	-	- wie oben -	
9373	*	-	*	Krise zweifach	
9374	*	?	+	Körp. kritisch	
9375	-	-	+	Geistig aktiv	
9376	-	-	+	ggf. erschöpft	
9377	-	-	+	und launenhaft	
9378	-	-	+	- wie oben -	
9379	?	-	+	- wie oben -	
9380	-	-	+	- wie oben -	
9381	-	*	?	Seele kritisch	
9382	-	+	+	Doppelt aktiv	
9383	-	+	+	Lust und Geist	
9384	-	+	+	ggf. abgehetzt	
9385	*	+	+	Körp. kritisch	
9386	+	+	+	Dreifach aktiv	
9387	+	+	+	Höchstleistung	
9388	+	?	+	Dreifach aktiv	
9389	+	+	*	Geist kritisch	
9390	+	+	*	Geist kritisch	
9391	?	+	-	Doppelt aktiv	
9392	+	+	-	Höchstleistung	
9393	+	+	-	ggf. unachtsam	
9394	+	+	-	- wie oben -	
9395	+	*	-	Seele kritisch	
9396	*	-	-	Körp. kritisch	
9397	*	-	-	Körp. kritisch	
9398	-	-	?	Schöpf. Pause	
9399	-	-	-	Kräftesammeln	
9400	-	-	-	und Entspannen	
9401	-	-	-	- wie oben -	
9402	?	?	-	Schöpf. Pause	
9403	-	-	-	Kräftesammeln	
9404	-	-	-	und Entspannen	
9405	-	-	-	- wie oben -	
9406	-	-	*	Geist kritisch	
9407	-	-	+	Geistig aktiv	
9408	*	-	+	Körp. kritisch	

TAG	K	S	I	KOMMENTARE	DATUM
9409	+	*	+	Seele kritisch	
9410	+	+	+	Dreifach aktiv	
9411	+	+	+	Höchstleistung	
9412	+	+	+	und Ausdauer	
9413	+	+	+	- wie oben -	
9414	?	+	?	- wie oben -	
9415	+	+	+	- wie oben -	
9416	+	?	+	Dreifach aktiv	
9417	+	+	+	Höchstleistung	
9418	+	+	+	und Ausdauer	
9419	*	+	+	Körp. kritisch	
9420	*	+	+	Körp. kritisch	
9421	-	+	+	Doppelt aktiv	
9422	-	+	*	Geist kritisch	
9423	-	*	*	Krise zweifach	
9424	-	-	-	Schöpf. Pause	
9425	?	-	-	Kräftesammeln	
9426	-	-	-	und Entspannen	
9427	-	-	-	- wie oben -	
9428	-	-	-	- wie oben -	
9429	-	-	-	- wie oben -	
9430	-	?	-	Schöpf. Pause	*
9431	*	-	?	Körp. kritisch	
9432	+	-	-	Körperl. aktiv	
9433	+	-	-	ggf. unachtsam	
9434	+	-	-	und launenhaft	
9435	+	-	-	- wie oben -	
9436	+	-	-	- wie oben -	
9437	?	*	-	Seele kritisch	
9438	+	+	-	Doppelt aktiv	
9439	+	+	*	Geist kritisch	
9440	+	+	+	Dreifach aktiv	
9441	+	+	+	Höchstleistung	
9442	*	+	+	Körp. kritisch	
9443	*	+	+	Körp. kritisch	
9444	-	?	+	Doppelt aktiv	
9445	-	+	+	Lust und Geist	
9446	-	+	+	ggf. abgehetzt	
9447	-	+	?	- wie oben -	
9448	?	+	+	- wie oben -	
9449	-	+	+	- wie oben -	
9450	-	+	+	- wie oben -	

* Geburtstag: 84. Lebenjahr vollendet

TAG	K	S	I	KOMMENTARE	DATUM
9451	-	*	+	Seele kritisch	
9452	-	-	+	Geistig aktiv	
9453	-	-	+	ggf. erschöpft	
9454	*	-	+	Körp. kritisch	
9455	+	-	*	Geist kritisch	
9456	+	-	*	Geist kritisch	
9457	+	-	-	Körperl. aktiv	
9458	+	?	-	Körperl. aktiv	
9459	+	-	-	ggf. unachtsam	
9460	?	-	-	und launenhaft	
9461	+	-	-	- wie oben -	
9462	+	-	-	- wie oben -	
9463	+	-	-	- wie oben -	
9464	+	-	?	- wie oben -	
9465	*	*	-	Krise zweifach	
9466	*	+	-	Körp. kritisch	
9467	-	+	-	Seelisch aktiv	
9468	-	+	-	ggf. abgehetzt	
9469	-	+	-	und sprunghaft	
9470	-	+	-	- wie oben -	
9471	?	+	-	- wie oben -	
9472	-	?	*	Geist kritisch	
9473	-	+	+	Doppelt aktiv	
9474	-	+	+	Lust und Geist	
9475	-	+	+	ggf. abgehetzt	
9476	-	+	+	- wie oben -	
9477	*	+	+	Körp. kritisch	
9478	+	+	+	Dreifach aktiv	
9479	+	*	+	Seele kritisch	
9480	+	-	?	Doppelt aktiv	
9481	+	-	+	Routinearbeit	
9482	+	-	+	ev. launenhaft	
9483	?	-	+	- wie oben -	
9484	+	-	+	- wie oben -	
9485	+	-	+	- wie oben -	
9486	+	?	+	Doppelt aktiv	
9487	+	-	+	Routinearbeit	
9488	*	-	*	Krise zweifach	
9489	*	-	*	Krise zweifach	
9490	-	-	-	Schöpf. Pause	
9491	-	-	-	Kräftesammeln	
9492	-	-	-	und Entspannen	

TAG	K	S	I	KOMMENTARE	DATUM
9493	-	*	-	Seele kritisch	
9494	?	+	-	Seelisch aktiv	
9495	-	+	-	ggf. abgehetzt	
9496	-	+	-	und sprunghaft	
9497	-	+	?	- wie oben -	*
9498	-	+	-	- wie oben -	
9499	-	+	-	- wie oben -	
9500	*	?	-	Körp. kritisch	
9501	+	+	-	Doppelt aktiv	
9502	+	+	-	Höchstleistung	
9503	+	+	-	ggf. unachtsam	
9504	+	+	-	- wie oben -	
9505	+	+	*	Geist kritisch	
9506	?	+	+	Dreifach aktiv	
9507	+	*	+	Seele kritisch	
9508	+	-	+	Doppelt aktiv	
9509	+	-	+	Routinearbeit	
9510	+	-	+	ev. launenhaft	
9511	*	-	+	Körp. kritisch	
9512	*	-	+	Körp. kritisch	
9513	-	-	?	Geistig aktiv	
9514	-	?	+	Geistig aktiv	
9515	-	-	+	ggf. erschöpft	
9516	-	-	+	und launenhaft	
9517	?	-	+	- wie oben -	
9518	-	-	+	- wie oben -	
9519	-	-	+	- wie oben -	
9520	-	-	+	- wie oben -	
9521	-	*	*	Krise zweifach	
9522	-	+	*	Geist kritisch	
9523	*	+	-	Körp. kritisch	
9524	+	+	-	Doppelt aktiv	
9525	+	+	-	Höchstleistung	
9526	+	+	-	ggf. unachtsam	
9527	+	+	-	- wie oben -	
9528	+	?	-	Doppelt aktiv	
9529	?	+	-	Höchstleistung	
9530	+	+	?	ggf. unachtsam	
9531	+	+	-	- wie oben -	
9532	+	+	-	- wie oben -	
9533	+	+	-	- wie oben -	
9534	*	+	-	Körp. kritisch	

* Geburtstag: 26. Lebenjahr vollendet

TAG	K	S	I	KOMMENTARE	DATUM
9535	*	*	-	Krise zweifach	
9536	-	-	-	Schöpf. Pause	
9537	-	-	-	Kräftesammeln	
9538	-	-	*	Geist kritisch	
9539	-	-	+	Geistig aktiv	
9540	?	-	+	ggf. erschöpft	
9541	-	-	+	und launenhaft	
9542	-	?	+	Geistig aktiv	
9543	-	-	+	ggf. erschöpft	
9544	-	-	+	und launenhaft	
9545	-	-	+	- wie oben -	
9546	*	-	?	Körp. kritisch	
9547	+	-	+	Doppelt aktiv	
9548	+	-	+	Routinearbeit	
9549	+	*	+	Seele kritisch	
9550	+	+	+	Dreifach aktiv	
9551	+	+	+	Höchstleistung	
9552	?	+	+	und Ausdauer	
9553	+	+	+	- wie oben -	
9554	+	+	*	Geist kritisch	
9555	+	+	*	Geist kritisch	
9556	+	?	-	Doppelt aktiv	
9557	*	+	-	Körp. kritisch	
9558	*	+	-	Körp. kritisch	
9559	-	+	-	Seelisch aktiv	
9560	-	+	-	ggf. abgehetzt	
9561	-	+	-	und sprunghaft	
9562	-	+	-	- wie oben -	
9563	?	*	?	Seele kritisch	
9564	-	-	-	Schöpf. Pause	
9565	-	-	-	Kräftesammeln	
9566	-	-	-	und Entspannen	
9567	-	-	-	- wie oben -	
9568	-	-	-	- wie oben -	
9569	*	-	-	Körp. kritisch	
9570	+	?	-	Körperl. aktiv	
9571	+	-	*	Geist kritisch	
9572	+	-	+	Doppelt aktiv	
9573	+	-	+	Routinearbeit	
9574	+	-	+	ev. launenhaft	
9575	?	-	+	- wie oben -	
9576	+	-	+	- wie oben -	

TAG	K	S	I	KOMMENTARE	DATUM
9577	+	*	+	Seele kritisch	
9578	+	+	+	Dreifach aktiv	
9579	+	+	?	Höchstleistung	
9580	*	+	+	Körp. kritisch	
9581	*	+	+	Körp. kritisch	
9582	-	+	+	Doppelt aktiv	
9583	-	+	+	Lust und Geist	
9584	-	?	+	Doppelt aktiv	
9585	-	+	+	Lust und Geist	
9586	?	+	+	ggf. abgehetzt	
9587	-	+	*	Geist kritisch	
9588	-	+	*	Geist kritisch	
9589	-	+	-	Seelisch aktiv	
9590	-	+	-	ggf. abgehetzt	
9591	-	*	-	Seele kritisch	
9592	*	-	-	Körp. kritisch	
9593	+	-	-	Körperl. aktiv	
9594	+	-	-	ggf. unachtsam	
9595	+	-	-	und launenhaft	
9596	+	-	?	- wie oben -	
9597	+	-	-	- wie oben -	
9598	?	?	-	Körperl. aktiv	
9599	+	-	-	ggf. unachtsam	
9600	+	-	-	und launenhaft	
9601	+	-	-	- wie oben -	
9602	+	-	-	- wie oben -	
9603	*	-	-	Körp. kritisch	
9604	*	-	*	Krise zweifach	
9605	-	*	+	Seele kritisch	
9606	-	+	+	Doppelt aktiv	
9607	-	+	+	Lust und Geist	
9608	-	+	+	ggf. abgehetzt	
9609	?	+	+	- wie oben -	
9610	-	+	+	- wie oben -	
9611	-	+	+	- wie oben -	
9612	-	?	?	Doppelt aktiv	
9613	-	+	+	Lust und Geist	
9614	-	+	+	ggf. abgehetzt	
9615	*	+	+	Körp. kritisch	
9616	+	+	+	Dreifach aktiv	
9617	+	+	+	Höchstleistung	
9618	+	+	+	und Ausdauer	

TAG	K	S	I	KOMMENTARE	DATUM
9619	+	*	+	Seele kritisch	
9620	+	-	*	Geist kritisch	
9621	?	-	*	Geist kritisch	
9622	+	-	-	Körperl. aktiv	
9623	+	-	-	ggf. unachtsam	
9624	+	-	-	und launenhaft	
9625	+	-	-	- wie oben -	
9626	*	?	-	Körp. kritisch	
9627	*	-	-	Körp. kritisch	
9628	-	-	-	Schöpf. Pause	
9629	-	-	?	Kräftesammeln	
9630	-	-	-	und Entspannen	
9631	-	-	-	- wie oben -	
9632	?	-	-	- wie oben -	
9633	-	*	-	Seele kritisch	
9634	-	+	-	Seelisch aktiv	
9635	-	+	-	ggf. abgehetzt	
9636	-	+	-	und sprunghaft	
9637	-	+	*	Geist kritisch	
9638	*	+	+	Körp. kritisch	
9639	+	+	+	Dreifach aktiv	
9640	+	?	+	Dreifach aktiv	
9641	+	+	+	Höchstleistung	
9642	+	+	+	und Ausdauer	
9643	+	+	+	- wie oben -	
9644	?	+	+	- wie oben -	
9645	+	+	?	- wie oben -	
9646	+	+	+	- wie oben -	
9647	+	*	+	Seele kritisch	
9648	+	-	+	Doppelt aktiv	
9649	*	-	+	Körp. kritisch	
9650	*	-	+	Körp. kritisch	
9651	-	-	+	Geistig aktiv	
9652	-	-	+	ggf. erschöpft	
9653	-	-	*	Geist kritisch	
9654	-	?	*	Geist kritisch	
9655	?	-	-	Schöpf. Pause	
9656	-	-	-	Kräftesammeln	
9657	-	-	-	und Entspannen	
9658	-	-	-	- wie oben -	
9659	-	-	-	- wie oben -	
9660	-	-	-	- wie oben -	

TAG	K	S	I	KOMMENTARE	DATUM
9661	*	*	-	Krise zweifach	
9662	+	+	?	Doppelt aktiv	
9663	+	+	-	Höchstleistung	
9664	+	+	-	ggf. unachtsam	
9665	+	+	-	- wie oben -	
9666	+	+	-	- wie oben -	
9667	?	+	-	- wie oben -	
9668	+	?	-	Doppelt aktiv	
9669	+	+	-	Höchstleistung	
9670	+	+	*	Geist kritisch	
9671	+	+	+	Dreifach aktiv	
9672	*	+	+	Körp. kritisch	
9673	*	+	+	Körp. kritisch	
9674	-	+	+	Doppelt aktiv	
9675	-	*	+	Seele kritisch	
9676	-	-	+	Geistig aktiv	
9677	-	-	+	ggf. erschöpft	
9678	?	-	?	und launenhaft	
9679	-	-	+	- wie oben -	
9680	-	-	+	- wie oben -	
9681	-	-	+	- wie oben -	
9682	-	?	+	Geistig aktiv	
9683	-	-	+	ggf. erschöpft	
9684	*	-	+	Körp. kritisch	
9685	+	-	+	Doppelt aktiv	
9686	+	-	*	Geist kritisch	
9687	+	-	*	Geist kritisch	
9688	+	-	-	Körperl. aktiv	
9689	+	*	-	Seele kritisch	
9690	?	+	-	Doppelt aktiv	
9691	+	+	-	Höchstleistung	
9692	+	+	-	ggf. unachtsam	
9693	+	+	-	- wie oben -	
9694	+	+	-	- wie oben -	
9695	*	+	?	Körp. kritisch	
9696	*	?	-	Körp. kritisch	
9697	-	+	-	Seelisch aktiv	
9698	-	+	-	ggf. abgehetzt	
9699	-	+	-	und sprunghaft	
9700	-	+	-	- wie oben -	
9701	?	+	-	- wie oben -	
9702	-	+	-	- wie oben -	

TAG	K	S	I	KOMMENTARE	DATUM
9703	-	*	*	Krise zweifach	
9704	-	-	+	Geistig aktiv	
9705	-	-	+	ggf. erschöpft	
9706	-	-	+	und launenhaft	
9707	*	-	+	Körp. kritisch	
9708	+	-	+	Doppelt aktiv	
9709	+	-	+	Routinearbeit	
9710	+	?	+	Doppelt aktiv	
9711	+	-	?	Routinearbeit	
9712	+	-	+	ev. launenhaft	
9713	?	-	+	- wie oben -	
9714	+	-	+	- wie oben -	
9715	+	-	+	- wie oben -	
9716	+	-	+	- wie oben -	
9717	+	*	+	Seele kritisch	
9718	*	+	+	Körp. kritisch	
9719	*	+	*	Krise zweifach	
9720	-	+	*	Geist kritisch	
9721	-	+	-	Seelisch aktiv	
9722	-	+	-	ggf. abgehetzt	
9723	-	+	-	und sprunghaft	
9724	?	?	-	Seelisch aktiv	
9725	-	+	-	ggf. abgehetzt	
9726	-	+	-	und sprunghaft	
9727	-	+	-	- wie oben -	
9728	-	+	?	- wie oben -	
9729	-	+	-	- wie oben -	
9730	*	+	-	Körp. kritisch	
9731	+	*	-	Seele kritisch	
9732	+	-	-	Körperl. aktiv	
9733	+	-	-	ggf. unachtsam	
9734	+	-	-	und launenhaft	
9735	+	-	-	- wie oben -	
9736	?	-	*	Geist kritisch	
9737	+	-	+	Doppelt aktiv	
9738	+	?	+	Doppelt aktiv	
9739	+	-	+	Routinearbeit	
9740	+	-	+	ev. launenhaft	
9741	*	-	+	Körp. kritisch	
9742	*	-	+	Körp. kritisch	
9743	-	-	+	Geistig aktiv	
9744	-	-	?	ggf. erschöpft	

TAG	K	S	I	KOMMENTARE	DATUM
9745	-	*	+	Seele kritisch	
9746	-	+	+	Doppelt aktiv	
9747	?	+	+	Lust und Geist	
9748	-	+	+	ggf. abgehetzt	
9749	-	+	+	- wie oben -	
9750	-	+	+	- wie oben -	
9751	-	+	+	- wie oben -	
9752	-	?	*	Geist kritisch	
9753	*	+	*	Krise zweifach	
9754	+	+	-	Doppelt aktiv	
9755	+	+	-	Höchstleistung	
9756	+	+	-	ggf. unachtsam	
9757	+	+	-	- wie oben -	
9758	+	+	-	- wie oben -	
9759	?	*	-	Seele kritisch	
9760	+	-	-	Körperl. aktiv	
9761	+	-	?	ggf. unachtsam	
9762	+	-	-	und launenhaft	
9763	+	-	-	- wie oben -	
9764	*	-	-	Körp. kritisch	
9765	*	-	-	Körp. kritisch	
9766	-	?	-	Schöpf. Pause	
9767	-	-	-	Kräftesammeln	
9768	-	-	-	und Entspannen	
9769	-	-	*	Geist kritisch	
9770	?	-	+	Geistig aktiv	
9771	-	-	+	ggf. erschöpft	
9772	-	-	+	und launenhaft	
9773	-	*	+	Seele kritisch	
9774	-	+	+	Doppelt aktiv	
9775	-	+	+	Lust und Geist	
9776	*	+	+	Körp. kritisch	
9777	+	+	?	Dreifach aktiv	
9778	+	+	+	Höchstleistung	
9779	+	+	+	und Ausdauer	
9780	+	?	+	Dreifach aktiv	
9781	+	+	+	Höchstleistung	
9782	?	+	+	und Ausdauer	
9783	+	+	+	- wie oben -	
9784	+	+	+	- wie oben -	
9785	+	+	*	Geist kritisch	
9786	+	+	*	Geist kritisch	

TAG	K	S	I	KOMMENTARE	DATUM
9787	*	*	-	Krise zweifach	
9788	*	-	-	Körp. kritisch	
9789	-	-	-	Schöpf. Pause	
9790	-	-	-	Kräftesammeln	
9791	-	-	-	und Entspannen	
9792	-	-	-	- wie oben -	
9793	?	-	-	- wie oben -	
9794	-	?	?	Schöpf. Pause	
9795	-	-	-	Kräftesammeln	*
9796	-	-	-	und Entspannen	
9797	-	-	-	- wie oben -	
9798	-	-	-	- wie oben -	
9799	*	-	-	Körp. kritisch	
9800	+	-	-	Körperl. aktiv	
9801	+	*	-	Seele kritisch	
9802	+	+	*	Geist kritisch	
9803	+	+	+	Dreifach aktiv	
9804	+	+	+	Höchstleistung	
9805	?	+	+	und Ausdauer	
9806	+	+	+	- wie oben -	
9807	+	+	+	- wie oben -	
9808	+	?	+	Dreifach aktiv	
9809	+	+	+	Höchstleistung	
9810	*	+	?	Körp. kritisch	
9811	*	+	+	Körp. kritisch	
9812	-	+	+	Doppelt aktiv	
9813	-	+	+	Lust und Geist	
9814	-	+	+	ggf. abgehetzt	
9815	-	*	+	Seele kritisch	
9816	?	-	+	Geistig aktiv	
9817	-	-	+	ggf. erschöpft	
9818	-	-	*	Geist kritisch	
9819	-	-	*	Geist kritisch	
9820	-	-	-	Schöpf. Pause	
9821	-	-	-	Kräftesammeln	
9822	*	?	-	Körp. kritisch	
9823	+	-	-	Körperl. aktiv	
9824	+	-	-	ggf. unachtsam	
9825	+	-	-	und launenhaft	
9826	+	-	-	- wie oben -	
9827	+	-	?	- wie oben -	
9828	?	-	-	- wie oben -	

* Geburtstag: 85. Lebenjahr vollendet

TAG	K	S	I	KOMMENTARE	DATUM
9829	+	*	-	Seele kritisch	
9830	+	+	-	Doppelt aktiv	
9831	+	+	-	Höchstleistung	
9832	+	+	-	ggf. unachtsam	
9833	*	+	-	Körp. kritisch	
9834	*	+	-	Körp. kritisch	
9835	-	+	*	Geist kritisch	
9836	-	?	+	Doppelt aktiv	
9837	-	+	+	Lust und Geist	
9838	-	+	+	ggf. abgehetzt	
9839	?	+	+	- wie oben -	
9840	-	+	+	- wie oben -	
9841	-	+	+	- wie oben -	
9842	-	+	+	- wie oben -	
9843	-	*	?	Seele kritisch	
9844	-	-	+	Geistig aktiv	
9845	*	-	+	Körp. kritisch	
9846	+	-	+	Doppelt aktiv	
9847	+	-	+	Routinearbeit	
9848	+	-	+	ev. launenhaft	
9849	+	-	+	- wie oben -	
9850	+	?	+	Doppelt aktiv	
9851	?	-	*	Geist kritisch	
9852	+	-	*	Geist kritisch	
9853	+	-	-	Körperl. aktiv	
9854	+	-	-	ggf. unachtsam	
9855	+	-	-	und launenhaft	
9856	*	-	-	Körp. kritisch	
9857	*	*	-	Krise zweifach	
9858	-	+	-	Seelisch aktiv	
9859	-	+	-	ggf. abgehetzt	
9860	-	+	?	und sprunghaft	
9861	-	+	-	- wie oben -	
9862	?	+	-	- wie oben -	*
9863	-	+	-	- wie oben -	
9864	-	?	-	Seelisch aktiv	
9865	-	+	-	ggf. abgehetzt	
9866	-	+	-	und sprunghaft	
9867	-	+	-	- wie oben -	
9868	*	+	*	Krise zweifach	
9869	+	+	+	Dreifach aktiv	
9870	+	+	+	Höchstleistung	

* Geburtstag: 27. Lebenjahr vollendet

TAG	K	S	I	KOMMENTARE	DATUM
9871	+	*	+	Seele kritisch	
9872	+	-	+	Doppelt aktiv	
9873	+	-	+	Routinearbeit	
9874	?	-	+	ev. launenhaft	
9875	+	-	+	- wie oben -	
9876	+	-	?	- wie oben -	
9877	+	-	+	- wie oben -	
9878	+	?	+	Doppelt aktiv	
9879	*	-	+	Körp. kritisch	
9880	*	-	+	Körp. kritisch	
9881	-	-	+	Geistig aktiv	
9882	-	-	+	ggf. erschöpft	
9883	-	-	+	und launenhaft	
9884	-	-	*	Geist kritisch	
9885	?	*	*	Krise zweifach	
9886	-	+	-	Seelisch aktiv	
9887	-	+	-	ggf. abgehetzt	
9888	-	+	-	und sprunghaft	
9889	-	+	-	- wie oben -	
9890	-	+	-	- wie oben -	
9891	*	+	-	Körp. kritisch	
9892	+	?	-	Doppelt aktiv	
9893	+	+	?	Höchstleistung	
9894	+	+	-	ggf. unachtsam	
9895	+	+	-	- wie oben -	
9896	+	+	-	- wie oben -	
9897	?	+	-	- wie oben -	
9898	+	+	-	- wie oben -	
9899	+	*	-	Seele kritisch	
9900	+	-	-	Körperl. aktiv	
9901	+	-	*	Geist kritisch	
9902	*	-	+	Körp. kritisch	
9903	*	-	+	Körp. kritisch	
9904	-	-	+	Geistig aktiv	
9905	-	-	+	ggf. erschöpft	
9906	-	?	+	Geistig aktiv	
9907	-	-	+	ggf. erschöpft	
9908	?	-	+	und launenhaft	
9909	-	-	?	- wie oben -	
9910	-	-	+	- wie oben -	
9911	-	-	+	- wie oben -	
9912	-	-	+	- wie oben -	

TAG	K	S	I	KOMMENTARE	DATUM
9913	-	*	+	Seele kritisch	
9914	*	+	+	Körp. kritisch	
9915	+	+	+	Dreifach aktiv	
9916	+	+	+	Höchstleistung	
9917	+	+	*	Geist kritisch	
9918	+	+	*	Geist kritisch	
9919	+	+	-	Doppelt aktiv	
9920	?	?	-	Doppelt aktiv	
9921	+	+	-	Höchstleistung	
9922	+	+	-	ggf. unachtsam	
9923	+	+	-	- wie oben -	
9924	+	+	-	- wie oben -	
9925	*	+	-	Körp. kritisch	
9926	*	+	?	Körp. kritisch	
9927	-	*	-	Seele kritisch	
9928	-	-	-	Schöpf. Pause	
9929	-	-	-	Kräftesammeln	
9930	-	-	-	und Entspannen	
9931	?	-	-	- wie oben -	
9932	-	-	-	- wie oben -	
9933	-	-	-	- wie oben -	
9934	-	?	*	Geist kritisch	
9935	-	-	+	Geistig aktiv	
9936	-	-	+	ggf. erschöpft	
9937	*	-	+	Körp. kritisch	
9938	+	-	+	Doppelt aktiv	
9939	+	-	+	Routinearbeit	
9940	+	-	+	ev. launenhaft	
9941	+	*	+	Seele kritisch	
9942	+	+	?	Dreifach aktiv	
9943	?	+	+	Höchstleistung	
9944	+	+	+	und Ausdauer	
9945	+	+	+	- wie oben -	
9946	+	+	+	- wie oben -	
9947	+	+	+	- wie oben -	
9948	*	?	+	Körp. kritisch	
9949	*	+	+	Körp. kritisch	
9950	-	+	*	Geist kritisch	
9951	-	+	*	Geist kritisch	
9952	-	+	-	Seelisch aktiv	
9953	-	+	-	ggf. abgehetzt	
9954	?	+	-	und sprunghaft	

TAG	K	S	I	KOMMENTARE	DATUM
9955	-	*	-	Seele kritisch	
9956	-	-	-	Schöpf. Pause	
9957	-	-	-	Kräftesammeln	
9958	-	-	-	und Entspannen	
9959	-	-	?	- wie oben -	
9960	*	-	-	Körp. kritisch	
9961	+	-	-	Körperl. aktiv	
9962	+	?	-	Körperl. aktiv	
9963	+	-	-	ggf. unachtsam	
9964	+	-	-	und launenhaft	
9965	+	-	-	- wie oben -	
9966	?	-	-	- wie oben -	
9967	+	-	*	Geist kritisch	
9968	+	-	+	Doppelt aktiv	
9969	+	*	+	Seele kritisch	
9970	+	+	+	Dreifach aktiv	
9971	*	+	+	Körp. kritisch	
9972	*	+	+	Körp. kritisch	
9973	-	+	+	Doppelt aktiv	
9974	-	+	+	Lust und Geist	
9975	-	+	?	ggf. abgehetzt	
9976	-	?	+	Doppelt aktiv	
9977	?	+	+	Lust und Geist	
9978	-	+	+	ggf. abgehetzt	
9979	-	+	+	- wie oben -	
9980	-	+	+	- wie oben -	
9981	-	+	+	- wie oben -	
9982	-	+	+	- wie oben -	
9983	*	*	*	Krise dreifach	
9984	+	-	*	Geist kritisch	
9985	+	-	-	Körperl. aktiv	
9986	+	-	-	ggf. unachtsam	
9987	+	-	-	und launenhaft	
9988	+	-	-	- wie oben -	
9989	?	-	-	- wie oben -	
9990	+	?	-	Körperl. aktiv	
9991	+	-	-	ggf. unachtsam	
9992	+	-	?	und launenhaft	
9993	+	-	-	- wie oben -	
9994	*	-	-	Körp. kritisch	
9995	*	-	-	Körp. kritisch	
9996	-	-	-	Schöpf. Pause	

TAG	K	S	I	KOMMENTARE	DATUM
9997	-	*	-	Seele kritisch	
9998	-	+	-	Seelisch aktiv	
9999	-	+	-	ggf. abgehetzt	
10000	?	+	*	Geist kritisch	
10001	-	+	+	Doppelt aktiv	
10002	-	+	+	Lust und Geist	
10003	-	+	+	ggf. abgehetzt	
10004	-	?	+	Doppelt aktiv	
10005	-	+	+	Lust und Geist	
10006	*	+	+	Körp. kritisch	
10007	+	+	+	Dreifach aktiv	
10008	+	+	?	Höchstleistung	
10009	+	+	+	und Ausdauer	
10010	+	+	+	- wie oben -	
10011	+	*	+	Seele kritisch	
10012	?	-	+	Doppelt aktiv	
10013	+	-	+	Routinearbeit	
10014	+	-	+	ev. launenhaft	
10015	+	-	+	- wie oben -	
10016	+	-	*	Geist kritisch	
10017	*	-	*	Krise zweifach	
10018	*	?	-	Körp. kritisch	
10019	-	-	-	Schöpf. Pause	
10020	-	-	-	Kräftesammeln	
10021	-	-	-	und Entspannen	
10022	-	-	-	- wie oben -	
10023	?	-	-	- wie oben -	
10024	-	-	-	- wie oben -	
10025	-	*	?	Seele kritisch	
10026	-	+	-	Seelisch aktiv	
10027	-	+	-	ggf. abgehetzt	
10028	-	+	-	und sprunghaft	
10029	*	+	-	Körp. kritisch	
10030	+	+	-	Doppelt aktiv	
10031	+	+	-	Höchstleistung	
10032	+	?	-	Doppelt aktiv	
10033	+	+	*	Geist kritisch	
10034	+	+	+	Dreifach aktiv	
10035	?	+	+	Höchstleistung	
10036	+	+	+	und Ausdauer	
10037	+	+	+	- wie oben -	
10038	+	+	+	- wie oben -	

TAG	K	S	I	KOMMENTARE	DATUM
10039	+	*	+	Seele kritisch	
10040	*	-	+	Körp. kritisch	
10041	*	-	?	Körp. kritisch	
10042	-	-	+	Geistig aktiv	
10043	-	-	+	ggf. erschöpft	
10044	-	-	+	und launenhaft	
10045	-	-	+	- wie oben -	
10046	?	?	+	Geistig aktiv	
10047	-	-	+	ggf. erschöpft	
10048	-	-	+	und launenhaft	
10049	-	-	*	Geist kritisch	
10050	-	-	*	Geist kritisch	
10051	-	-	-	Schöpf. Pause	
10052	*	-	-	Körp. kritisch	
10053	+	*	-	Seele kritisch	
10054	+	+	-	Doppelt aktiv	
10055	+	+	-	Höchstleistung	
10056	+	+	-	ggf. unachtsam	
10057	+	+	-	- wie oben -	
10058	?	+	?	- wie oben -	
10059	+	+	-	- wie oben -	
10060	+	?	-	Doppelt aktiv	
10061	+	+	-	Höchstleistung	
10062	+	+	-	ggf. unachtsam	
10063	*	+	-	Körp. kritisch	
10064	*	+	-	Körp. kritisch	
10065	-	+	-	Seelisch aktiv	
10066	-	+	*	Geist kritisch	
10067	-	*	+	Seele kritisch	
10068	-	-	+	Geistig aktiv	
10069	?	-	+	ggf. erschöpft	
10070	-	-	+	und launenhaft	
10071	-	-	+	- wie oben -	
10072	-	-	+	- wie oben -	
10073	-	-	+	- wie oben -	
10074	-	?	?	Geistig aktiv	
10075	*	-	+	Körp. kritisch	
10076	+	-	+	Doppelt aktiv	
10077	+	-	+	Routinearbeit	
10078	+	-	+	ev. launenhaft	
10079	+	-	+	- wie oben -	
10080	+	-	+	- wie oben -	

TAG	K	S	I	KOMMENTARE	DATUM
10081	?	*	+	Seele kritisch	
10082	+	+	*	Geist kritisch	
10083	+	+	*	Geist kritisch	
10084	+	+	-	Doppelt aktiv	
10085	+	+	-	Höchstleistung	
10086	*	+	-	Körp. kritisch	
10087	*	+	-	Körp. kritisch	
10088	-	?	-	Seelisch aktiv	
10089	-	+	-	ggf. abgehetzt	
10090	-	+	-	und sprunghaft	
10091	-	+	?	- wie oben -	
10092	?	+	-	- wie oben -	
10093	-	+	-	- wie oben -	
10094	-	+	-	- wie oben -	
10095	-	*	-	Seele kritisch	
10096	-	-	-	Schöpf. Pause	
10097	-	-	-	Kräftesammeln	
10098	*	-	-	Körp. kritisch	
10099	+	-	*	Geist kritisch	
10100	+	-	+	Doppelt aktiv	
10101	+	-	+	Routinearbeit	
10102	+	?	+	Doppelt aktiv	
10103	+	-	+	Routinearbeit	
10104	?	-	+	ev. launenhaft	
10105	+	-	+	- wie oben -	
10106	+	-	+	- wie oben -	
10107	+	-	?	- wie oben -	
10108	+	-	+	- wie oben -	
10109	*	*	+	Krise zweifach	
10110	*	+	+	Körp. kritisch	
10111	-	+	+	Doppelt aktiv	
10112	-	+	+	Lust und Geist	
10113	-	+	+	ggf. abgehetzt	
10114	-	+	+	- wie oben -	
10115	?	+	*	Geist kritisch	
10116	-	?	*	Geist kritisch	
10117	-	+	-	Seelisch aktiv	
10118	-	+	-	ggf. abgehetzt	
10119	-	+	-	und sprunghaft	
10120	-	+	-	- wie oben -	
10121	*	+	-	Körp. kritisch	
10122	+	+	-	Doppelt aktiv	

TAG	K	S	I	KOMMENTARE	DATUM
10123	+	*	-	Seele kritisch	
10124	+	-	?	Körperl. aktiv	
10125	+	-	-	ggf. unachtsam	
10126	+	-	-	und launenhaft	
10127	?	-	-	- wie oben -	
10128	+	-	-	- wie oben -	
10129	+	-	-	- wie oben -	
10130	+	?	-	Körperl. aktiv	
10131	+	-	-	ggf. unachtsam	
10132	*	-	*	Krise zweifach	
10133	*	-	+	Körp. kritisch	
10134	-	-	+	Geistig aktiv	
10135	-	-	+	ggf. erschöpft	
10136	-	-	+	und launenhaft	
10137	-	*	+	Seele kritisch	
10138	?	+	+	Doppelt aktiv	
10139	-	+	+	Lust und Geist	
10140	-	+	?	ggf. abgehetzt	
10141	-	+	+	- wie oben -	
10142	-	+	+	- wie oben -	
10143	-	+	+	- wie oben -	
10144	*	?	+	Körp. kritisch	
10145	+	+	+	Dreifach aktiv	
10146	+	+	+	Höchstleistung	
10147	+	+	+	und Ausdauer	
10148	+	+	*	Geist kritisch	
10149	+	+	*	Geist kritisch	
10150	?	+	-	Doppelt aktiv	
10151	+	*	-	Seele kritisch	
10152	+	-	-	Körperl. aktiv	
10153	+	-	-	ggf. unachtsam	
10154	+	-	-	und launenhaft	
10155	*	-	-	Körp. kritisch	
10156	*	-	-	Körp. kritisch	
10157	-	-	?	Schöpf. Pause	
10158	-	?	-	Schöpf. Pause	
10159	-	-	-	Kräftesammeln	
10160	-	-	-	und Entspannen	*
10161	?	-	-	- wie oben -	
10162	-	-	-	- wie oben -	
10163	-	-	-	- wie oben -	
10164	-	-	-	- wie oben -	

* Geburtstag: 86. Lebenjahr vollendet

TAG	K	S	I	KOMMENTARE	DATUM
10165	-	*	*	Krise zweifach	
10166	-	+	+	Doppelt aktiv	
10167	*	+	+	Körp. kritisch	
10168	+	+	+	Dreifach aktiv	
10169	+	+	+	Höchstleistung	
10170	+	+	+	und Ausdauer	
10171	+	+	+	- wie oben -	
10172	+	?	+	Dreifach aktiv	
10173	?	+	?	Höchstleistung	
10174	+	+	+	und Ausdauer	
10175	+	+	+	- wie oben -	
10176	+	+	+	- wie oben -	
10177	+	+	+	- wie oben -	
10178	*	+	+	Körp. kritisch	
10179	*	*	+	Krise zweifach	
10180	-	-	+	Geistig aktiv	
10181	-	-	*	Geist kritisch	
10182	-	-	*	Geist kritisch	
10183	-	-	-	Schöpf. Pause	
10184	?	-	-	Kräftesammeln	
10185	-	-	-	und Entspannen	
10186	-	?	-	Schöpf. Pause	
10187	-	-	-	Kräftesammeln	
10188	-	-	-	und Entspannen	
10189	-	-	-	- wie oben -	
10190	*	-	?	Körp. kritisch	
10191	+	-	-	Körperl. aktiv	
10192	+	-	-	ggf. unachtsam	
10193	+	*	-	Seele kritisch	
10194	+	+	-	Doppelt aktiv	
10195	+	+	-	Höchstleistung	
10196	?	+	-	ggf. unachtsam	
10197	+	+	-	- wie oben -	
10198	+	+	*	Geist kritisch	
10199	+	+	+	Dreifach aktiv	
10200	+	?	+	Dreifach aktiv	
10201	*	+	+	Körp. kritisch	
10202	*	+	+	Körp. kritisch	
10203	-	+	+	Doppelt aktiv	
10204	-	+	+	Lust und Geist	
10205	-	+	+	ggf. abgehetzt	
10206	-	+	?	- wie oben -	

TAG	K	S	I	KOMMENTARE	DATUM
10207	?	*	+	Seele kritisch	
10208	-	-	+	Geistig aktiv	
10209	-	-	+	ggf. erschöpft	
10210	-	-	+	und launenhaft	
10211	-	-	+	- wie oben -	
10212	-	-	+	- wie oben -	
10213	*	-	+	Körp. kritisch	
10214	+	?	*	Geist kritisch	
10215	+	-	*	Geist kritisch	
10216	+	-	-	Körperl. aktiv	
10217	+	-	-	ggf. unachtsam	
10218	+	-	-	und launenhaft	
10219	?	-	-	- wie oben -	
10220	+	-	-	- wie oben -	
10221	+	*	-	Seele kritisch	
10222	+	+	-	Doppelt aktiv	
10223	+	+	?	Höchstleistung	
10224	*	+	-	Körp. kritisch	
10225	*	+	-	Körp. kritisch	
10226	-	+	-	Seelisch aktiv	
10227	-	+	-	ggf. abgehetzt	
10228	-	?	-	Seelisch aktiv	*
10229	-	+	-	ggf. abgehetzt	
10230	?	+	-	und sprunghaft	
10231	-	+	*	Geist kritisch	
10232	-	+	+	Doppelt aktiv	
10233	-	+	+	Lust und Geist	
10234	-	+	+	ggf. abgehetzt	
10235	-	*	+	Seele kritisch	
10236	*	-	+	Körp. kritisch	
10237	+	-	+	Doppelt aktiv	
10238	+	-	+	Routinearbeit	
10239	+	-	?	ev. launenhaft	
10240	+	-	+	- wie oben -	
10241	+	-	+	- wie oben -	
10242	?	?	+	Doppelt aktiv	
10243	+	-	+	Routinearbeit	
10244	+	-	+	ev. launenhaft	
10245	+	-	+	- wie oben -	
10246	+	-	+	- wie oben -	
10247	*	-	*	Krise zweifach	
10248	*	-	*	Krise zweifach	

* Geburtstag: 28. Lebenjahr vollendet

TAG	K	S	I	KOMMENTARE	DATUM
10249	-	*	-	Seele kritisch	
10250	-	+	-	Seelisch aktiv	
10251	-	+	-	ggf. abgehetzt	
10252	-	+	-	und sprunghaft	
10253	?	+	-	- wie oben -	
10254	-	+	-	- wie oben -	
10255	-	+	-	- wie oben -	
10256	-	?	?	Seelisch aktiv	
10257	-	+	-	ggf. abgehetzt	
10258	-	+	-	und sprunghaft	
10259	*	+	-	Körp. kritisch	
10260	+	+	-	Doppelt aktiv	
10261	+	+	-	Höchstleistung	
10262	+	+	-	ggf. unachtsam	
10263	+	*	-	Seele kritisch	
10264	+	-	*	Geist kritisch	
10265	?	-	+	Doppelt aktiv	
10266	+	-	+	Routinearbeit	
10267	+	-	+	ev. launenhaft	
10268	+	-	+	- wie oben -	
10269	+	-	+	- wie oben -	
10270	*	?	+	Körp. kritisch	
10271	*	-	+	Körp. kritisch	
10272	-	-	?	Geistig aktiv	
10273	-	-	+	ggf. erschöpft	
10274	-	-	+	und launenhaft	
10275	-	-	+	- wie oben -	
10276	?	-	+	- wie oben -	
10277	-	*	+	Seele kritisch	
10278	-	+	+	Doppelt aktiv	
10279	-	+	+	Lust und Geist	
10280	-	+	*	Geist kritisch	
10281	-	+	*	Geist kritisch	
10282	*	+	-	Körp. kritisch	
10283	+	+	-	Doppelt aktiv	
10284	+	?	-	Doppelt aktiv	
10285	+	+	-	Höchstleistung	
10286	+	+	-	ggf. unachtsam	
10287	+	+	-	- wie oben -	
10288	?	+	-	- wie oben -	
10289	+	+	?	- wie oben -	
10290	+	+	-	- wie oben -	

TAG	K	S	I	KOMMENTARE	DATUM
10291	+	*	-	Seele kritisch	
10292	+	-	-	Körperl. aktiv	
10293	*	-	-	Körp. kritisch	
10294	*	-	-	Körp. kritisch	
10295	-	-	-	Schöpf. Pause	
10296	-	-	-	Kräftesammeln	
10297	-	-	*	Geist kritisch	
10298	-	?	+	Geistig aktiv	
10299	?	-	+	ggf. erschöpft	
10300	-	-	+	und launenhaft	
10301	-	-	+	- wie oben -	
10302	-	-	+	- wie oben -	
10303	-	-	+	- wie oben -	
10304	-	-	+	- wie oben -	
10305	*	*	?	Krise zweifach	
10306	+	+	+	Dreifach aktiv	
10307	+	+	+	Höchstleistung	
10308	+	+	+	und Ausdauer	
10309	+	+	+	- wie oben -	
10310	+	+	+	- wie oben -	
10311	?	+	+	- wie oben -	
10312	+	?	+	Dreifach aktiv	
10313	+	+	*	Geist kritisch	
10314	+	+	*	Geist kritisch	
10315	+	+	-	Doppelt aktiv	
10316	*	+	-	Körp. kritisch	
10317	*	+	-	Körp. kritisch	
10318	-	+	-	Seelisch aktiv	
10319	-	*	-	Seele kritisch	
10320	-	-	-	Schöpf. Pause	
10321	-	-	-	Kräftesammeln	
10322	?	-	?	und Entspannen	
10323	-	-	-	- wie oben -	
10324	-	-	-	- wie oben -	
10325	-	-	-	- wie oben -	
10326	-	?	-	Schöpf. Pause	
10327	-	-	-	Kräftesammeln	
10328	*	-	-	Körp. kritisch	
10329	+	-	-	Körperl. aktiv	
10330	+	-	*	Geist kritisch	
10331	+	-	+	Doppelt aktiv	
10332	+	-	+	Routinearbeit	

TAG	K	S	I	KOMMENTARE	DATUM
10333	+	*	+	Seele kritisch	
10334	?	+	+	Dreifach aktiv	
10335	+	+	+	Höchstleistung	
10336	+	+	+	und Ausdauer	
10337	+	+	+	- wie oben -	
10338	+	+	?	- wie oben -	
10339	*	+	+	Körp. kritisch	
10340	*	?	+	Körp. kritisch	
10341	-	+	+	Doppelt aktiv	
10342	-	+	+	Lust und Geist	
10343	-	+	+	ggf. abgehetzt	
10344	-	+	+	- wie oben -	
10345	?	+	+	- wie oben -	
10346	-	+	*	Geist kritisch	
10347	-	*	*	Krise zweifach	
10348	-	-	-	Schöpf. Pause	
10349	-	-	-	Kräftesammeln	
10350	-	-	-	und Entspannen	
10351	*	-	-	Körp. kritisch	
10352	+	-	-	Körperl. aktiv	
10353	+	-	-	ggf. unachtsam	
10354	+	?	-	Körperl. aktiv	
10355	+	-	?	ggf. unachtsam	
10356	+	-	-	und launenhaft	
10357	?	-	-	- wie oben -	
10358	+	-	-	- wie oben -	
10359	+	-	-	- wie oben -	
10360	+	-	-	- wie oben -	
10361	+	*	-	Seele kritisch	
10362	*	+	-	Körp. kritisch	
10363	*	+	*	Krise zweifach	
10364	-	+	+	Doppelt aktiv	
10365	-	+	+	Lust und Geist	
10366	-	+	+	ggf. abgehetzt	
10367	-	+	+	- wie oben -	
10368	?	?	+	Doppelt aktiv	
10369	-	+	+	Lust und Geist	
10370	-	+	+	ggf. abgehetzt	
10371	-	+	?	- wie oben -	
10372	-	+	+	- wie oben -	
10373	-	+	+	- wie oben -	
10374	*	+	+	Körp. kritisch	

TAG	K	S	I	KOMMENTARE	DATUM
10375	+	*	+	Seele kritisch	
10376	+	-	+	Doppelt aktiv	
10377	+	-	+	Routinearbeit	
10378	+	-	+	ev. launenhaft	
10379	+	-	*	Geist kritisch	
10380	?	-	*	Geist kritisch	
10381	+	-	-	Körperl. aktiv	
10382	+	?	-	Körperl. aktiv	
10383	+	-	-	ggf. unachtsam	
10384	+	-	-	und launenhaft	
10385	*	-	-	Körp. kritisch	
10386	*	-	-	Körp. kritisch	
10387	-	-	-	Schöpf. Pause	
10388	-	-	?	Kräftesammeln	
10389	-	*	-	Seele kritisch	
10390	-	+	-	Seelisch aktiv	
10391	?	+	-	ggf. abgehetzt	
10392	-	+	-	und sprunghaft	
10393	-	+	-	- wie oben -	
10394	-	+	-	- wie oben -	
10395	-	+	-	- wie oben -	
10396	-	?	*	Geist kritisch	
10397	*	+	+	Körp. kritisch	
10398	+	+	+	Dreifach aktiv	
10399	+	+	+	Höchstleistung	
10400	+	+	+	und Ausdauer	
10401	+	+	+	- wie oben -	
10402	+	+	+	- wie oben -	
10403	?	*	+	Seele kritisch	
10404	+	-	?	Doppelt aktiv	
10405	+	-	+	Routinearbeit	
10406	+	-	+	ev. launenhaft	
10407	+	-	+	- wie oben -	
10408	*	-	+	Körp. kritisch	
10409	*	-	+	Körp. kritisch	
10410	-	?	+	Geistig aktiv	
10411	-	-	+	ggf. erschöpft	
10412	-	-	*	Geist kritisch	
10413	-	-	*	Geist kritisch	
10414	?	-	-	Schöpf. Pause	
10415	-	-	-	Kräftesammeln	
10416	-	-	-	und Entspannen	

TAG	K	S	I	KOMMENTARE	DATUM
10417	-	*	-	Seele kritisch	
10418	-	+	-	Seelisch aktiv	
10419	-	+	-	ggf. abgehetzt	
10420	*	+	-	Körp. kritisch	
10421	+	+	?	Doppelt aktiv	
10422	+	+	-	Höchstleistung	
10423	+	+	-	ggf. unachtsam	
10424	+	?	-	Doppelt aktiv	
10425	+	+	-	Höchstleistung	
10426	?	+	-	ggf. unachtsam	
10427	+	+	-	- wie oben -	
10428	+	+	-	- wie oben -	
10429	+	+	*	Geist kritisch	
10430	+	+	+	Dreifach aktiv	
10431	*	*	+	Krise zweifach	
10432	*	-	+	Körp. kritisch	
10433	-	-	+	Geistig aktiv	
10434	-	-	+	ggf. erschöpft	
10435	-	-	+	und launenhaft	
10436	-	-	+	- wie oben -	
10437	?	-	?	- wie oben -	
10438	-	?	+	Geistig aktiv	
10439	-	-	+	ggf. erschöpft	
10440	-	-	+	und launenhaft	
10441	-	-	+	- wie oben -	
10442	-	-	+	- wie oben -	
10443	*	-	+	Körp. kritisch	
10444	+	-	+	Doppelt aktiv	
10445	+	*	*	Krise zweifach	
10446	+	+	*	Geist kritisch	
10447	+	+	-	Doppelt aktiv	
10448	+	+	-	Höchstleistung	
10449	?	+	-	ggf. unachtsam	
10450	+	+	-	- wie oben -	
10451	+	+	-	- wie oben -	
10452	+	?	-	Doppelt aktiv	
10453	+	+	-	Höchstleistung	
10454	*	+	?	Körp. kritisch	
10455	*	+	-	Körp. kritisch	
10456	-	+	-	Seelisch aktiv	
10457	-	+	-	ggf. abgehetzt	
10458	-	+	-	und sprunghaft	

TAG	K	S	I	KOMMENTARE	DATUM
10459	-	*	-	Seele kritisch	
10460	?	-	-	Schöpf. Pause	
10461	-	-	-	Kräftesammeln	
10462	-	-	*	Geist kritisch	
10463	-	-	+	Geistig aktiv	
10464	-	-	+	ggf. erschöpft	
10465	-	-	+	und launenhaft	
10466	*	?	+	Körp. kritisch	
10467	+	-	+	Doppelt aktiv	
10468	+	-	+	Routinearbeit	
10469	+	-	+	ev. launenhaft	
10470	+	-	?	- wie oben -	
10471	+	-	+	- wie oben -	
10472	?	-	+	- wie oben -	
10473	+	*	+	Seele kritisch	
10474	+	+	+	Dreifach aktiv	
10475	+	+	+	Höchstleistung	
10476	+	+	+	und Ausdauer	
10477	*	+	+	Körp. kritisch	
10478	*	+	*	Krise zweifach	
10479	-	+	*	Geist kritisch	
10480	-	?	-	Seelisch aktiv	
10481	-	+	-	ggf. abgehetzt	
10482	-	+	-	und sprunghaft	
10483	?	+	-	- wie oben -	
10484	-	+	-	- wie oben -	
10485	-	+	-	- wie oben -	
10486	-	+	-	- wie oben -	
10487	-	*	?	Seele kritisch	
10488	-	-	-	Schöpf. Pause	
10489	*	-	-	Körp. kritisch	
10490	+	-	-	Körperl. aktiv	
10491	+	-	-	ggf. unachtsam	
10492	+	-	-	und launenhaft	
10493	+	-	-	- wie oben -	
10494	+	?	-	Körperl. aktiv	
10495	?	-	*	Geist kritisch	
10496	+	-	+	Doppelt aktiv	
10497	+	-	+	Routinearbeit	
10498	+	-	+	ev. launenhaft	
10499	+	-	+	- wie oben -	
10500	*	-	+	Körp. kritisch	

TAG	K	S	I	KOMMENTARE	DATUM
10501	*	*	+	Krise zweifach	
10502	-	+	+	Doppelt aktiv	
10503	-	+	?	Lust und Geist	
10504	-	+	+	ggf. abgehetzt	
10505	-	+	+	- wie oben -	
10506	?	+	+	- wie oben -	
10507	-	+	+	- wie oben -	
10508	-	?	+	Doppelt aktiv	
10509	-	+	+	Lust und Geist	
10510	-	+	+	ggf. abgehetzt	
10511	-	+	*	Geist kritisch	
10512	*	+	*	Krise zweifach	
10513	+	+	-	Doppelt aktiv	
10514	+	+	-	Höchstleistung	
10515	+	*	-	Seele kritisch	
10516	+	-	-	Körperl. aktiv	
10517	+	-	-	ggf. unachtsam	
10518	?	-	-	und launenhaft	
10519	+	-	-	- wie oben -	
10520	+	-	?	- wie oben -	
10521	+	-	-	- wie oben -	
10522	+	?	-	Körperl. aktiv	
10523	*	-	-	Körp. kritisch	
10524	*	-	-	Körp. kritisch	
10525	-	-	-	Schöpf. Pause	*
10526	-	-	-	Kräftesammeln	
10527	-	-	-	und Entspannen	
10528	-	-	*	Geist kritisch	
10529	?	*	+	Seele kritisch	
10530	-	+	+	Doppelt aktiv	
10531	-	+	+	Lust und Geist	
10532	-	+	+	ggf. abgehetzt	
10533	-	+	+	- wie oben -	
10534	-	+	+	- wie oben -	
10535	*	+	+	Körp. kritisch	
10536	+	?	?	Dreifach aktiv	
10537	+	+	+	Höchstleistung	
10538	+	+	+	und Ausdauer	
10539	+	+	+	- wie oben -	
10540	+	+	+	- wie oben -	
10541	?	+	+	- wie oben -	
10542	+	+	+	- wie oben -	

* Geburtstag: 87. Lebenjahr vollendet

TAG	K	S	I	KOMMENTARE	DATUM
10543	+	*	+	Seele kritisch	
10544	+	-	*	Geist kritisch	
10545	+	-	*	Geist kritisch	
10546	*	-	-	Körp. kritisch	
10547	*	-	-	Körp. kritisch	
10548	-	-	-	Schöpf. Pause	
10549	-	-	-	Kräftesammeln	
10550	-	?	-	Schöpf. Pause	
10551	-	-	-	Kräftesammeln	
10552	?	-	-	und Entspannen	
10553	-	-	?	- wie oben -	
10554	-	-	-	- wie oben -	
10555	-	-	-	- wie oben -	
10556	-	-	-	- wie oben -	
10557	-	*	-	Seele kritisch	
10558	*	+	-	Körp. kritisch	
10559	+	+	-	Doppelt aktiv	
10560	+	+	-	Höchstleistung	
10561	+	+	*	Geist kritisch	
10562	+	+	+	Dreifach aktiv	
10563	+	+	+	Höchstleistung	
10564	?	?	+	Dreifach aktiv	
10565	+	+	+	Höchstleistung	
10566	+	+	+	und Ausdauer	
10567	+	+	+	- wie oben -	
10568	+	+	+	- wie oben -	
10569	*	+	?	Körp. kritisch	
10570	*	+	+	Körp. kritisch	
10571	-	*	+	Seele kritisch	
10572	-	-	+	Geistig aktiv	
10573	-	-	+	ggf. erschöpft	
10574	-	-	+	und launenhaft	
10575	?	-	+	- wie oben -	
10576	-	-	+	- wie oben -	
10577	-	-	*	Geist kritisch	
10578	-	?	*	Geist kritisch	
10579	-	-	-	Schöpf. Pause	
10580	-	-	-	Kräftesammeln	
10581	*	-	-	Körp. kritisch	
10582	+	-	-	Körperl. aktiv	
10583	+	-	-	ggf. unachtsam	
10584	+	-	-	und launenhaft	

TAG	K	S	I	KOMMENTARE	DATUM
10585	+	*	-	Seele kritisch	
10586	+	+	?	Doppelt aktiv	
10587	?	+	-	Höchstleistung	
10588	+	+	-	ggf. unachtsam	
10589	+	+	-	- wie oben -	
10590	+	+	-	- wie oben -	
10591	+	+	-	- wie oben -	
10592	*	?	-	Körp. kritisch	
10593	*	+	-	Körp. kritisch	*
10594	-	+	*	Geist kritisch	
10595	-	+	+	Doppelt aktiv	
10596	-	+	+	Lust und Geist	
10597	-	+	+	ggf. abgehetzt	
10598	?	+	+	- wie oben -	
10599	-	*	+	Seele kritisch	
10600	-	-	+	Geistig aktiv	
10601	-	-	+	ggf. erschöpft	
10602	-	-	?	und launenhaft	
10603	-	-	+	- wie oben -	
10604	*	-	+	Körp. kritisch	
10605	+	-	+	Doppelt aktiv	
10606	+	?	+	Doppelt aktiv	
10607	+	-	+	Routinearbeit	
10608	+	-	+	ev. launenhaft	
10609	+	-	+	- wie oben -	
10610	?	-	*	Geist kritisch	
10611	+	-	*	Geist kritisch	
10612	+	-	-	Körperl. aktiv	
10613	+	*	-	Seele kritisch	
10614	+	+	-	Doppelt aktiv	
10615	*	+	-	Körp. kritisch	
10616	*	+	-	Körp. kritisch	
10617	-	+	-	Seelisch aktiv	
10618	-	+	-	ggf. abgehetzt	
10619	-	+	?	und sprunghaft	
10620	-	?	-	Seelisch aktiv	
10621	?	+	-	ggf. abgehetzt	
10622	-	+	-	und sprunghaft	
10623	-	+	-	- wie oben -	
10624	-	+	-	- wie oben -	
10625	-	+	-	- wie oben -	
10626	-	+	-	- wie oben -	

* Geburtstag: 29. Lebenjahr vollendet

TAG	K	S	I	KOMMENTARE	DATUM
10627	*	*	*	Krise dreifach	
10628	+	-	+	Doppelt aktiv	
10629	+	-	+	Routinearbeit	
10630	+	-	+	ev. launenhaft	
10631	+	-	+	- wie oben -	
10632	+	-	+	- wie oben -	
10633	?	-	+	- wie oben -	
10634	+	?	+	Doppelt aktiv	
10635	+	-	?	Routinearbeit	
10636	+	-	+	ev. launenhaft	
10637	+	-	+	- wie oben -	
10638	*	-	+	Körp. kritisch	
10639	*	-	+	Körp. kritisch	
10640	-	-	+	Geistig aktiv	
10641	-	*	+	Seele kritisch	
10642	-	+	+	Doppelt aktiv	
10643	-	+	*	Geist kritisch	
10644	?	+	*	Geist kritisch	
10645	-	+	-	Seelisch aktiv	
10646	-	+	-	ggf. abgehetzt	
10647	-	+	-	und sprunghaft	
10648	-	?	-	Seelisch aktiv	
10649	-	+	-	ggf. abgehetzt	
10650	*	+	-	Körp. kritisch	
10651	+	+	-	Doppelt aktiv	
10652	+	+	?	Höchstleistung	
10653	+	+	-	ggf. unachtsam	
10654	+	+	-	- wie oben -	
10655	+	*	-	Seele kritisch	
10656	?	-	-	Körperl. aktiv	
10657	+	-	-	ggf. unachtsam	
10658	+	-	-	und launenhaft	
10659	+	-	-	- wie oben -	
10660	+	-	*	Geist kritisch	
10661	*	-	+	Körp. kritisch	
10662	*	?	+	Körp. kritisch	
10663	-	-	+	Geistig aktiv	
10664	-	-	+	ggf. erschöpft	
10665	-	-	+	und launenhaft	
10666	-	-	+	- wie oben -	
10667	?	-	+	- wie oben -	
10668	-	-	?	- wie oben -	

TAG	K	S	I	KOMMENTARE	DATUM
10669	-	*	+	Seele kritisch	
10670	-	+	+	Doppelt aktiv	
10671	-	+	+	Lust und Geist	
10672	-	+	+	ggf. abgehetzt	
10673	*	+	+	Körp. kritisch	
10674	+	+	+	Dreifach aktiv	
10675	+	+	+	Höchstleistung	
10676	+	?	*	Geist kritisch	
10677	+	+	*	Geist kritisch	
10678	+	+	-	Doppelt aktiv	
10679	?	+	-	Höchstleistung	
10680	+	+	-	ggf. unachtsam	
10681	+	+	-	- wie oben -	
10682	+	+	-	- wie oben -	
10683	+	*	-	Seele kritisch	
10684	*	-	-	Körp. kritisch	
10685	*	-	?	Körp. kritisch	
10686	-	-	-	Schöpf. Pause	
10687	-	-	-	Kräftesammeln	
10688	-	-	-	und Entspannen	
10689	-	-	-	- wie oben -	
10690	?	?	-	Schöpf. Pause	
10691	-	-	-	Kräftesammeln	
10692	-	-	-	und Entspannen	
10693	-	-	*	Geist kritisch	
10694	-	-	+	Geistig aktiv	
10695	-	-	+	ggf. erschöpft	
10696	*	-	+	Körp. kritisch	
10697	+	*	+	Seele kritisch	
10698	+	+	+	Dreifach aktiv	
10699	+	+	+	Höchstleistung	
10700	+	+	+	und Ausdauer	
10701	+	+	?	- wie oben -	
10702	?	+	+	- wie oben -	
10703	+	+	+	- wie oben -	
10704	+	?	+	Dreifach aktiv	
10705	+	+	+	Höchstleistung	
10706	+	+	+	und Ausdauer	
10707	*	+	+	Körp. kritisch	
10708	*	+	+	Körp. kritisch	
10709	-	+	*	Geist kritisch	
10710	-	+	*	Geist kritisch	

TAG	K	S	I	KOMMENTARE	DATUM
10711	-	*	-	Seele kritisch	
10712	-	-	-	Schöpf. Pause	
10713	?	-	-	Kräftesammeln	
10714	-	-	-	und Entspannen	
10715	-	-	-	- wie oben -	
10716	-	-	-	- wie oben -	
10717	-	-	-	- wie oben -	
10718	-	?	?	Schöpf. Pause	
10719	*	-	-	Körp. kritisch	
10720	+	-	-	Körperl. aktiv	
10721	+	-	-	ggf. unachtsam	
10722	+	-	-	und launenhaft	
10723	+	-	-	- wie oben -	
10724	+	-	-	- wie oben -	
10725	?	*	-	Seele kritisch	
10726	+	+	*	Geist kritisch	
10727	+	+	+	Dreifach aktiv	
10728	+	+	+	Höchstleistung	
10729	+	+	+	und Ausdauer	
10730	*	+	+	Körp. kritisch	
10731	*	+	+	Körp. kritisch	
10732	-	?	+	Doppelt aktiv	
10733	-	+	+	Lust und Geist	
10734	-	+	?	ggf. abgehetzt	
10735	-	+	+	- wie oben -	
10736	?	+	+	- wie oben -	
10737	-	+	+	- wie oben -	
10738	-	+	+	- wie oben -	
10739	-	*	+	Seele kritisch	
10740	-	-	+	Geistig aktiv	
10741	-	-	+	ggf. erschöpft	
10742	*	-	*	Krise zweifach	
10743	+	-	*	Geist kritisch	
10744	+	-	-	Körperl. aktiv	
10745	+	-	-	ggf. unachtsam	
10746	+	?	-	Körperl. aktiv	
10747	+	-	-	ggf. unachtsam	
10748	?	-	-	und launenhaft	
10749	+	-	-	- wie oben -	
10750	+	-	-	- wie oben -	
10751	+	-	?	- wie oben -	
10752	+	-	-	- wie oben -	

TAG	K	S	I	KOMMENTARE	DATUM
10753	*	*	-	Krise zweifach	
10754	*	+	-	Körp. kritisch	
10755	-	+	-	Seelisch aktiv	
10756	-	+	-	ggf. abgehetzt	
10757	-	+	-	und sprunghaft	
10758	-	+	-	- wie oben -	
10759	?	+	*	Geist kritisch	
10760	-	?	+	Doppelt aktiv	
10761	-	+	+	Lust und Geist	
10762	-	+	+	ggf. abgehetzt	
10763	-	+	+	- wie oben -	
10764	-	+	+	- wie oben -	
10765	*	+	+	Körp. kritisch	
10766	+	+	+	Dreifach aktiv	
10767	+	*	?	Seele kritisch	
10768	+	-	+	Doppelt aktiv	
10769	+	-	+	Routinearbeit	
10770	+	-	+	ev. launenhaft	
10771	?	-	+	- wie oben -	
10772	+	-	+	- wie oben -	
10773	+	-	+	- wie oben -	
10774	+	?	+	Doppelt aktiv	
10775	+	-	*	Geist kritisch	
10776	*	-	*	Krise zweifach	
10777	*	-	-	Körp. kritisch	
10778	-	-	-	Schöpf. Pause	
10779	-	-	-	Kräftesammeln	
10780	-	-	-	und Entspannen	
10781	-	*	-	Seelc kritisch	
10782	?	+	-	Seelisch aktiv	
10783	-	+	-	ggf. abgehetzt	
10784	-	+	?	und sprunghaft	
10785	-	+	-	- wie oben -	
10786	-	+	-	- wie oben -	
10787	-	+	-	- wie oben -	
10788	*	?	-	Körp. kritisch	
10789	+	+	-	Doppelt aktiv	
10790	+	+	-	Höchstleistung	
10791	+	+	-	ggf. unachtsam	
10792	+	+	*	Geist kritisch	
10793	+	+	+	Dreifach aktiv	
10794	?	+	+	Höchstleistung	

TAG	K	S	I	KOMMENTARE	DATUM
10795	+	*	+	Seele kritisch	
10796	+	-	+	Doppelt aktiv	
10797	+	-	+	Routinearbeit	
10798	+	-	+	ev. launenhaft	
10799	*	-	+	Körp. kritisch	
10800	*	-	?	Körp. kritisch	
10801	-	-	+	Geistig aktiv	
10802	-	?	+	Geistig aktiv	
10803	-	-	+	ggf. erschöpft	
10804	-	-	+	und launenhaft	
10805	?	-	+	- wie oben -	
10806	-	-	+	- wie oben -	
10807	-	-	+	- wie oben -	
10808	-	-	*	Geist kritisch	
10809	-	*	*	Krise zweifach	
10810	-	+	-	Seelisch aktiv	
10811	*	+	-	Körp. kritisch	
10812	+	+	-	Doppelt aktiv	
10813	+	+	-	Höchstleistung	
10814	+	+	-	ggf. unachtsam	
10815	+	+	-	- wie oben -	
10816	+	?	-	Doppelt aktiv	
10817	?	+	?	Höchstleistung	
10818	+	+	-	ggf. unachtsam	
10819	+	+	-	- wie oben -	
10820	+	+	-	- wie oben -	
10821	+	+	-	- wie oben -	
10822	*	+	-	Körp. kritisch	
10823	*	*	-	Krise zweifach	
10824	-	-	-	Schöpf. Pause	
10825	-	-	*	Geist kritisch	
10826	-	-	+	Geistig aktiv	
10827	-	-	+	ggf. erschöpft	
10828	?	-	+	und launenhaft	
10829	-	-	+	- wie oben -	
10830	-	?	+	Geistig aktiv	
10831	-	-	+	ggf. erschöpft	
10832	-	-	+	und launenhaft	
10833	-	-	?	- wie oben -	
10834	*	-	+	Körp. kritisch	
10835	+	-	+	Doppelt aktiv	
10836	+	-	+	Routinearbeit	

TAG	K	S	I	KOMMENTARE	DATUM
10837	+	*	+	Seele kritisch	
10838	+	+	+	Dreifach aktiv	
10839	+	+	+	Höchstleistung	
10840	?	+	+	und Ausdauer	
10841	+	+	*	Geist kritisch	
10842	+	+	*	Geist kritisch	
10843	+	+	-	Doppelt aktiv	
10844	+	?	-	Doppelt aktiv	
10845	*	+	-	Körp. kritisch	
10846	*	+	-	Körp. kritisch	
10847	-	+	-	Seelisch aktiv	
10848	-	+	-	ggf. abgehetzt	
10849	-	+	-	und sprunghaft	
10850	-	+	?	- wie oben -	
10851	?	*	-	Seele kritisch	
10852	-	-	-	Schöpf. Pause	
10853	-	-	-	Kräftesammeln	
10854	-	-	-	und Entspannen	
10855	-	-	-	- wie oben -	
10856	-	-	-	- wie oben -	
10857	*	-	-	Körp. kritisch	
10858	+	?	*	Geist kritisch	
10859	+	-	+	Doppelt aktiv	
10860	+	-	+	Routinearbeit	
10861	+	-	+	ev. launenhaft	
10862	+	-	+	- wie oben -	
10863	?	-	+	- wie oben -	
10864	+	-	+	- wie oben -	
10865	+	*	+	Seele kritisch	
10866	+	+	?	Dreifach aktiv	
10867	+	+	+	Höchstleistung	
10868	*	+	+	Körp. kritisch	
10869	*	+	+	Körp. kritisch	
10870	-	+	+	Doppelt aktiv	
10871	-	+	+	Lust und Geist	
10872	-	?	+	Doppelt aktiv	
10873	-	+	+	Lust und Geist	
10874	?	+	*	Geist kritisch	
10875	-	+	*	Geist kritisch	
10876	-	+	-	Seelisch aktiv	
10877	-	+	-	ggf. abgehetzt	
10878	-	+	-	und sprunghaft	

TAG	K	S	I	KOMMENTARE	DATUM
10879	-	*	-	Seele kritisch	
10880	*	-	-	Körp. kritisch	
10881	+	-	-	Körperl. aktiv	
10882	+	-	-	ggf. unachtsam	
10883	+	-	?	und launenhaft	
10884	+	-	-	- wie oben -	
10885	+	-	-	- wie oben -	
10886	?	?	-	Körperl. aktiv	
10887	+	-	-	ggf. unachtsam	
10888	+	-	-	und launenhaft	
10889	+	-	-	- wie oben -	
10890	+	-	-	- wie oben -	
10891	*	-	*	Krise zweifach	*
10892	*	-	+	Körp. kritisch	
10893	-	*	+	Seele kritisch	
10894	-	+	+	Doppelt aktiv	
10895	-	+	+	Lust und Geist	
10896	-	+	+	ggf. abgehetzt	
10897	?	+	+	- wie oben -	
10898	-	+	+	- wie oben -	
10899	-	+	?	- wie oben -	
10900	-	?	+	Doppelt aktiv	
10901	-	+	+	Lust und Geist	
10902	-	+	+	ggf. abgehetzt	
10903	*	+	+	Körp. kritisch	
10904	+	+	+	Dreifach aktiv	
10905	+	+	+	Höchstleistung	
10906	+	+	+	und Ausdauer	
10907	+	*	*	Krise zweifach	
10908	+	-	*	Geist kritisch	
10909	?	-	-	Körperl. aktiv	
10910	+	-	-	ggf. unachtsam	
10911	+	-	-	und launenhaft	
10912	+	-	-	- wie oben -	
10913	+	-	-	- wie oben -	
10914	*	?	-	Körp. kritisch	
10915	*	-	-	Körp. kritisch	
10916	-	-	?	Schöpf. Pause	
10917	-	-	-	Kräftesammeln	
10918	-	-	-	und Entspannen	
10919	-	-	-	- wie oben -	
10920	?	-	-	- wie oben -	

* Geburtstag: 88. Lebenjahr vollendet

Beispiel: Niki Lauda

Der engagierte Flugunternehmer und zweifache Automobilweltmeister ist ein Sinnbild für bewußte Lebensführung und realistische Selbsteinschätzung.

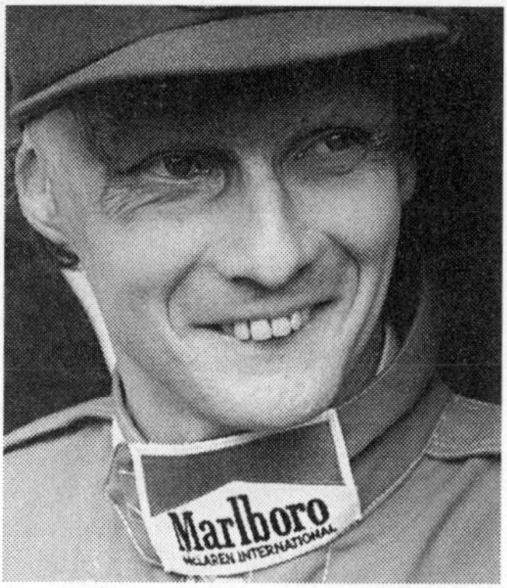

Aktuelles Datum:
21.2.1979 (MI)
Geburtsdatum:
22.2.1949 (DI)

Niki Lauda hatte am 1.8.1976 einen schweren Unfall auf dem Nürburgring. Damals (es war der Biotag 10023) waren alle drei Kurven im Tief, die Körperkurve war halbkritisch.
Seitdem ist der Weltmeister besonders problembewußt. Er glaubt fest daran, daß ein unangenehmes Vorgefühl, wie es ein Leistungssportler vor einem riskanten Unternehmen verspürt, mit dem Biorhythmus zusammenhängt. Am 21.2.1979 startet er beim großen Preis von Johannesburg. Er fühlt sich in großartiger Verfassung – Körper- und Seelenrhythmus sind im Hoch – und geht bis an seine Leistungsgrenze. Es kommt zu einem Unfall, der zum Glück relativ glimpflich verläuft.
Was ist geschehen? Lauda hatte einen kritischen Tag für den Geist, einen Tag, an dem es zu unkonzentrierten Handlungen kommen kann. Niki später: »Es war mein Fehler. Ich war zu schnell. In meinem Hirn muß was ausgehakt haben.«

1979

TAG	K	S	I	KOMMENTARE	DATUM
10956	+	?	-	Doppelt aktiv	DI
10957	+	+	*	Geist kritisch	MI 21.2.
10958	+	+	+	Dreifach aktiv	DO
10959	+	+	+	Höchstleistung	FR
10960	*	+	+	Körp. kritisch	SA
10961	*	+	+	Körp. kritisch	SO
10962	-	+	+	Doppelt aktiv	MO

Eine Krise für den Weltmeister

TAG	K	S	I	KOMMENTARE	DATUM
10921	-	*	-	Seele kritisch	
10922	-	+	-	Seelisch aktiv	
10923	-	+	-	ggf. abgehetzt	
10924	-	+	*	Geist kritisch	
10925	-	+	+	Doppelt aktiv	
10926	*	+	+	Körp. kritisch	
10927	+	+	+	Dreifach aktiv	
10928	+	?	+	Dreifach aktiv	
10929	+	+	+	Höchstleistung	
10930	+	+	+	und Ausdauer	
10931	+	+	+	- wie oben -	
10932	?	+	?	- wie oben -	
10933	+	+	+	- wie oben -	
10934	+	+	+	- wie oben -	
10935	+	*	+	Seele kritisch	
10936	+	-	+	Doppelt aktiv	
10937	*	-	+	Körp. kritisch	
10938	*	-	+	Körp. kritisch	
10939	-	-	+	Geistig aktiv	
10940	-	-	*	Geist kritisch	
10941	-	-	*	Geist kritisch	
10942	-	?	-	Schöpf. Pause	
10943	?	-	-	Kräftesammeln	
10944	-	-	-	und Entspannen	
10945	-	-	-	- wie oben -	
10946	-	-	-	- wie oben -	
10947	-	-	-	- wie oben -	
10948	-	-	-	- wie oben -	
10949	*	*	?	Krise zweifach	
10950	+	+	-	Doppelt aktiv	
10951	+	+	-	Höchstleistung	
10952	+	+	-	ggf. unachtsam	
10953	+	+	-	- wie oben -	
10954	+	+	-	- wie oben -	
10955	?	+	-	- wie oben -	
10956	+	?	-	Doppelt aktiv	
10957	+	+	*	Geist kritisch	
10958	+	+	+	Dreifach aktiv	*
10959	+	+	+	Höchstleistung	
10960	*	+	+	Körp. kritisch	
10961	*	+	+	Körp. kritisch	
10962	-	+	+	Doppelt aktiv	

* Geburtstag: 30. Lebenjahr vollendet

TAG	K	S	I	KOMMENTARE	DATUM
10963	-	*	+	Seele kritisch	
10964	-	-	+	Geistig aktiv	
10965	-	-	?	ggf. erschöpft	
10966	?	-	+	und launenhaft	
10967	-	-	+	- wie oben -	
10968	-	-	+	- wie oben -	
10969	-	-	+	- wie oben -	
10970	-	?	+	Geistig aktiv	
10971	-	-	+	ggf. erschöpft	
10972	*	-	+	Körp. kritisch	
10973	+	-	*	Geist kritisch	
10974	+	-	*	Geist kritisch	
10975	+	-	-	Körperl. aktiv	
10976	+	-	-	ggf. unachtsam	
10977	+	*	-	Seele kritisch	
10978	?	+	-	Doppelt aktiv	
10979	+	+	-	Höchstleistung	
10980	+	+	-	ggf. unachtsam	
10981	+	+	-	- wie oben -	
10982	+	+	?	- wie oben -	
10983	*	+	-	Körp. kritisch	
10984	*	?	-	Körp. kritisch	
10985	-	+	-	Seelisch aktiv	
10986	-	+	-	ggf. abgehetzt	
10987	-	+	-	und sprunghaft	
10988	-	+	-	- wie oben -	
10989	?	+	-	- wie oben -	
10990	-	+	*	Geist kritisch	
10991	-	*	+	Seele kritisch	
10992	-	-	+	Geistig aktiv	
10993	-	-	+	ggf. erschöpft	
10994	-	-	+	und launenhaft	
10995	*	-	+	Körp. kritisch	
10996	+	-	+	Doppelt aktiv	
10997	+	-	+	Routinearbeit	
10998	+	?	?	Doppelt aktiv	
10999	+	-	+	Routinearbeit	
11000	+	-	+	ev. launenhaft	
11001	?	-	+	- wie oben -	
11002	+	-	+	- wie oben -	
11003	+	-	+	- wie oben -	
11004	+	-	+	- wie oben -	

TAG	K	S	I	KOMMENTARE	DATUM
11005	+	*	+	Seele kritisch	
11006	*	+	*	Krise zweifach	
11007	*	+	*	Krise zweifach	
11008	-	+	-	Seelisch aktiv	
11009	-	+	-	ggf. abgehetzt	
11010	-	+	-	und sprunghaft	
11011	-	+	-	- wie oben -	
11012	?	?	-	Seelisch aktiv	
11013	-	+	-	ggf. abgehetzt	
11014	-	+	-	und sprunghaft	
11015	-	+	?	- wie oben -	
11016	-	+	-	- wie oben -	
11017	-	+	-	- wie oben -	
11018	*	+	-	Körp. kritisch	
11019	+	*	-	Seele kritisch	
11020	+	-	-	Körperl. aktiv	
11021	+	-	-	ggf. unachtsam	
11022	+	-	-	und launenhaft	
11023	+	-	*	Geist kritisch	
11024	?	-	+	Doppelt aktiv	
11025	+	-	+	Routinearbeit	
11026	+	?	+	Doppelt aktiv	
11027	+	-	+	Routinearbeit	
11028	+	-	+	ev. launenhaft	
11029	*	-	+	Körp. kritisch	
11030	*	-	+	Körp. kritisch	
11031	-	-	?	Geistig aktiv	
11032	-	-	+	ggf. erschöpft	
11033	-	*	+	Seele kritisch	
11034	-	+	+	Doppelt aktiv	
11035	?	+	+	Lust und Geist	
11036	-	+	+	ggf. abgehetzt	
11037	-	+	+	- wie oben -	
11038	-	+	+	- wie oben -	
11039	-	+	*	Geist kritisch	
11040	-	?	*	Geist kritisch	
11041	*	+	-	Körp. kritisch	
11042	+	+	-	Doppelt aktiv	
11043	+	+	-	Höchstleistung	
11044	+	+	-	ggf. unachtsam	
11045	+	+	-	- wie oben -	
11046	+	+	-	- wie oben -	

TAG	K	S	I	KOMMENTARE	DATUM
11047	?	*	-	Seele kritisch	
11048	+	-	?	Körperl. aktiv	
11049	+	-	-	ggf. unachtsam	
11050	+	-	-	und launenhaft	
11051	+	-	-	- wie oben -	
11052	*	-	-	Körp. kritisch	
11053	*	-	-	Körp. kritisch	
11054	-	?	-	Schöpf. Pause	
11055	-	-	-	Kräftesammeln	
11056	-	-	*	Geist kritisch	
11057	-	-	+	Geistig aktiv	
11058	?	-	+	ggf. erschöpft	
11059	-	-	+	und launenhaft	
11060	-	-	+	- wie oben -	
11061	-	*	+	Seele kritisch	
11062	-	+	+	Doppelt aktiv	
11063	-	+	+	Lust und Geist	
11064	*	+	?	Körp. kritisch	
11065	+	+	+	Dreifach aktiv	
11066	+	+	+	Höchstleistung	
11067	+	+	+	und Ausdauer	
11068	+	?	+	Dreifach aktiv	
11069	+	+	+	Höchstleistung	
11070	?	+	+	und Ausdauer	
11071	+	+	+	- wie oben -	
11072	+	+	*	Geist kritisch	
11073	+	+	*	Geist kritisch	
11074	+	+	-	Doppelt aktiv	
11075	*	*	-	Krise zweifach	
11076	*	-	-	Körp. kritisch	
11077	-	-	-	Schöpf. Pause	
11078	-	-	-	Kräftesammeln	
11079	-	-	-	und Entspannen	
11080	-	-	-	- wie oben -	
11081	?	-	?	- wie oben -	
11082	-	?	-	Schöpf. Pause	
11083	-	-	-	Kräftesammeln	
11084	-	-	-	und Entspannen	
11085	-	-	-	- wie oben -	
11086	-	-	-	- wie oben -	
11087	*	-	-	Körp. kritisch	
11088	+	-	-	Körperl. aktiv	

TAG	K	S	I	KOMMENTARE	DATUM
11089	+	*	*	Krise zweifach	
11090	+	+	+	Dreifach aktiv	
11091	+	+	+	Höchstleistung	
11092	+	+	+	und Ausdauer	
11093	?	+	+	- wie oben -	
11094	+	+	+	- wie oben -	
11095	+	+	+	- wie oben -	
11096	+	?	+	Dreifach aktiv	
11097	+	+	?	Höchstleistung	
11098	*	+	+	Körp. kritisch	
11099	*	+	+	Körp. kritisch	
11100	-	+	+	Doppelt aktiv	
11101	-	+	+	Lust und Geist	
11102	-	+	+	ggf. abgehetzt	
11103	-	*	+	Seele kritisch	
11104	?	-	+	Geistig aktiv	
11105	-	-	*	Geist kritisch	
11106	-	-	*	Geist kritisch	
11107	-	-	-	Schöpf. Pause	
11108	-	-	-	Kräftesammeln	
11109	-	-	-	und Entspannen	
11110	*	?	-	Körp. kritisch	
11111	+	-	-	Körperl. aktiv	
11112	+	-	-	ggf. unachtsam	
11113	+	-	-	und launenhaft	
11114	+	-	?	- wie oben -	
11115	+	-	-	- wie oben -	
11116	?	-	-	- wie oben -	
11117	+	*	-	Seele kritisch	
11118	+	+	-	Doppelt aktiv	
11119	+	+	-	Höchstleistung	
11120	+	+	-	ggf. unachtsam	
11121	*	+	-	Körp. kritisch	
11122	*	+	*	Krise zweifach	
11123	-	+	+	Doppelt aktiv	
11124	-	?	+	Doppelt aktiv	
11125	-	+	+	Lust und Geist	
11126	-	+	+	ggf. abgehetzt	
11127	?	+	+	- wie oben -	
11128	-	+	+	- wie oben -	
11129	-	+	+	- wie oben -	
11130	-	+	?	- wie oben -	

TAG	K	S	I	KOMMENTARE	DATUM
11131	-	*	+	Seele kritisch	
11132	-	-	+	Geistig aktiv	
11133	*	-	+	Körp. kritisch	
11134	+	-	+	Doppelt aktiv	
11135	+	-	+	Routinearbeit	
11136	+	-	+	ev. launenhaft	
11137	+	-	+	- wie oben -	
11138	+	?	*	Geist kritisch	
11139	?	-	*	Geist kritisch	
11140	+	-	-	Körperl. aktiv	
11141	+	-	-	ggf. unachtsam	
11142	+	-	-	und launenhaft	
11143	+	-	-	- wie oben -	
11144	*	-	-	Körp. kritisch	
11145	*	*	-	Krise zweifach	
11146	-	+	-	Seelisch aktiv	
11147	-	+	?	ggf. abgehetzt	
11148	-	+	-	und sprunghaft	
11149	-	+	-	- wie oben -	
11150	?	+	-	- wie oben -	
11151	-	+	-	- wie oben -	
11152	-	?	-	Seelisch aktiv	
11153	-	+	-	ggf. abgehetzt	
11154	-	+	-	und sprunghaft	
11155	-	+	*	Geist kritisch	
11156	*	+	+	Körp. kritisch	
11157	+	+	+	Dreifach aktiv	
11158	+	+	+	Höchstleistung	
11159	+	*	+	Seele kritisch	
11160	+	-	+	Doppelt aktiv	
11161	+	-	+	Routinearbeit	
11162	?	-	+	ev. launenhaft	
11163	+	-	?	- wie oben -	
11164	+	-	+	- wie oben -	
11165	+	-	+	- wie oben -	
11166	+	?	+	Doppelt aktiv	
11167	*	-	+	Körp. kritisch	
11168	*	-	+	Körp. kritisch	
11169	-	-	+	Geistig aktiv	
11170	-	-	+	ggf. erschöpft	
11171	-	-	*	Geist kritisch	
11172	-	-	*	Geist kritisch	

TAG	K	S	I	KOMMENTARE	DATUM
11173	?	*	-	Seele kritisch	
11174	-	+	-	Seelisch aktiv	
11175	-	+	-	ggf. abgehetzt	
11176	-	+	-	und sprunghaft	
11177	-	+	-	- wie oben -	
11178	-	+	-	- wie oben -	
11179	*	+	-	Körp. kritisch	
11180	+	?	?	Doppelt aktiv	
11181	+	+	-	Höchstleistung	
11182	+	+	-	ggf. unachtsam	
11183	+	+	-	- wie oben -	
11184	+	+	-	- wie oben -	
11185	?	+	-	- wie oben -	
11186	+	+	-	- wie oben -	
11187	+	*	-	Seele kritisch	
11188	+	-	*	Geist kritisch	
11189	+	-	+	Doppelt aktiv	
11190	*	-	+	Körp. kritisch	
11191	*	-	+	Körp. kritisch	
11192	-	-	+	Geistig aktiv	
11193	-	-	+	ggf. erschöpft	
11194	-	?	+	Geistig aktiv	
11195	-	-	+	ggf. erschöpft	
11196	?	-	?	und launenhaft	
11197	-	-	+	- wie oben -	
11198	-	-	+	- wie oben -	
11199	-	-	+	- wie oben -	
11200	-	-	+	- wie oben -	
11201	-	*	+	Seele kritisch	
11202	*	+	+	Körp. kritisch	
11203	+	+	+	Dreifach aktiv	
11204	+	+	*	Geist kritisch	
11205	+	+	*	Geist kritisch	
11206	+	+	-	Doppelt aktiv	
11207	+	+	-	Höchstleistung	
11208	?	?	-	Doppelt aktiv	
11209	+	+	-	Höchstleistung	
11210	+	+	-	ggf. unachtsam	
11211	+	+	-	- wie oben -	
11212	+	+	-	- wie oben -	
11213	*	+	?	Körp. kritisch	
11214	*	+	-	Körp. kritisch	

TAG	K	S	I	KOMMENTARE	DATUM
11215	-	*	-	Seele kritisch	
11216	-	-	-	Schöpf. Pause	
11217	-	-	-	Kräftesammeln	
11218	-	-	-	und Entspannen	
11219	?	-	-	- wie oben -	
11220	-	-	-	- wie oben -	
11221	-	-	*	Geist kritisch	
11222	-	?	+	Geistig aktiv	
11223	-	-	+	ggf. erschöpft	
11224	-	-	+	und launenhaft	
11225	*	-	+	Körp. kritisch	
11226	+	-	+	Doppelt aktiv	
11227	+	-	+	Routinearbeit	
11228	+	-	+	ev. launenhaft	
11229	+	*	?	Seele kritisch	
11230	+	+	+	Dreifach aktiv	
11231	?	+	+	Höchstleistung	
11232	+	+	+	und Ausdauer	
11233	+	+	+	- wie oben -	
11234	+	+	+	- wie oben -	
11235	+	+	+	- wie oben -	
11236	*	?	+	Körp. kritisch	
11237	*	+	*	Krise zweifach	
11238	-	+	*	Geist kritisch	
11239	-	+	-	Seelisch aktiv	
11240	-	+	-	ggf. abgehetzt	
11241	-	+	-	und sprunghaft	
11242	?	+	-	- wie oben -	
11243	-	*	-	Seele kritisch	
11244	-	-	-	Schöpf. Pause	
11245	-	-	-	Kräftesammeln	
11246	-	-	?	und Entspannen	
11247	-	-	-	- wie oben -	
11248	*	-	-	Körp. kritisch	
11249	+	-	-	Körperl. aktiv	
11250	+	?	-	Körperl. aktiv	
11251	+	-	-	ggf. unachtsam	
11252	+	-	-	und launenhaft	
11253	+	-	-	- wie oben -	
11254	?	-	*	Geist kritisch	
11255	+	-	+	Doppelt aktiv	
11256	+	-	+	Routinearbeit	*

* Geburtstag: 89. Lebenjahr vollendet

TAG	K	S	I	KOMMENTARE	DATUM
11257	+	*	+	Seele kritisch	
11258	+	+	+	Dreifach aktiv	
11259	*	+	+	Körp. kritisch	
11260	*	+	+	Körp. kritisch	
11261	-	+	+	Doppelt aktiv	
11262	-	+	?	Lust und Geist	
11263	-	+	+	ggf. abgehetzt	
11264	-	?	+	Doppelt aktiv	
11265	?	+	+	Lust und Geist	
11266	-	+	+	ggf. abgehetzt	
11267	-	+	+	- wie oben -	
11268	-	+	+	- wie oben -	
11269	-	+	+	- wie oben -	
11270	-	+	*	Geist kritisch	
11271	*	*	*	Krise dreifach	
11272	+	-	-	Körperl. aktiv	
11273	+	-	-	ggf. unachtsam	
11274	+	-	-	und launenhaft	
11275	+	-	-	- wie oben -	
11276	+	-	-	- wie oben -	
11277	?	-	-	- wie oben -	
11278	+	?	-	Körperl. aktiv	
11279	+	-	?	ggf. unachtsam	
11280	+	-	-	und launenhaft	
11281	+	-	-	- wie oben -	
11282	*	-	-	Körp. kritisch	
11283	*	-	-	Körp. kritisch	
11284	-	-	-	Schöpf. Pause	
11285	-	*	-	Seele kritisch	
11286	-	+	-	Seelisch aktiv	
11287	-	+	*	Geist kritisch	
11288	?	+	+	Doppelt aktiv	
11289	-	+	+	Lust und Geist	
11290	-	+	+	ggf. abgehetzt	
11291	-	+	+	- wie oben -	
11292	-	?	+	Doppelt aktiv	
11293	-	+	+	Lust und Geist	
11294	*	+	+	Körp. kritisch	
11295	+	+	?	Dreifach aktiv	
11296	+	+	+	Höchstleistung	
11297	+	+	+	und Ausdauer	
11298	+	+	+	- wie oben -	

TAG	K	S	I	KOMMENTARE	DATUM
11299	+	*	+	Seele kritisch	
11300	?	-	+	Doppelt aktiv	
11301	+	-	+	Routinearbeit	
11302	+	-	+	ev. launenhaft	
11303	+	-	*	Geist kritisch	
11304	+	-	*	Geist kritisch	
11305	*	-	-	Körp. kritisch	
11306	*	?	-	Körp. kritisch	
11307	-	-	-	Schöpf. Pause	
11308	-	-	-	Kräftesammeln	
11309	-	-	-	und Entspannen	
11310	-	-	-	- wie oben -	
11311	?	-	-	- wie oben -	
11312	-	-	?	- wie oben -	
11313	-	*	-	Seele kritisch	
11314	-	+	-	Seelisch aktiv	
11315	-	+	-	ggf. abgehetzt	
11316	-	+	-	und sprunghaft	
11317	*	+	-	Körp. kritisch	
11318	+	+	-	Doppelt aktiv	
11319	+	+	-	Höchstleistung	
11320	+	?	*	Geist kritisch	
11321	+	+	+	Dreifach aktiv	
11322	+	+	+	Höchstleistung	
11323	?	+	+	und Ausdauer	*
11324	+	+	+	- wie oben -	
11325	+	+	+	- wie oben -	
11326	+	+	+	- wie oben -	
11327	+	*	+	Seele kritisch	
11328	*	-	?	Körp. kritisch	
11329	*	-	+	Körp. kritisch	
11330	-	-	+	Geistig aktiv	
11331	-	-	+	ggf. erschöpft	
11332	-	-	+	und launenhaft	
11333	-	-	+	- wie oben -	
11334	?	?	+	Geistig aktiv	
11335	-	-	+	ggf. erschöpft	
11336	-	-	*	Geist kritisch	
11337	-	-	*	Geist kritisch	
11338	-	-	-	Schöpf. Pause	
11339	-	-	-	Kräftesammeln	
11340	*	-	-	Körp. kritisch	

* Geburtstag: 31. Lebenjahr vollendet

TAG	K	S	I	KOMMENTARE	DATUM
11341	+	*	-	Seele kritisch	
11342	+	+	-	Doppelt aktiv	
11343	+	+	-	Höchstleistung	
11344	+	+	-	ggf. unachtsam	
11345	+	+	?	- wie oben -	
11346	?	+	-	- wie oben -	
11347	+	+	-	- wie oben -	
11348	+	?	-	Doppelt aktiv	
11349	+	+	-	Höchstleistung	
11350	+	+	-	ggf. unachtsam	
11351	*	+	-	Körp. kritisch	
11352	*	+	-	Körp. kritisch	
11353	-	+	*	Geist kritisch	
11354	-	+	+	Doppelt aktiv	
11355	-	*	+	Seele kritisch	
11356	-	-	+	Geistig aktiv	
11357	?	-	+	ggf. erschöpft	
11358	-	-	+	und launenhaft	
11359	-	-	+	- wie oben -	
11360	-	-	+	- wie oben -	
11361	-	-	?	- wie oben -	
11362	-	?	+	Geistig aktiv	
11363	*	-	+	Körp. kritisch	
11364	+	-	+	Doppelt aktiv	
11365	+	-	+	Routinearbeit	
11366	+	-	+	ev. launenhaft	
11367	+	-	+	- wie oben -	
11368	+	-	+	- wie oben -	
11369	?	*	*	Krise zweifach	
11370	+	+	*	Geist kritisch	
11371	+	+	-	Doppelt aktiv	
11372	+	+	-	Höchstleistung	
11373	+	+	-	ggf. unachtsam	
11374	*	+	-	Körp. kritisch	
11375	*	+	-	Körp. kritisch	
11376	-	?	-	Seelisch aktiv	
11377	-	+	-	ggf. abgehetzt	
11378	-	+	?	und sprunghaft	
11379	-	+	-	- wie oben -	
11380	?	+	-	- wie oben -	
11381	-	+	-	- wie oben -	
11382	-	+	-	- wie oben -	

TAG	K	S	I	KOMMENTARE	DATUM
11383	-	*	-	Seele kritisch	
11384	-	-	-	Schöpf. Pause	
11385	-	-	-	Kräftesammeln	
11386	*	-	*	Krise zweifach	
11387	+	-	+	Doppelt aktiv	
11388	+	-	+	Routinearbeit	
11389	+	-	+	ev. launenhaft	
11390	+	?	+	Doppelt aktiv	
11391	+	-	+	Routinearbeit	
11392	?	-	+	ev. launenhaft	
11393	+	-	+	- wie oben -	
11394	+	-	?	- wie oben -	
11395	+	-	+	- wie oben -	
11396	+	-	+	- wie oben -	
11397	*	*	+	Krise zweifach	
11398	*	+	+	Körp. kritisch	
11399	-	+	+	Doppelt aktiv	
11400	-	+	+	Lust und Geist	
11401	-	+	+	ggf. abgehetzt	
11402	-	+	*	Geist kritisch	
11403	?	+	*	Geist kritisch	
11404	-	?	-	Seelisch aktiv	
11405	-	+	-	ggf. abgehetzt	
11406	-	+	-	und sprunghaft	
11407	-	+	-	- wie oben -	
11408	-	+	-	- wie oben -	
11409	*	+	-	Körp. kritisch	
11410	+	+	-	Doppelt aktiv	
11411	+	*	?	Seele kritisch	
11412	+	-	-	Körperl. aktiv	
11413	+	-	-	ggf. unachtsam	
11414	+	-	-	und launenhaft	
11415	?	-	-	- wie oben -	
11416	+	-	-	- wie oben -	
11417	+	-	-	- wie oben -	
11418	+	?	-	Körperl. aktiv	
11419	+	-	*	Geist kritisch	
11420	*	-	+	Körp. kritisch	
11421	*	-	+	Körp. kritisch	
11422	-	-	+	Geistig aktiv	
11423	-	-	+	ggf. erschöpft	
11424	-	-	+	und launenhaft	

TAG	K	S	I	KOMMENTARE	DATUM
11425	-	*	+	Seele kritisch	
11426	?	+	+	Doppelt aktiv	
11427	-	+	?	Lust und Geist	
11428	-	+	+	ggf. abgehetzt	
11429	-	+	+	- wie oben -	
11430	-	+	+	- wie oben -	
11431	-	+	+	- wie oben -	
11432	*	?	+	Körp. kritisch	
11433	+	+	+	Dreifach aktiv	
11434	+	+	+	Höchstleistung	
11435	+	+	*	Geist kritisch	
11436	+	+	*	Geist kritisch	
11437	+	+	-	Doppelt aktiv	
11438	?	+	-	Höchstleistung	
11439	+	*	-	Seele kritisch	
11440	+	-	-	Körperl. aktiv	
11441	+	-	-	ggf. unachtsam	
11442	+	-	-	und launenhaft	
11443	*	-	-	Körp. kritisch	
11444	*	-	?	Körp. kritisch	
11445	-	-	-	Schöpf. Pause	
11446	-	?	-	Schöpf. Pause	
11447	-	-	-	Kräftesammeln	
11448	-	-	-	und Entspannen	
11449	?	-	-	- wie oben -	
11450	-	-	-	- wie oben -	
11451	-	-	-	- wie oben -	
11452	-	-	*	Geist kritisch	
11453	-	*	+	Scolo kritisch	
11454	-	+	+	Doppelt aktiv	
11455	*	+	+	Körp. kritisch	
11456	+	+	+	Dreifach aktiv	
11457	+	+	+	Höchstleistung	
11458	+	+	+	und Ausdauer	
11459	+	+	+	- wie oben -	
11460	+	?	?	Dreifach aktiv	
11461	?	+	+	Höchstleistung	
11462	+	+	+	und Ausdauer	
11463	+	+	+	- wie oben -	
11464	+	+	+	- wie oben -	
11465	+	+	+	- wie oben -	
11466	*	+	+	Körp. kritisch	

TAG	K	S	I	KOMMENTARE	DATUM
11467	*	*	+	Krise zweifach	
11468	-	-	*	Geist kritisch	
11469	-	-	*	Geist kritisch	
11470	-	-	-	Schöpf. Pause	
11471	-	-	-	Kräftesammeln	
11472	?	-	-	und Entspannen	
11473	-	-	-	- wie oben -	
11474	-	?	-	Schöpf. Pause	
11475	-	-	-	Kräftesammeln	
11476	-	-	-	und Entspannen	
11477	-	-	?	- wie oben -	
11478	*	-	-	Körp. kritisch	
11479	+	-	-	Körperl. aktiv	
11480	+	-	-	ggf. unachtsam	
11481	+	*	-	Seele kritisch	
11482	+	+	-	Doppelt aktiv	
11483	+	+	-	Höchstleistung	
11484	?	+	-	ggf. unachtsam	
11485	+	+	*	Geist kritisch	
11486	+	+	+	Dreifach aktiv	
11487	+	+	+	Höchstleistung	
11488	+	?	+	Dreifach aktiv	
11489	*	+	+	Körp. kritisch	
11490	*	+	+	Körp. kritisch	
11491	-	+	+	Doppelt aktiv	
11492	-	+	+	Lust und Geist	
11493	-	+	?	ggf. abgehetzt	
11494	-	+	+	- wie oben -	
11495	?	*	+	Seele kritisch	
11496	-	-	+	Geistig aktiv	
11497	-	-	+	ggf. erschöpft	
11498	-	-	+	und launenhaft	
11499	-	-	+	- wie oben -	
11500	-	-	+	- wie oben -	
11501	*	-	*	Krise zweifach	
11502	+	?	*	Geist kritisch	
11503	+	-	-	Körperl. aktiv	
11504	+	-	-	ggf. unachtsam	
11505	+	-	-	und launenhaft	
11506	+	-	-	- wie oben -	
11507	?	-	-	- wie oben -	
11508	+	-	-	- wie oben -	

TAG	K	S	I	KOMMENTARE	DATUM
11509	+	*	-	Seele kritisch	
11510	+	+	?	Doppelt aktiv	
11511	+	+	-	Höchstleistung	
11512	*	+	-	Körp. kritisch	
11513	*	+	-	Körp. kritisch	
11514	-	+	-	Seelisch aktiv	
11515	-	+	-	ggf. abgehetzt	
11516	-	?	-	Seelisch aktiv	
11517	-	+	-	ggf. abgehetzt	
11518	?	+	*	Geist kritisch	
11519	-	+	+	Doppelt aktiv	
11520	-	+	+	Lust und Geist	
11521	-	+	+	ggf. abgehetzt	
11522	-	+	+	- wie oben -	
11523	-	*	+	Seele kritisch	
11524	*	-	+	Körp. kritisch	
11525	+	-	+	Doppelt aktiv	
11526	+	-	?	Routinearbeit	
11527	+	-	+	ev. launenhaft	
11528	+	-	+	- wie oben -	
11529	+	-	+	- wie oben -	
11530	?	?	+	Doppelt aktiv	
11531	+	-	+	Routinearbeit	
11532	+	-	+	ev. launenhaft	
11533	+	-	+	- wie oben -	
11534	+	-	*	Geist kritisch	
11535	*	-	*	Krise zweifach	
11536	*	-	-	Körp. kritisch	
11537	-	*	-	Seele kritisch	
11538	-	+	-	Seelisch aktiv	
11539	-	+	-	ggf. abgehetzt	
11540	-	+	-	und sprunghaft	
11541	?	+	-	- wie oben -	
11542	-	+	-	- wie oben -	
11543	-	+	?	- wie oben -	
11544	-	?	-	Seelisch aktiv	
11545	-	+	-	ggf. abgehetzt	
11546	-	+	-	und sprunghaft	
11547	*	+	-	Körp. kritisch	
11548	+	+	-	Doppelt aktiv	
11549	+	+	-	Höchstleistung	
11550	+	+	-	ggf. unachtsam	

TAG	K	S	I	KOMMENTARE	DATUM
11551	+	*	*	Krise zweifach	
11552	+	-	+	Doppelt aktiv	
11553	?	-	+	Routinearbeit	
11554	+	-	+	ev. launenhaft	
11555	+	-	+	- wie oben -	
11556	+	-	+	- wie oben -	
11557	+	-	+	- wie oben -	
11558	*	?	+	Körp. kritisch	
11559	*	-	?	Körp. kritisch	
11560	-	-	+	Geistig aktiv	
11561	-	-	+	ggf. erschöpft	
11562	-	-	+	und launenhaft	
11563	-	-	+	- wie oben -	
11564	?	-	+	- wie oben -	
11565	-	*	+	Seele kritisch	
11566	-	+	+	Doppelt aktiv	
11567	-	+	*	Geist kritisch	
11568	-	+	*	Geist kritisch	
11569	-	+	-	Seelisch aktiv	
11570	*	+	-	Körp. kritisch	
11571	+	+	-	Doppelt aktiv	
11572	+	?	-	Doppelt aktiv	
11573	+	+	-	Höchstleistung	
11574	+	+	-	ggf. unachtsam	
11575	+	+	-	- wie oben -	
11576	?	+	?	- wie oben -	
11577	+	+	-	- wie oben -	
11578	+	+	-	- wie oben -	
11579	+	*	-	Seele kritisch	
11580	+	-	-	Körperl. aktiv	
11581	*	-	-	Körp. kritisch	
11582	*	-	-	Körp. kritisch	
11583	-	-	-	Schöpf. Pause	
11584	-	-	*	Geist kritisch	
11585	-	-	+	Geistig aktiv	
11586	-	?	+	Geistig aktiv	
11587	?	-	+	ggf. erschöpft	
11588	-	-	+	und launenhaft	
11589	-	-	+	- wie oben -	
11590	-	-	+	- wie oben -	
11591	-	-	+	- wie oben -	
11592	-	-	?	- wie oben -	

TAG	K	S	I	KOMMENTARE	DATUM
11593	*	*	+	Krise zweifach	
11594	+	+	+	Dreifach aktiv	
11595	+	+	+	Höchstleistung	
11596	+	+	+	und Ausdauer	
11597	+	+	+	- wie oben -	
11598	+	+	+	- wie oben -	
11599	?	+	+	- wie oben -	
11600	+	?	*	Geist kritisch	
11601	+	+	*	Geist kritisch	
11602	+	+	-	Doppelt aktiv	
11603	+	+	-	Höchstleistung	
11604	*	+	-	Körp. kritisch	
11605	*	+	-	Körp. kritisch	
11606	-	+	-	Seelisch aktiv	
11607	-	*	-	Seele kritisch	
11608	-	-	-	Schöpf. Pause	
11609	-	-	?	Kräftesammeln	
11610	?	-	-	und Entspannen	
11611	-	-	-	- wie oben -	
11612	-	-	-	- wie oben -	
11613	-	-	-	- wie oben -	
11614	-	?	-	Schöpf. Pause	
11615	-	-	-	Kräftesammeln	
11616	*	-	-	Körp. kritisch	
11617	+	-	*	Geist kritisch	
11618	+	-	+	Doppelt aktiv	
11619	+	-	+	Routinearbeit	
11620	+	-	+	ev. launenhaft	
11621	+	*	+	Seele kritisch	*
11622	?	+	+	Dreifach aktiv	
11623	+	+	+	Höchstleistung	
11624	+	+	+	und Ausdauer	
11625	+	+	?	- wie oben -	
11626	+	+	+	- wie oben -	
11627	*	+	+	Körp. kritisch	
11628	*	?	+	Körp. kritisch	
11629	-	+	+	Doppelt aktiv	
11630	-	+	+	Lust und Geist	
11631	-	+	+	ggf. abgehetzt	
11632	-	+	+	- wie oben -	
11633	?	+	*	Geist kritisch	
11634	-	+	*	Geist kritisch	

* Geburtstag: 90. Lebenjahr vollendet

TAG	K	S	I	KOMMENTARE	DATUM
11635	-	*	-	Seele kritisch	
11636	-	-	-	Schöpf. Pause	
11637	-	-	-	Kräftesammeln	
11638	-	-	-	und Entspannen	
11639	*	-	-	Körp. kritisch	
11640	+	-	-	Körperl. aktiv	
11641	+	-	-	ggf. unachtsam	
11642	+	?	?	Körperl. aktiv	
11643	+	-	-	ggf. unachtsam	
11644	+	-	-	und launenhaft	
11645	?	-	-	- wie oben -	
11646	+	-	-	- wie oben -	
11647	+	-	-	- wie oben -	
11648	+	-	-	- wie oben -	
11649	+	*	-	Seele kritisch	
11650	*	+	*	Krise zweifach	
11651	*	+	+	Körp. kritisch	
11652	-	+	+	Doppelt aktiv	
11653	-	+	+	Lust und Geist	
11654	-	+	+	ggf. abgehetzt	
11655	-	+	+	- wie oben -	
11656	?	?	+	Doppelt aktiv	
11657	-	+	+	Lust und Geist	
11658	-	+	?	ggf. abgehetzt	
11659	-	+	+	- wie oben -	
11660	-	+	+	- wie oben -	
11661	-	+	+	- wie oben -	
11662	*	+	+	Körp. kritisch	
11663	+	*	+	Seele kritisch	
11664	+	-	+	Doppelt aktiv	
11665	+	-	+	Routinearbeit	
11666	+	-	*	Geist kritisch	
11667	+	-	*	Geist kritisch	
11668	?	-	-	Körperl. aktiv	
11669	+	-	-	ggf. unachtsam	
11670	+	?	-	Körperl. aktiv	
11671	+	-	-	ggf. unachtsam	
11672	+	-	-	und launenhaft	
11673	*	-	-	Körp. kritisch	
11674	*	-	-	Körp. kritisch	
11675	-	-	?	Schöpf. Pause	
11676	-	-	-	Kräftesammeln	

TAG	K	S	I	KOMMENTARE	DATUM
11677	-	*	-	Seele kritisch	
11678	-	+	-	Seelisch aktiv	
11679	?	+	-	ggf. abgehetzt	
11680	-	+	-	und sprunghaft	
11681	-	+	-	- wie oben -	
11682	-	+	-	- wie oben -	
11683	-	+	*	Geist kritisch	
11684	-	?	+	Doppelt aktiv	
11685	*	+	+	Körp. kritisch	
11686	+	+	+	Dreifach aktiv	
11687	+	+	+	Höchstleistung	
11688	+	+	+	und Ausdauer	
11689	+	+	+	- wie oben -	*
11690	+	+	+	- wie oben -	
11691	?	*	?	Seele kritisch	
11692	+	-	+	Doppelt aktiv	
11693	+	-	+	Routinearbeit	
11694	+	-	+	ev. launenhaft	
11695	+	-	+	- wie oben -	
11696	*	-	+	Körp. kritisch	
11697	*	-	+	Körp. kritisch	
11698	-	?	+	Geistig aktiv	
11699	-	-	*	Geist kritisch	
11700	-	-	*	Geist kritisch	
11701	-	-	-	Schöpf. Pause	
11702	?	-	-	Kräftesammeln	
11703	-	-	-	und Entspannen	
11704	-	-	-	- wie oben -	
11705	-	*	-	Seele kritisch	
11706	-	+	-	Seelisch aktiv	
11707	-	+	-	ggf. abgehetzt	
11708	*	+	?	Körp. kritisch	
11709	+	+	-	Doppelt aktiv	
11710	+	+	-	Höchstleistung	
11711	+	+	-	ggf. unachtsam	
11712	+	?	-	Doppelt aktiv	
11713	+	+	-	Höchstleistung	
11714	?	+	-	ggf. unachtsam	
11715	+	+	-	- wie oben -	
11716	+	+	*	Geist kritisch	
11717	+	+	+	Dreifach aktiv	
11718	+	+	+	Höchstleistung	

* Geburtstag: 32. Lebenjahr vollendet

TAG	K	S	I	KOMMENTARE	DATUM
11719	*	*	+	Krise zweifach	
11720	*	-	+	Körp. kritisch	
11721	-	-	+	Geistig aktiv	
11722	-	-	+	ggf. erschöpft	
11723	-	-	+	und launenhaft	
11724	-	-	?	- wie oben -	
11725	?	-	+	- wie oben -	
11726	-	?	+	Geistig aktiv	
11727	-	-	+	ggf. erschöpft	
11728	-	-	+	und launenhaft	
11729	-	-	+	- wie oben -	
11730	-	-	+	- wie oben -	
11731	*	-	+	Körp. kritisch	
11732	+	-	*	Geist kritisch	
11733	+	*	*	Krise zweifach	
11734	+	+	-	Doppelt aktiv	
11735	+	+	-	Höchstleistung	
11736	+	+	-	ggf. unachtsam	
11737	?	+	-	- wie oben -	
11738	+	+	-	- wie oben -	
11739	+	+	-	- wie oben -	
11740	+	?	-	Doppelt aktiv	
11741	+	+	?	Höchstleistung	
11742	*	+	-	Körp. kritisch	
11743	*	+	-	Körp. kritisch	
11744	-	+	-	Seelisch aktiv	
11745	-	+	-	ggf. abgehetzt	
11746	-	+	-	und sprunghaft	
11747	-	*	-	Seele kritisch	
11748	?	-	-	Schöpf. Pause	
11749	-	-	*	Geist kritisch	
11750	-	-	+	Geistig aktiv	
11751	-	-	+	ggf. erschöpft	
11752	-	-	+	und launenhaft	
11753	-	-	+	- wie oben -	
11754	*	?	+	Körp. kritisch	
11755	+	-	+	Doppelt aktiv	
11756	+	-	+	Routinearbeit	
11757	+	-	?	ev. launenhaft	
11758	+	-	+	- wie oben -	
11759	+	-	+	- wie oben -	
11760	?	-	+	- wie oben -	

TAG	K	S	I	KOMMENTARE	DATUM
11761	+	*	+	Seele kritisch	
11762	+	+	+	Dreifach aktiv	
11763	+	+	+	Höchstleistung	
11764	+	+	+	und Ausdauer	
11765	*	+	*	Krise zweifach	
11766	*	+	*	Krise zweifach	
11767	-	+	-	Seelisch aktiv	
11768	-	?	-	Seelisch aktiv	
11769	-	+	-	ggf. abgehetzt	
11770	-	+	-	und sprunghaft	
11771	?	+	-	- wie oben -	
11772	-	+	-	- wie oben -	
11773	-	+	-	- wie oben -	
11774	-	+	?	- wie oben -	
11775	-	*	-	Seele kritisch	
11776	-	-	-	Schöpf. Pause	
11777	*	-	-	Körp. kritisch	
11778	+	-	-	Körperl. aktiv	
11779	+	-	-	ggf. unachtsam	
11780	+	-	-	und launenhaft	
11781	+	-	-	- wie oben -	
11782	+	?	*	Geist kritisch	
11783	?	-	+	Doppelt aktiv	
11784	+	-	+	Routinearbeit	
11785	+	-	+	ev. launenhaft	
11786	+	-	+	- wie oben -	
11787	+	-	+	- wie oben -	
11788	*	-	+	Körp. kritisch	
11789	*	*	+	Krise zweifach	
11790	-	+	?	Doppelt aktiv	
11791	-	+	+	Lust und Geist	
11792	-	+	+	ggf. abgehetzt	
11793	-	+	+	- wie oben -	
11794	?	+	+	- wie oben -	
11795	-	+	+	- wie oben -	
11796	-	?	+	Doppelt aktiv	
11797	-	+	+	Lust und Geist	
11798	-	+	*	Geist kritisch	
11799	-	+	*	Geist kritisch	
11800	*	+	-	Körp. kritisch	
11801	+	+	-	Doppelt aktiv	
11802	+	+	-	Höchstleistung	

TAG	K	S	I	KOMMENTARE	DATUM
11803	+	*	-	Seele kritisch	
11804	+	-	-	Körperl. aktiv	
11805	+	-	-	ggf. unachtsam	
11806	?	-	-	und launenhaft	
11807	+	-	?	- wie oben -	
11808	+	-	-	- wie oben -	
11809	+	-	-	- wie oben -	
11810	+	?	-	Körperl. aktiv	
11811	*	-	-	Körp. kritisch	
11812	*	-	-	Körp. kritisch	
11813	-	-	-	Schöpf. Pause	
11814	-	-	-	Kräftesammeln	
11815	-	-	*	Geist kritisch	
11816	-	-	+	Geistig aktiv	
11817	?	*	+	Seele kritisch	
11818	-	+	+	Doppelt aktiv	
11819	-	+	+	Lust und Geist	
11820	-	+	+	ggf. abgehetzt	
11821	-	+	+	- wie oben -	
11822	-	+	+	- wie oben -	
11823	*	+	?	Körp. kritisch	
11824	+	?	+	Dreifach aktiv	
11825	+	+	+	Höchstleistung	
11826	+	+	+	und Ausdauer	
11827	+	+	+	- wie oben -	
11828	+	+	+	- wie oben -	
11829	?	+	+	- wie oben -	
11830	+	+	+	- wie oben -	
11831	+	*	*	Krise zweifach	
11832	+	-	*	Geist kritisch	
11833	+	-	-	Körperl. aktiv	
11834	*	-	-	Körp. kritisch	
11835	*	-	-	Körp. kritisch	
11836	-	-	-	Schöpf. Pause	
11837	-	-	-	Kräftesammeln	
11838	-	?	-	Schöpf. Pause	
11839	-	-	-	Kräftesammeln	
11840	?	-	?	und Entspannen	
11841	-	-	-	- wie oben -	
11842	-	-	-	- wie oben -	
11843	-	-	-	- wie oben -	
11844	-	-	-	- wie oben -	

TAG	K	S	I	KOMMENTARE	DATUM
11845	-	*	-	Seele kritisch	
11846	*	+	-	Körp. kritisch	
11847	+	+	-	Doppelt aktiv	
11848	+	+	*	Geist kritisch	
11849	+	+	+	Dreifach aktiv	
11850	+	+	+	Höchstleistung	
11851	+	+	+	und Ausdauer	
11852	?	?	+	Dreifach aktiv	
11853	+	+	+	Höchstleistung	
11854	+	+	+	und Ausdauer	
11855	+	+	+	- wie oben -	
11856	+	+	?	- wie oben -	
11857	*	+	+	Körp. kritisch	
11858	*	+	+	Körp. kritisch	
11859	-	*	+	Seele kritisch	
11860	-	-	+	Geistig aktiv	
11861	-	-	+	ggf. erschöpft	
11862	-	-	+	und launenhaft	
11863	?	-	+	- wie oben -	
11864	-	-	*	Geist kritisch	
11865	-	-	*	Geist kritisch	
11866	-	?	-	Schöpf. Pause	
11867	-	-	-	Kräftesammeln	
11868	-	-	-	und Entspannen	
11869	*	-	-	Körp. kritisch	
11870	+	-	-	Körperl. aktiv	
11871	+	-	-	ggf. unachtsam	
11872	+	-	-	und launenhaft	
11873	+	*	?	Seele kritisch	
11874	+	+	-	Doppelt aktiv	
11875	?	+	-	Höchstleistung	
11876	+	+	-	ggf. unachtsam	
11877	+	+	-	- wie oben -	
11878	+	+	-	- wie oben -	
11879	+	+	-	- wie oben -	
11880	*	?	-	Körp. kritisch	
11881	*	+	*	Krise zweifach	
11882	-	+	+	Doppelt aktiv	
11883	-	+	+	Lust und Geist	
11884	-	+	+	ggf. abgehetzt	
11885	-	+	+	- wie oben -	
11886	?	+	+	- wie oben -	

TAG	K	S	I	KOMMENTARE	DATUM
11887	-	*	+	Seele kritisch	
11888	-	-	+	Geistig aktiv	
11889	-	-	?	ggf. erschöpft	
11890	-	-	+	und launenhaft	
11891	-	-	+	- wie oben -	
11892	*	-	+	Körp. kritisch	
11893	+	-	+	Doppelt aktiv	
11894	+	?	+	Doppelt aktiv	
11895	+	-	+	Routinearbeit	
11896	+	-	+	ev. launenhaft	
11897	+	-	*	Geist kritisch	
11898	?	-	*	Geist kritisch	
11899	+	-	-	Körperl. aktiv	
11900	+	-	-	ggf. unachtsam	
11901	+	*	-	Seele kritisch	
11902	+	+	-	Doppelt aktiv	
11903	*	+	-	Körp. kritisch	
11904	*	+	-	Körp. kritisch	
11905	-	+	-	Seelisch aktiv	
11906	-	+	?	ggf. abgehetzt	
11907	-	+	-	und sprunghaft	
11908	-	?	-	Seelisch aktiv	
11909	?	+	-	ggf. abgehetzt	
11910	-	+	-	und sprunghaft	
11911	-	+	-	- wie oben -	
11912	-	+	-	- wie oben -	
11913	-	+	-	- wie oben -	
11914	-	+	*	Geist kritisch	
11915	*	*	+	Krise zweifach	
11916	+	-	+	Doppelt aktiv	
11917	+	-	+	Routinearbeit	
11918	+	-	+	ev. launenhaft	
11919	+	-	+	- wie oben -	
11920	+	-	+	- wie oben -	
11921	?	-	+	- wie oben -	
11922	+	?	?	Doppelt aktiv	
11923	+	-	+	Routinearbeit	
11924	+	-	+	ev. launenhaft	
11925	+	-	+	- wie oben -	
11926	*	-	+	Körp. kritisch	
11927	*	-	+	Körp. kritisch	
11928	-	-	+	Geistig aktiv	

TAG	K	S	I	KOMMENTARE	DATUM
11929	-	*	+	Seele kritisch	
11930	-	+	*	Geist kritisch	
11931	-	+	*	Geist kritisch	
11932	?	+	-	Seelisch aktiv	
11933	-	+	-	ggf. abgehetzt	
11934	-	+	-	und sprunghaft	
11935	-	+	-	- wie oben -	
11936	-	?	-	Seelisch aktiv	
11937	-	+	-	ggf. abgehetzt	
11938	*	+	-	Körp. kritisch	
11939	+	+	?	Doppelt aktiv	
11940	+	+	-	Höchstleistung	
11941	+	+	-	ggf. unachtsam	
11942	+	+	-	- wie oben -	
11943	+	*	-	Seele kritisch	
11944	?	-	-	Körperl. aktiv	
11945	+	-	-	ggf. unachtsam	
11946	+	-	-	und launenhaft	
11947	+	-	*	Geist kritisch	
11948	+	-	+	Doppelt aktiv	
11949	*	-	+	Körp. kritisch	
11950	*	?	+	Körp. kritisch	
11951	-	-	+	Geistig aktiv	
11952	-	-	+	ggf. erschöpft	
11953	-	-	+	und launenhaft	
11954	-	-	+	- wie oben -	
11955	?	-	?	- wie oben -	
11956	-	-	+	- wie oben -	
11957	-	*	+	Seele kritisch	
11958	-	+	+	Doppelt aktiv	
11959	-	+	+	Lust und Geist	
11960	-	+	+	ggf. abgehetzt	
11961	*	+	+	Körp. kritisch	
11962	+	+	+	Dreifach aktiv	
11963	+	+	*	Geist kritisch	
11964	+	?	*	Geist kritisch	
11965	+	+	-	Doppelt aktiv	
11966	+	+	-	Höchstleistung	
11967	?	+	-	ggf. unachtsam	
11968	+	+	-	- wie oben -	
11969	+	+	-	- wie oben -	
11970	+	+	-	- wie oben -	

TAG	K	S	I	KOMMENTARE	DATUM
11971	+	*	-	Seele kritisch	
11972	*	-	?	Körp. kritisch	
11973	*	-	-	Körp. kritisch	
11974	-	-	-	Schöpf. Pause	
11975	-	-	-	Kräftesammeln	
11976	-	-	-	und Entspannen	
11977	-	-	-	- wie oben -	
11978	?	?	-	Schöpf. Pause	
11979	-	-	-	Kräftesammeln	
11980	-	-	*	Geist kritisch	
11981	-	-	+	Geistig aktiv	
11982	-	-	+	ggf. erschöpft	
11983	-	-	+	und launenhaft	
11984	*	-	+	Körp. kritisch	
11985	+	*	+	Seele kritisch	
11986	+	+	+	Dreifach aktiv	*
11987	+	+	+	Höchstleistung	
11988	+	+	?	und Ausdauer	
11989	+	+	+	- wie oben -	
11990	?	+	+	- wie oben -	
11991	+	+	+	- wie oben -	
11992	+	?	+	Dreifach aktiv	
11993	+	+	+	Höchstleistung	
11994	+	+	+	und Ausdauer	
11995	*	+	+	Körp. kritisch	
11996	*	+	*	Krise zweifach	
11997	-	+	*	Geist kritisch	
11998	-	+	-	Seelisch aktiv	
11999	-	*	-	Seele kritisch	
12000	-	-	-	Schöpf. Pause	
12001	?	-	-	Kräftesammeln	
12002	-	-	-	und Entspannen	
12003	-	-	-	- wie oben -	
12004	-	-	-	- wie oben -	
12005	-	-	?	- wie oben -	
12006	-	?	-	Schöpf. Pause	
12007	*	-	-	Körp. kritisch	
12008	+	-	-	Körperl. aktiv	
12009	+	-	-	ggf. unachtsam	
12010	+	-	-	und launenhaft	
12011	+	-	-	- wie oben -	
12012	+	-	-	- wie oben -	

* Geburtstag: 91. Lebenjahr vollendet

TAG	K	S	I	KOMMENTARE	DATUM
12013	?	*	*	Krise zweifach	
12014	+	+	+	Dreifach aktiv	
12015	+	+	+	Höchstleistung	
12016	+	+	+	und Ausdauer	
12017	+	+	+	- wie oben -	
12018	*	+	+	Körp. kritisch	
12019	*	+	+	Körp. kritisch	
12020	-	?	+	Doppelt aktiv	
12021	-	+	?	Lust und Geist	
12022	-	+	+	ggf. abgehetzt	
12023	-	+	+	- wie oben -	
12024	?	+	+	- wie oben -	
12025	-	+	+	- wie oben -	
12026	-	+	+	- wie oben -	
12027	-	*	+	Seele kritisch	
12028	-	-	+	Geistig aktiv	
12029	-	-	*	Geist kritisch	
12030	*	-	*	Krise zweifach	
12031	+	-	-	Körperl. aktiv	
12032	+	-	-	ggf. unachtsam	
12033	+	-	-	und launenhaft	
12034	+	?	-	Körperl. aktiv	
12035	+	-	-	ggf. unachtsam	
12036	?	-	-	und launenhaft	
12037	+	-	-	- wie oben -	
12038	+	-	?	- wie oben -	
12039	+	-	-	- wie oben -	
12040	+	-	-	- wie oben -	
12041	*	*	-	Krise zweifach	
12042	*	+	-	Körp. kritisch	
12043	-	+	-	Seelisch aktiv	
12044	-	+	-	ggf. abgehetzt	
12045	-	+	-	und sprunghaft	
12046	-	+	*	Geist kritisch	
12047	?	+	+	Doppelt aktiv	
12048	-	?	+	Doppelt aktiv	
12049	-	+	+	Lust und Geist	
12050	-	+	+	ggf. abgehetzt	
12051	-	+	+	- wie oben -	
12052	-	+	+	- wie oben -	
12053	*	+	+	Körp. kritisch	
12054	+	+	?	Dreifach aktiv	*

* Geburtstag: 33. Lebenjahr vollendet

TAG	K	S	I	KOMMENTARE	DATUM
12055	+	*	+	Seele kritisch	
12056	+	-	+	Doppelt aktiv	
12057	+	-	+	Routinearbeit	
12058	+	-	+	ev. launenhaft	
12059	?	-	+	- wie oben -	
12060	+	-	+	- wie oben -	
12061	+	-	+	- wie oben -	
12062	+	?	*	Geist kritisch	
12063	+	-	*	Geist kritisch	
12064	*	-	-	Körp. kritisch	
12065	*	-	-	Körp. kritisch	
12066	-	-	-	Schöpf. Pause	
12067	-	-	-	Kräftesammeln	
12068	-	-	-	und Entspannen	
12069	-	*	-	Seele kritisch	
12070	?	+	-	Seelisch aktiv	
12071	-	+	?	ggf. abgehetzt	
12072	-	+	-	und sprunghaft	
12073	-	+	-	- wie oben -	
12074	-	+	-	- wie oben -	
12075	-	+	-	- wie oben -	
12076	*	?	-	Körp. kritisch	
12077	+	+	-	Doppelt aktiv	
12078	+	+	-	Höchstleistung	
12079	+	+	*	Geist kritisch	
12080	+	+	+	Dreifach aktiv	
12081	+	+	+	Höchstleistung	
12082	?	+	+	und Ausdauer	
12083	+	*	+	Seele kritisch	
12084	+	-	+	Doppelt aktiv	
12085	+	-	+	Routinearbeit	
12086	+	-	+	ev. launenhaft	
12087	*	-	?	Körp. kritisch	
12088	*	-	+	Körp. kritisch	
12089	-	-	+	Geistig aktiv	
12090	-	?	+	Geistig aktiv	
12091	-	-	+	ggf. erschöpft	
12092	-	-	+	und launenhaft	
12093	?	-	+	- wie oben -	
12094	-	-	+	- wie oben -	
12095	-	-	*	Geist kritisch	
12096	-	-	*	Geist kritisch	

TAG	K	S	I	KOMMENTARE	DATUM
12097	-	*	-	Seele kritisch	
12098	-	+	-	Seelisch aktiv	
12099	*	+	-	Körp. kritisch	
12100	+	+	-	Doppelt aktiv	
12101	+	+	-	Höchstleistung	
12102	+	+	-	ggf. unachtsam	
12103	+	+	-	- wie oben -	
12104	+	?	?	Doppelt aktiv	
12105	?	+	-	Höchstleistung	
12106	+	+	-	ggf. unachtsam	
12107	+	+	-	- wie oben -	
12108	+	+	-	- wie oben -	
12109	+	+	-	- wie oben -	
12110	*	+	-	Körp. kritisch	
12111	*	*	-	Krise zweifach	
12112	-	-	*	Geist kritisch	
12113	-	-	+	Geistig aktiv	
12114	-	-	+	ggf. erschöpft	
12115	-	-	+	und launenhaft	
12116	?	-	+	- wie oben -	
12117	-	-	+	- wie oben -	
12118	-	?	+	Geistig aktiv	
12119	-	-	+	ggf. erschöpft	
12120	-	-	?	und launenhaft	
12121	-	-	+	- wie oben -	
12122	*	-	+	Körp. kritisch	
12123	+	-	+	Doppelt aktiv	
12124	+	-	+	Routinearbeit	
12125	+	*	+	Seele kritisch	
12126	+	+	+	Dreifach aktiv	
12127	+	+	+	Höchstleistung	
12128	?	+	*	Geist kritisch	
12129	+	+	*	Geist kritisch	
12130	+	+	-	Doppelt aktiv	
12131	+	+	-	Höchstleistung	
12132	+	?	-	Doppelt aktiv	
12133	*	+	-	Körp. kritisch	
12134	*	+	-	Körp. kritisch	
12135	-	+	-	Seelisch aktiv	
12136	-	+	-	ggf. abgehetzt	
12137	-	+	?	und sprunghaft	
12138	-	+	-	- wie oben -	

TAG	K	S	I	KOMMENTARE	DATUM
12139	?	*	-	Seele kritisch	
12140	-	-	-	Schöpf. Pause	
12141	-	-	-	Kräftesammeln	
12142	-	-	-	und Entspannen	
12143	-	-	-	- wie oben -	
12144	-	-	-	- wie oben -	
12145	*	-	*	Krise zweifach	
12146	+	?	+	Doppelt aktiv	
12147	+	-	+	Routinearbeit	
12148	+	-	+	ev. launenhaft	
12149	+	-	+	- wie oben -	
12150	+	-	+	- wie oben -	
12151	?	-	+	- wie oben -	
12152	+	-	+	- wie oben -	
12153	+	*	?	Seele kritisch	
12154	+	+	+	Dreifach aktiv	
12155	+	+	+	Höchstleistung	
12156	*	+	+	Körp. kritisch	
12157	*	+	+	Körp. kritisch	
12158	-	+	+	Doppelt aktiv	
12159	-	+	+	Lust und Geist	
12160	-	?	+	Doppelt aktiv	
12161	-	+	*	Geist kritisch	
12162	?	+	*	Geist kritisch	
12163	-	+	-	Seelisch aktiv	
12164	-	+	-	ggf. abgehetzt	
12165	-	+	-	und sprunghaft	
12166	-	+	-	- wie oben -	
12167	-	*	-	Seele kritisch	
12168	*	-	-	Körp. kritisch	
12169	+	-	-	Körperl. aktiv	
12170	+	-	?	ggf. unachtsam	
12171	+	-	-	und launenhaft	
12172	+	-	-	- wie oben -	
12173	+	-	-	- wie oben -	
12174	?	?	-	Körperl. aktiv	
12175	+	-	-	ggf. unachtsam	
12176	+	-	-	und launenhaft	
12177	+	-	-	- wie oben -	
12178	+	-	*	Geist kritisch	
12179	*	-	+	Körp. kritisch	
12180	*	-	+	Körp. kritisch	

TAG	K	S	I	KOMMENTARE	DATUM
12181	-	*	+	Seele kritisch	
12182	-	+	+	Doppelt aktiv	
12183	-	+	+	Lust und Geist	
12184	-	+	+	ggf. abgehetzt	
12185	?	+	+	- wie oben -	
12186	-	+	?	- wie oben -	
12187	-	+	+	- wie oben -	
12188	-	?	+	Doppelt aktiv	
12189	-	+	+	Lust und Geist	
12190	-	+	+	ggf. abgehetzt	
12191	*	+	+	Körp. kritisch	
12192	+	+	+	Dreifach aktiv	
12193	+	+	+	Höchstleistung	
12194	+	+	*	Geist kritisch	
12195	+	*	*	Krise zweifach	
12196	+	-	-	Körperl. aktiv	
12197	?	-	-	ggf. unachtsam	
12198	+	-	-	und launenhaft	
12199	+	-	-	- wie oben -	
12200	+	-	-	- wie oben -	
12201	+	-	-	- wie oben -	
12202	*	?	-	Körp. kritisch	
12203	*	-	?	Körp. kritisch	
12204	-	-	-	Schöpf. Pause	
12205	-	-	-	Kräftesammeln	
12206	-	-	-	und Entspannen	
12207	-	-	-	- wie oben -	
12208	?	-	-	- wie oben -	
12209	-	*	-	Seele kritisch	
12210	-	+	-	Seelisch aktiv	
12211	-	+	*	Geist kritisch	
12212	-	+	+	Doppelt aktiv	
12213	-	+	+	Lust und Geist	
12214	*	+	+	Körp. kritisch	
12215	+	+	+	Dreifach aktiv	
12216	+	?	+	Dreifach aktiv	
12217	+	+	+	Höchstleistung	
12218	+	+	+	und Ausdauer	
12219	+	+	?	- wie oben -	
12220	?	+	+	- wie oben -	
12221	+	+	+	- wie oben -	
12222	+	+	+	- wie oben -	

TAG	K	S	I	KOMMENTARE	DATUM
12223	+	*	+	Seele kritisch	
12224	+	-	+	Doppelt aktiv	
12225	*	-	+	Körp. kritisch	
12226	*	-	+	Körp. kritisch	
12227	-	-	*	Geist kritisch	
12228	-	-	*	Geist kritisch	
12229	-	-	-	Schöpf. Pause	
12230	-	?	-	Schöpf. Pause	
12231	?	-	-	Kräftesammeln	
12232	-	-	-	und Entspannen	
12233	-	-	-	- wie oben -	
12234	-	-	-	- wie oben -	
12235	-	-	-	- wie oben -	
12236	-	-	?	- wie oben -	
12237	*	*	-	Krise zweifach	
12238	+	+	-	Doppelt aktiv	
12239	+	+	-	Höchstleistung	
12240	+	+	-	ggf. unachtsam	
12241	+	+	-	- wie oben -	
12242	+	+	-	- wie oben -	
12243	?	+	-	- wie oben -	
12244	+	?	*	Geist kritisch	
12245	+	+	+	Dreifach aktiv	
12246	+	+	+	Höchstleistung	
12247	+	+	+	und Ausdauer	
12248	*	+	+	Körp. kritisch	
12249	*	+	+	Körp. kritisch	
12250	-	+	+	Doppelt aktiv	
12251	-	*	+	Seele kritisch	
12252	-	-	?	Geistig aktiv	
12253	-	-	+	ggf. erschöpft	
12254	?	-	+	und launenhaft	
12255	-	-	+	- wie oben -	
12256	-	-	+	- wie oben -	
12257	-	-	+	- wie oben -	
12258	-	?	+	Geistig aktiv	
12259	-	-	+	ggf. erschöpft	
12260	*	-	*	Krise zweifach	
12261	+	-	*	Geist kritisch	
12262	+	-	-	Körperl. aktiv	
12263	+	-	-	ggf. unachtsam	
12264	+	-	-	und launenhaft	

TAG	K	S	I	KOMMENTARE	DATUM
12265	+	*	-	Seele kritisch	
12266	?	+	-	Doppelt aktiv	
12267	+	+	-	Höchstleistung	
12268	+	+	-	ggf. unachtsam	
12269	+	+	?	- wie oben -	
12270	+	+	-	- wie oben -	
12271	*	+	-	Körp. kritisch	
12272	*	?	-	Körp. kritisch	
12273	-	+	-	Seelisch aktiv	
12274	-	+	-	ggf. abgehetzt	
12275	-	+	-	und sprunghaft	
12276	-	+	-	- wie oben -	
12277	?	+	*	Geist kritisch	
12278	-	+	+	Doppelt aktiv	
12279	-	*	+	Seele kritisch	
12280	-	-	+	Geistig aktiv	
12281	-	-	+	ggf. erschöpft	
12282	-	-	+	und launenhaft	
12283	*	-	+	Körp. kritisch	
12284	+	-	+	Doppelt aktiv	
12285	+	-	?	Routinearbeit	
12286	+	?	+	Doppelt aktiv	
12287	+	-	+	Routinearbeit	
12288	+	-	+	ev. launenhaft	
12289	?	-	+	- wie oben -	
12290	+	-	+	- wie oben -	
12291	+	-	+	- wie oben -	
12292	+	-	+	- wie oben -	
12293	+	*	*	Krise zweifach	
12294	*	+	*	Krise zweifach	
12295	*	+	-	Körp. kritisch	
12296	-	+	-	Seelisch aktiv	
12297	-	+	-	ggf. abgehetzt	
12298	-	+	-	und sprunghaft	
12299	-	+	-	- wie oben -	
12300	?	?	-	Seelisch aktiv	
12301	-	+	-	ggf. abgehetzt	
12302	-	+	?	und sprunghaft	
12303	-	+	-	- wie oben -	
12304	-	+	-	- wie oben -	
12305	-	+	-	- wie oben -	
12306	*	+	-	Körp. kritisch	

TAG	K	S	I	KOMMENTARE	DATUM
12307	+	*	-	Seele kritisch	
12308	+	-	-	Körperl. aktiv	
12309	+	-	-	ggf. unachtsam	
12310	+	-	*	Geist kritisch	
12311	+	-	+	Doppelt aktiv	
12312	?	-	+	Routinearbeit	
12313	+	-	+	ev. launenhaft	
12314	+	?	+	Doppelt aktiv	
12315	+	-	+	Routinearbeit	
12316	+	-	+	ev. launenhaft	
12317	*	-	+	Körp. kritisch	
12318	*	-	?	Körp. kritisch	
12319	-	-	+	Geistig aktiv	
12320	-	-	+	ggf. erschöpft	
12321	-	*	+	Seele kritisch	
12322	-	+	+	Doppelt aktiv	
12323	?	+	+	Lust und Geist	
12324	-	+	+	ggf. abgehetzt	
12325	-	+	+	- wie oben -	
12326	-	+	*	Geist kritisch	
12327	-	+	*	Geist kritisch	
12328	-	?	-	Seelisch aktiv	
12329	*	+	-	Körp. kritisch	
12330	+	+	-	Doppelt aktiv	
12331	+	+	-	Höchstleistung	
12332	+	+	-	ggf. unachtsam	
12333	+	+	-	- wie oben -	
12334	+	+	-	- wie oben -	
12335	?	*	?	Seele kritisch	
12336	+	-	-	Körperl. aktiv	
12337	+	-	-	ggf. unachtsam	
12338	+	-	-	und launenhaft	
12339	+	-	-	- wie oben -	
12340	*	-	-	Körp. kritisch	
12341	*	-	-	Körp. kritisch	
12342	-	?	-	Schöpf. Pause	
12343	-	-	*	Geist kritisch	
12344	-	-	+	Geistig aktiv	
12345	-	-	+	ggf. erschöpft	
12346	?	-	+	und launenhaft	
12347	-	-	+	- wie oben -	
12348	-	-	+	- wie oben -	

TAG	K	S	I	KOMMENTARE	DATUM
12349	-	*	+	Seele kritisch	
12350	-	+	+	Doppelt aktiv	
12351	-	+	?	Lust und Geist	
12352	*	+	+	Körp. kritisch	*
12353	+	+	+	Dreifach aktiv	
12354	+	+	+	Höchstleistung	
12355	+	+	+	und Ausdauer	
12356	+	?	+	Dreifach aktiv	
12357	+	+	+	Höchstleistung	
12358	?	+	+	und Ausdauer	
12359	+	+	*	Geist kritisch	
12360	+	+	*	Geist kritisch	
12361	+	+	-	Doppelt aktiv	
12362	+	+	-	Höchstleistung	
12363	*	*	-	Krise zweifach	
12364	*	-	-	Körp. kritisch	
12365	-	-	-	Schöpf. Pause	
12366	-	-	-	Kräftesammeln	
12367	-	-	-	und Entspannen	
12368	-	-	?	- wie oben -	
12369	?	-	-	- wie oben -	
12370	-	?	-	Schöpf. Pause	
12371	-	-	-	Kräftesammeln	
12372	-	-	-	und Entspannen	
12373	-	-	-	- wie oben -	
12374	-	-	-	- wie oben -	
12375	*	-	-	Körp. kritisch	
12376	+	-	*	Geist kritisch	
12377	+	*	+	Seele kritisch	
12378	+	+	+	Dreifach aktiv	
12379	+	+	+	Höchstleistung	
12380	+	+	+	und Ausdauer	
12381	?	+	+	- wie oben -	
12382	+	+	+	- wie oben -	
12383	+	+	+	- wie oben -	
12384	+	?	?	Dreifach aktiv	
12385	+	+	+	Höchstleistung	
12386	*	+	+	Körp. kritisch	
12387	*	+	+	Körp. kritisch	
12388	-	+	+	Doppelt aktiv	
12389	-	+	+	Lust und Geist	
12390	-	+	+	ggf. abgehetzt	

* Geburtstag: 92. Lebenjahr vollendet

Beispiel: Reinhold Messner

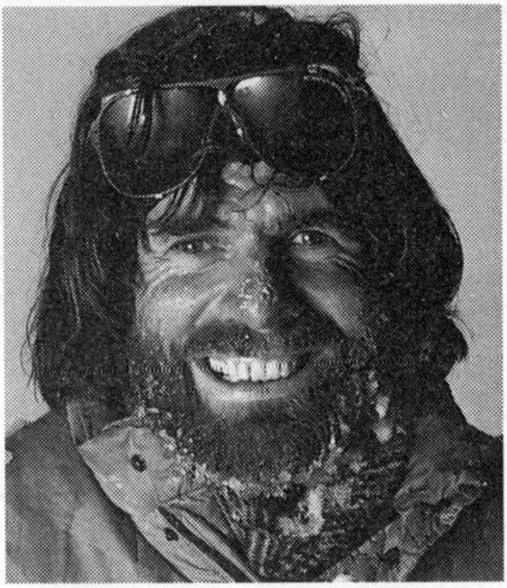

Der Südtiroler Extrembergsteiger ist der erste und bisher einzige Mensch, der alle 14 Achttausender der Erde bezwungen hat. Er schaffte dieses Kunststück teilweise im Alleingang und immer ohne künstliche Hilfsmittel.

Aktuelles Datum:
7.8.1978 (MO) – 12.8.1978 (SA)
Geburtsdatum:
17.9.1944 (SO)

Der Südtiroler hatte im Mai 1978, zusammen mit Peter Habeler, ohne künstlichen Sauerstoff den Mount Everest bestiegen. Noch im selben Jahr steigert Messner seine Leistung und bezwingt den Nanga Parbat im absoluten Alleingang. Er nähert sich dem Berg sehr langsam, steigt am 7.8. in die Wand ein, steht am 9.8. am Gipfel und steigt am 11. und 12.8. ab. Die gesamte Periode liegt im dreifachen Hoch.
Die persönlichen Opfer am Berg, die Schwierigkeiten der Vorbereitung, der »einsame Gipfel des Ruhmes« haben den Bergsteiger nachdenklich gemacht. Er empfindet Dankbarkeit »den Naturkräften gegenüber« und hält es mit der Weisheit und Bescheidenheit der Tibeter: Wenn man Erfolg hatte, dann möge man nicht sagen »Ich war stark«, sondern »Die Götter waren gnädig«.

1978

TAG	K	S	I	KOMMENTARE	DATUM
12377	+	*	+	Seele kritisch	SO
12378	+	+	+	Dreifach aktiv	MO 7.8.
12379	+	+	+	Höchstleistung	DI
12380	+	+	+	und Ausdauer	MI
12381	?	+	+	- wie oben -	DO 10.8.
12382	+	+	+	- wie oben -	FR
12383	+	+	+	- wie oben -	SA

Gipfelstieg im dreifachen Hoch

TAG	K	S	I	KOMMENTARE	DATUM
12391	-	*	+	Seele kritisch	
12392	?	-	*	Geist kritisch	
12393	-	-	*	Geist kritisch	
12394	-	-	-	Schöpf. Pause	
12395	-	-	-	Kräftesammeln	
12396	-	-	-	und Entspannen	
12397	-	-	-	- wie oben -	
12398	*	?	-	Körp. kritisch	
12399	+	-	-	Körperl. aktiv	
12400	+	-	-	ggf. unachtsam	
12401	+	-	?	und launenhaft	
12402	+	-	-	- wie oben -	
12403	+	-	-	- wie oben -	
12404	?	-	-	- wie oben -	
12405	+	*	-	Seele kritisch	
12406	+	+	-	Doppelt aktiv	
12407	+	+	-	Höchstleistung	
12408	+	+	-	ggf. unachtsam	
12409	*	+	*	Krise zweifach	
12410	*	+	+	Körp. kritisch	
12411	-	+	+	Doppelt aktiv	
12412	-	?	+	Doppelt aktiv	
12413	-	+	+	Lust und Geist	
12414	-	+	+	ggf. abgehetzt	
12415	?	+	+	- wie oben -	
12416	-	+	+	- wie oben -	
12417	-	+	?	- wie oben -	
12418	-	+	+	- wie oben -	
12419	-	*	+	Seele kritisch	*
12420	-	-	+	Geistig aktiv	
12421	*	-	+	Körp. kritisch	
12422	+	-	+	Doppelt aktiv	
12423	+	-	+	Routinearbeit	
12424	+	-	+	ev. launenhaft	
12425	+	-	*	Geist kritisch	
12426	+	?	*	Geist kritisch	
12427	?	-	-	Körperl. aktiv	
12428	+	-	-	ggf. unachtsam	
12429	+	-	-	und launenhaft	
12430	+	-	-	- wie oben -	
12431	+	-	-	- wie oben -	
12432	*	-	-	Körp. kritisch	

* Geburtstag: 34. Lebenjahr vollendet

TAG	K	S	I	KOMMENTARE	DATUM
12433	*	*	-	Krise zweifach	
12434	-	+	?	Seelisch aktiv	
12435	-	+	-	ggf. abgehetzt	
12436	-	+	-	und sprunghaft	
12437	-	+	-	- wie oben -	
12438	?	+	-	- wie oben -	
12439	-	+	-	- wie oben -	
12440	-	?	-	Seelisch aktiv	
12441	-	+	-	ggf. abgehetzt	
12442	-	+	*	Geist kritisch	
12443	-	+	+	Doppelt aktiv	
12444	*	+	+	Körp. kritisch	
12445	+	+	+	Dreifach aktiv	
12446	+	+	+	Höchstleistung	
12447	+	*	+	Seele kritisch	
12448	+	-	+	Doppelt aktiv	
12449	+	-	+	Routinearbeit	
12450	?	-	?	ev. launenhaft	
12451	+	-	+	- wie oben -	
12452	+	-	+	- wie oben -	
12453	+	-	+	- wie oben -	
12454	+	?	+	Doppelt aktiv	
12455	*	-	+	Körp. kritisch	
12456	*	-	+	Körp. kritisch	
12457	-	-	+	Geistig aktiv	
12458	-	-	*	Geist kritisch	
12459	-	-	*	Geist kritisch	
12460	-	-	-	Schöpf. Pause	
12461	?	*	-	Seele kritisch	
12462	-	+	-	Seelisch aktiv	
12463	-	+	-	ggf. abgehetzt	
12464	-	+	-	und sprunghaft	
12465	-	+	-	- wie oben -	
12466	-	+	-	- wie oben -	
12467	*	+	?	Körp. kritisch	
12468	+	?	-	Doppelt aktiv	
12469	+	+	-	Höchstleistung	
12470	+	+	-	ggf. unachtsam	
12471	+	+	-	- wie oben -	
12472	+	+	-	- wie oben -	
12473	?	+	-	- wie oben -	
12474	+	+	-	- wie oben -	

TAG	K	S	I	KOMMENTARE	DATUM
12475	+	*	*	Krise zweifach	
12476	+	-	+	Doppelt aktiv	
12477	+	-	+	Routinearbeit	
12478	*	-	+	Körp. kritisch	
12479	*	-	+	Körp. kritisch	
12480	-	-	+	Geistig aktiv	
12481	-	-	+	ggf. erschöpft	
12482	-	?	+	Geistig aktiv	
12483	-	-	?	ggf. erschöpft	
12484	?	-	+	und launenhaft	
12485	-	-	+	- wie oben -	
12486	-	-	+	- wie oben -	
12487	-	-	+	- wie oben -	
12488	-	-	+	- wie oben -	
12489	-	*	+	Seele kritisch	
12490	*	+	+	Körp. kritisch	
12491	+	+	*	Geist kritisch	
12492	+	+	*	Geist kritisch	
12493	+	+	-	Doppelt aktiv	
12494	+	+	-	Höchstleistung	
12495	+	+	-	ggf. unachtsam	
12496	?	?	-	Doppelt aktiv	
12497	+	+	-	Höchstleistung	
12498	+	+	-	ggf. unachtsam	
12499	+	+	-	- wie oben -	
12500	+	+	?	- wie oben -	
12501	*	+	-	Körp. kritisch	
12502	*	+	-	Körp. kritisch	
12503	-	*	-	Seele kritisch	
12504	-	-	-	Schöpf. Pause	
12505	-	-	-	Kräftesammeln	
12506	-	-	-	und Entspannen	
12507	?	-	-	- wie oben -	
12508	-	-	*	Geist kritisch	
12509	-	-	+	Geistig aktiv	
12510	-	?	+	Geistig aktiv	
12511	-	-	+	ggf. erschöpft	
12512	-	-	+	und launenhaft	
12513	*	-	+	Körp. kritisch	
12514	+	-	+	Doppelt aktiv	
12515	+	-	+	Routinearbeit	
12516	+	-	?	ev. launenhaft	

TAG	K	S	I	KOMMENTARE	DATUM
12517	+	*	+	Seele kritisch	
12518	+	+	+	Dreifach aktiv	
12519	?	+	+	Höchstleistung	
12520	+	+	+	und Ausdauer	
12521	+	+	+	- wie oben -	
12522	+	+	+	- wie oben -	
12523	+	+	+	- wie oben -	
12524	*	?	*	Krise zweifach	
12525	*	+	*	Krise zweifach	
12526	-	+	-	Seelisch aktiv	
12527	-	+	-	ggf. abgehetzt	
12528	-	+	-	und sprunghaft	
12529	-	+	-	- wie oben -	
12530	?	+	-	- wie oben -	
12531	-	*	-	Seele kritisch	
12532	-	-	-	Schöpf. Pause	
12533	-	-	?	Kräftesammeln	
12534	-	-	-	und Entspannen	
12535	-	-	-	- wie oben -	
12536	*	-	-	Körp. kritisch	
12537	+	-	-	Körperl. aktiv	
12538	+	?	-	Körperl. aktiv	
12539	+	-	-	ggf. unachtsam	
12540	+	-	-	und launenhaft	
12541	+	-	*	Geist kritisch	
12542	?	-	+	Doppelt aktiv	
12543	+	-	+	Routinearbeit	
12544	+	-	+	ev. launenhaft	
12545	+	*	+	Seelc kritisch	
12546	+	+	+	Dreifach aktiv	
12547	*	+	+	Körp. kritisch	
12548	*	+	+	Körp. kritisch	
12549	-	+	?	Doppelt aktiv	
12550	-	+	+	Lust und Geist	
12551	-	+	+	ggf. abgehetzt	
12552	-	?	+	Doppelt aktiv	
12553	?	+	+	Lust und Geist	
12554	-	+	+	ggf. abgehetzt	
12555	-	+	+	- wie oben -	
12556	-	+	+	- wie oben -	
12557	-	+	*	Geist kritisch	
12558	-	+	*	Geist kritisch	

TAG	K	S	I	KOMMENTARE	DATUM
12559	*	*	-	Krise zweifach	
12560	+	-	-	Körperl. aktiv	
12561	+	-	-	ggf. unachtsam	
12562	+	-	-	und launenhaft	
12563	+	-	-	- wie oben -	
12564	+	-	-	- wie oben -	
12565	?	-	-	- wie oben -	
12566	+	?	?	Körperl. aktiv	
12567	+	-	-	ggf. unachtsam	
12568	+	-	-	und launenhaft	
12569	+	-	-	- wie oben -	
12570	*	-	-	Körp. kritisch	
12571	*	-	-	Körp. kritisch	
12572	-	-	-	Schöpf. Pause	
12573	-	*	-	Seele kritisch	
12574	-	+	*	Geist kritisch	
12575	-	+	+	Doppelt aktiv	
12576	?	+	+	Lust und Geist	
12577	-	+	+	ggf. abgehetzt	
12578	-	+	+	- wie oben -	
12579	-	+	+	- wie oben -	
12580	-	?	+	Doppelt aktiv	
12581	-	+	+	Lust und Geist	
12582	*	+	?	Körp. kritisch	
12583	+	+	+	Dreifach aktiv	
12584	+	+	+	Höchstleistung	
12585	+	+	+	und Ausdauer	
12586	+	+	+	- wie oben -	
12587	+	*	+	Seele kritisch	
12588	?	-	+	Doppelt aktiv	
12589	+	-	+	Routinearbeit	
12590	+	-	*	Geist kritisch	
12591	+	-	*	Geist kritisch	
12592	+	-	-	Körperl. aktiv	
12593	*	-	-	Körp. kritisch	
12594	*	?	-	Körp. kritisch	
12595	-	-	-	Schöpf. Pause	
12596	-	-	-	Kräftesammeln	
12597	-	-	-	und Entspannen	
12598	-	-	-	- wie oben -	
12599	?	-	?	- wie oben -	
12600	-	-	-	- wie oben -	

TAG	K	S	I	KOMMENTARE	DATUM
12601	-	*	-	Seele kritisch	
12602	-	+	-	Seelisch aktiv	
12603	-	+	-	ggf. abgehetzt	
12604	-	+	-	und sprunghaft	
12605	*	+	-	Körp. kritisch	
12606	+	+	-	Doppelt aktiv	
12607	+	+	*	Geist kritisch	
12608	+	?	+	Dreifach aktiv	
12609	+	+	+	Höchstleistung	
12610	+	+	+	und Ausdauer	
12611	?	+	+	- wie oben -	
12612	+	+	+	- wie oben -	
12613	+	+	+	- wie oben -	
12614	+	+	+	- wie oben -	
12615	+	*	?	Seele kritisch	
12616	*	-	+	Körp. kritisch	
12617	*	-	+	Körp. kritisch	
12618	-	-	+	Geistig aktiv	
12619	-	-	+	ggf. erschöpft	
12620	-	-	+	und launenhaft	
12621	-	-	+	- wie oben -	
12622	?	?	+	Geistig aktiv	
12623	-	-	*	Geist kritisch	
12624	-	-	*	Geist kritisch	
12625	-	-	-	Schöpf. Pause	
12626	-	-	-	Kräftesammeln	
12627	-	-	-	und Entspannen	
12628	*	-	-	Körp. kritisch	
12629	+	*	-	Seele kritisch	
12630	+	+	-	Doppelt aktiv	
12631	+	+	-	Höchstleistung	
12632	+	+	?	ggf. unachtsam	
12633	+	+	-	- wie oben -	
12634	?	+	-	- wie oben -	
12635	+	+	-	- wie oben -	
12636	+	?	-	Doppelt aktiv	
12637	+	+	-	Höchstleistung	
12638	+	+	-	ggf. unachtsam	
12639	*	+	-	Körp. kritisch	
12640	*	+	*	Krise zweifach	
12641	-	+	+	Doppelt aktiv	
12642	-	+	+	Lust und Geist	

TAG	K	S	I	KOMMENTARE	DATUM
12643	-	*	+	Seele kritisch	
12644	-	-	+	Geistig aktiv	
12645	?	-	+	ggf. erschöpft	
12646	-	-	+	und launenhaft	
12647	-	-	+	- wie oben -	
12648	-	-	?	- wie oben -	
12649	-	-	+	- wie oben -	
12650	-	?	+	Geistig aktiv	
12651	*	-	+	Körp. kritisch	
12652	+	-	+	Doppelt aktiv	
12653	+	-	+	Routinearbeit	
12654	+	-	+	ev. launenhaft	
12655	+	-	+	- wie oben -	
12656	+	-	*	Geist kritisch	
12657	?	*	*	Krise zweifach	
12658	+	+	-	Doppelt aktiv	
12659	+	+	-	Höchstleistung	
12660	+	+	-	ggf. unachtsam	
12661	+	+	-	- wie oben -	
12662	*	+	-	Körp. kritisch	
12663	*	+	-	Körp. kritisch	
12664	-	?	-	Seelisch aktiv	
12665	-	+	?	ggf. abgehetzt	
12666	-	+	-	und sprunghaft	
12667	-	+	-	- wie oben -	
12668	?	+	-	- wie oben -	
12669	-	+	-	- wie oben -	
12670	-	+	-	- wie oben -	
12671	-	*	-	Seele kritisch	
12672	-	-	-	Schöpf. Pause	
12673	-	-	*	Geist kritisch	
12674	*	-	+	Körp. kritisch	
12675	+	-	+	Doppelt aktiv	
12676	+	-	+	Routinearbeit	
12677	+	-	+	ev. launenhaft	
12678	+	?	+	Doppelt aktiv	
12679	+	-	+	Routinearbeit	
12680	?	-	+	ev. launenhaft	
12681	+	-	?	- wie oben -	
12682	+	-	+	- wie oben -	
12683	+	-	+	- wie oben -	
12684	+	-	+	- wie oben -	

TAG	K	S	I	KOMMENTARE	DATUM
12685	*	*	+	Krise zweifach	
12686	*	+	+	Körp. kritisch	
12687	-	+	+	Doppelt aktiv	
12688	-	+	+	Lust und Geist	
12689	-	+	*	Geist kritisch	
12690	-	+	*	Geist kritisch	
12691	?	+	-	Seelisch aktiv	
12692	-	?	-	Seelisch aktiv	
12693	-	+	-	ggf. abgehetzt	
12694	-	+	-	und sprunghaft	
12695	-	+	-	- wie oben -	
12696	-	+	-	- wie oben -	
12697	*	+	-	Körp. kritisch	
12698	+	+	?	Doppelt aktiv	
12699	+	*	-	Seele kritisch	
12700	+	-	-	Körperl. aktiv	
12701	+	-	-	ggf. unachtsam	
12702	+	-	-	und launenhaft	
12703	?	-	-	- wie oben -	
12704	+	-	-	- wie oben -	
12705	+	-	-	- wie oben -	
12706	+	?	*	Geist kritisch	
12707	+	-	+	Doppelt aktiv	
12708	*	-	+	Körp. kritisch	
12709	*	-	+	Körp. kritisch	
12710	-	-	+	Geistig aktiv	
12711	-	-	+	ggf. erschöpft	
12712	-	-	+	und launenhaft	
12713	-	*	+	Seele kritisch	
12714	?	+	?	Doppelt aktiv	
12715	-	+	+	Lust und Geist	
12716	-	+	+	ggf. abgehetzt	
12717	-	+	+	- wie oben -	*
12718	-	+	+	- wie oben -	
12719	-	+	+	- wie oben -	
12720	*	?	+	Körp. kritisch	
12721	+	+	+	Dreifach aktiv	
12722	+	+	*	Geist kritisch	
12723	+	+	*	Geist kritisch	
12724	+	+	-	Doppelt aktiv	
12725	+	+	-	Höchstleistung	
12726	?	+	-	ggf. unachtsam	

* Geburtstag: 93. Lebenjahr vollendet

TAG	K	S	I	KOMMENTARE	DATUM
12727	+	*	-	Seele kritisch	
12728	+	-	-	Körperl. aktiv	
12729	+	-	-	ggf. unachtsam	
12730	+	-	-	und launenhaft	
12731	*	-	?	Körp. kritisch	
12732	*	-	-	Körp. kritisch	
12733	-	-	-	Schöpf. Pause	
12734	-	?	-	Schöpf. Pause	
12735	-	-	-	Kräftesammeln	
12736	-	-	-	und Entspannen	
12737	?	-	-	- wie oben -	
12738	-	-	-	- wie oben -	
12739	-	-	*	Geist kritisch	
12740	-	-	+	Geistig aktiv	
12741	-	*	+	Seele kritisch	
12742	-	+	+	Doppelt aktiv	
12743	*	+	+	Körp. kritisch	
12744	+	+	+	Dreifach aktiv	
12745	+	+	+	Höchstleistung	
12746	+	+	+	und Ausdauer	
12747	+	+	?	- wie oben -	
12748	+	?	+	Dreifach aktiv	
12749	?	+	+	Höchstleistung	
12750	+	+	+	und Ausdauer	
12751	+	+	+	- wie oben -	
12752	+	+	+	- wie oben -	
12753	+	+	+	- wie oben -	
12754	*	+	+	Körp. kritisch	
12755	*	*	*	Krise dreifach	
12756	-	-	*	Geist kritisch	
12757	-	-	-	Schöpf. Pause	
12758	-	-	-	Kräftesammeln	
12759	-	-	-	und Entspannen	
12760	?	-	-	- wie oben -	
12761	-	-	-	- wie oben -	
12762	-	?	-	Schöpf. Pause	
12763	-	-	-	Kräftesammeln	
12764	-	-	?	und Entspannen	
12765	-	-	-	- wie oben -	
12766	*	-	-	Körp. kritisch	
12767	+	-	-	Körperl. aktiv	
12768	+	-	-	ggf. unachtsam	

TAG	K	S	I	KOMMENTARE	DATUM
12769	+	*	-	Seele kritisch	
12770	+	+	-	Doppelt aktiv	
12771	+	+	-	Höchstleistung	
12772	?	+	*	Geist kritisch	
12773	+	+	+	Dreifach aktiv	
12774	+	+	+	Höchstleistung	
12775	+	+	+	und Ausdauer	
12776	+	?	+	Dreifach aktiv	
12777	*	+	+	Körp. kritisch	
12778	*	+	+	Körp. kritisch	
12779	-	+	+	Doppelt aktiv	
12780	-	+	?	Lust und Geist	
12781	-	+	+	ggf. abgehetzt	
12782	-	+	+	- wie oben -	
12783	?	*	+	Seele kritisch	
12784	-	-	+	Geistig aktiv	*
12785	-	-	+	ggf. erschöpft	
12786	-	-	+	und launenhaft	
12787	-	-	+	- wie oben -	
12788	-	-	*	Geist kritisch	
12789	*	-	*	Krise zweifach	
12790	+	?	-	Körperl. aktiv	
12791	+	-	-	ggf. unachtsam	
12792	+	-	-	und launenhaft	
12793	+	-	-	- wie oben -	
12794	+	-	-	- wie oben -	
12795	?	-	-	- wie oben -	
12796	+	-	-	- wie oben -	
12797	+	*	?	Seele kritisch	
12798	+	+	-	Doppelt aktiv	
12799	+	+	-	Höchstleistung	
12800	*	+	-	Körp. kritisch	
12801	*	+	-	Körp. kritisch	
12802	-	+	-	Seelisch aktiv	
12803	-	+	-	ggf. abgehetzt	
12804	-	?	-	Seelisch aktiv	
12805	-	+	*	Geist kritisch	
12806	?	+	+	Doppelt aktiv	
12807	-	+	+	Lust und Geist	
12808	-	+	+	ggf. abgehetzt	
12809	-	+	+	- wie oben -	
12810	-	+	+	- wie oben -	

* Geburtstag: 35. Lebenjahr vollendet

TAG	K	S	I	KOMMENTARE	DATUM
12811	-	*	+	Seele kritisch	
12812	*	-	+	Körp. kritisch	
12813	+	-	?	Doppelt aktiv	
12814	+	-	+	Routinearbeit	
12815	+	-	+	ev. launenhaft	
12816	+	-	+	- wie oben -	
12817	+	-	+	- wie oben -	
12818	?	?	+	Doppelt aktiv	
12819	+	-	+	Routinearbeit	
12820	+	-	+	ev. launenhaft	
12821	+	-	*	Geist kritisch	
12822	+	-	*	Geist kritisch	
12823	*	-	-	Körp. kritisch	
12824	*	-	-	Körp. kritisch	
12825	-	*	-	Seele kritisch	
12826	-	+	-	Seelisch aktiv	
12827	-	+	-	ggf. abgehetzt	
12828	-	+	-	und sprunghaft	
12829	?	+	-	- wie oben -	
12830	-	+	?	- wie oben -	
12831	-	+	-	- wie oben -	
12832	-	?	-	Seelisch aktiv	
12833	-	+	-	ggf. abgehetzt	
12834	-	+	-	und sprunghaft	
12835	*	+	-	Körp. kritisch	
12836	+	+	-	Doppelt aktiv	
12837	+	+	-	Höchstleistung	
12838	+	+	*	Geist kritisch	
12839	+	*	+	Seele kritisch	
12840	+	-	+	Doppelt aktiv	
12841	?	-	+	Routinearbeit	
12842	+	-	+	ev. launenhaft	
12843	+	-	+	- wie oben -	
12844	+	-	+	- wie oben -	
12845	+	-	+	- wie oben -	
12846	*	?	?	Körp. kritisch	
12847	*	-	+	Körp. kritisch	
12848	-	-	+	Geistig aktiv	
12849	-	-	+	ggf. erschöpft	
12850	-	-	+	und launenhaft	
12851	-	-	+	- wie oben -	
12852	?	-	+	- wie oben -	

TAG	K	S	I	KOMMENTARE	DATUM
12853	-	*	+	Seele kritisch	
12854	-	+	*	Geist kritisch	
12855	-	+	*	Geist kritisch	
12856	-	+	-	Seelisch aktiv	
12857	-	+	-	ggf. abgehetzt	
12858	*	+	-	Körp. kritisch	
12859	+	+	-	Doppelt aktiv	
12860	+	?	-	Doppelt aktiv	
12861	+	+	-	Höchstleistung	
12862	+	+	-	ggf. unachtsam	
12863	+	+	?	- wie oben -	
12864	?	+	-	- wie oben -	
12865	+	+	-	- wie oben -	
12866	+	+	-	- wie oben -	
12867	+	*	-	Seele kritisch	
12868	+	-	-	Körperl. aktiv	
12869	*	-	-	Körp. kritisch	
12870	*	-	-	Körp. kritisch	
12871	-	-	*	Geist kritisch	
12872	-	-	+	Geistig aktiv	
12873	-	-	+	ggf. erschöpft	
12874	-	?	+	Geistig aktiv	
12875	?	-	+	ggf. erschöpft	
12876	-	-	+	und launenhaft	
12877	-	-	+	- wie oben -	
12878	-	-	+	- wie oben -	
12879	-	-	?	- wie oben -	
12880	-	-	+	- wie oben -	
12881	*	*	+	Krise zweifach	
12882	+	+	+	Dreifach aktiv	
12883	+	+	+	Höchstleistung	
12884	+	+	+	und Ausdauer	
12885	+	+	+	- wie oben -	
12886	+	+	+	- wie oben -	
12887	?	+	*	Geist kritisch	
12888	+	?	*	Geist kritisch	
12889	+	+	-	Doppelt aktiv	
12890	+	+	-	Höchstleistung	
12891	+	+	-	ggf. unachtsam	
12892	*	+	-	Körp. kritisch	
12893	*	+	-	Körp. kritisch	
12894	-	+	-	Seelisch aktiv	

TAG	K	S	I	KOMMENTARE	DATUM
12895	-	*	-	Seele kritisch	
12896	-	-	?	Schöpf. Pause	
12897	-	-	-	Kräftesammeln	
12898	?	-	-	und Entspannen	
12899	-	-	-	- wie oben -	
12900	-	-	-	- wie oben -	
12901	-	-	-	- wie oben -	
12902	-	?	-	Schöpf. Pause	
12903	-	-	-	Kräftesammeln	
12904	*	-	*	Krise zweifach	
12905	+	-	+	Doppelt aktiv	
12906	+	-	+	Routinearbeit	
12907	+	-	+	ev. launenhaft	
12908	+	-	+	- wie oben -	
12909	+	*	+	Seele kritisch	
12910	?	+	+	Dreifach aktiv	
12911	+	+	+	Höchstleistung	
12912	+	+	?	und Ausdauer	
12913	+	+	+	- wie oben -	
12914	+	+	+	- wie oben -	
12915	*	+	+	Körp. kritisch	
12916	*	?	+	Körp. kritisch	
12917	-	+	+	Doppelt aktiv	
12918	-	+	+	Lust und Geist	
12919	-	+	+	ggf. abgehetzt	
12920	-	+	*	Geist kritisch	
12921	?	+	*	Geist kritisch	
12922	-	+	-	Seelisch aktiv	
12923	-	*	-	Seele kritisch	
12924	-	-	-	Schöpf. Pause	
12925	-	-	-	Kräftesammeln	
12926	-	-	-	und Entspannen	
12927	*	-	-	Körp. kritisch	
12928	+	-	-	Körperl. aktiv	
12929	+	-	?	ggf. unachtsam	
12930	+	?	-	Körperl. aktiv	
12931	+	-	-	ggf. unachtsam	
12932	+	-	-	und launenhaft	
12933	?	-	-	- wie oben -	
12934	+	-	-	- wie oben -	
12935	+	-	-	- wie oben -	
12936	+	-	-	- wie oben -	

TAG	K	S	I	KOMMENTARE	DATUM
12937	+	*	*	Krise zweifach	
12938	*	+	+	Körp. kritisch	
12939	*	+	+	Körp. kritisch	
12940	-	+	+	Doppelt aktiv	
12941	-	+	+	Lust und Geist	
12942	-	+	+	ggf. abgehetzt	
12943	-	+	+	- wie oben -	
12944	?	?	+	Doppelt aktiv	
12945	-	+	?	Lust und Geist	
12946	-	+	+	ggf. abgehetzt	
12947	-	+	+	- wie oben -	
12948	-	+	+	- wie oben -	
12949	-	+	+	- wie oben -	
12950	*	+	+	Körp. kritisch	
12951	+	*	+	Seele kritisch	
12952	+	-	+	Doppelt aktiv	
12953	+	-	*	Geist kritisch	
12954	+	-	*	Geist kritisch	
12955	+	-	-	Körperl. aktiv	
12956	?	-	-	ggf. unachtsam	
12957	+	-	-	und launenhaft	
12958	+	?	-	Körperl. aktiv	
12959	+	-	-	ggf. unachtsam	
12960	+	-	-	und launenhaft	
12961	*	-	-	Körp. kritisch	
12962	*	-	?	Körp. kritisch	
12963	-	-	-	Schöpf. Pause	
12964	-	-	-	Kräftesammeln	
12965	-	*	-	Seele kritisch	
12966	-	+	-	Seelisch aktiv	
12967	?	+	-	ggf. abgehetzt	
12968	-	+	-	und sprunghaft	
12969	-	+	-	- wie oben -	
12970	-	+	*	Geist kritisch	
12971	-	+	+	Doppelt aktiv	
12972	-	?	+	Doppelt aktiv	
12973	*	+	+	Körp. kritisch	
12974	+	+	+	Dreifach aktiv	
12975	+	+	+	Höchstleistung	
12976	+	+	+	und Ausdauer	
12977	+	+	+	- wie oben -	
12978	+	+	?	- wie oben -	

TAG	K	S	I	KOMMENTARE	DATUM
12979	?	*	+	Seele kritisch	
12980	+	-	+	Doppelt aktiv	
12981	+	-	+	Routinearbeit	
12982	+	-	+	ev. launenhaft	
12983	+	-	+	- wie oben -	
12984	*	-	+	Körp. kritisch	
12985	*	-	+	Körp. kritisch	
12986	-	?	*	Geist kritisch	
12987	-	-	*	Geist kritisch	
12988	-	-	-	Schöpf. Pause	
12989	-	-	-	Kräftesammeln	
12990	?	-	-	und Entspannen	
12991	-	-	-	- wie oben -	
12992	-	-	-	- wie oben -	
12993	-	*	-	Seele kritisch	
12994	-	+	-	Seelisch aktiv	
12995	-	+	?	ggf. abgehetzt	
12996	*	+	-	Körp. kritisch	
12997	+	+	-	Doppelt aktiv	
12998	+	+	-	Höchstleistung	
12999	+	+	-	ggf. unachtsam	
13000	+	?	-	Doppelt aktiv	
13001	+	+	-	Höchstleistung	
13002	?	+	-	ggf. unachtsam	
13003	+	+	*	Geist kritisch	
13004	+	+	+	Dreifach aktiv	
13005	+	+	+	Höchstleistung	
13006	+	+	+	und Ausdauer	
13007	*	*	+	Krise zweifach	
13008	*	-	+	Körp. kritisch	
13009	-	-	+	Geistig aktiv	
13010	-	-	+	ggf. erschöpft	
13011	-	-	?	und launenhaft	
13012	-	-	+	- wie oben -	
13013	?	-	+	- wie oben -	
13014	-	?	+	Geistig aktiv	
13015	-	-	+	ggf. erschöpft	
13016	-	-	+	und launenhaft	
13017	-	-	+	- wie oben -	
13018	-	-	+	- wie oben -	
13019	*	-	*	Krise zweifach	
13020	+	-	*	Geist kritisch	

TAG	K	S	I	KOMMENTARE	DATUM
13021	+	*	-	Seele kritisch	
13022	+	+	-	Doppelt aktiv	
13023	+	+	-	Höchstleistung	
13024	+	+	-	ggf. unachtsam	
13025	?	+	-	- wie oben -	
13026	+	+	-	- wie oben -	
13027	+	+	-	- wie oben -	
13028	+	?	?	Doppelt aktiv	
13029	+	+	-	Höchstleistung	
13030	*	+	-	Körp. kritisch	
13031	*	+	-	Körp. kritisch	
13032	-	+	-	Seelisch aktiv	
13033	-	+	-	ggf. abgehetzt	
13034	-	+	-	und sprunghaft	
13035	-	*	-	Seele kritisch	
13036	?	-	*	Geist kritisch	
13037	-	-	+	Geistig aktiv	
13038	-	-	+	ggf. erschöpft	
13039	-	-	+	und launenhaft	
13040	-	-	+	- wie oben -	
13041	-	-	+	- wie oben -	
13042	*	?	+	Körp. kritisch	
13043	+	-	+	Doppelt aktiv	
13044	+	-	?	Routinearbeit	
13045	+	-	+	ev. launenhaft	
13046	+	-	+	- wie oben -	
13047	+	-	+	- wie oben -	
13048	?	-	+	- wie oben -	
13049	+	*	+	Seele kritisch	
13050	+	+	+	Dreifach aktiv	
13051	+	+	+	Höchstleistung	
13052	+	+	*	Geist kritisch	
13053	*	+	*	Krise zweifach	
13054	*	+	-	Körp. kritisch	
13055	-	+	-	Seelisch aktiv	
13056	-	?	-	Seelisch aktiv	
13057	-	+	-	ggf. abgehetzt	
13058	-	+	-	und sprunghaft	
13059	?	+	-	- wie oben -	
13060	-	+	-	- wie oben -	
13061	-	+	?	- wie oben -	
13062	-	+	-	- wie oben -	

TAG	K	S	I	KOMMENTARE	DATUM
13063	-	*	-	Seele kritisch	
13064	-	-	-	Schöpf. Pause	
13065	*	-	-	Körp. kritisch	
13066	+	-	-	Körperl. aktiv	
13067	+	-	-	ggf. unachtsam	
13068	+	-	-	und launenhaft	
13069	+	-	*	Geist kritisch	
13070	+	?	+	Doppelt aktiv	
13071	?	-	+	Routinearbeit	
13072	+	-	+	ev. launenhaft	
13073	+	-	+	- wie oben -	
13074	+	-	+	- wie oben -	
13075	+	-	+	- wie oben -	
13076	*	-	+	Körp. kritisch	
13077	*	*	?	Krise zweifach	
13078	-	+	+	Doppelt aktiv	
13079	-	+	+	Lust und Geist	
13080	-	+	+	ggf. abgehetzt	
13081	-	+	+	- wie oben -	
13082	?	+	+	- wie oben -	*
13083	-	+	+	- wie oben -	
13084	-	?	+	Doppelt aktiv	
13085	-	+	*	Geist kritisch	
13086	-	+	*	Geist kritisch	
13087	-	+	-	Seelisch aktiv	
13088	*	+	-	Körp. kritisch	
13089	+	+	-	Doppelt aktiv	
13090	+	+	-	Höchstleistung	
13091	+	*	-	Seele kritisch	
13092	+	-	-	Körperl. aktiv	
13093	+	-	-	ggf. unachtsam	
13094	?	-	?	und launenhaft	
13095	+	-	-	- wie oben -	
13096	+	-	-	- wie oben -	
13097	+	-	-	- wie oben -	
13098	+	?	-	Körperl. aktiv	
13099	*	-	-	Körp. kritisch	
13100	*	-	-	Körp. kritisch	
13101	-	-	-	Schöpf. Pause	
13102	-	-	*	Geist kritisch	
13103	-	-	+	Geistig aktiv	
13104	-	-	+	ggf. erschöpft	

* Geburtstag: 94. Lebenjahr vollendet

TAG	K	S	I	KOMMENTARE	DATUM
13105	?	*	+	Seele kritisch	
13106	-	+	+	Doppelt aktiv	
13107	-	+	+	Lust und Geist	
13108	-	+	+	ggf. abgehetzt	
13109	-	+	+	- wie oben -	
13110	-	+	?	- wie oben -	
13111	*	+	+	Körp. kritisch	
13112	+	?	+	Dreifach aktiv	
13113	+	+	+	Höchstleistung	
13114	+	+	+	und Ausdauer	
13115	+	+	+	- wie oben -	
13116	+	+	+	- wie oben -	
13117	?	+	+	- wie oben -	
13118	+	+	*	Geist kritisch	
13119	+	*	*	Krise zweifach	
13120	+	-	-	Körperl. aktiv	
13121	+	-	-	ggf. unachtsam	
13122	*	-	-	Körp. kritisch	
13123	*	-	-	Körp. kritisch	
13124	-	-	-	Schöpf. Pause	
13125	-	-	-	Kräftesammeln	
13126	-	?	-	Schöpf. Pause	
13127	-	-	?	Kräftesammeln	
13128	?	-	-	und Entspannen	
13129	-	-	-	- wie oben -	
13130	-	-	-	- wie oben -	
13131	-	-	-	- wie oben -	
13132	-	-	-	- wie oben -	
13133	-	*	-	Seele kritisch	
13134	*	+	-	Körp. kritisch	
13135	+	+	*	Geist kritisch	
13136	+	+	+	Dreifach aktiv	
13137	+	+	+	Höchstleistung	
13138	+	+	+	und Ausdauer	
13139	+	+	+	- wie oben -	
13140	?	?	+	Dreifach aktiv	
13141	+	+	+	Höchstleistung	
13142	+	+	+	und Ausdauer	
13143	+	+	?	- wie oben -	
13144	+	+	+	- wie oben -	
13145	*	+	+	Körp. kritisch	
13146	*	+	+	Körp. kritisch	

TAG	K	S	I	KOMMENTARE	DATUM
13147	-	*	+	Seele kritisch	
13148	-	-	+	Geistig aktiv	
13149	-	-	+	ggf. erschöpft	
13150	-	-	+	und launenhaft	*
13151	?	-	*	Geist kritisch	
13152	-	-	*	Geist kritisch	
13153	-	-	-	Schöpf. Pause	
13154	-	?	-	Schöpf. Pause	
13155	-	-	-	Kräftesammeln	
13156	-	-	-	und Entspannen	
13157	*	-	-	Körp. kritisch	
13158	+	-	-	Körperl. aktiv	
13159	+	-	-	ggf. unachtsam	
13160	+	-	?	und launenhaft	
13161	+	*	-	Seele kritisch	
13162	+	+	-	Doppelt aktiv	
13163	?	+	-	Höchstleistung	
13164	+	+	-	ggf. unachtsam	
13165	+	+	-	- wie oben -	
13166	+	+	-	- wie oben -	
13167	+	+	-	- wie oben -	
13168	*	?	*	Krise zweifach	
13169	*	+	+	Körp. kritisch	
13170	-	+	+	Doppelt aktiv	
13171	-	+	+	Lust und Geist	
13172	-	+	+	ggf. abgehetzt	
13173	-	+	+	- wie oben -	
13174	?	+	+	- wie oben -	
13175	-	*	+	Seele kritisch	
13176	-	-	?	Geistig aktiv	
13177	-	-	+	ggf. erschöpft	
13178	-	-	+	und launenhaft	
13179	-	-	+	- wie oben -	
13180	*	-	+	Körp. kritisch	
13181	+	-	+	Doppelt aktiv	
13182	+	?	+	Doppelt aktiv	
13183	+	-	+	Routinearbeit	
13184	+	-	*	Geist kritisch	
13185	+	-	*	Geist kritisch	
13186	?	-	-	Körperl. aktiv	
13187	+	-	-	ggf. unachtsam	
13188	+	-	-	und launenhaft	

* Geburtstag: 36. Lebenjahr vollendet

Beispiel: Marilyn Monroe

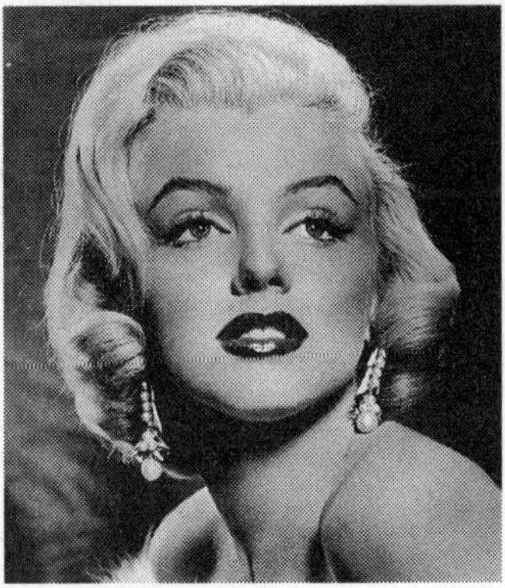

Zu ihren Lebzeiten war sie eine gefeierte Sexgöttin der Kinoleinwand. Nach ihrem geheimnisumwitterten Tod wurde sie zur Kultfigur. Ihre großen Filme sind unvergeßlich und begeistern wie eh und je.

Aktuelles Datum:
5.8.1962 (SO)
Geburtsdatum:
1.6.1926 (DI)

Bis zuletzt betrachtet Marilyn ihr Leben als eine Art Rennen, als endlosen Kampf, ein Ziel zu erreichen, das nicht fest umrissen scheint. Nur Drogen können ihr kurzfristig über die als Qual empfundene Vergangenheit hinweghelfen. Die zerstörerische Wirkung Hollywoods hat ihr Schicksal besiegelt. Aus vielen ihrer Bemerkungen geht hervor, daß ein früher Tod unausweichlich, ihr Kampf nicht zu gewinnen ist.
In der Nacht zum 5.8. ruft sie ihren Psychiater und eine »hochgestellte Persönlichkeit« an und bittet um Hilfe. Die Telefongespräche werden abgehört und aufgezeichnet. Sie ist in einer schweren körperlichen Krise. Am Morgen wird sie tot aufgefunden. Der Autopsiebericht spricht von Betäubungsmitteln und einem schnell wirkenden Gift. Die Tonbänder ihrer Telefongespräche werden beschlagnahmt.

1962

TAG	K	S	I	KOMMENTARE	DATUM
13210	+	?	+	Doppelt aktiv	DI
13211	+	-	+	Routinearbeit	MI
13212	+	-	+	ev. launenhaft	DO
13213	+	-	+	- wie oben -	FR
13214	*	-	+	Körp. kritisch	SA
13215	*	-	+	Körp. kritisch	SO 5.8.
13216	-	-	+	Geistig aktiv	MO

Krise und Tod eines Sexsymbols

TAG	K	S	I	KOMMENTARE	DATUM
13189	+	*	-	Seele kritisch	
13190	+	+	-	Doppelt aktiv	
13191	*	+	-	Körp. kritisch	
13192	*	+	-	Körp. kritisch	
13193	-	+	?	Seelisch aktiv	
13194	-	+	-	ggf. abgehetzt	
13195	-	+	-	und sprunghaft	
13196	-	?	-	Seelisch aktiv	
13197	?	+	-	ggf. abgehetzt	
13198	-	+	-	und sprunghaft	
13199	-	+	-	- wie oben -	
13200	-	+	-	- wie oben -	
13201	-	+	*	Geist kritisch	
13202	-	+	+	Doppelt aktiv	
13203	*	*	+	Krise zweifach	
13204	+	-	+	Doppelt aktiv	
13205	+	-	+	Routinearbeit	
13206	+	-	+	ev. launenhaft	
13207	+	-	+	- wie oben -	
13208	+	-	+	- wie oben -	
13209	?	-	?	- wie oben -	
13210	+	?	+	Doppelt aktiv	
13211	+	-	+	Routinearbeit	
13212	+	-	+	ev. launenhaft	
13213	+	-	+	- wie oben -	
13214	*	-	+	Körp. kritisch	
13215	*	-	+	Körp. kritisch	
13216	-	-	+	Geistig aktiv	
13217	-	*	*	Krise zweifach	
13218	-	+	*	Geist kritisch	
13219	-	+	-	Seelisch aktiv	
13220	?	+	-	ggf. abgehetzt	
13221	-	+	-	und sprunghaft	
13222	-	+	-	- wie oben -	
13223	-	+	-	- wie oben -	
13224	-	?	-	Seelisch aktiv	
13225	-	+	-	ggf. abgehetzt	
13226	*	+	?	Körp. kritisch	
13227	+	+	-	Doppelt aktiv	
13228	+	+	-	Höchstleistung	
13229	+	+	-	ggf. unachtsam	
13230	+	+	-	- wie oben -	

TAG	K	S	I	KOMMENTARE	DATUM
13231	+	*	-	Seele kritisch	
13232	?	-	-	Körperl. aktiv	
13233	+	-	-	ggf. unachtsam	
13234	+	-	*	Geist kritisch	
13235	+	-	+	Doppelt aktiv	
13236	+	-	+	Routinearbeit	
13237	*	-	+	Körp. kritisch	
13238	*	?	+	Körp. kritisch	
13239	-	-	+	Geistig aktiv	
13240	-	-	+	ggf. erschöpft	
13241	-	-	+	und launenhaft	
13242	-	-	?	- wie oben -	
13243	?	-	+	- wie oben -	
13244	-	-	+	- wie oben -	
13245	-	*	+	Seele kritisch	
13246	-	+	+	Doppelt aktiv	
13247	-	+	+	Lust und Geist	
13248	-	+	+	ggf. abgehetzt	
13249	*	+	+	Körp. kritisch	
13250	+	+	*	Geist kritisch	
13251	+	+	*	Geist kritisch	
13252	+	?	-	Doppelt aktiv	
13253	+	+	-	Höchstleistung	
13254	+	+	-	ggf. unachtsam	
13255	?	+	-	- wie oben -	
13256	+	+	-	- wie oben -	
13257	+	+	-	- wie oben -	
13258	+	+	-	- wie oben -	
13259	+	*	?	Seele kritisch	
13260	*	-	-	Körp. kritisch	
13261	*	-	-	Körp. kritisch	
13262	-	-	-	Schöpf. Pause	
13263	-	-	-	Kräftesammeln	
13264	-	-	-	und Entspannen	
13265	-	-	-	- wie oben -	
13266	?	?	-	Schöpf. Pause	
13267	-	-	*	Geist kritisch	
13268	-	-	+	Geistig aktiv	
13269	-	-	+	ggf. erschöpft	
13270	-	-	+	und launenhaft	
13271	-	-	+	- wie oben -	
13272	*	-	+	Körp. kritisch	

TAG	K	S	I	KOMMENTARE	DATUM
13273	+	*	+	Seele kritisch	
13274	+	+	+	Dreifach aktiv	
13275	+	+	?	Höchstleistung	
13276	+	+	+	und Ausdauer	
13277	+	+	+	- wie oben -	
13278	?	+	+	- wie oben -	
13279	+	+	+	- wie oben -	
13280	+	?	+	Dreifach aktiv	
13281	+	+	+	Höchstleistung	
13282	+	+	+	und Ausdauer	
13283	*	+	*	Krise zweifach	
13284	*	+	*	Krise zweifach	
13285	-	+	-	Seelisch aktiv	
13286	-	+	-	ggf. abgehetzt	
13287	-	*	-	Seele kritisch	
13288	-	-	-	Schöpf. Pause	
13289	?	-	-	Kräftesammeln	
13290	-	-	-	und Entspannen	
13291	-	-	-	- wie oben -	
13292	-	-	?	- wie oben -	
13293	-	-	-	- wie oben -	
13294	-	?	-	Schöpf. Pause	
13295	*	-	-	Körp. kritisch	
13296	+	-	-	Körperl. aktiv	
13297	+	-	-	ggf. unachtsam	
13298	+	-	-	und launenhaft	
13299	+	-	-	- wie oben -	
13300	+	-	*	Geist kritisch	
13301	?	*	+	Seele kritisch	
13302	+	+	+	Dreifach aktiv	
13303	+	+	+	Höchstleistung	
13304	+	+	+	und Ausdauer	
13305	+	+	+	- wie oben -	
13306	*	+	+	Körp. kritisch	
13307	*	+	+	Körp. kritisch	
13308	-	?	?	Doppelt aktiv	
13309	-	+	+	Lust und Geist	
13310	-	+	+	ggf. abgehetzt	
13311	-	+	+	- wie oben -	
13312	?	+	+	- wie oben -	
13313	-	+	+	- wie oben -	
13314	-	+	+	- wie oben -	

TAG	K	S	I	KOMMENTARE	DATUM
13315	-	*	+	Seele kritisch	
13316	-	-	*	Geist kritisch	
13317	-	-	*	Geist kritisch	
13318	*	-	-	Körp. kritisch	
13319	+	-	-	Körperl. aktiv	
13320	+	-	-	ggf. unachtsam	
13321	+	-	-	und launenhaft	
13322	+	?	-	Körperl. aktiv	
13323	+	-	-	ggf. unachtsam	
13324	?	-	-	und launenhaft	
13325	+	-	?	- wie oben -	
13326	+	-	-	- wie oben -	
13327	+	-	-	- wie oben -	
13328	+	-	-	- wie oben -	
13329	*	*	-	Krise zweifach	
13330	*	+	-	Körp. kritisch	
13331	-	+	-	Seelisch aktiv	
13332	-	+	-	ggf. abgehetzt	
13333	-	+	*	Geist kritisch	
13334	-	+	+	Doppelt aktiv	
13335	?	+	+	Lust und Geist	
13336	-	?	+	Doppelt aktiv	
13337	-	+	+	Lust und Geist	
13338	-	+	+	ggf. abgehetzt	
13339	-	+	+	- wie oben -	
13340	-	+	+	- wie oben -	
13341	*	+	?	Körp. kritisch	
13342	+	+	+	Dreifach aktiv	
13343	+	*	+	Seele kritisch	
13344	+	-	+	Doppelt aktiv	
13345	+	-	+	Routinearbeit	
13346	+	-	+	ev. launenhaft	
13347	?	-	+	- wie oben -	
13348	+	-	+	- wie oben -	
13349	+	-	*	Geist kritisch	
13350	+	?	*	Geist kritisch	
13351	+	-	-	Körperl. aktiv	
13352	*	-	-	Körp. kritisch	
13353	*	-	-	Körp. kritisch	
13354	-	-	-	Schöpf. Pause	
13355	-	-	-	Kräftesammeln	
13356	-	-	-	und Entspannen	

TAG	K	S	I	KOMMENTARE	DATUM
13357	-	*	-	Seele kritisch	
13358	?	+	?	Seelisch aktiv	
13359	-	+	-	ggf. abgehetzt	
13360	-	+	-	und sprunghaft	
13361	-	+	-	- wie oben -	
13362	-	+	-	- wie oben -	
13363	-	+	-	- wie oben -	
13364	*	?	-	Körp. kritisch	
13365	+	+	-	Doppelt aktiv	
13366	+	+	*	Geist kritisch	
13367	+	+	+	Dreifach aktiv	
13368	+	+	+	Höchstleistung	
13369	+	+	+	und Ausdauer	
13370	?	+	+	- wie oben -	
13371	+	*	+	Seele kritisch	
13372	+	-	+	Doppelt aktiv	
13373	+	-	+	Routinearbeit	
13374	+	-	?	ev. launenhaft	
13375	*	-	+	Körp. kritisch	
13376	*	-	+	Körp. kritisch	
13377	-	-	+	Geistig aktiv	
13378	-	?	+	Geistig aktiv	
13379	-	-	+	ggf. erschöpft	
13380	-	-	+	und launenhaft	
13381	?	-	+	- wie oben -	
13382	-	-	*	Geist kritisch	
13383	-	-	*	Geist kritisch	
13384	-	-	-	Schöpf. Pause	
13385	-	*	-	Seele kritisch	
13386	-	+	-	Seelisch aktiv	
13387	*	+	-	Körp. kritisch	
13388	+	+	-	Doppelt aktiv	
13389	+	+	-	Höchstleistung	
13390	+	+	-	ggf. unachtsam	
13391	+	+	?	- wie oben -	
13392	+	?	-	Doppelt aktiv	
13393	?	+	-	Höchstleistung	
13394	+	+	-	ggf. unachtsam	
13395	+	+	-	- wie oben -	
13396	+	+	-	- wie oben -	
13397	+	+	-	- wie oben -	
13398	*	+	-	Körp. kritisch	

TAG	K	S	I	KOMMENTARE	DATUM
13399	*	*	*	Krise dreifach	
13400	-	-	+	Geistig aktiv	
13401	-	-	+	ggf. erschöpft	
13402	-	-	+	und launenhaft	
13403	-	-	+	- wie oben -	
13404	?	-	+	- wie oben -	
13405	-	-	+	- wie oben -	
13406	-	?	+	Geistig aktiv	
13407	-	-	?	ggf. erschöpft	
13408	-	-	+	und launenhaft	
13409	-	-	+	- wie oben -	
13410	*	-	+	Körp. kritisch	
13411	+	-	+	Doppelt aktiv	
13412	+	-	+	Routinearbeit	
13413	+	*	+	Seele kritisch	
13414	+	+	+	Dreifach aktiv	
13415	+	+	*	Geist kritisch	
13416	?	+	*	Geist kritisch	
13417	+	+	-	Doppelt aktiv	
13418	+	+	-	Höchstleistung	
13419	+	+	-	ggf. unachtsam	
13420	+	?	-	Doppelt aktiv	
13421	*	+	-	Körp. kritisch	
13422	*	+	-	Körp. kritisch	
13423	-	+	-	Seelisch aktiv	
13424	-	+	?	ggf. abgehetzt	
13425	-	+	-	und sprunghaft	
13426	-	+	-	- wie oben -	
13427	?	*	-	Seele kritisch	
13428	-	-	-	Schöpf. Pause	
13429	-	-	-	Kräftesammeln	
13430	-	-	-	und Entspannen	
13431	-	-	-	- wie oben -	
13432	-	-	*	Geist kritisch	
13433	*	-	+	Körp. kritisch	
13434	+	?	+	Doppelt aktiv	
13435	+	-	+	Routinearbeit	
13436	+	-	+	ev. launenhaft	
13437	+	-	+	- wie oben -	
13438	+	-	+	- wie oben -	
13439	?	-	+	- wie oben -	
13440	+	-	?	- wie oben -	

TAG	K	S	I	KOMMENTARE	DATUM
13441	+	*	+	Seele kritisch	
13442	+	+	+	Dreifach aktiv	
13443	+	+	+	Höchstleistung	
13444	*	+	+	Körp. kritisch	
13445	*	+	+	Körp. kritisch	
13446	-	+	+	Doppelt aktiv	
13447	-	+	+	Lust und Geist	*
13448	-	?	*	Geist kritisch	
13449	-	+	*	Geist kritisch	
13450	?	+	-	Seelisch aktiv	
13451	-	+	-	ggf. abgehetzt	
13452	-	+	-	und sprunghaft	
13453	-	+	-	- wie oben -	
13454	-	+	-	- wie oben -	
13455	-	*	-	Seele kritisch	
13456	*	-	-	Körp. kritisch	
13457	+	-	?	Körperl. aktiv	
13458	+	-	-	ggf. unachtsam	
13459	+	-	-	und launenhaft	
13460	+	-	-	- wie oben -	
13461	+	-	-	- wie oben -	
13462	?	?	-	Körperl. aktiv	
13463	+	-	-	ggf. unachtsam	
13464	+	-	-	und launenhaft	
13465	+	-	*	Geist kritisch	
13466	+	-	+	Doppelt aktiv	
13467	*	-	+	Körp. kritisch	
13468	*	-	+	Körp. kritisch	
13469	-	*	+	Seele kritisch	
13470	-	+	+	Doppelt aktiv	
13471	-	+	+	Lust und Geist	
13472	-	+	+	ggf. abgehetzt	
13473	?	+	?	- wie oben -	
13474	-	+	+	- wie oben -	
13475	-	+	+	- wie oben -	
13476	-	?	+	Doppelt aktiv	
13477	-	+	+	Lust und Geist	
13478	-	+	+	ggf. abgehetzt	
13479	*	+	+	Körp. kritisch	
13480	+	+	+	Dreifach aktiv	
13481	+	+	*	Geist kritisch	
13482	+	+	*	Geist kritisch	

* Geburtstag: 95. Lebenjahr vollendet

TAG	K	S	I	KOMMENTARE	DATUM
13483	+	*	-	Seele kritisch	
13484	+	-	-	Körperl. aktiv	
13485	?	-	-	ggf. unachtsam	
13486	+	-	-	und launenhaft	
13487	+	-	-	- wie oben -	
13488	+	-	-	- wie oben -	
13489	+	-	-	- wie oben -	
13490	*	?	?	Körp. kritisch	
13491	*	-	-	Körp. kritisch	
13492	-	-	-	Schöpf. Pause	
13493	-	-	-	Kräftesammeln	
13494	-	-	-	und Entspannen	
13495	-	-	-	- wie oben -	
13496	?	-	-	- wie oben -	
13497	-	*	-	Seele kritisch	
13498	-	+	*	Geist kritisch	
13499	-	+	+	Doppelt aktiv	
13500	-	+	+	Lust und Geist	
13501	-	+	+	ggf. abgehetzt	
13502	*	+	+	Körp. kritisch	
13503	+	+	+	Dreifach aktiv	
13504	+	?	+	Dreifach aktiv	
13505	+	+	+	Höchstleistung	
13506	+	+	?	und Ausdauer	
13507	+	+	+	- wie oben -	
13508	?	+	+	- wie oben -	
13509	+	+	+	- wie oben -	
13510	+	+	+	- wie oben -	
13511	+	*	+	Seele kritisch	
13512	+	-	+	Doppelt aktiv	
13513	*	-	+	Körp. kritisch	
13514	*	-	*	Krise zweifach	
13515	-	-	*	Geist kritisch	*
13516	-	-	-	Schöpf. Pause	
13517	-	-	-	Kräftesammeln	
13518	-	?	-	Schöpf. Pause	
13519	?	-	-	Kräftesammeln	
13520	-	-	-	und Entspannen	
13521	-	-	-	- wie oben -	
13522	-	-	-	- wie oben -	
13523	-	-	?	- wie oben -	
13524	-	-	-	- wie oben -	

* Geburtstag: 37. Lebenjahr vollendet

TAG	K	S	I	KOMMENTARE	DATUM
13525	*	*	-	Krise zweifach	
13526	+	+	-	Doppelt aktiv	
13527	+	+	-	Höchstleistung	
13528	+	+	-	ggf. unachtsam	
13529	+	+	-	- wie oben -	
13530	+	+	-	- wie oben -	
13531	?	+	*	Geist kritisch	
13532	+	?	+	Dreifach aktiv	
13533	+	+	+	Höchstleistung	
13534	+	+	+	und Ausdauer	
13535	+	+	+	- wie oben -	
13536	*	+	+	Körp. kritisch	
13537	*	+	+	Körp. kritisch	
13538	-	+	+	Doppelt aktiv	
13539	-	*	?	Seele kritisch	
13540	-	-	+	Geistig aktiv	
13541	-	-	+	ggf. erschöpft	
13542	?	-	+	und launenhaft	
13543	-	-	+	- wie oben -	
13544	-	-	+	- wie oben -	
13545	-	-	+	- wie oben -	
13546	-	?	+	Geistig aktiv	
13547	-	-	*	Geist kritisch	
13548	*	-	*	Krise zweifach	
13549	+	-	-	Körperl. aktiv	
13550	+	-	-	ggf. unachtsam	
13551	+	-	-	und launenhaft	
13552	+	-	-	- wie oben -	
13553	+	*	-	Seele kritisch	
13554	?	+	-	Doppelt aktiv	
13555	+	+	-	Höchstleistung	
13556	+	+	?	ggf. unachtsam	
13557	+	+	-	- wie oben -	
13558	+	+	-	- wie oben -	
13559	*	+	-	Körp. kritisch	
13560	*	?	-	Körp. kritisch	
13561	-	+	-	Seelisch aktiv	
13562	-	+	-	ggf. abgehetzt	
13563	-	+	-	und sprunghaft	
13564	-	+	*	Geist kritisch	
13565	?	+	+	Doppelt aktiv	
13566	-	+	+	Lust und Geist	

TAG	K	S	I	KOMMENTARE	DATUM
13567	-	*	+	Seele kritisch	
13568	-	-	+	Geistig aktiv	
13569	-	-	+	ggf. erschöpft	
13570	-	-	+	und launenhaft	
13571	*	-	+	Körp. kritisch	
13572	+	-	?	Doppelt aktiv	
13573	+	-	+	Routinearbeit	
13574	+	?	+	Doppelt aktiv	
13575	+	-	+	Routinearbeit	
13576	+	-	+	ev. launenhaft	
13577	?	-	+	- wie oben -	
13578	+	-	+	- wie oben -	
13579	+	-	+	- wie oben -	
13580	+	-	*	Geist kritisch	
13581	+	*	*	Krise zweifach	
13582	*	+	-	Körp. kritisch	
13583	*	+	-	Körp. kritisch	
13584	-	+	-	Seelisch aktiv	
13585	-	+	-	ggf. abgehetzt	
13586	-	+	-	und sprunghaft	
13587	-	+	-	- wie oben -	
13588	?	?	-	Seelisch aktiv	
13589	-	+	?	ggf. abgehetzt	
13590	-	+	-	und sprunghaft	
13591	-	+	-	- wie oben -	
13592	-	+	-	- wie oben -	
13593	-	+	-	- wie oben -	
13594	*	+	-	Körp. kritisch	
13595	+	*	-	Seele kritisch	
13596	+	-	-	Körperl. aktiv	
13597	+	-	*	Geist kritisch	
13598	+	-	+	Doppelt aktiv	
13599	+	-	+	Routinearbeit	
13600	?	-	+	ev. launenhaft	
13601	+	-	+	- wie oben -	
13602	+	?	+	Doppelt aktiv	
13603	+	-	+	Routinearbeit	
13604	+	-	+	ev. launenhaft	
13605	*	-	?	Körp. kritisch	
13606	*	-	+	Körp. kritisch	
13607	-	-	+	Geistig aktiv	
13608	-	-	+	ggf. erschöpft	

TAG	K	S	I	KOMMENTARE	DATUM
13609	-	*	+	Seele kritisch	
13610	-	+	+	Doppelt aktiv	
13611	?	+	+	Lust und Geist	
13612	-	+	+	ggf. abgehetzt	
13613	-	+	*	Geist kritisch	
13614	-	+	*	Geist kritisch	
13615	-	+	-	Seelisch aktiv	
13616	-	?	-	Seelisch aktiv	
13617	*	+	-	Körp. kritisch	
13618	+	+	-	Doppelt aktiv	
13619	+	+	-	Höchstleistung	
13620	+	+	-	ggf. unachtsam	
13621	+	+	-	- wie oben -	
13622	+	+	?	- wie oben -	
13623	?	*	-	Seele kritisch	
13624	+	-	-	Körperl. aktiv	
13625	+	-	-	ggf. unachtsam	
13626	+	-	-	und launenhaft	
13627	+	-	-	- wie oben -	
13628	*	-	-	Körp. kritisch	
13629	*	-	-	Körp. kritisch	
13630	-	?	*	Geist kritisch	
13631	-	-	+	Geistig aktiv	
13632	-	-	+	ggf. erschöpft	
13633	-	-	+	und launenhaft	
13634	?	-	+	- wie oben -	
13635	-	-	+	- wie oben -	
13636	-	-	+	- wie oben -	
13637	-	*	+	Seele kritisch	
13638	-	+	?	Doppelt aktiv	
13639	-	+	+	Lust und Geist	
13640	*	+	+	Körp. kritisch	
13641	+	+	+	Dreifach aktiv	
13642	+	+	+	Höchstleistung	
13643	+	+	+	und Ausdauer	
13644	+	?	+	Dreifach aktiv	
13645	+	+	+	Höchstleistung	
13646	?	+	*	Geist kritisch	
13647	+	+	*	Geist kritisch	
13648	+	+	-	Doppelt aktiv	
13649	+	+	-	Höchstleistung	
13650	+	+	-	ggf. unachtsam	

TAG	K	S	I	KOMMENTARE	DATUM
13651	*	*	-	Krise zweifach	
13652	*	-	-	Körp. kritisch	
13653	-	-	-	Schöpf. Pause	
13654	-	-	-	Kräftesammeln	
13655	-	-	?	und Entspannen	
13656	-	-	-	- wie oben -	
13657	?	-	-	- wie oben -	
13658	-	?	-	Schöpf. Pause	
13659	-	-	-	Kräftesammeln	
13660	-	-	-	und Entspannen	
13661	-	-	-	- wie oben -	
13662	-	-	-	- wie oben -	
13663	*	-	*	Krise zweifach	
13664	+	-	+	Doppelt aktiv	
13665	+	*	+	Seele kritisch	
13666	+	+	+	Dreifach aktiv	
13667	+	+	+	Höchstleistung	
13668	+	+	+	und Ausdauer	
13669	?	+	+	- wie oben -	
13670	+	+	+	- wie oben -	
13671	+	+	?	- wie oben -	
13672	+	?	+	Dreifach aktiv	
13673	+	+	+	Höchstleistung	
13674	*	+	+	Körp. kritisch	
13675	*	+	+	Körp. kritisch	
13676	-	+	+	Doppelt aktiv	
13677	-	+	+	Lust und Geist	
13678	-	+	+	ggf. abgehetzt	
13679	-	*	*	Krise zweifach	
13680	?	-	*	Geist kritisch	
13681	-	-	-	Schöpf. Pause	
13682	-	-	-	Kräftesammeln	
13683	-	-	-	und Entspannen	
13684	-	-	-	- wie oben -	
13685	-	-	-	- wie oben -	
13686	*	?	-	Körp. kritisch	
13687	+	-	-	Körperl. aktiv	
13688	+	-	?	ggf. unachtsam	
13689	+	-	-	und launenhaft	
13690	+	-	-	- wie oben -	
13691	+	-	-	- wie oben -	
13692	?	-	-	- wie oben -	

TAG	K	S	I	KOMMENTARE	DATUM
13693	+	*	-	Seele kritisch	
13694	+	+	-	Doppelt aktiv	
13695	+	+	-	Höchstleistung	
13696	+	+	*	Geist kritisch	
13697	*	+	+	Körp. kritisch	
13698	*	+	+	Körp. kritisch	
13699	-	+	+	Doppelt aktiv	
13700	-	?	+	Doppelt aktiv	
13701	-	+	+	Lust und Geist	
13702	-	+	+	ggf. abgehetzt	
13703	?	+	+	- wie oben -	
13704	-	+	?	- wie oben -	
13705	-	+	+	- wie oben -	
13706	-	+	+	- wie oben -	
13707	-	*	+	Seele kritisch	
13708	-	-	+	Geistig aktiv	
13709	*	-	+	Körp. kritisch	
13710	+	-	+	Doppelt aktiv	
13711	+	-	+	Routinearbeit	
13712	+	-	*	Geist kritisch	
13713	+	-	*	Geist kritisch	
13714	+	?	-	Körperl. aktiv	
13715	?	-	-	ggf. unachtsam	
13716	+	-	-	und launenhaft	
13717	+	-	-	- wie oben -	
13718	+	-	-	- wie oben -	
13719	+	-	-	- wie oben -	
13720	*	-	-	Körp. kritisch	
13721	*	*	?	Krise zweifach	
13722	-	+	-	Seelisch aktiv	
13723	-	+	-	ggf. abgehetzt	
13724	-	+	-	und sprunghaft	
13725	-	+	-	- wie oben -	
13726	?	+	-	- wie oben -	
13727	-	+	-	- wie oben -	
13728	-	?	-	Seelisch aktiv	
13729	-	+	*	Geist kritisch	
13730	-	+	+	Doppelt aktiv	
13731	-	+	+	Lust und Geist	
13732	*	+	+	Körp. kritisch	
13733	+	+	+	Dreifach aktiv	
13734	+	+	+	Höchstleistung	

TAG	K	S	I	KOMMENTARE	DATUM
13735	+	*	+	Seele kritisch	
13736	+	-	+	Doppelt aktiv	
13737	+	-	?	Routinearbeit	
13738	?	-	+	ev. launenhaft	
13739	+	-	+	- wie oben -	
13740	+	-	+	- wie oben -	
13741	+	-	+	- wie oben -	
13742	+	?	+	Doppelt aktiv	
13743	*	-	+	Körp. kritisch	
13744	*	-	+	Körp. kritisch	
13745	-	-	*	Geist kritisch	
13746	-	-	*	Geist kritisch	
13747	-	-	-	Schöpf. Pause	
13748	-	-	-	Kräftesammeln	
13749	?	*	-	Seele kritisch	
13750	-	+	-	Seelisch aktiv	
13751	-	+	-	ggf. abgehetzt	
13752	-	+	-	und sprunghaft	
13753	-	+	-	- wie oben -	
13754	-	+	?	- wie oben -	
13755	*	+	-	Körp. kritisch	
13756	+	?	-	Doppelt aktiv	
13757	+	+	-	Höchstleistung	
13758	+	+	-	ggf. unachtsam	
13759	+	+	-	- wie oben -	
13760	+	+	-	- wie oben -	
13761	?	+	-	- wie oben -	
13762	+	+	*	Geist kritisch	
13763	+	*	+	Seele kritisch	
13764	+	-	+	Doppelt aktiv	
13765	+	-	+	Routinearbeit	
13766	*	-	+	Körp. kritisch	
13767	*	-	+	Körp. kritisch	
13768	-	-	+	Geistig aktiv	
13769	-	-	+	ggf. erschöpft	
13770	-	?	?	Geistig aktiv	
13771	-	-	+	ggf. erschöpft	
13772	?	-	+	und launenhaft	
13773	-	-	+	- wie oben -	
13774	-	-	+	- wie oben -	
13775	-	-	+	- wie oben -	
13776	-	-	+	- wie oben -	

TAG	K	S	I	KOMMENTARE	DATUM
13777	-	*	+	Seele kritisch	
13778	*	+	*	Krise zweifach	
13779	+	+	*	Geist kritisch	
13780	+	+	-	Doppelt aktiv	
13781	+	+	-	Höchstleistung	
13782	+	+	-	ggf. unachtsam	
13783	+	+	-	- wie oben -	
13784	?	?	-	Doppelt aktiv	
13785	+	+	-	Höchstleistung	
13786	+	+	-	ggf. unachtsam	
13787	+	+	?	- wie oben -	
13788	+	+	-	- wie oben -	
13789	*	+	-	Körp. kritisch	
13790	*	+	-	Körp. kritisch	
13791	-	*	-	Seele kritisch	
13792	-	-	-	Schöpf. Pause	
13793	-	-	-	Kräftesammeln	
13794	-	-	-	und Entspannen	
13795	?	-	*	Geist kritisch	
13796	-	-	+	Geistig aktiv	
13797	-	-	+	ggf. erschöpft	
13798	-	?	+	Geistig aktiv	
13799	-	-	+	ggf. erschöpft	
13800	-	-	+	und launenhaft	
13801	*	-	+	Körp. kritisch	
13802	+	-	+	Doppelt aktiv	
13803	+	-	?	Routinearbeit	
13804	+	-	+	ev. launenhaft	
13805	+	*	+	Seele kritisch	
13806	+	+	+	Dreifach aktiv	
13807	?	+	+	Höchstleistung	
13808	+	+	+	und Ausdauer	
13809	+	+	+	- wie oben -	
13810	+	+	+	- wie oben -	
13811	+	+	*	Geist kritisch	
13812	*	?	*	Krise zweifach	
13813	*	+	-	Körp. kritisch	*
13814	-	+	-	Seelisch aktiv	
13815	-	+	-	ggf. abgehetzt	
13816	-	+	-	und sprunghaft	
13817	-	+	-	- wie oben -	
13818	?	+	-	- wie oben -	

* Geburtstag: 96. Lebenjahr vollendet

TAG	K	S	I	KOMMENTARE	DATUM
13819	-	*	-	Seele kritisch	
13820	-	-	?	Schöpf. Pause	
13821	-	-	-	Kräftesammeln	
13822	-	-	-	und Entspannen	
13823	-	-	-	- wie oben -	
13824	*	-	-	Körp. kritisch	
13825	+	-	-	Körperl. aktiv	
13826	+	?	-	Körperl. aktiv	
13827	+	-	-	ggf. unachtsam	
13828	+	-	*	Geist kritisch	
13829	+	-	+	Doppelt aktiv	
13830	?	-	+	Routinearbeit	
13831	+	-	+	ev. launenhaft	
13832	+	-	+	- wie oben -	
13833	+	*	+	Seele kritisch	
13834	+	+	+	Dreifach aktiv	
13835	*	+	+	Körp. kritisch	
13836	*	+	?	Körp. kritisch	
13837	-	+	+	Doppelt aktiv	
13838	-	+	+	Lust und Geist	
13839	-	+	+	ggf. abgehetzt	
13840	-	?	+	Doppelt aktiv	
13841	?	+	+	Lust und Geist	
13842	-	+	+	ggf. abgehetzt	
13843	-	+	+	- wie oben -	
13844	-	+	*	Geist kritisch	
13845	-	+	*	Geist kritisch	
13846	-	+	-	Seelisch aktiv	
13847	*	*	-	Krise zweifach	
13848	+	-	-	Körperl. aktiv	
13849	+	-	-	ggf. unachtsam	
13850	+	-	-	und launenhaft	
13851	+	-	-	- wie oben -	
13852	+	-	-	- wie oben -	
13853	?	-	?	- wie oben -	
13854	+	?	-	Körperl. aktiv	
13855	+	-	-	ggf. unachtsam	
13856	+	-	-	und launenhaft	
13857	+	-	-	- wie oben -	
13858	*	-	-	Körp. kritisch	
13859	*	-	-	Körp. kritisch	
13860	-	-	-	Schöpf. Pause	

TAG	K	S	I	KOMMENTARE	DATUM
13861	-	*	*	Krise zweifach	
13862	-	+	+	Doppelt aktiv	
13863	-	+	+	Lust und Geist	
13864	?	+	+	ggf. abgehetzt	
13865	-	+	+	- wie oben -	
13866	-	+	+	- wie oben -	
13867	-	+	+	- wie oben -	
13868	-	?	+	Doppelt aktiv	
13869	-	+	?	Lust und Geist	
13870	*	+	+	Körp. kritisch	
13871	+	+	+	Dreifach aktiv	
13872	+	+	+	Höchstleistung	
13873	+	+	+	und Ausdauer	
13874	+	+	+	- wie oben -	
13875	+	*	+	Seele kritisch	
13876	?	-	+	Doppelt aktiv	
13877	+	-	*	Geist kritisch	
13878	+	-	*	Geist kritisch	
13879	+	-	-	Körperl. aktiv	
13880	+	-	-	ggf. unachtsam	*
13881	*	-	-	Körp. kritisch	
13882	*	?	-	Körp. kritisch	
13883	-	-	-	Schöpf. Pause	
13884	-	-	-	Kräftesammeln	
13885	-	-	-	und Entspannen	
13886	-	-	?	- wie oben -	
13887	?	-	-	- wie oben -	
13888	-	-	-	- wie oben -	
13889	-	*	-	Seele kritisch	
13890	-	+	-	Seelisch aktiv	
13891	-	+	-	ggf. abgehetzt	
13892	-	+	-	und sprunghaft	
13893	*	+	-	Körp. kritisch	
13894	+	+	*	Geist kritisch	
13895	+	+	+	Dreifach aktiv	
13896	+	?	+	Dreifach aktiv	
13897	+	+	+	Höchstleistung	
13898	+	+	+	und Ausdauer	
13899	?	+	+	- wie oben -	
13900	+	+	+	- wie oben -	
13901	+	+	+	- wie oben -	
13902	+	+	?	- wie oben -	

* Geburtstag: 38. Lebenjahr vollendet

TAG	K	S	I	KOMMENTARE	DATUM
13903	+	*	+	Seele kritisch	
13904	*	-	+	Körp. kritisch	
13905	*	-	+	Körp. kritisch	
13906	-	-	+	Geistig aktiv	
13907	-	-	+	ggf. erschöpft	
13908	-	-	+	und launenhaft	
13909	-	-	+	- wie oben -	
13910	?	?	*	Geist kritisch	
13911	-	-	*	Geist kritisch	
13912	-	-	-	Schöpf. Pause	
13913	-	-	-	Kräftesammeln	
13914	-	-	-	und Entspannen	
13915	-	-	-	- wie oben -	
13916	*	-	-	Körp. kritisch	
13917	+	*	-	Seele kritisch	
13918	+	+	-	Doppelt aktiv	
13919	+	+	?	Höchstleistung	
13920	+	+	-	ggf. unachtsam	
13921	+	+	-	- wie oben -	
13922	?	+	-	- wie oben -	
13923	+	+	-	- wie oben -	
13924	+	?	-	Doppelt aktiv	
13925	+	+	-	Höchstleistung	
13926	+	+	-	ggf. unachtsam	
13927	*	+	*	Krise zweifach	
13928	*	+	+	Körp. kritisch	
13929	-	+	+	Doppelt aktiv	
13930	-	+	+	Lust und Geist	
13931	-	*	+	Seele kritisch	
13932	-	-	+	Geistig aktiv	
13933	?	-	+	ggf. erschöpft	
13934	-	-	+	und launenhaft	
13935	-	-	?	- wie oben -	
13936	-	-	+	- wie oben -	
13937	-	-	+	- wie oben -	
13938	-	?	+	Geistig aktiv	
13939	*	-	+	Körp. kritisch	
13940	+	-	+	Doppelt aktiv	
13941	+	-	+	Routinearbeit	
13942	+	-	+	ev. launenhaft	
13943	+	-	*	Geist kritisch	
13944	+	-	*	Geist kritisch	

TAG	K	S	I	KOMMENTARE	DATUM
13945	?	*	-	Seele kritisch	
13946	+	+	-	Doppelt aktiv	
13947	+	+	-	Höchstleistung	
13948	+	+	-	ggf. unachtsam	
13949	+	+	-	- wie oben -	
13950	*	+	-	Körp. kritisch	
13951	*	+	-	Körp. kritisch	
13952	-	?	?	Seelisch aktiv	
13953	-	+	-	ggf. abgehetzt	
13954	-	+	-	und sprunghaft	
13955	-	+	-	- wie oben -	
13956	?	+	-	- wie oben -	
13957	-	+	-	- wie oben -	
13958	-	+	-	- wie oben -	
13959	-	*	-	Seele kritisch	
13960	-	-	*	Geist kritisch	
13961	-	-	+	Geistig aktiv	
13962	*	-	+	Körp. kritisch	
13963	+	-	+	Doppelt aktiv	
13964	+	-	+	Routinearbeit	
13965	+	-	+	ev. launenhaft	
13966	+	?	+	Doppelt aktiv	
13967	+	-	+	Routinearbeit	
13968	?	-	?	ev. launenhaft	
13969	+	-	+	- wie oben -	
13970	+	-	+	- wie oben -	
13971	+	-	+	- wie oben -	
13972	+	-	+	- wie oben -	
13973	*	*	+	Krise zweifach	
13974	*	+	+	Körp. kritisch	
13975	-	+	+	Doppelt aktiv	
13976	-	+	*	Geist kritisch	
13977	-	+	*	Geist kritisch	
13978	-	+	-	Seelisch aktiv	
13979	?	+	-	ggf. abgehetzt	
13980	-	?	-	Seelisch aktiv	
13981	-	+	-	ggf. abgehetzt	
13982	-	+	-	und sprunghaft	
13983	-	+	-	- wie oben -	
13984	-	+	-	- wie oben -	
13985	*	+	?	Körp. kritisch	
13986	+	+	-	Doppelt aktiv	

TAG	K	S	I	KOMMENTARE	DATUM
13987	+	*	-	Seele kritisch	
13988	+	-	-	Körperl. aktiv	
13989	+	-	-	ggf. unachtsam	
13990	+	-	-	und launenhaft	
13991	?	-	-	- wie oben -	
13992	+	-	-	- wie oben -	
13993	+	-	*	Geist kritisch	
13994	+	?	+	Doppelt aktiv	
13995	+	-	+	Routinearbeit	
13996	*	-	+	Körp. kritisch	
13997	*	-	+	Körp. kritisch	
13998	-	-	+	Geistig aktiv	
13999	-	-	+	ggf. erschöpft	
14000	-	-	+	und launenhaft	
14001	-	*	?	Seele kritisch	
14002	?	+	+	Doppelt aktiv	
14003	-	+	+	Lust und Geist	
14004	-	+	+	ggf. abgehetzt	
14005	-	+	+	- wie oben -	
14006	-	+	+	- wie oben -	
14007	-	+	+	- wie oben -	
14008	*	?	+	Körp. kritisch	
14009	+	+	*	Geist kritisch	
14010	+	+	*	Geist kritisch	
14011	+	+	-	Doppelt aktiv	
14012	+	+	-	Höchstleistung	
14013	+	+	-	ggf. unachtsam	
14014	?	+	-	- wie oben -	
14015	+	*	-	Seele kritisch	
14016	+	-	-	Körperl. aktiv	
14017	+	-	-	ggf. unachtsam	
14018	+	-	?	und launenhaft	
14019	*	-	-	Körp. kritisch	
14020	*	-	-	Körp. kritisch	
14021	-	-	-	Schöpf. Pause	
14022	-	?	-	Schöpf. Pause	
14023	-	-	-	Kräftesammeln	
14024	-	-	-	und Entspannen	
14025	?	-	-	- wie oben -	
14026	-	-	*	Geist kritisch	
14027	-	-	+	Geistig aktiv	
14028	-	-	+	ggf. erschöpft	

TAG	K	S	I	KOMMENTARE	DATUM
14029	-	*	+	Seele kritisch	
14030	-	+	+	Doppelt aktiv	
14031	*	+	+	Körp. kritisch	
14032	+	+	+	Dreifach aktiv	
14033	+	+	+	Höchstleistung	
14034	+	+	?	und Ausdauer	
14035	+	+	+	- wie oben -	
14036	+	?	+	Dreifach aktiv	
14037	?	+	+	Höchstleistung	
14038	+	+	+	und Ausdauer	
14039	+	+	+	- wie oben -	
14040	+	+	+	- wie oben -	
14041	+	+	+	- wie oben -	
14042	*	+	*	Krise zweifach	
14043	*	*	*	Krise dreifach	
14044	-	-	-	Schöpf. Pause	
14045	-	-	-	Kräftesammeln	
14046	-	-	-	und Entspannen	
14047	-	-	-	- wie oben -	
14048	?	-	-	- wie oben -	
14049	-	-	-	- wie oben -	
14050	-	?	-	Schöpf. Pause	
14051	-	-	?	Kräftesammeln	
14052	-	-	-	und Entspannen	
14053	-	-	-	- wie oben -	
14054	*	-	-	Körp. kritisch	
14055	+	-	-	Körperl. aktiv	
14056	+	-	-	ggf. unachtsam	
14057	+	*	-	Seele kritisch	
14058	+	+	-	Doppelt aktiv	
14059	+	+	*	Geist kritisch	
14060	?	+	+	Dreifach aktiv	
14061	+	+	+	Höchstleistung	
14062	+	+	+	und Ausdauer	
14063	+	+	+	- wie oben -	
14064	+	?	+	Dreifach aktiv	
14065	*	+	+	Körp. kritisch	
14066	*	+	+	Körp. kritisch	
14067	-	+	?	Doppelt aktiv	
14068	-	+	+	Lust und Geist	
14069	-	+	+	ggf. abgehetzt	
14070	-	+	+	- wie oben -	

TAG	K	S	I	KOMMENTARE	DATUM
14071	?	*	+	Seele kritisch	
14072	-	-	+	Geistig aktiv	
14073	-	-	+	ggf. erschöpft	
14074	-	-	+	und launenhaft	
14075	-	-	*	Geist kritisch	
14076	-	-	*	Geist kritisch	
14077	*	-	-	Körp. kritisch	
14078	+	?	-	Körperl. aktiv	
14079	+	-	-	ggf. unachtsam	
14080	+	-	-	und launenhaft	
14081	+	-	-	- wie oben -	
14082	+	-	-	- wie oben -	
14083	?	-	-	- wie oben -	
14084	+	-	?	- wie oben -	
14085	+	*	-	Seele kritisch	
14086	+	+	-	Doppelt aktiv	
14087	+	+	-	Höchstleistung	
14088	*	+	-	Körp. kritisch	
14089	*	+	-	Körp. kritisch	
14090	-	+	-	Seelisch aktiv	
14091	-	+	-	ggf. abgehetzt	
14092	-	?	*	Geist kritisch	
14093	-	+	+	Doppelt aktiv	
14094	?	+	+	Lust und Geist	
14095	-	+	+	ggf. abgehetzt	
14096	-	+	+	- wie oben -	
14097	-	+	+	- wie oben -	
14098	-	+	+	- wie oben -	
14099	-	*	+	Seele kritisch	
14100	*	-	?	Körp. kritisch	
14101	+	-	+	Doppelt aktiv	
14102	+	-	+	Routinearbeit	
14103	+	-	+	ev. launenhaft	
14104	+	-	+	- wie oben -	
14105	+	-	+	- wie oben -	
14106	?	?	+	Doppelt aktiv	
14107	+	-	+	Routinearbeit	
14108	+	-	*	Geist kritisch	
14109	+	-	*	Geist kritisch	
14110	+	-	-	Körperl. aktiv	
14111	*	-	-	Körp. kritisch	
14112	*	-	-	Körp. kritisch	

TAG	K	S	I	KOMMENTARE	DATUM
14113	-	*	-	Seele kritisch	
14114	-	+	-	Seelisch aktiv	
14115	-	+	-	ggf. abgehetzt	
14116	-	+	-	und sprunghaft	
14117	?	+	?	- wie oben -	
14118	-	+	-	- wie oben -	
14119	-	+	-	- wie oben -	
14120	-	?	-	Seelisch aktiv	
14121	-	+	-	ggf. abgehetzt	
14122	-	+	-	und sprunghaft	
14123	*	+	-	Körp. kritisch	
14124	+	+	-	Doppelt aktiv	
14125	+	+	*	Geist kritisch	
14126	+	+	+	Dreifach aktiv	
14127	+	*	+	Seele kritisch	
14128	+	-	+	Doppelt aktiv	
14129	?	-	+	Routinearbeit	
14130	+	-	+	ev. launenhaft	
14131	+	-	+	- wie oben -	
14132	+	-	+	- wie oben -	
14133	+	-	?	- wie oben -	
14134	*	?	+	Körp. kritisch	
14135	*	-	+	Körp. kritisch	
14136	-	-	+	Geistig aktiv	
14137	-	-	+	ggf. erschöpft	
14138	-	-	+	und launenhaft	
14139	-	-	+	- wie oben -	
14140	?	-	+	- wie oben -	
14141	-	*	*	Krise zweifach	
14142	-	+	*	Geist kritisch	
14143	-	+	-	Seelisch aktiv	
14144	-	+	-	ggf. abgehetzt	
14145	-	+	-	und sprunghaft	
14146	*	+	-	Körp. kritisch	
14147	+	+	-	Doppelt aktiv	
14148	+	?	-	Doppelt aktiv	
14149	+	+	-	Höchstleistung	
14150	+	+	?	ggf. unachtsam	
14151	+	+	-	- wie oben -	
14152	?	+	-	- wie oben -	
14153	+	+	-	- wie oben -	
14154	+	+	-	- wie oben -	

TAG	K	S	I	KOMMENTARE	DATUM
14155	+	*	-	Seele kritisch	
14156	+	-	-	Körperl. aktiv	
14157	*	-	-	Körp. kritisch	
14158	*	-	*	Krise zweifach	
14159	-	-	+	Geistig aktiv	
14160	-	-	+	ggf. erschöpft	
14161	-	-	+	und launenhaft	
14162	-	?	+	Geistig aktiv	
14163	?	-	+	ggf. erschöpft	
14164	-	-	+	und launenhaft	
14165	-	-	+	- wie oben -	
14166	-	-	?	- wie oben -	
14167	-	-	+	- wie oben -	
14168	-	-	+	- wie oben -	
14169	*	*	+	Krise zweifach	
14170	+	+	+	Dreifach aktiv	
14171	+	+	+	Höchstleistung	
14172	+	+	+	und Ausdauer	
14173	+	+	+	- wie oben -	
14174	+	+	*	Geist kritisch	
14175	?	+	*	Geist kritisch	
14176	+	?	-	Doppelt aktiv	
14177	+	+	-	Höchstleistung	
14178	+	+	-	ggf. unachtsam	*
14179	+	+	-	- wie oben -	
14180	*	+	-	Körp. kritisch	
14181	*	+	-	Körp. kritisch	
14182	-	+	-	Seelisch aktiv	
14183	-	*	?	Seele kritisch	
14184	-	-	-	Schöpf. Pause	
14185	-	-	-	Kräftesammeln	
14186	?	-	-	und Entspannen	
14187	-	-	-	- wie oben -	
14188	-	-	-	- wie oben -	
14189	-	-	-	- wie oben -	
14190	-	?	-	Schöpf. Pause	
14191	-	-	*	Geist kritisch	
14192	*	-	+	Körp. kritisch	
14193	+	-	+	Doppelt aktiv	
14194	+	-	+	Routinearbeit	
14195	+	-	+	ev. launenhaft	
14196	+	-	+	- wie oben -	

* Geburtstag: 97. Lebenjahr vollendet

TAG	K	S	I	KOMMENTARE	DATUM
14197	+	*	+	Seele kritisch	
14198	?	+	+	Dreifach aktiv	
14199	+	+	?	Höchstleistung	
14200	+	+	+	und Ausdauer	
14201	+	+	+	- wie oben -	
14202	+	+	+	- wie oben -	
14203	*	+	+	Körp. kritisch	
14204	*	?	+	Körp. kritisch	
14205	-	+	+	Doppelt aktiv	
14206	-	+	+	Lust und Geist	
14207	-	+	*	Geist kritisch	
14208	-	+	*	Geist kritisch	
14209	?	+	-	Seelisch aktiv	
14210	-	+	-	ggf. abgehetzt	
14211	-	*	-	Seele kritisch	
14212	-	-	-	Schöpf. Pause	
14213	-	-	-	Kräftesammeln	
14214	-	-	-	und Entspannen	
14215	*	-	-	Körp. kritisch	
14216	+	-	?	Körperl. aktiv	
14217	+	-	-	ggf. unachtsam	
14218	+	?	-	Körperl. aktiv	
14219	+	-	-	ggf. unachtsam	
14220	+	-	-	und launenhaft	
14221	?	-	-	- wie oben -	
14222	+	-	-	- wie oben -	
14223	+	-	-	- wie oben -	
14224	+	-	*	Geist kritisch	
14225	+	*	+	Seele kritisch	
14226	*	+	+	Körp. kritisch	
14227	*	+	+	Körp. kritisch	
14228	-	+	+	Doppelt aktiv	
14229	-	+	+	Lust und Geist	
14230	-	+	+	ggf. abgehetzt	
14231	-	+	+	- wie oben -	
14232	?	?	?	Doppelt aktiv	
14233	-	+	+	Lust und Geist	
14234	-	+	+	ggf. abgehetzt	
14235	-	+	+	- wie oben -	
14236	-	+	+	- wie oben -	
14237	-	+	+	- wie oben -	
14238	*	+	+	Körp. kritisch	

TAG	K	S	I	KOMMENTARE	DATUM
14239	+	*	+	Seele kritisch	
14240	+	-	*	Geist kritisch	
14241	+	-	*	Geist kritisch	
14242	+	-	-	Körperl. aktiv	
14243	+	-	-	ggf. unachtsam	
14244	?	-	-	und launenhaft	
14245	+	-	-	- wie oben - *	
14246	+	?	-	Körperl. aktiv	
14247	+	-	-	ggf. unachtsam	
14248	+	-	-	und launenhaft	
14249	*	-	?	Körp. kritisch	
14250	*	-	-	Körp. kritisch	
14251	-	-	-	Schöpf. Pause	
14252	-	-	-	Kräftesammeln	
14253	-	*	-	Seele kritisch	
14254	-	+	-	Seelisch aktiv	
14255	?	+	-	ggf. abgehetzt	
14256	-	+	-	und sprunghaft	
14257	-	+	*	Geist kritisch	
14258	-	+	+	Doppelt aktiv	
14259	-	+	+	Lust und Geist	
14260	-	?	+	Doppelt aktiv	
14261	*	+	+	Körp. kritisch	
14262	+	+	+	Dreifach aktiv	
14263	+	+	+	Höchstleistung	
14264	+	+	+	und Ausdauer	
14265	+	+	?	- wie oben -	
14266	+	+	+	- wie oben -	
14267	?	*	+	Seele kritisch	
14268	+	-	+	Doppelt aktiv	
14269	+	-	+	Routinearbeit	
14270	+	-	+	ev. launenhaft	
14271	+	-	+	- wie oben -	
14272	*	-	+	Körp. kritisch	
14273	*	-	*	Krise zweifach	
14274	-	?	*	Geist kritisch	
14275	-	-	-	Schöpf. Pause	
14276	-	-	-	Kräftesammeln	
14277	-	-	-	und Entspannen	
14278	?	-	-	- wie oben -	
14279	-	-	-	- wie oben -	
14280	-	-	-	- wie oben -	

* Geburtstag: 39. Lebenjahr vollendet

TAG	K	S	I	KOMMENTARE	DATUM
14281	-	*	-	Seele kritisch	
14282	-	+	?	Seelisch aktiv	
14283	-	+	-	ggf. abgehetzt	
14284	*	+	-	Körp. kritisch	
14285	+	+	-	Doppelt aktiv	
14286	+	+	-	Höchstleistung	
14287	+	+	-	ggf. unachtsam	
14288	+	?	-	Doppelt aktiv	
14289	+	+	-	Höchstleistung	
14290	?	+	*	Geist kritisch	
14291	+	+	+	Dreifach aktiv	
14292	+	+	+	Höchstleistung	
14293	+	+	+	und Ausdauer	
14294	+	+	+	- wie oben -	
14295	*	*	+	Krise zweifach	
14296	*	-	+	Körp. kritisch	
14297	-	-	+	Geistig aktiv	
14298	-	-	?	ggf. erschöpft	
14299	-	-	+	und launenhaft	
14300	-	-	+	- wie oben -	
14301	?	-	+	- wie oben -	
14302	-	?	+	Geistig aktiv	
14303	-	-	+	ggf. erschöpft	
14304	-	-	+	und launenhaft	
14305	-	-	+	- wie oben -	
14306	-	-	*	Geist kritisch	
14307	*	-	*	Krise zweifach	
14308	+	-	-	Körperl. aktiv	
14309	+	*	-	Seele kritisch	
14310	+	+	-	Doppelt aktiv	
14311	+	+	-	Höchstleistung	
14312	+	+	-	ggf. unachtsam	
14313	?	+	-	- wie oben -	
14314	+	+	-	- wie oben -	
14315	+	+	?	- wie oben -	
14316	+	?	-	Doppelt aktiv	
14317	+	+	-	Höchstleistung	
14318	*	+	-	Körp. kritisch	
14319	*	+	-	Körp. kritisch	
14320	-	+	-	Seelisch aktiv	
14321	-	+	-	ggf. abgehetzt	
14322	-	+	-	und sprunghaft	

TAG	K	S	I	KOMMENTARE	DATUM
14323	-	*	*	Krise zweifach	
14324	?	-	+	Geistig aktiv	
14325	-	-	+	ggf. erschöpft	
14326	-	-	+	und launenhaft	
14327	-	-	+	- wie oben -	
14328	-	-	+	- wie oben -	
14329	-	-	+	- wie oben -	
14330	*	?	+	Körp. kritisch	
14331	+	-	?	Doppelt aktiv	
14332	+	-	+	Routinearbeit	
14333	+	-	+	ev. launenhaft	
14334	+	-	+	- wie oben -	
14335	+	-	+	- wie oben -	
14336	?	-	+	- wie oben -	
14337	+	*	+	Seele kritisch	
14338	+	+	+	Dreifach aktiv	
14339	+	+	*	Geist kritisch	
14340	+	+	*	Geist kritisch	
14341	*	+	-	Körp. kritisch	
14342	*	+	-	Körp. kritisch	
14343	-	+	-	Seelisch aktiv	
14344	-	?	-	Seelisch aktiv	
14345	-	+	-	ggf. abgehetzt	
14346	-	+	-	und sprunghaft	
14347	?	+	-	- wie oben -	
14348	-	+	?	- wie oben -	
14349	-	+	-	- wie oben -	
14350	-	+	-	- wie oben -	
14351	-	*	-	Seele kritisch	
14352	-	-	-	Schöpf. Pause	
14353	*	-	-	Körp. kritisch	
14354	+	-	-	Körperl. aktiv	
14355	+	-	-	ggf. unachtsam	
14356	+	-	*	Geist kritisch	
14357	+	-	+	Doppelt aktiv	
14358	+	?	+	Doppelt aktiv	
14359	?	-	+	Routinearbeit	
14360	+	-	+	ev. launenhaft	
14361	+	-	+	- wie oben -	
14362	+	-	+	- wie oben -	
14363	+	-	+	- wie oben -	
14364	*	-	?	Körp. kritisch	

TAG	K	S	I	KOMMENTARE	DATUM
14365	*	*	+	Krise zweifach	
14366	-	+	+	Doppelt aktiv	
14367	-	+	+	Lust und Geist	
14368	-	+	+	ggf. abgehetzt	
14369	-	+	+	- wie oben -	
14370	?	+	+	- wie oben -	
14371	-	+	+	- wie oben -	
14372	-	?	*	Geist kritisch	
14373	-	+	*	Geist kritisch	
14374	-	+	-	Seelisch aktiv	
14375	-	+	-	ggf. abgehetzt	
14376	*	+	-	Körp. kritisch	
14377	+	+	-	Doppelt aktiv	
14378	+	+	-	Höchstleistung	
14379	+	*	-	Seele kritisch	
14380	+	-	-	Körperl. aktiv	
14381	+	-	?	ggf. unachtsam	
14382	?	-	-	und launenhaft	
14383	+	-	-	- wie oben -	
14384	+	-	-	- wie oben -	
14385	+	-	-	- wie oben -	
14386	+	?	-	Körperl. aktiv	
14387	*	-	-	Körp. kritisch	
14388	*	-	-	Körp. kritisch	
14389	-	-	*	Geist kritisch	
14390	-	-	+	Geistig aktiv	
14391	-	-	+	ggf. erschöpft	
14392	-	-	+	und launenhaft	
14393	?	*	+	Seele kritisch	
14394	-	+	+	Doppelt aktiv	
14395	-	+	+	Lust und Geist	
14396	-	+	+	ggf. abgehetzt	
14397	-	+	?	- wie oben -	
14398	-	+	+	- wie oben -	
14399	*	+	+	Körp. kritisch	
14400	+	?	+	Dreifach aktiv	
14401	+	+	+	Höchstleistung	
14402	+	+	+	und Ausdauer	
14403	+	+	+	- wie oben -	
14404	+	+	+	- wie oben -	
14405	?	+	*	Geist kritisch	
14406	+	+	*	Geist kritisch	

TAG	K	S	I	KOMMENTARE	DATUM
14407	+	*	-	Seele kritisch	
14408	+	-	-	Körperl. aktiv	
14409	+	-	-	ggf. unachtsam	
14410	*	-	-	Körp. kritisch	
14411	*	-	-	Körp. kritisch	
14412	-	-	-	Schöpf. Pause	
14413	-	-	-	Kräftesammeln	
14414	-	?	?	Schöpf. Pause	
14415	-	-	-	Kräftesammeln	
14416	?	-	-	und Entspannen	
14417	-	-	-	- wie oben -	
14418	-	-	-	- wie oben -	
14419	-	-	-	- wie oben -	
14420	-	-	-	- wie oben -	
14421	-	*	-	Seele kritisch	
14422	*	+	*	Krise zweifach	
14423	+	+	+	Dreifach aktiv	
14424	+	+	+	Höchstleistung	
14425	+	+	+	und Ausdauer	
14426	+	+	+	- wie oben -	
14427	+	+	+	- wie oben -	
14428	?	?	+	Dreifach aktiv	
14429	+	+	+	Höchstleistung	
14430	+	+	?	und Ausdauer	
14431	+	+	+	- wie oben -	
14432	+	+	+	- wie oben -	
14433	*	+	+	Körp. kritisch	
14434	*	+	+	Körp. kritisch	
14435	-	*	+	Seele kritisch	
14436	-	-	+	Geistig aktiv	
14437	-	-	+	ggf. erschöpft	
14438	-	-	*	Geist kritisch	
14439	?	-	*	Geist kritisch	
14440	-	-	-	Schöpf. Pause	
14441	-	-	-	Kräftesammeln	
14442	-	?	-	Schöpf. Pause	
14443	-	-	-	Kräftesammeln	
14444	-	-	-	und Entspannen	
14445	*	-	-	Körp. kritisch	
14446	+	-	-	Körperl. aktiv	
14447	+	-	?	ggf. unachtsam	
14448	+	-	-	und launenhaft	

TAG	K	S	I	KOMMENTARE	DATUM
14449	+	*	-	Seele kritisch	
14450	+	+	-	Doppelt aktiv	
14451	?	+	-	Höchstleistung	
14452	+	+	-	ggf. unachtsam	
14453	+	+	-	- wie oben -	
14454	+	+	-	- wie oben -	
14455	+	+	*	Geist kritisch	
14456	*	?	+	Körp. kritisch	
14457	*	+	+	Körp. kritisch	
14458	-	+	+	Doppelt aktiv	
14459	-	+	+	Lust und Geist	
14460	-	+	+	ggf. abgehetzt	
14461	-	+	+	- wie oben -	
14462	?	+	+	- wie oben -	
14463	-	*	?	Seele kritisch	
14464	-	-	+	Geistig aktiv	
14465	-	-	+	ggf. erschöpft	
14466	-	-	+	und launenhaft	
14467	-	-	+	- wie oben -	
14468	*	-	+	Körp. kritisch	
14469	+	-	+	Doppelt aktiv	
14470	+	?	+	Doppelt aktiv	
14471	+	-	*	Geist kritisch	
14472	+	-	*	Geist kritisch	
14473	+	-	-	Körperl. aktiv	
14474	?	-	-	ggf. unachtsam	
14475	+	-	-	und launenhaft	
14476	+	-	-	- wie oben -	
14477	+	*	-	Seele kritisch	
14478	+	+	-	Doppelt aktiv	
14479	*	+	-	Körp. kritisch	
14480	*	+	?	Körp. kritisch	
14481	-	+	-	Seelisch aktiv	
14482	-	+	-	ggf. abgehetzt	
14483	-	+	-	und sprunghaft	
14484	-	?	-	Seelisch aktiv	
14485	?	+	-	ggf. abgehetzt	
14486	-	+	-	und sprunghaft	
14487	-	+	-	- wie oben -	
14488	-	+	*	Geist kritisch	
14489	-	+	+	Doppelt aktiv	
14490	-	+	+	Lust und Geist	

TAG	K	S	I	KOMMENTARE	DATUM
14491	*	*	+	Krise zweifach	
14492	+	-	+	Doppelt aktiv	
14493	+	-	+	Routinearbeit	
14494	+	-	+	ev. launenhaft	
14495	+	-	+	- wie oben -	
14496	+	-	?	- wie oben -	
14497	?	-	+	- wie oben -	
14498	+	?	+	Doppelt aktiv	
14499	+	-	+	Routinearbeit	
14500	+	-	+	ev. launenhaft	
14501	+	-	+	- wie oben -	
14502	*	-	+	Körp. kritisch	
14503	*	-	+	Körp. kritisch	
14504	-	-	*	Geist kritisch	
14505	-	*	*	Krise zweifach	
14506	-	+	-	Seelisch aktiv	
14507	-	+	-	ggf. abgehetzt	
14508	?	+	-	und sprunghaft	
14509	-	+	-	- wie oben -	
14510	-	+	-	- wie oben -	
14511	-	+	-	- wie oben -	
14512	-	?	-	Seelisch aktiv	
14513	-	+	?	ggf. abgehetzt	
14514	*	+	-	Körp. kritisch	
14515	+	+	-	Doppelt aktiv	
14516	+	+	-	Höchstleistung	
14517	+	+	-	ggf. unachtsam	
14518	+	+	-	- wie oben -	
14519	+	*	-	Seelc kritisch	
14520	?	-	-	Körperl. aktiv	
14521	+	-	*	Geist kritisch	
14522	+	-	+	Doppelt aktiv	
14523	+	-	+	Routinearbeit	
14524	+	-	+	ev. launenhaft	
14525	*	-	+	Körp. kritisch	
14526	*	?	+	Körp. kritisch	
14527	-	-	+	Geistig aktiv	
14528	-	-	+	ggf. erschöpft	
14529	-	-	?	und launenhaft	
14530	-	-	+	- wie oben -	
14531	?	-	+	- wie oben -	
14532	-	-	+	- wie oben -	

TAG	K	S	I	KOMMENTARE	DATUM
14533	-	*	+	Seele kritisch	
14534	-	+	+	Doppelt aktiv	
14535	-	+	+	Lust und Geist	
14536	-	+	+	ggf. abgehetzt	
14537	*	+	*	Krise zweifach	
14538	+	+	*	Geist kritisch	
14539	+	+	-	Doppelt aktiv	
14540	+	?	-	Doppelt aktiv	
14541	+	+	-	Höchstleistung	
14542	+	+	-	ggf. unachtsam	
14543	?	+	-	- wie oben -	*
14544	+	+	-	- wie oben -	
14545	+	+	-	- wie oben -	
14546	+	+	?	- wie oben -	
14547	+	*	-	Seele kritisch	
14548	*	-	-	Körp. kritisch	
14549	*	-	-	Körp. kritisch	
14550	-	-	-	Schöpf. Pause	
14551	-	-	-	Kräftesammeln	
14552	-	-	-	und Entspannen	
14553	-	-	-	- wie oben -	
14554	?	?	*	Geist kritisch	
14555	-	-	+	Geistig aktiv	
14556	-	-	+	ggf. erschöpft	
14557	-	-	+	und launenhaft	
14558	-	-	+	- wie oben -	
14559	-	-	+	- wie oben -	
14560	*	-	+	Körp. kritisch	
14561	+	*	+	Seele kritisch	
14562	+	+	?	Dreifach aktiv	
14563	+	+	+	Höchstleistung	
14564	+	+	+	und Ausdauer	
14565	+	+	+	- wie oben -	
14566	?	+	+	- wie oben -	
14567	+	+	+	- wie oben -	
14568	+	?	+	Dreifach aktiv	
14569	+	+	+	Höchstleistung	
14570	+	+	*	Geist kritisch	
14571	*	+	*	Krise zweifach	
14572	*	+	-	Körp. kritisch	
14573	-	+	-	Seelisch aktiv	
14574	-	+	-	ggf. abgehetzt	

* Geburtstag: 98. Lebenjahr vollendet

TAG	K	S	I	KOMMENTARE	DATUM
14575	-	*	-	Seele kritisch	
14576	-	-	-	Schöpf. Pause	
14577	?	-	-	Kräftesammeln	
14578	-	-	-	und Entspannen	
14579	-	-	?	- wie oben -	
14580	-	-	-	- wie oben -	
14581	-	-	-	- wie oben -	
14582	-	?	-	Schöpf. Pause	
14583	*	-	-	Körp. kritisch	
14584	+	-	-	Körperl. aktiv	
14585	+	-	-	ggf. unachtsam	
14586	+	-	-	und launenhaft	
14587	+	-	*	Geist kritisch	
14588	+	-	+	Doppelt aktiv	
14589	?	*	+	Seele kritisch	
14590	+	+	+	Dreifach aktiv	
14591	+	+	+	Höchstleistung	
14592	+	+	+	und Ausdauer	
14593	+	+	+	- wie oben -	
14594	*	+	+	Körp. kritisch	
14595	*	+	?	Körp. kritisch	
14596	-	?	+	Doppelt aktiv	
14597	-	+	+	Lust und Geist	
14598	-	+	+	ggf. abgehetzt	
14599	-	+	+	- wie oben -	
14600	?	+	+	- wie oben -	
14601	-	+	+	- wie oben -	
14602	-	+	+	- wie oben -	
14603	-	*	*	Krise zweifach	
14604	-	-	*	Geist kritisch	
14605	-	-	-	Schöpf. Pause	
14606	*	-	-	Körp. kritisch	
14607	+	-	-	Körperl. aktiv	
14608	+	-	-	ggf. unachtsam	
14609	+	-	-	und launenhaft	
14610	+	?	-	Körperl. aktiv	
14611	+	-	-	ggf. unachtsam	*
14612	?	-	?	und launenhaft	
14613	+	-	-	- wie oben -	
14614	+	-	-	- wie oben -	
14615	+	-	-	- wie oben -	
14616	+	-	-	- wie oben -	

* Geburtstag: 40. Lebenjahr vollendet

TAG	K	S	I	KOMMENTARE	DATUM
14617	*	*	-	Krise zweifach	
14618	*	+	-	Körp. kritisch	
14619	-	+	-	Seelisch aktiv	
14620	-	+	*	Geist kritisch	
14621	-	+	+	Doppelt aktiv	
14622	-	+	+	Lust und Geist	
14623	?	+	+	ggf. abgehetzt	
14624	-	?	+	Doppelt aktiv	
14625	-	+	+	Lust und Geist	
14626	-	+	+	ggf. abgehetzt	
14627	-	+	+	- wie oben -	
14628	-	+	?	- wie oben -	
14629	*	+	+	Körp. kritisch	
14630	+	+	+	Dreifach aktiv	
14631	+	*	+	Seele kritisch	
14632	+	-	+	Doppelt aktiv	
14633	+	-	+	Routinearbeit	
14634	+	-	+	ev. launenhaft	
14635	?	-	+	- wie oben -	
14636	+	-	*	Geist kritisch	
14637	+	-	*	Geist kritisch	
14638	+	?	-	Körperl. aktiv	
14639	+	-	-	ggf. unachtsam	
14640	*	-	-	Körp. kritisch	
14641	*	-	-	Körp. kritisch	
14642	-	-	-	Schöpf. Pause	
14643	-	-	-	Kräftesammeln	
14644	-	-	-	und Entspannen	
14645	-	*	?	Seele kritisch	
14646	?	+	-	Seelisch aktiv	
14647	-	+	-	ggf. abgehetzt	
14648	-	+	-	und sprunghaft	
14649	-	+	-	- wie oben -	
14650	-	+	-	- wie oben -	
14651	-	+	-	- wie oben -	
14652	*	?	-	Körp. kritisch	
14653	+	+	*	Geist kritisch	
14654	+	+	+	Dreifach aktiv	
14655	+	+	+	Höchstleistung	
14656	+	+	+	und Ausdauer	
14657	+	+	+	- wie oben -	
14658	?	+	+	- wie oben -	

TAG	K	S	I	KOMMENTARE	DATUM
14659	+	*	+	Seele kritisch	
14660	+	-	+	Doppelt aktiv	
14661	+	-	?	Routinearbeit	
14662	+	-	+	ev. launenhaft	
14663	*	-	+	Körp. kritisch	
14664	*	-	+	Körp. kritisch	
14665	-	-	+	Geistig aktiv	
14666	-	?	+	Geistig aktiv	
14667	-	-	+	ggf. erschöpft	
14668	-	-	+	und launenhaft	
14669	?	-	*	Geist kritisch	
14670	-	-	*	Geist kritisch	
14671	-	-	-	Schöpf. Pause	
14672	-	-	-	Kräftesammeln	
14673	-	*	-	Seele kritisch	
14674	-	+	-	Seelisch aktiv	
14675	*	+	-	Körp. kritisch	
14676	+	+	-	Doppelt aktiv	
14677	+	+	-	Höchstleistung	
14678	+	+	?	ggf. unachtsam	
14679	+	+	-	- wie oben -	
14680	+	?	-	Doppelt aktiv	
14681	?	+	-	Höchstleistung	
14682	+	+	-	ggf. unachtsam	
14683	+	+	-	- wie oben -	
14684	+	+	-	- wie oben -	
14685	+	+	-	- wie oben -	
14686	*	+	*	Krise zweifach	
14687	*	*	+	Krise zweifach	
14688	-	-	+	Geistig aktiv	
14689	-	-	+	ggf. erschöpft	
14690	-	-	+	und launenhaft	
14691	-	-	+	- wie oben -	
14692	?	-	+	- wie oben -	
14693	-	-	+	- wie oben -	
14694	-	?	?	Geistig aktiv	
14695	-	-	+	ggf. erschöpft	
14696	-	-	+	und launenhaft	
14697	-	-	+	- wie oben -	
14698	*	-	+	Körp. kritisch	
14699	+	-	+	Doppelt aktiv	
14700	+	-	+	Routinearbeit	

TAG	K	S	I	KOMMENTARE	DATUM
14701	+	*	+	Seele kritisch	
14702	+	+	*	Geist kritisch	
14703	+	+	*	Geist kritisch	
14704	?	+	-	Doppelt aktiv	
14705	+	+	-	Höchstleistung	
14706	+	+	-	ggf. unachtsam	
14707	+	+	-	- wie oben -	
14708	+	?	-	Doppelt aktiv	
14709	*	+	-	Körp. kritisch	
14710	*	+	-	Körp. kritisch	
14711	-	+	?	Seelisch aktiv	
14712	-	+	-	ggf. abgehetzt	
14713	-	+	-	und sprunghaft	
14714	-	+	-	- wie oben -	
14715	?	*	-	Seele kritisch	
14716	-	-	-	Schöpf. Pause	
14717	-	-	-	Kräftesammeln	
14718	-	-	-	und Entspannen	
14719	-	-	*	Geist kritisch	
14720	-	-	+	Geistig aktiv	
14721	*	-	+	Körp. kritisch	
14722	+	?	+	Doppelt aktiv	
14723	+	-	+	Routinearbeit	
14724	+	-	+	ev. launenhaft	
14725	+	-	+	- wie oben -	
14726	+	-	+	- wie oben -	
14727	?	-	?	- wie oben -	
14728	+	-	+	- wie oben -	
14729	+	*	+	Seele kritisch	
14730	+	+	+	Dreifach aktiv	
14731	+	+	+	Höchstleistung	
14732	*	+	+	Körp. kritisch	
14733	*	+	+	Körp. kritisch	
14734	-	+	+	Doppelt aktiv	
14735	-	+	*	Geist kritisch	
14736	-	?	*	Geist kritisch	
14737	-	+	-	Seelisch aktiv	
14738	?	+	-	ggf. abgehetzt	
14739	-	+	-	und sprunghaft	
14740	-	+	-	- wie oben -	
14741	-	+	-	- wie oben -	
14742	-	+	-	- wie oben -	

TAG	K	S	I	KOMMENTARE	DATUM
14743	-	*	-	Seele kritisch	
14744	*	-	?	Körp. kritisch	
14745	+	-	-	Körperl. aktiv	
14746	+	-	-	ggf. unachtsam	
14747	+	-	-	und launenhaft	
14748	+	-	-	- wie oben -	
14749	+	-	-	- wie oben -	
14750	?	?	-	Körperl. aktiv	
14751	+	-	-	ggf. unachtsam	
14752	+	-	*	Geist kritisch	
14753	+	-	+	Doppelt aktiv	
14754	+	-	+	Routinearbeit	
14755	*	-	+	Körp. kritisch	
14756	*	-	+	Körp. kritisch	
14757	-	*	+	Seele kritisch	
14758	-	+	+	Doppelt aktiv	
14759	-	+	+	Lust und Geist	
14760	-	+	?	ggf. abgehetzt	
14761	?	+	+	- wie oben -	
14762	-	+	+	- wie oben -	
14763	-	+	+	- wie oben -	
14764	-	?	+	Doppelt aktiv	
14765	-	+	+	Lust und Geist	
14766	-	+	+	ggf. abgehetzt	
14767	*	+	+	Körp. kritisch	
14768	+	+	*	Geist kritisch	
14769	+	+	*	Geist kritisch	
14770	+	+	-	Doppelt aktiv	
14771	+	*	-	Seele kritisch	
14772	+	-	-	Körperl. aktiv	
14773	?	-	-	ggf. unachtsam	
14774	+	-	-	und launenhaft	
14775	+	-	-	- wie oben -	
14776	+	-	-	- wie oben -	
14777	+	-	?	- wie oben -	
14778	*	?	-	Körp. kritisch	
14779	*	-	-	Körp. kritisch	
14780	-	-	-	Schöpf. Pause	
14781	-	-	-	Kräftesammeln	
14782	-	-	-	und Entspannen	
14783	-	-	-	- wie oben -	
14784	?	-	-	- wie oben -	

TAG	K	S	I	KOMMENTARE	DATUM
14785	-	*	*	Krise zweifach	
14786	-	+	+	Doppelt aktiv	
14787	-	+	+	Lust und Geist	
14788	-	+	+	ggf. abgehetzt	
14789	-	+	+	- wie oben -	
14790	*	+	+	Körp. kritisch	
14791	+	+	+	Dreifach aktiv	
14792	+	?	+	Dreifach aktiv	
14793	+	+	?	Höchstleistung	
14794	+	+	+	und Ausdauer	
14795	+	+	+	- wie oben -	
14796	?	+	+	- wie oben -	
14797	+	+	+	- wie oben -	
14798	+	+	+	- wie oben -	
14799	+	*	+	Seele kritisch	
14800	+	-	+	Doppelt aktiv	
14801	*	-	*	Krise zweifach	
14802	*	-	*	Krise zweifach	
14803	-	-	-	Schöpf. Pause	
14804	-	-	-	Kräftesammeln	
14805	-	-	-	und Entspannen	
14806	-	?	-	Schöpf. Pause	
14807	?	-	-	Kräftesammeln	
14808	-	-	-	und Entspannen	
14809	-	-	-	- wie oben -	
14810	-	-	?	- wie oben -	
14811	-	-	-	- wie oben -	
14812	-	-	-	- wie oben -	
14813	*	*	-	Krise zweifach	
14814	+	+	-	Doppelt aktiv	
14815	+	+	-	Höchstleistung	
14816	+	+	-	ggf. unachtsam	
14817	+	+	-	- wie oben -	
14818	+	+	*	Geist kritisch	
14819	?	+	+	Dreifach aktiv	
14820	+	?	+	Dreifach aktiv	
14821	+	+	+	Höchstleistung	
14822	+	+	+	und Ausdauer	
14823	+	+	+	- wie oben -	
14824	*	+	+	Körp. kritisch	
14825	*	+	+	Körp. kritisch	
14826	-	+	?	Doppelt aktiv	

TAG	K	S	I	KOMMENTARE	DATUM
14827	-	*	+	Seele kritisch	
14828	-	-	+	Geistig aktiv	
14829	-	-	+	ggf. erschöpft	
14830	?	-	+	und launenhaft	
14831	-	-	+	- wie oben -	
14832	-	-	+	- wie oben -	
14833	-	-	+	- wie oben -	
14834	-	?	*	Geist kritisch	
14835	-	-	*	Geist kritisch	
14836	*	-	-	Körp. kritisch	
14837	+	-	-	Körperl. aktiv	
14838	+	-	-	ggf. unachtsam	
14839	+	-	-	und launenhaft	
14840	+	-	-	- wie oben -	
14841	+	*	-	Seele kritisch	
14842	?	+	-	Doppelt aktiv	
14843	+	+	?	Höchstleistung	
14844	+	+	-	ggf. unachtsam	
14845	+	+	-	- wie oben -	
14846	+	+	-	- wie oben -	
14847	*	+	-	Körp. kritisch	
14848	*	?	-	Körp. kritisch	
14849	-	+	-	Seelisch aktiv	
14850	-	+	-	ggf. abgehetzt	
14851	-	+	*	Geist kritisch	
14852	-	+	+	Doppelt aktiv	
14853	?	+	+	Lust und Geist	
14854	-	+	+	ggf. abgehetzt	
14855	-	*	+	Seele kritisch	
14856	-	-	+	Geistig aktiv	
14857	-	-	+	ggf. erschöpft	
14858	-	-	+	und launenhaft	
14859	*	-	?	Körp. kritisch	
14860	+	-	+	Doppelt aktiv	
14861	+	-	+	Routinearbeit	
14862	+	?	+	Doppelt aktiv	
14863	+	-	+	Routinearbeit	
14864	+	-	+	ev. launenhaft	
14865	?	-	+	- wie oben -	
14866	+	-	+	- wie oben -	
14867	+	-	*	Geist kritisch	
14868	+	-	*	Geist kritisch	

TAG	K	S	I	KOMMENTARE	DATUM
14869	+	*	-	Seele kritisch	
14870	*	+	-	Körp. kritisch	
14871	*	+	-	Körp. kritisch	
14872	-	+	-	Seelisch aktiv	
14873	-	+	-	ggf. abgehetzt	
14874	-	+	-	und sprunghaft	
14875	-	+	-	- wie oben -	
14876	?	?	?	Seelisch aktiv	
14877	-	+	-	ggf. abgehetzt	
14878	-	+	-	und sprunghaft	
14879	-	+	-	- wie oben -	
14880	-	+	-	- wie oben -	
14881	-	+	-	- wie oben -	
14882	*	+	-	Körp. kritisch	
14883	+	*	-	Seele kritisch	
14884	+	-	*	Geist kritisch	
14885	+	-	+	Doppelt aktiv	
14886	+	-	+	Routinearbeit	
14887	+	-	+	ev. launenhaft	
14888	?	-	+	- wie oben -	
14889	+	-	+	- wie oben -	
14890	+	?	+	Doppelt aktiv	
14891	+	-	+	Routinearbeit	
14892	+	-	?	ev. launenhaft	
14893	*	-	+	Körp. kritisch	
14894	*	-	+	Körp. kritisch	
14895	-	-	+	Geistig aktiv	
14896	-	-	+	ggf. erschöpft	
14897	-	*	+	Seele kritisch	
14898	-	+	+	Doppelt aktiv	
14899	?	+	+	Lust und Geist	
14900	-	+	*	Geist kritisch	
14901	-	+	*	Geist kritisch	
14902	-	+	-	Seelisch aktiv	
14903	-	+	-	ggf. abgehetzt	
14904	-	?	-	Seelisch aktiv	
14905	*	+	-	Körp. kritisch	
14906	+	+	-	Doppelt aktiv	
14907	+	+	-	Höchstleistung	
14908	+	+	-	ggf. unachtsam	*
14909	+	+	?	- wie oben -	
14910	+	+	-	- wie oben -	

* Geburtstag: 99. Lebenjahr vollendet

Beispiel: Ludwig II. von Bayern

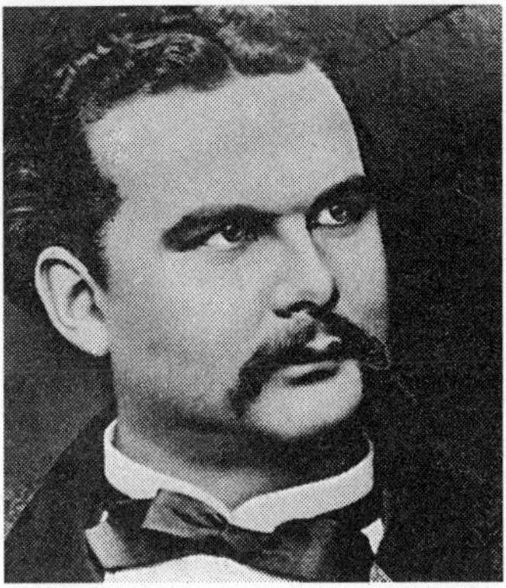

Bayerns Märchenkönig hat sich nach Neuschwanstein zurückgezogen. Der Ministerrat beschließt, Ludwig internieren zu lassen. Irrenarzt Dr. Gudden erklärt den König für unzurechnungsfähig. Und zwar ohne ihn je untersucht zu haben.

Aktuelles Datum:
13.6.1886 (SO)
Geburtsdatum:
25.8.1845 (MO)

Die »Fangkommission« dringt am 12.6. in das Schloß ein und hält den König fest. Man eröffnet ihm, daß er wegen Geisteskrankheit entmündigt worden sei. Der König wirkt ausgeglichen und ruhig und sagt: »Es ist ja so leicht, einen Menschen aus der Welt zu schaffen!« Im Morgengrauen beginnt eine achtstündige Fahrt zum Schloß Berg, das zu einem Gefängnis ausgebaut worden war.
Ludwig ist am 12.6. und am 13.6. in einem körperlichen und geistigen Tief. Gegen sechs Uhr abends bricht der König mit Dr. Gudden zu seinem letzten Spaziergang auf. Der Seelenzyklus Ludwigs ist kurz vor dem Höhepunkt: Gefühle wallen auf – der König geht ins Wasser. Hat er versucht, die Roseninsel der Kaiserin Elisabeth schwimmend zu erreichen? Dr. Gudden folgt seinem Gefangenen, und es kommt zu einem heftigen Kampf. Ludwig hat seine Kräfte überfordert: Er findet im See den Tod.

1886

TAG	K	S	I	KOMMENTARE	DATUM
14897	-	*	+	Seele kritisch	MO
14898	-	+	+	Doppelt aktiv	DI
14899	?	+	+	Lust und Geist	MI
14900	-	+	*	Geist kritisch	DO
14901	-	+	*	Geist kritisch	FR
14902	-	+	-	Seelisch aktiv	SA
14903	-	+	-	ggf. abgehetzt	SO 13.6.

Der Tod des Märchenkönigs

TAG	K	S	I	KOMMENTARE	DATUM
14911	?	*	-	Seele kritisch	
14912	+	-	-	Körperl. aktiv	
14913	+	-	-	ggf. unachtsam	
14914	+	-	-	und launenhaft	
14915	+	-	-	- wie oben -	
14916	*	-	-	Körp. kritisch	
14917	*	-	*	Krise zweifach	
14918	-	?	+	Geistig aktiv	
14919	-	-	+	ggf. erschöpft	
14920	-	-	+	und launenhaft	
14921	-	-	+	- wie oben -	
14922	?	-	+	- wie oben -	
14923	-	-	+	- wie oben -	
14924	-	-	+	- wie oben -	
14925	-	*	?	Seele kritisch	
14926	-	+	+	Doppelt aktiv	
14927	-	+	+	Lust und Geist	
14928	*	+	+	Körp. kritisch	
14929	+	+	+	Dreifach aktiv	
14930	+	+	+	Höchstleistung	
14931	+	+	+	und Ausdauer	
14932	+	?	+	Dreifach aktiv	
14933	+	+	*	Geist kritisch	
14934	?	+	*	Geist kritisch	
14935	+	+	-	Doppelt aktiv	
14936	+	+	-	Höchstleistung	
14937	+	+	-	ggf. unachtsam	
14938	+	+	-	- wie oben -	
14939	*	*	-	Krise zweifach	
14940	*	-	-	Körp. kritisch	
14941	-	-	-	Schöpf. Pause	
14942	-	-	?	Kräftesammeln	
14943	-	-	-	und Entspannen	
14944	-	-	-	- wie oben -	
14945	?	-	-	- wie oben -	
14946	-	?	-	Schöpf. Pause	
14947	-	-	-	Kräftesammeln	
14948	-	-	-	und Entspannen	
14949	-	-	-	- wie oben -	
14950	-	-	*	Geist kritisch	
14951	*	-	+	Körp. kritisch	
14952	+	-	+	Doppelt aktiv	

TAG	K	S	I	KOMMENTARE	DATUM
14953	+	*	+	Seele kritisch	
14954	+	+	+	Dreifach aktiv	
14955	+	+	+	Höchstleistung	
14956	+	+	+	und Ausdauer	
14957	?	+	+	- wie oben -	
14958	+	+	?	- wie oben -	
14959	+	+	+	- wie oben -	
14960	+	?	+	Dreifach aktiv	
14961	+	+	+	Höchstleistung	
14962	*	+	+	Körp. kritisch	
14963	*	+	+	Körp. kritisch	
14964	-	+	+	Doppelt aktiv	
14965	-	+	+	Lust und Geist	
14966	-	+	*	Geist kritisch	
14967	-	*	*	Krise zweifach	
14968	?	-	-	Schöpf. Pause	
14969	-	-	-	Kräftesammeln	
14970	-	-	-	und Entspannen	
14971	-	-	-	- wie oben -	
14972	-	-	-	- wie oben -	
14973	-	-	-	- wie oben -	
14974	*	?	-	Körp. kritisch	
14975	+	-	?	Körperl. aktiv	
14976	+	-	-	ggf. unachtsam	*
14977	+	-	-	und launenhaft	
14978	+	-	-	- wie oben -	
14979	+	-	-	- wie oben -	
14980	?	-	-	- wie oben -	
14981	+	*	-	Seele kritisch	
14982	+	+	-	Doppelt aktiv	
14983	+	+	*	Geist kritisch	
14984	+	+	+	Dreifach aktiv	
14985	*	+	+	Körp. kritisch	
14986	*	+	+	Körp. kritisch	
14987	-	+	+	Doppelt aktiv	
14988	-	?	+	Doppelt aktiv	
14989	-	+	+	Lust und Geist	
14990	-	+	+	ggf. abgehetzt	
14991	?	+	?	- wie oben -	
14992	-	+	+	- wie oben -	
14993	-	+	+	- wie oben -	
14994	-	+	+	- wie oben -	

* Geburtstag: 41. Lebenjahr vollendet

TAG	K	S	I	KOMMENTARE	DATUM
14995	-	*	+	Seele kritisch	
14996	-	-	+	Geistig aktiv	
14997	*	-	+	Körp. kritisch	
14998	+	-	+	Doppelt aktiv	
14999	+	-	*	Geist kritisch	
15000	+	-	*	Geist kritisch	
15001	+	-	-	Körperl. aktiv	
15002	+	?	-	Körperl. aktiv	
15003	?	-	-	ggf. unachtsam	
15004	+	-	-	und launenhaft	
15005	+	-	-	- wie oben -	
15006	+	-	-	- wie oben -	
15007	+	-	-	- wie oben -	
15008	*	-	?	Körp. kritisch	
15009	*	*	-	Krise zweifach	
15010	-	+	-	Seelisch aktiv	
15011	-	+	-	ggf. abgehetzt	
15012	-	+	-	und sprunghaft	
15013	-	+	-	- wie oben -	
15014	?	+	-	- wie oben -	
15015	-	+	-	- wie oben -	
15016	-	?	*	Geist kritisch	
15017	-	+	+	Doppelt aktiv	
15018	-	+	+	Lust und Geist	
15019	-	+	+	ggf. abgehetzt	
15020	*	+	+	Körp. kritisch	
15021	+	+	+	Dreifach aktiv	
15022	+	+	+	Höchstleistung	
15023	+	*	+	Seele kritisch	
15024	+	-	?	Doppelt aktiv	
15025	+	-	+	Routinearbeit	
15026	?	-	+	ev. launenhaft	
15027	+	-	+	- wie oben -	
15028	+	-	+	- wie oben -	
15029	+	-	+	- wie oben -	
15030	+	?	+	Doppelt aktiv	
15031	*	-	+	Körp. kritisch	
15032	*	-	*	Krise zweifach	
15033	-	-	*	Geist kritisch	
15034	-	-	-	Schöpf. Pause	
15035	-	-	-	Kräftesammeln	
15036	-	-	-	und Entspannen	

TAG	K	S	I	KOMMENTARE	DATUM
15037	?	*	-	Seele kritisch	
15038	-	+	-	Seelisch aktiv	
15039	-	+	-	ggf. abgehetzt	
15040	-	+	-	und sprunghaft	
15041	-	+	?	- wie oben -	
15042	-	+	-	- wie oben -	
15043	*	+	-	Körp. kritisch	
15044	+	?	-	Doppelt aktiv	
15045	+	+	-	Höchstleistung	
15046	+	+	-	ggf. unachtsam	
15047	+	+	-	- wie oben -	
15048	+	+	-	- wie oben -	
15049	?	+	*	Geist kritisch	
15050	+	+	+	Dreifach aktiv	
15051	+	*	+	Seele kritisch	
15052	+	-	+	Doppelt aktiv	
15053	+	-	+	Routinearbeit	
15054	*	-	+	Körp. kritisch	
15055	*	-	+	Körp. kritisch	
15056	-	-	+	Geistig aktiv	
15057	-	-	?	ggf. erschöpft	
15058	-	?	+	Geistig aktiv	
15059	-	-	+	ggf. erschöpft	
15060	?	-	+	und launenhaft	
15061	-	-	+	- wie oben -	
15062	-	-	+	- wie oben -	
15063	-	-	+	- wie oben -	
15064	-	-	+	- wie oben -	
15065	-	*	*	Krise zweifach	
15066	*	+	*	Krise zweifach	
15067	+	+	-	Doppelt aktiv	
15068	+	+	-	Höchstleistung	
15069	+	+	-	ggf. unachtsam	
15070	+	+	-	- wie oben -	
15071	+	+	-	- wie oben -	
15072	?	?	-	Doppelt aktiv	
15073	+	+	-	Höchstleistung	
15074	+	+	?	ggf. unachtsam	
15075	+	+	-	- wie oben -	
15076	+	+	-	- wie oben -	
15077	*	+	-	Körp. kritisch	
15078	*	+	-	Körp. kritisch	

TAG	K	S	I	KOMMENTARE	DATUM
15079	-	*	-	Seele kritisch	
15080	-	-	-	Schöpf. Pause	
15081	-	-	-	Kräftesammeln	
15082	-	-	*	Geist kritisch	
15083	?	-	+	Geistig aktiv	
15084	-	-	+	ggf. erschöpft	
15085	-	-	+	und launenhaft	
15086	-	?	+	Geistig aktiv	
15087	-	-	+	ggf. erschöpft	
15088	-	-	+	und launenhaft	
15089	*	-	+	Körp. kritisch	
15090	+	-	?	Doppelt aktiv	
15091	+	-	+	Routinearbeit	
15092	+	-	+	ev. launenhaft	
15093	+	*	+	Seele kritisch	
15094	+	+	+	Dreifach aktiv	
15095	?	+	+	Höchstleistung	
15096	+	+	+	und Ausdauer	
15097	+	+	+	- wie oben -	
15098	+	+	*	Geist kritisch	
15099	+	+	*	Geist kritisch	
15100	*	?	-	Körp. kritisch	
15101	*	+	-	Körp. kritisch	
15102	-	+	-	Seelisch aktiv	
15103	-	+	-	ggf. abgehetzt	
15104	-	+	-	und sprunghaft	
15105	-	+	-	- wie oben -	
15106	?	+	-	- wie oben -	
15107	-	*	?	Seele kritisch	
15108	-	-	-	Schöpf. Pause	
15109	-	-	-	Kräftesammeln	
15110	-	-	-	und Entspannen	
15111	-	-	-	- wie oben -	
15112	*	-	-	Körp. kritisch	
15113	+	-	-	Körperl. aktiv	
15114	+	?	-	Körperl. aktiv	
15115	+	-	*	Geist kritisch	
15116	+	-	+	Doppelt aktiv	
15117	+	-	+	Routinearbeit	
15118	?	-	+	ev. launenhaft	
15119	+	-	+	- wie oben -	
15120	+	-	+	- wie oben -	

TAG	K	S	I	KOMMENTARE	DATUM
15121	+	*	+	Seele kritisch	
15122	+	+	+	Dreifach aktiv	
15123	*	+	?	Körp. kritisch	
15124	*	+	+	Körp. kritisch	
15125	-	+	+	Doppelt aktiv	
15126	-	+	+	Lust und Geist	
15127	-	+	+	ggf. abgehetzt	
15128	-	?	+	Doppelt aktiv	
15129	?	+	+	Lust und Geist	
15130	-	+	+	ggf. abgehetzt	
15131	-	+	*	Geist kritisch	
15132	-	+	*	Geist kritisch	
15133	-	+	-	Seelisch aktiv	
15134	-	+	-	ggf. abgehetzt	
15135	*	*	-	Krise zweifach	
15136	+	-	-	Körperl. aktiv	
15137	+	-	-	ggf. unachtsam	
15138	+	-	-	und launenhaft	
15139	+	-	-	- wie oben -	
15140	+	-	?	- wie oben -	
15141	?	-	-	- wie oben -	
15142	+	?	-	Körperl. aktiv	
15143	+	-	-	ggf. unachtsam	
15144	+	-	-	und launenhaft	
15145	+	-	-	- wie oben -	
15146	*	-	-	Körp. kritisch	
15147	*	-	-	Körp. kritisch	
15148	-	-	*	Geist kritisch	
15149	-	*	+	Seele kritisch	
15150	-	+	+	Doppelt aktiv	
15151	-	+	+	Lust und Geist	
15152	?	+	+	ggf. abgehetzt	
15153	-	+	+	- wie oben -	
15154	-	+	+	- wie oben -	
15155	-	+	+	- wie oben -	
15156	-	?	?	Doppelt aktiv	
15157	-	+	+	Lust und Geist	
15158	*	+	+	Körp. kritisch	
15159	+	+	+	Dreifach aktiv	
15160	+	+	+	Höchstleistung	
15161	+	+	+	und Ausdauer	
15162	+	+	+	- wie oben -	

TAG	K	S	I	KOMMENTARE	DATUM
15163	+	*	+	Seele kritisch	
15164	?	-	*	Geist kritisch	
15165	+	-	*	Geist kritisch	
15166	+	-	-	Körperl. aktiv	
15167	+	-	-	ggf. unachtsam	
15168	+	-	-	und launenhaft	
15169	*	-	-	Körp. kritisch	
15170	*	?	-	Körp. kritisch	
15171	-	-	-	Schöpf. Pause	
15172	-	-	-	Kräftesammeln	
15173	-	-	?	und Entspannen	
15174	-	-	-	- wie oben -	
15175	?	-	-	- wie oben -	
15176	-	-	-	- wie oben -	
15177	-	*	-	Seele kritisch	
15178	-	+	-	Seelisch aktiv	
15179	-	+	-	ggf. abgehetzt	
15180	-	+	-	und sprunghaft	
15181	*	+	*	Krise zweifach	
15182	+	+	+	Dreifach aktiv	
15183	+	+	+	Höchstleistung	
15184	+	?	+	Dreifach aktiv	
15185	+	+	+	Höchstleistung	
15186	+	+	+	und Ausdauer	
15187	?	+	+	- wie oben -	
15188	+	+	+	- wie oben -	
15189	+	+	?	- wie oben -	
15190	+	+	+	- wie oben -	
15191	+	*	+	Seele kritisch	
15192	*	-	+	Körp. kritisch	
15193	*	-	+	Körp. kritisch	
15194	-	-	+	Geistig aktiv	
15195	-	-	+	ggf. erschöpft	
15196	-	-	+	und launenhaft	
15197	-	-	*	Geist kritisch	
15198	?	?	*	Geist kritisch	
15199	-	-	-	Schöpf. Pause	
15200	-	-	-	Kräftesammeln	
15201	-	-	-	und Entspannen	
15202	-	-	-	- wie oben -	
15203	-	-	-	- wie oben -	
15204	*	-	-	Körp. kritisch	

TAG	K	S	I	KOMMENTARE	DATUM
15205	+	*	-	Seele kritisch	
15206	+	+	?	Doppelt aktiv	
15207	+	+	-	Höchstleistung	
15208	+	+	-	ggf. unachtsam	
15209	+	+	-	- wie oben -	
15210	?	+	-	- wie oben -	
15211	+	+	-	- wie oben -	
15212	+	?	-	Doppelt aktiv	
15213	+	+	-	Höchstleistung	
15214	+	+	*	Geist kritisch	
15215	*	+	+	Körp. kritisch	
15216	*	+	+	Körp. kritisch	
15217	-	+	+	Doppelt aktiv	
15218	-	+	+	Lust und Geist	
15219	-	*	+	Seele kritisch	
15220	-	-	+	Geistig aktiv	
15221	?	-	+	ggf. erschöpft	
15222	-	-	?	und launenhaft	
15223	-	-	+	- wie oben -	
15224	-	-	+	- wie oben -	
15225	-	-	+	- wie oben -	
15226	-	?	+	Geistig aktiv	
15227	*	-	+	Körp. kritisch	
15228	+	-	+	Doppelt aktiv	
15229	+	-	+	Routinearbeit	
15230	+	-	*	Geist kritisch	
15231	+	-	*	Geist kritisch	
15232	+	-	-	Körperl. aktiv	
15233	?	*	-	Seele kritisch	
15234	+	+	-	Doppelt aktiv	
15235	+	+	-	Höchstleistung	
15236	+	+	-	ggf. unachtsam	
15237	+	+	-	- wie oben -	
15238	*	+	-	Körp. kritisch	
15239	*	+	?	Körp. kritisch	
15240	-	?	-	Seelisch aktiv	
15241	-	+	-	ggf. abgehetzt	
15242	-	+	-	und sprunghaft	
15243	-	+	-	- wie oben -	
15244	?	+	-	- wie oben -	
15245	-	+	-	- wie oben -	
15246	-	+	-	- wie oben -	

TAG	K	S	I	KOMMENTARE	DATUM
15247	-	*	*	Krise zweifach	
15248	-	-	+	Geistig aktiv	
15249	-	-	+	ggf. erschöpft	
15250	*	-	+	Körp. kritisch	
15251	+	-	+	Doppelt aktiv	
15252	+	-	+	Routinearbeit	
15253	+	-	+	ev. launenhaft	
15254	+	?	+	Doppelt aktiv	
15255	+	-	?	Routinearbeit	
15256	?	-	+	ev. launenhaft	
15257	+	-	+	- wie oben -	
15258	+	-	+	- wie oben -	
15259	+	-	+	- wie oben -	
15260	+	-	+	- wie oben -	
15261	*	*	+	Krise zweifach	
15262	*	+	+	Körp. kritisch	
15263	-	+	*	Geist kritisch	
15264	-	+	*	Geist kritisch	
15265	-	+	-	Seelisch aktiv	
15266	-	+	-	ggf. abgehetzt	
15267	?	+	-	und sprunghaft	
15268	-	?	-	Seelisch aktiv	
15269	-	+	-	ggf. abgehetzt	
15270	-	+	-	und sprunghaft	
15271	-	+	-	- wie oben -	
15272	-	+	?	- wie oben -	
15273	*	+	-	Körp. kritisch	
15274	+	+	-	Doppelt aktiv	*
15275	+	*	-	Seele kritisch	
15276	+	-	-	Körperl. aktiv	
15277	+	-	-	ggf. unachtsam	
15278	+	-	-	und launenhaft	
15279	?	-	-	- wie oben -	
15280	+	-	*	Geist kritisch	
15281	+	-	+	Doppelt aktiv	
15282	+	?	+	Doppelt aktiv	
15283	+	-	+	Routinearbeit	
15284	*	-	+	Körp. kritisch	
15285	*	-	+	Körp. kritisch	
15286	-	-	+	Geistig aktiv	
15287	-	-	+	ggf. erschöpft	
15288	-	-	?	und launenhaft	

* Geburtstag: 100. Lebenjahr vollendet

TAG	K	S	I	KOMMENTARE	DATUM
15289	-	*	+	Seele kritisch	
15290	?	+	+	Doppelt aktiv	
15291	-	+	+	Lust und Geist	
15292	-	+	+	ggf. abgehetzt	
15293	-	+	+	- wie oben -	
15294	-	+	+	- wie oben -	
15295	-	+	+	- wie oben -	
15296	*	?	*	Krise zweifach	
15297	+	+	*	Geist kritisch	
15298	+	+	-	Doppelt aktiv	
15299	+	+	-	Höchstleistung	
15300	+	+	-	ggf. unachtsam	
15301	+	+	-	- wie oben -	
15302	?	+	-	- wie oben -	
15303	+	*	-	Seele kritisch	
15304	+	-	-	Körperl. aktiv	
15305	+	-	?	ggf. unachtsam	
15306	+	-	-	und launenhaft	
15307	*	-	-	Körp. kritisch	
15308	*	-	-	Körp. kritisch	
15309	-	-	-	Schöpf. Pause	
15310	-	?	-	Schöpf. Pause	
15311	-	-	-	Kräftesammeln	
15312	-	-	-	und Entspannen	
15313	?	-	*	Geist kritisch	
15314	-	-	+	Geistig aktiv	
15315	-	-	+	ggf. erschöpft	
15316	-	-	+	und launenhaft	
15317	-	*	+	Seele kritisch	
15318	-	+	+	Doppelt aktiv	
15319	*	+	+	Körp. kritisch	
15320	+	+	+	Dreifach aktiv	
15321	+	+	?	Höchstleistung	
15322	+	+	+	und Ausdauer	
15323	+	+	+	- wie oben -	
15324	+	?	+	Dreifach aktiv	
15325	?	+	+	Höchstleistung	
15326	+	+	+	und Ausdauer	
15327	+	+	+	- wie oben -	
15328	+	+	+	- wie oben -	
15329	+	+	*	Geist kritisch	
15330	*	+	*	Krise zweifach	

TAG	K	S	I	KOMMENTARE	DATUM
15331	*	*	-	Krise zweifach	
15332	-	-	-	Schöpf. Pause	
15333	-	-	-	Kräftesammeln	
15334	-	-	-	und Entspannen	
15335	-	-	-	- wie oben -	
15336	?	-	-	- wie oben -	
15337	-	-	-	- wie oben -	
15338	-	?	?	Schöpf. Pause	
15339	-	-	-	Kräftesammeln	
15340	-	-	-	und Entspannen	
15341	-	-	-	- wie oben -	*
15342	*	-	-	Körp. kritisch	
15343	+	-	-	Körperl. aktiv	
15344	+	-	-	ggf. unachtsam	
15345	+	*	-	Seele kritisch	
15346	+	+	*	Geist kritisch	
15347	+	+	+	Dreifach aktiv	
15348	?	+	+	Höchstleistung	
15349	+	+	+	und Ausdauer	
15350	+	+	+	- wie oben -	
15351	+	+	+	- wie oben -	
15352	+	?	+	Dreifach aktiv	
15353	*	+	+	Körp. kritisch	
15354	*	+	?	Körp. kritisch	
15355	-	+	+	Doppelt aktiv	
15356	-	+	+	Lust und Geist	
15357	-	+	+	ggf. abgehetzt	
15358	-	+	+	- wie oben -	
15359	?	*	+	Seele kritisch	
15360	-	-	+	Geistig aktiv	
15361	-	-	+	ggf. erschöpft	
15362	-	-	*	Geist kritisch	
15363	-	-	*	Geist kritisch	
15364	-	-	-	Schöpf. Pause	
15365	*	-	-	Körp. kritisch	
15366	+	?	-	Körperl. aktiv	
15367	+	-	-	ggf. unachtsam	
15368	+	-	-	und launenhaft	
15369	+	-	-	- wie oben -	
15370	+	-	-	- wie oben -	
15371	?	-	?	- wie oben -	
15372	+	-	-	- wie oben -	

* Geburtstag: 42. Lebenjahr vollendet

TAG	K	S	I	KOMMENTARE	DATUM
15373	+	*	-	Seele kritisch	
15374	+	+	-	Doppelt aktiv	
15375	+	+	-	Höchstleistung	
15376	*	+	-	Körp. kritisch	
15377	*	+	-	Körp. kritisch	
15378	-	+	-	Seelisch aktiv	
15379	-	+	*	Geist kritisch	
15380	-	?	+	Doppelt aktiv	
15381	-	+	+	Lust und Geist	
15382	?	+	+	ggf. abgehetzt	
15383	-	+	+	- wie oben -	
15384	-	+	+	- wie oben -	
15385	-	+	+	- wie oben -	
15386	-	+	+	- wie oben -	
15387	-	*	?	Seele kritisch	
15388	*	-	+	Körp. kritisch	
15389	+	-	+	Doppelt aktiv	
15390	+	-	+	Routinearbeit	
15391	+	-	+	ev. launenhaft	
15392	+	-	+	- wie oben -	
15393	+	-	+	- wie oben -	
15394	?	?	+	Doppelt aktiv	
15395	+	-	*	Geist kritisch	
15396	+	-	*	Geist kritisch	
15397	+	-	-	Körperl. aktiv	
15398	+	-	-	ggf. unachtsam	
15399	*	-	-	Körp. kritisch	
15400	*	-	-	Körp. kritisch	
15401	-	*	-	Seele kritisch	
15402	-	+	-	Seelisch aktiv	
15403	-	+	-	ggf. abgehetzt	
15404	-	+	?	und sprunghaft	
15405	?	+	-	- wie oben -	
15406	-	+	-	- wie oben -	
15407	-	+	-	- wie oben -	
15408	-	?	-	Seelisch aktiv	
15409	-	+	-	ggf. abgehetzt	
15410	-	+	-	und sprunghaft	
15411	*	+	-	Körp. kritisch	
15412	+	+	*	Geist kritisch	
15413	+	+	+	Dreifach aktiv	
15414	+	+	+	Höchstleistung	

TAG	K	S	I	KOMMENTARE	DATUM
15415	+	*	+	Seele kritisch	
15416	+	-	+	Doppelt aktiv	
15417	?	-	+	Routinearbeit	
15418	+	-	+	ev. launenhaft	
15419	+	-	+	- wie oben -	
15420	+	-	?	- wie oben -	
15421	+	-	+	- wie oben -	
15422	*	?	+	Körp. kritisch	
15423	*	-	+	Körp. kritisch	
15424	-	-	+	Geistig aktiv	
15425	-	-	+	ggf. erschöpft	
15426	-	-	+	und launenhaft	
15427	-	-	+	- wie oben -	
15428	?	-	*	Geist kritisch	
15429	-	*	*	Krise zweifach	
15430	-	+	-	Seelisch aktiv	
15431	-	+	-	ggf. abgehetzt	
15432	-	+	-	und sprunghaft	
15433	-	+	-	- wie oben -	
15434	*	+	-	Körp. kritisch	
15435	+	+	-	Doppelt aktiv	
15436	+	?	-	Doppelt aktiv	
15437	+	+	?	Höchstleistung	
15438	+	+	-	ggf. unachtsam	
15439	+	+	-	- wie oben -	
15440	?	+	-	- wie oben -	
15441	+	+	-	- wie oben -	
15442	+	+	-	- wie oben -	
15443	+	*	-	Seele kritisch	
15444	+	-	-	Körperl. aktiv	
15445	*	-	*	Krise zweifach	
15446	*	-	+	Körp. kritisch	
15447	-	-	+	Geistig aktiv	
15448	-	-	+	ggf. erschöpft	
15449	-	-	+	und launenhaft	
15450	-	?	+	Geistig aktiv	
15451	?	-	+	ggf. erschöpft	
15452	-	-	+	und launenhaft	
15453	-	-	?	- wie oben -	
15454	-	-	+	- wie oben -	
15455	-	-	+	- wie oben -	
15456	-	-	+	- wie oben -	

TAG	K	S	I	KOMMENTARE	DATUM
15457	*	*	+	Krise zweifach	
15458	+	+	+	Dreifach aktiv	
15459	+	+	+	Höchstleistung	
15460	+	+	+	und Ausdauer	
15461	+	+	*	Geist kritisch	
15462	+	+	*	Geist kritisch	
15463	?	+	-	Doppelt aktiv	
15464	+	?	-	Doppelt aktiv	
15465	+	+	-	Höchstleistung	
15466	+	+	-	ggf. unachtsam	
15467	+	+	-	- wie oben -	
15468	*	+	-	Körp. kritisch	
15469	*	+	-	Körp. kritisch	
15470	-	+	?	Seelisch aktiv	
15471	-	*	-	Seele kritisch	
15472	-	-	-	Schöpf. Pause	
15473	-	-	-	Kräftesammeln	
15474	?	-	-	und Entspannen	
15475	-	-	-	- wie oben -	
15476	-	-	-	- wie oben -	
15477	-	-	-	- wie oben -	
15478	-	?	*	Geist kritisch	
15479	-	-	+	Geistig aktiv	
15480	*	-	+	Körp. kritisch	
15481	+	-	+	Doppelt aktiv	
15482	+	-	+	Routinearbeit	
15483	+	-	+	ev. launenhaft	
15484	+	-	+	- wie oben -	
15485	+	*	+	Seele kritisch	
15486	?	+	?	Dreifach aktiv	
15487	+	+	+	Höchstleistung	
15488	+	+	+	und Ausdauer	
15489	+	+	+	- wie oben -	
15490	+	+	+	- wie oben -	
15491	*	+	+	Körp. kritisch	
15492	*	?	+	Körp. kritisch	
15493	-	+	+	Doppelt aktiv	
15494	-	+	*	Geist kritisch	
15495	-	+	*	Geist kritisch	
15496	-	+	-	Seelisch aktiv	
15497	?	+	-	ggf. abgehetzt	
15498	-	+	-	und sprunghaft	

TAG	K	S	I	KOMMENTARE	DATUM
15499	-	*	-	Seele kritisch	
15500	-	-	-	Schöpf. Pause	
15501	-	-	-	Kräftesammeln	
15502	-	-	-	und Entspannen	
15503	*	-	?	Körp. kritisch	
15504	+	-	-	Körperl. aktiv	
15505	+	-	-	ggf. unachtsam	
15506	+	?	-	Körperl. aktiv	
15507	+	-	-	ggf. unachtsam	
15508	+	-	-	und launenhaft	
15509	?	-	-	- wie oben -	
15510	+	-	-	- wie oben -	
15511	+	-	*	Geist kritisch	
15512	+	-	+	Doppelt aktiv	
15513	+	*	+	Seele kritisch	
15514	*	+	+	Körp. kritisch	
15515	*	+	+	Körp. kritisch	
15516	-	+	+	Doppelt aktiv	
15517	-	+	+	Lust und Geist	
15518	-	+	+	ggf. abgehetzt	
15519	-	+	?	- wie oben -	
15520	?	?	+	Doppelt aktiv	
15521	-	+	+	Lust und Geist	
15522	-	+	+	ggf. abgehetzt	
15523	-	+	+	- wie oben -	
15524	-	+	+	- wie oben -	
15525	-	+	+	- wie oben -	
15526	*	+	+	Körp. kritisch	
15527	+	*	*	Krise zweifach	
15528	+	-	*	Geist kritisch	
15529	+	-	-	Körperl. aktiv	
15530	+	-	-	ggf. unachtsam	
15531	+	-	-	und launenhaft	
15532	?	-	-	- wie oben -	
15533	+	-	-	- wie oben -	
15534	+	?	-	Körperl. aktiv	
15535	+	-	-	ggf. unachtsam	
15536	+	-	?	und launenhaft	
15537	*	-	-	Körp. kritisch	
15538	*	-	-	Körp. kritisch	
15539	-	-	-	Schöpf. Pause	
15540	-	-	-	Kräftesammeln	

Beispiel: Elvis Presley

Der König des Rock'n'Roll begeisterte seine Anhänger über zwei Jahrzehnte mit seiner ausdrucksvollen Stimme, seinem Rhythmusgefühl und einem neuartigen, mit Showelementen angereicherten Auftrittsstil.

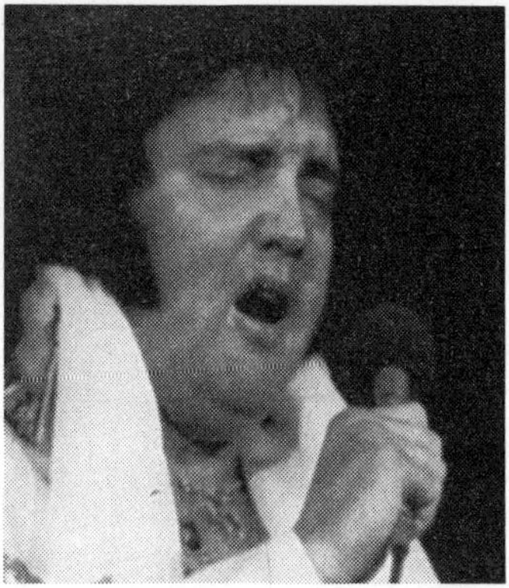

Aktuelles Datum:
16.8.1977 (DI)
Geburtsdatum:
8.1.1935 (DI)

Elvis stellt neue Schallplatten-Verkaufsrekorde auf und spielt zahlreiche Film- und Fernsehrollen. Der Militärdienst, den er in Deutschland absolviert, unterbricht seine Karriere. Doch 1970 kommt es zu einem erstaunlichen Comeback. Dann greift der Weltstar zu Aufputsch- und Beruhigungsmitteln und leidet an Übergewicht. Am 14. und 15.8.1977 hat der Künstler eine doppelte Krise zu überwinden. Am 16.8.1977 erleidet er im dreifachen Tief einen Herzstillstand durch Atemversagen.

1977

TAG	K	S	I	KOMMENTARE	DATUM
15555	?	*	+	Seele kritisch	DI
15556	+	-	+	Doppelt aktiv	MI
15557	+	-	+	Routinearbeit	DO
15558	+	-	+	ev. launenhaft	FR
15559	+	-	+	- wie oben -	SA
15560	*	-	*	Krise zweifach	SO
15561	*	-	*	Krise zweifach	MO
15562	-	?	-	Schöpf. Pause	DI 16.8.
15563	-	-	-	Kräftesammeln	MI
15564	-	-	-	und Entspannen	DO
15565	-	-	-	- wie oben -	FR
15566	?	-	-	- wie oben -	SA
15567	-	-	-	- wie oben -	SO
15568	-	-	-	- wie oben -	MO

Herzstillstand im dreifachen Tief

TAG	K	S	I	KOMMENTARE	DATUM
15541	-	*	-	Seele kritisch	
15542	-	+	-	Seelisch aktiv	
15543	?	+	-	ggf. abgehetzt	
15544	-	+	*	Geist kritisch	
15545	-	+	+	Doppelt aktiv	
15546	-	+	+	Lust und Geist	
15547	-	+	+	ggf. abgehetzt	
15548	-	?	+	Doppelt aktiv	
15549	*	+	+	Körp. kritisch	
15550	+	+	+	Dreifach aktiv	
15551	+	+	+	Höchstleistung	
15552	+	+	?	und Ausdauer	
15553	+	+	+	- wie oben -	
15554	+	+	+	- wie oben -	
15555	?	*	+	Seele kritisch	
15556	+	-	+	Doppelt aktiv	
15557	+	-	+	Routinearbeit	
15558	+	-	+	ev. launenhaft	
15559	+	-	+	- wie oben -	
15560	*	-	*	Krise zweifach	
15561	*	-	*	Krise zweifach	
15562	-	?	-	Schöpf. Pause	
15563	-	-	-	Kräftesammeln	
15564	-	-	-	und Entspannen	
15565	-	-	-	- wie oben -	
15566	?	-	-	- wie oben -	
15567	-	-	-	- wie oben -	
15568	-	-	-	- wie oben -	
15569	-	*	?	Seele kritisch	
15570	-	+	-	Seelisch aktiv	
15571	-	+	-	ggf. abgehetzt	
15572	*	+	-	Körp. kritisch	
15573	+	+	-	Doppelt aktiv	
15574	+	+	-	Höchstleistung	
15575	+	+	-	ggf. unachtsam	
15576	+	?	-	Doppelt aktiv	
15577	+	+	*	Geist kritisch	
15578	?	+	+	Dreifach aktiv	
15579	+	+	+	Höchstleistung	
15580	+	+	+	und Ausdauer	
15581	+	+	+	- wie oben -	
15582	+	+	+	- wie oben -	

TAG	K	S	I	KOMMENTARE	DATUM
15583	*	*	+	Krise zweifach	
15584	*	-	+	Körp. kritisch	
15585	-	-	?	Geistig aktiv	
15586	-	-	+	ggf. erschöpft	
15587	-	-	+	und launenhaft	
15588	-	-	+	- wie oben -	
15589	?	-	+	- wie oben -	
15590	-	?	+	Geistig aktiv	
15591	-	-	+	ggf. erschöpft	
15592	-	-	+	und launenhaft	
15593	-	-	*	Geist kritisch	
15594	-	-	*	Geist kritisch	
15595	*	-	-	Körp. kritisch	
15596	+	-	-	Körperl. aktiv	
15597	+	*	-	Seele kritisch	
15598	+	+	-	Doppelt aktiv	
15599	+	+	-	Höchstleistung	
15600	+	+	-	ggf. unachtsam	
15601	?	+	-	- wie oben -	
15602	+	+	?	- wie oben -	
15603	+	+	-	- wie oben -	
15604	+	?	-	Doppelt aktiv	
15605	+	+	-	Höchstleistung	
15606	*	+	-	Körp. kritisch	
15607	*	+	-	Körp. kritisch	
15608	-	+	-	Seelisch aktiv	
15609	-	+	-	ggf. abgehetzt	
15610	-	+	*	Geist kritisch	
15611	-	*	+	Seele kritisch	
15612	?	-	+	Geistig aktiv	
15613	-	-	+	ggf. erschöpft	
15614	-	-	+	und launenhaft	
15615	-	-	+	- wie oben -	
15616	-	-	+	- wie oben -	
15617	-	-	+	- wie oben -	
15618	*	?	?	Körp. kritisch	
15619	+	-	+	Doppelt aktiv	
15620	+	-	+	Routinearbeit	
15621	+	-	+	ev. launenhaft	
15622	+	-	+	- wie oben -	
15623	+	-	+	- wie oben -	
15624	?	-	+	- wie oben -	

TAG	K	S	I	KOMMENTARE	DATUM
15625	+	*	+	Seele kritisch	
15626	+	+	*	Geist kritisch	
15627	+	+	*	Geist kritisch	
15628	+	+	-	Doppelt aktiv	
15629	*	+	-	Körp. kritisch	
15630	*	+	-	Körp. kritisch	
15631	-	+	-	Seelisch aktiv	
15632	-	?	-	Seelisch aktiv	
15633	-	+	-	ggf. abgehetzt	
15634	-	+	-	und sprunghaft	
15635	?	+	?	- wie oben -	
15636	-	+	-	- wie oben -	
15637	-	+	-	- wie oben -	
15638	-	+	-	- wie oben -	
15639	-	*	-	Seele kritisch	*
15640	-	-	-	Schöpf. Pause	
15641	*	-	-	Körp. kritisch	
15642	+	-	-	Körperl. aktiv	
15643	+	-	*	Geist kritisch	
15644	+	-	+	Doppelt aktiv	
15645	+		+	Routinearbeit	
15646	+	?	+	Doppelt aktiv	
15647	?	-	+	Routinearbeit	
15648	+	-	+	ev. launenhaft	
15649	+	-	+	- wie oben -	
15650	+	-	+	- wie oben -	
15651	+	-	?	- wie oben -	
15652	*	-	+	Körp. kritisch	
15653	*	*	+	Krise zweifach	
15654	-	+	+	Doppelt aktiv	
15655	-	+	+	Lust und Geist	
15656	-	+	+	ggf. abgehetzt	
15657	-	+	+	- wie oben -	
15658	?	+	+	- wie oben -	
15659	-	+	*	Geist kritisch	
15660	-	?	*	Geist kritisch	
15661	-	+	-	Seelisch aktiv	
15662	-	+	-	ggf. abgehetzt	
15663	-	+	-	und sprunghaft	
15664	*	+	-	Körp. kritisch	
15665	+	+	-	Doppelt aktiv	
15666	+	+	-	Höchstleistung	

* Geburtstag: 101. Lebenjahr vollendet

TAG	K	S	I	KOMMENTARE	DATUM
15667	+	*	-	Seele kritisch	
15668	+	-	?	Körperl. aktiv	
15669	+	-	-	ggf. unachtsam	
15670	?	-	-	und launenhaft	
15671	+	-	-	- wie oben -	
15672	+	-	-	- wie oben -	
15673	+	-	-	- wie oben -	
15674	+	?	-	Körperl. aktiv	
15675	*	-	-	Körp. kritisch	
15676	*	-	*	Krise zweifach	
15677	-	-	+	Geistig aktiv	
15678	-	-	+	ggf. erschöpft	
15679	-	-	+	und launenhaft	
15680	-	-	+	- wie oben -	
15681	?	*	+	Seele kritisch	
15682	-	+	+	Doppelt aktiv	
15683	-	+	+	Lust und Geist	
15684	-	+	?	ggf. abgehetzt	
15685	-	+	+	- wie oben -	
15686	-	+	+	- wie oben -	
15687	*	+	+	Körp. kritisch	
15688	+	?	+	Dreifach aktiv	
15689	+	+	+	Höchstleistung	
15690	+	+	+	und Ausdauer	
15691	+	+	+	- wie oben -	
15692	+	+	*	Geist kritisch	
15693	?	+	*	Geist kritisch	
15694	+	+	-	Doppelt aktiv	
15695	+	*	-	Seele kritisch	
15696	+	-	-	Körperl. aktiv	
15697	+	-	-	ggf. unachtsam	
15698	*	-	-	Körp. kritisch	
15699	*	-	-	Körp. kritisch	
15700	-	-	-	Schöpf. Pause	
15701	-	-	?	Kräftesammeln	
15702	-	?	-	Schöpf. Pause	
15703	-	-	-	Kräftesammeln	
15704	?	-	-	und Entspannen	
15705	-	-	-	- wie oben -	
15706	-	-	-	- wie oben -	*
15707	-	-	-	- wie oben -	
15708	-	-	-	- wie oben -	

* Geburtstag: 43. Lebenjahr vollendet

TAG	K	S	I	KOMMENTARE	DATUM
15709	-	*	*	Krise zweifach	
15710	*	+	+	Körp. kritisch	
15711	+	+	+	Dreifach aktiv	
15712	+	+	+	Höchstleistung	
15713	+	+	+	und Ausdauer	
15714	+	+	+	- wie oben -	
15715	+	+	+	- wie oben -	
15716	?	?	+	Dreifach aktiv	
15717	+	+	?	Höchstleistung	
15718	+	+	+	und Ausdauer	
15719	+	+	+	- wie oben -	
15720	+	+	+	- wie oben -	
15721	*	+	+	Körp. kritisch	
15722	*	+	+	Körp. kritisch	
15723	-	*	+	Seele kritisch	
15724	-	-	+	Geistig aktiv	
15725	-	-	*	Geist kritisch	
15726	-	-	*	Geist kritisch	
15727	?	-	-	Schöpf. Pause	
15728	-	-	-	Kräftesammeln	
15729	-	-	-	und Entspannen	
15730	-	?	-	Schöpf. Pause	
15731	-	-	-	Kräftesammeln	
15732	-	-	-	und Entspannen	
15733	*	-	-	Körp. kritisch	
15734	+	-	?	Körperl. aktiv	
15735	+	-	-	ggf. unachtsam	
15736	+	-	-	und launenhaft	
15737	+	*	-	Seele kritisch	
15738	+	+	-	Doppelt aktiv	
15739	?	+	-	Höchstleistung	
15740	+	+	-	ggf. unachtsam	
15741	+	+	-	- wie oben -	
15742	+	+	*	Geist kritisch	
15743	+	+	+	Dreifach aktiv	
15744	*	?	+	Körp. kritisch	
15745	*	+	+	Körp. kritisch	
15746	-	+	+	Doppelt aktiv	
15747	-	+	+	Lust und Geist	
15748	-	+	+	ggf. abgehetzt	
15749	-	+	+	- wie oben -	
15750	?	+	?	- wie oben -	

TAG	K	S	I	KOMMENTARE	DATUM
15751	-	*	+	Seele kritisch	
15752	-	-	+	Geistig aktiv	
15753	-	-	+	ggf. erschöpft	
15754	-	-	+	und launenhaft	
15755	-	-	+	- wie oben -	
15756	*	-	+	Körp. kritisch	
15757	+	-	+	Doppelt aktiv	
15758	+	?	*	Geist kritisch	
15759	+	-	*	Geist kritisch	
15760	+	-	-	Körperl. aktiv	
15761	+	-	-	ggf. unachtsam	
15762	?	-	-	und launenhaft	
15763	+	-	-	- wie oben -	
15764	+	-	-	- wie oben -	
15765	+	*	-	Seele kritisch	
15766	+	+	-	Doppelt aktiv	
15767	*	+	?	Körp. kritisch	
15768	*	+	-	Körp. kritisch	
15769	-	+	-	Seelisch aktiv	
15770	-	+	-	ggf. abgehetzt	
15771	-	+	-	und sprunghaft	
15772	-	?	-	Seelisch aktiv	
15773	?	+	-	ggf. abgehetzt	
15774	-	+	-	und sprunghaft	
15775	-	+	*	Geist kritisch	
15776	-	+	+	Doppelt aktiv	
15777	-	+	+	Lust und Geist	
15778	-	+	+	ggf. abgehetzt	
15779	*	*	+	Krise zweifach	
15780	+	-	+	Doppelt aktiv	
15781	+	-	+	Routinearbeit	
15782	+	-	+	ev. launenhaft	
15783	+	-	?	- wie oben -	
15784	+	-	+	- wie oben -	
15785	?	-	+	- wie oben -	
15786	+	?	+	Doppelt aktiv	
15787	+	-	+	Routinearbeit	
15788	+	-	+	ev. launenhaft	
15789	+	-	+	- wie oben -	
15790	*	-	+	Körp. kritisch	
15791	*	-	*	Krise zweifach	
15792	-	-	*	Geist kritisch	

TAG	K	S	I	KOMMENTARE	DATUM
15793	-	*	-	Seele kritisch	
15794	-	+	-	Seelisch aktiv	
15795	-	+	-	ggf. abgehetzt	
15796	?	+	-	und sprunghaft	
15797	-	+	-	- wie oben -	
15798	-	+	-	- wie oben -	
15799	-	+	-	- wie oben -	
15800	-	?	?	Seelisch aktiv	
15801	-	+	-	ggf. abgehetzt	
15802	*	+	-	Körp. kritisch	
15803	+	+	-	Doppelt aktiv	
15804	+	+	-	Höchstleistung	
15805	+	+	-	ggf. unachtsam	
15806	+	+	-	- wie oben -	
15807	+	*	-	Seele kritisch	
15808	?	-	*	Geist kritisch	
15809	+	-	+	Doppelt aktiv	
15810	+	-	+	Routinearbeit	
15811	+	-	+	ev. launenhaft	
15812	+	-	+	- wie oben -	
15813	*	-	+	Körp. kritisch	
15814	*	?	+	Körp. kritisch	
15815	-	-	+	Geistig aktiv	
15816	-	-	?	ggf. erschöpft	
15817	-	-	+	und launenhaft	
15818	-	-	+	- wie oben -	
15819	?	-	+	- wie oben -	
15820	-	-	+	- wie oben -	
15821	-	*	+	Seele kritisch	
15822	-	+	+	Doppelt aktiv	
15823	-	+	+	Lust und Geist	
15824	-	+	*	Geist kritisch	
15825	*	+	*	Krise zweifach	
15826	+	+	-	Doppelt aktiv	
15827	+	+	-	Höchstleistung	
15828	+	?	-	Doppelt aktiv	
15829	+	+	-	Höchstleistung	
15830	+	+	-	ggf. unachtsam	
15831	?	+	-	- wie oben -	
15832	+	+	-	- wie oben -	
15833	+	+	?	- wie oben -	
15834	+	+	-	- wie oben -	

TAG	K	S	I	KOMMENTARE	DATUM
15835	+	*	-	Seele kritisch	
15836	*	-	-	Körp. kritisch	
15837	*	-	-	Körp. kritisch	
15838	-	-	-	Schöpf. Pause	
15839	-	-	-	Kräftesammeln	
15840	-	-	-	und Entspannen	
15841	-	-	*	Geist kritisch	
15842	?	?	+	Geistig aktiv	
15843	-	-	+	ggf. erschöpft	
15844	-	-	+	und launenhaft	
15845	-	-	+	- wie oben -	
15846	-	-	+	- wie oben -	
15847	-	-	+	- wie oben -	
15848	*	-	+	Körp. kritisch	
15849	+	*	?	Seele kritisch	
15850	+	+	+	Dreifach aktiv	
15851	+	+	+	Höchstleistung	
15852	+	+	+	und Ausdauer	
15853	+	+	+	- wie oben -	
15854	?	+	+	- wie oben -	
15855	+	+	+	- wie oben -	
15856	+	?	+	Dreifach aktiv	
15857	+	+	*	Geist kritisch	
15858	+	+	*	Geist kritisch	
15859	*	+	-	Körp. kritisch	
15860	*	+	-	Körp. kritisch	
15861	-	+	-	Seelisch aktiv	
15862	-	+	-	ggf. abgehetzt	
15863	-	*	-	Seele kritisch	
15864	-	-	-	Schöpf. Pause	
15865	?	-	-	Kräftesammeln	
15866	-	-	?	und Entspannen	
15867	-	-	-	- wie oben -	
15868	-	-	-	- wie oben -	
15869	-	-	-	- wie oben -	
15870	-	?	-	Schöpf. Pause	
15871	*	-	-	Körp. kritisch	
15872	+	-	-	Körperl. aktiv	
15873	+	-	-	ggf. unachtsam	
15874	+	-	*	Geist kritisch	
15875	+	-	+	Doppelt aktiv	
15876	+	-	+	Routinearbeit	

TAG	K	S	I	KOMMENTARE	DATUM
15877	?	*	+	Seele kritisch	
15878	+	+	+	Dreifach aktiv	
15879	+	+	+	Höchstleistung	
15880	+	+	+	und Ausdauer	
15881	+	+	+	- wie oben -	
15882	*	+	?	Körp. kritisch	
15883	*	+	+	Körp. kritisch	
15884	-	?	+	Doppelt aktiv	
15885	-	+	+	Lust und Geist	
15886	-	+	+	ggf. abgehetzt	
15887	-	+	+	- wie oben -	
15888	?	+	+	- wie oben -	
15889	-	+	+	- wie oben -	
15890	-	+	*	Geist kritisch	
15891	-	*	*	Krise zweifach	
15892	-	-	-	Schöpf. Pause	
15893	-	-	-	Kräftesammeln	
15894	*	-	-	Körp. kritisch	
15895	+	-	-	Körperl. aktiv	
15896	+	-	-	ggf. unachtsam	
15897	+	-	-	und launenhaft	
15898	+	?	-	Körperl. aktiv	
15899	+	-	?	ggf. unachtsam	
15900	?	-	-	und launenhaft	
15901	+	-	-	- wie oben -	
15902	+	-	-	- wie oben -	
15903	+	-	-	- wie oben -	
15904	+	-	-	- wie oben -	
15905	*	*	-	Krise zweifach	
15906	*	+	-	Körp. kritisch	
15907	-	+	*	Geist kritisch	
15908	-	+	+	Doppelt aktiv	
15909	-	+	+	Lust und Geist	
15910	-	+	+	ggf. abgehetzt	
15911	?	+	+	- wie oben -	
15912	-	?	+	Doppelt aktiv	
15913	-	+	+	Lust und Geist	
15914	-	+	+	ggf. abgehetzt	
15915	-	+	?	- wie oben -	
15916	-	+	+	- wie oben -	
15917	*	+	+	Körp. kritisch	
15918	+	+	+	Dreifach aktiv	

TAG	K	S	I	KOMMENTARE	DATUM
15919	+	*	+	Seele kritisch	
15920	+	-	+	Doppelt aktiv	
15921	+	-	+	Routinearbeit	
15922	+	-	+	ev. launenhaft	
15923	?	-	*	Geist kritisch	
15924	+	-	*	Geist kritisch	
15925	+	-	-	Körperl. aktiv	
15926	+	?	-	Körperl. aktiv	
15927	+	-	-	ggf. unachtsam	
15928	*	-	-	Körp. kritisch	
15929	*	-	-	Körp. kritisch	
15930	-	-	-	Schöpf. Pause	
15931	-	-	-	Kräftesammeln	
15932	-	-	?	und Entspannen	
15933	-	*	-	Seele kritisch	
15934	?	+	-	Seelisch aktiv	
15935	-	+	-	ggf. abgehetzt	
15936	-	+	-	und sprunghaft	
15937	-	+	-	- wie oben -	
15938	-	+	-	- wie oben -	
15939	-	+	-	- wie oben -	
15940	*	?	*	Krise zweifach	
15941	+	+	+	Dreifach aktiv	
15942	+	+	+	Höchstleistung	
15943	+	+	+	und Ausdauer	
15944	+	+	+	- wie oben -	
15945	+	+	+	- wie oben -	
15946	?	+	+	- wie oben -	
15947	+	*	+	Seele kritisch	
15948	+	-	?	Doppelt aktiv	
15949	+	-	+	Routinearbeit	
15950	+	-	+	ev. launenhaft	
15951	*	-	+	Körp. kritisch	
15952	*	-	+	Körp. kritisch	
15953	-	-	+	Geistig aktiv	
15954	-	?	+	Geistig aktiv	
15955	-	-	+	ggf. erschöpft	
15956	-	-	*	Geist kritisch	
15957	?	-	*	Geist kritisch	
15958	-	-	-	Schöpf. Pause	
15959	-	-	-	Kräftesammeln	
15960	-	-	-	und Entspannen	

TAG	K	S	I	KOMMENTARE	DATUM
15961	-	*	-	Seele kritisch	
15962	-	+	-	Seelisch aktiv	
15963	*	+	-	Körp. kritisch	
15964	+	+	-	Doppelt aktiv	
15965	+	+	?	Höchstleistung	
15966	+	+	-	ggf. unachtsam	
15967	+	+	-	- wie oben -	
15968	+	?	-	Doppelt aktiv	
15969	?	+	-	Höchstleistung	
15970	+	+	-	ggf. unachtsam	
15971	+	+	-	- wie oben -	
15972	+	+	-	- wie oben -	
15973	+	+	*	Geist kritisch	
15974	*	+	+	Körp. kritisch	
15975	*	*	+	Krise zweifach	
15976	-	-	+	Geistig aktiv	
15977	-	-	+	ggf. erschöpft	
15978	-	-	+	und launenhaft	
15979	-	-	+	- wie oben -	
15980	?	-	+	- wie oben -	
15981	-	-	?	- wie oben -	
15982	-	?	+	Geistig aktiv	
15983	-	-	+	ggf. erschöpft	
15984	-	-	+	und launenhaft	
15985	-	-	+	- wie oben -	
15986	*	-	+	Körp. kritisch	
15987	+	-	+	Doppelt aktiv	
15988	+	-	+	Routinearbeit	
15989	+	*	*	Krise zweifach	
15990	+	+	*	Geist kritisch	
15991	+	+	-	Doppelt aktiv	
15992	?	+	-	Höchstleistung	
15993	+	+	-	ggf. unachtsam	
15994	+	+	-	- wie oben -	
15995	+	+	-	- wie oben -	
15996	+	?	-	Doppelt aktiv	
15997	*	+	-	Körp. kritisch	
15998	*	+	?	Körp. kritisch	
15999	-	+	-	Seelisch aktiv	
16000	-	+	-	ggf. abgehetzt	
16001	-	+	-	und sprunghaft	
16002	-	+	-	- wie oben -	

TAG	K	S	I	KOMMENTARE	DATUM
16003	?	*	-	Seele kritisch	
16004	-	-	-	Schöpf. Pause	*
16005	-	-	-	Kräftesammeln	
16006	-	-	*	Geist kritisch	
16007	-	-	+	Geistig aktiv	
16008	-	-	+	ggf. erschöpft	
16009	*	-	+	Körp. kritisch	
16010	+	?	+	Doppelt aktiv	
16011	+	-	+	Routinearbeit	
16012	+	-	+	ev. launenhaft	
16013	+	-	+	- wie oben -	
16014	+	-	?	- wie oben -	
16015	?	-	+	- wie oben -	
16016	+	-	+	- wie oben -	
16017	+	*	+	Seele kritisch	
16018	+	+	+	Dreifach aktiv	
16019	+	+	+	Höchstleistung	
16020	*	+	+	Körp. kritisch	
16021	*	+	+	Körp. kritisch	
16022	-	+	*	Geist kritisch	
16023	-	+	*	Geist kritisch	
16024	-	?	-	Seelisch aktiv	
16025	-	+	-	ggf. abgehetzt	
16026	?	+	-	und sprunghaft	
16027	-	+	-	- wie oben -	
16028	-	+	-	- wie oben -	
16029	-	+	-	- wie oben -	
16030	-	+	-	- wie oben -	
16031	-	*	?	Seele kritisch	
16032	*	-	-	Körp. kritisch	
16033	+	-	-	Körperl. aktiv	
16034	+	-	-	ggf. unachtsam	
16035	+	-	-	und launenhaft	
16036	+	-	-	- wie oben -	
16037	+	-	-	- wie oben -	
16038	?	?	-	Körperl. aktiv	
16039	+	-	*	Geist kritisch	
16040	+	-	+	Doppelt aktiv	
16041	+	-	+	Routinearbeit	
16042	+	-	+	ev. launenhaft	
16043	*	-	+	Körp. kritisch	
16044	*	-	+	Körp. kritisch	

* Geburtstag: 102. Lebenjahr vollendet

TAG	K	S	I	KOMMENTARE	DATUM
16045	-	*	+	Seele kritisch	
16046	-	+	+	Doppelt aktiv	
16047	-	+	?	Lust und Geist	
16048	-	+	+	ggf. abgehetzt	
16049	?	+	+	- wie oben -	
16050	-	+	+	- wie oben -	
16051	-	+	+	- wie oben -	
16052	-	?	+	Doppelt aktiv	
16053	-	+	+	Lust und Geist	
16054	-	+	+	ggf. abgehetzt	
16055	*	+	*	Krise zweifach	
16056	+	+	*	Geist kritisch	
16057	+	+	-	Doppelt aktiv	
16058	+	+	-	Höchstleistung	
16059	+	*	-	Seele kritisch	
16060	+	-	-	Körperl. aktiv	
16061	?	-	-	ggf. unachtsam	
16062	+	-	-	und launenhaft	
16063	+	-	-	- wie oben -	
16064	+	-	?	- wie oben -	
16065	+	-	-	- wie oben -	
16066	*	?	-	Körp. kritisch	
16067	*	-	-	Körp. kritisch	
16068	-	-	-	Schöpf. Pause	
16069	-	-	-	Kräftesammeln	
16070	-	-	-	und Entspannen	
16071	-	-	-	- wie oben -	
16072	?	-	*	Geist kritisch	*
16073	-	*	+	Seele kritisch	
16074	-	+	+	Doppelt aktiv	
16075	-	+	+	Lust und Geist	
16076	-	+	+	ggf. abgehetzt	
16077	-	+	+	- wie oben -	
16078	*	+	+	Körp. kritisch	
16079	+	+	+	Dreifach aktiv	
16080	+	?	?	Dreifach aktiv	
16081	+	+	+	Höchstleistung	
16082	+	+	+	und Ausdauer	
16083	+	+	+	- wie oben -	
16084	?	+	+	- wie oben -	
16085	+	+	+	- wie oben -	
16086	+	+	+	- wie oben -	

* Geburtstag: 44. Lebenjahr vollendet

TAG	K	S	I	KOMMENTARE	DATUM
16087	+	*	+	Seele kritisch	
16088	+	-	*	Geist kritisch	
16089	*	-	*	Krise zweifach	
16090	*	-	-	Körp. kritisch	
16091	-	-	-	Schöpf. Pause	
16092	-	-	-	Kräftesammeln	
16093	-	-	-	und Entspannen	
16094	-	?	-	Schöpf. Pause	
16095	?	-	-	Kräftesammeln	
16096	-	-	-	und Entspannen	
16097	-	-	?	- wie oben -	
16098	-	-	-	- wie oben -	
16099	-	-	-	- wie oben -	
16100	-	-	-	- wie oben -	
16101	*	*	-	Krise zweifach	
16102	+	+	-	Doppelt aktiv	
16103	+	+	-	Höchstleistung	
16104	+	+	-	ggf. unachtsam	
16105	+	+	*	Geist kritisch	
16106	+	+	+	Dreifach aktiv	
16107	?	+	+	Höchstleistung	
16108	+	?	+	Dreifach aktiv	
16109	+	+	+	Höchstleistung	
16110	+	+	+	und Ausdauer	
16111	+	+	+	- wie oben -	
16112	*	+	+	Körp. kritisch	
16113	*	+	?	Körp. kritisch	
16114	-	+	+	Doppelt aktiv	
16115	-	*	+	Seele kritisch	
16116	-	-	+	Geistig aktiv	
16117	-	-	+	ggf. erschöpft	
16118	?	-	+	und launenhaft	
16119	-	-	+	- wie oben -	
16120	-	-	+	- wie oben -	
16121	-	-	*	Geist kritisch	
16122	-	?	*	Geist kritisch	
16123	-	-	-	Schöpf. Pause	
16124	*	-	-	Körp. kritisch	
16125	+	-	-	Körperl. aktiv	
16126	+	-	-	ggf. unachtsam	
16127	+	-	-	und launenhaft	
16128	+	-	-	- wie oben -	

TAG	K	S	I	KOMMENTARE	DATUM
16129	+	*	-	Seele kritisch	
16130	?	+	?	Doppelt aktiv	
16131	+	+	-	Höchstleistung	
16132	+	+	-	ggf. unachtsam	
16133	+	+	-	- wie oben -	
16134	+	+	-	- wie oben -	
16135	*	+	-	Körp. kritisch	
16136	*	?	-	Körp. kritisch	
16137	-	+	-	Seelisch aktiv	
16138	-	+	*	Geist kritisch	
16139	-	+	+	Doppelt aktiv	
16140	-	+	+	Lust und Geist	
16141	?	+	+	ggf. abgehetzt	
16142	-	+	+	- wie oben -	
16143	-	*	+	Seele kritisch	
16144	-	-	+	Geistig aktiv	
16145	-	-	+	ggf. erschöpft	
16146	-	-	?	und launenhaft	
16147	*	-	+	Körp. kritisch	
16148	+	-	+	Doppelt aktiv	
16149	+	-	+	Routinearbeit	
16150	+	?	+	Doppelt aktiv	
16151	+	-	+	Routinearbeit	
16152	+	-	+	ev. launenhaft	
16153	?	-	+	- wie oben -	
16154	+	-	*	Geist kritisch	
16155	+	-	*	Geist kritisch	
16156	+	-	-	Körperl. aktiv	
16157	+	*	-	Seele kritisch	
16158	*	+	-	Körp. kritisch	
16159	*	+	-	Körp. kritisch	
16160	-	+	-	Seelisch aktiv	
16161	-	+	-	ggf. abgehetzt	
16162	-	+	-	und sprunghaft	
16163	-	+	?	- wie oben -	
16164	?	?	-	Seelisch aktiv	
16165	-	+	-	ggf. abgehetzt	
16166	-	+	-	und sprunghaft	
16167	-	+	-	- wie oben -	
16168	-	+	-	- wie oben -	
16169	-	+	-	- wie oben -	
16170	*	+	-	Körp. kritisch	

TAG	K	S	I	KOMMENTARE	DATUM
16171	+	*	*	Krise zweifach	
16172	+	-	+	Doppelt aktiv	
16173	+	-	+	Routinearbeit	
16174	+	-	+	ev. launenhaft	
16175	+	-	+	- wie oben -	
16176	?	-	+	- wie oben -	
16177	+	-	+	- wie oben -	
16178	+	?	+	Doppelt aktiv	
16179	+	-	?	Routinearbeit	
16180	+	-	+	ev. launenhaft	
16181	*	-	+	Körp. kritisch	
16182	*	-	+	Körp. kritisch	
16183	-	-	+	Geistig aktiv	
16184	-	-	+	ggf. erschöpft	
16185	-	*	+	Seele kritisch	
16186	-	+	+	Doppelt aktiv	
16187	?	+	*	Geist kritisch	
16188	-	+	*	Geist kritisch	
16189	-	+	-	Seelisch aktiv	
16190	-	+	-	ggf. abgehetzt	
16191	-	+	-	und sprunghaft	
16192	-	?	-	Seelisch aktiv	
16193	*	+	-	Körp. kritisch	
16194	+	+	-	Doppelt aktiv	
16195	+	+	-	Höchstleistung	
16196	+	+	?	ggf. unachtsam	
16197	+	+	-	- wie oben -	
16198	+	+	-	- wie oben -	
16199	?	*		Seele kritisch	
16200	+	-	-	Körperl. aktiv	
16201	+	-	-	ggf. unachtsam	
16202	+	-	-	und launenhaft	
16203	+	-	-	- wie oben -	
16204	*	-	*	Krise zweifach	
16205	*	-	+	Körp. kritisch	
16206	-	?	+	Geistig aktiv	
16207	-	-	+	ggf. erschöpft	
16208	-	-	+	und launenhaft	
16209	-	-	+	- wie oben -	
16210	?	-	+	- wie oben -	
16211	-	-	+	- wie oben -	
16212	-	-	?	- wie oben -	

TAG	K	S	I	KOMMENTARE	DATUM
16213	-	*	+	Seele kritisch	
16214	-	+	+	Doppelt aktiv	
16215	-	+	+	Lust und Geist	
16216	*	+	+	Körp. kritisch	
16217	+	+	+	Dreifach aktiv	
16218	+	+	+	Höchstleistung	
16219	+	+	+	und Ausdauer	
16220	+	?	*	Geist kritisch	
16221	+	+	*	Geist kritisch	
16222	?	+	-	Doppelt aktiv	
16223	+	+	-	Höchstleistung	
16224	+	+	-	ggf. unachtsam	
16225	+	+	-	- wie oben -	
16226	+	+	-	- wie oben -	
16227	*	*	-	Krise zweifach	
16228	*	-	-	Körp. kritisch	
16229	-	-	?	Schöpf. Pause	
16230	-	-	-	Kräftesammeln	
16231	-	-	-	und Entspannen	
16232	-	-	-	- wie oben -	
16233	?	-	-	- wie oben -	
16234	-	?	-	Schöpf. Pause	
16235	-	-	-	Kräftesammeln	
16236	-	-	-	und Entspannen	
16237	-	-	*	Geist kritisch	
16238	-	-	+	Geistig aktiv	
16239	*	-	+	Körp. kritisch	
16240	+	-	+	Doppelt aktiv	
16241	+	*	+	Seele kritisch	
16242	+	+	+	Dreifach aktiv	
16243	+	+	+	Höchstleistung	
16244	+	+	+	und Ausdauer	
16245	?	+	?	- wie oben -	
16246	+	+	+	- wie oben -	
16247	+	+	+	- wie oben -	
16248	+	?	+	Dreifach aktiv	
16249	+	+	+	Höchstleistung	
16250	*	+	+	Körp. kritisch	
16251	*	+	+	Körp. kritisch	
16252	-	+	+	Doppelt aktiv	
16253	-	+	*	Geist kritisch	
16254	-	+	*	Geist kritisch	

TAG	K	S	I	KOMMENTARE	DATUM
16255	-	*	-	Seele kritisch	
16256	?	-	-	Schöpf. Pause	
16257	-	-	-	Kräftesammeln	
16258	-	-	-	und Entspannen	
16259	-	-	-	- wie oben -	
16260	-	-	-	- wie oben -	
16261	-	-	-	- wie oben -	
16262	*	?	?	Körp. kritisch	
16263	+	-	-	Körperl. aktiv	
16264	+	-	-	ggf. unachtsam	
16265	+	-	-	und launenhaft	
16266	+	-	-	- wie oben -	
16267	+	-	-	- wie oben -	
16268	?	-	-	- wie oben -	
16269	+	*	-	Seele kritisch	
16270	+	+	*	Geist kritisch	
16271	+	+	+	Dreifach aktiv	
16272	+	+	+	Höchstleistung	
16273	*	+	+	Körp. kritisch	
16274	*	+	+	Körp. kritisch	
16275	-	+	+	Doppelt aktiv	
16276	-	?	+	Doppelt aktiv	
16277	-	+	+	Lust und Geist	
16278	-	+	?	ggf. abgehetzt	
16279	?	+	+	- wie oben -	
16280	-	+	+	- wie oben -	
16281	-	+	+	- wie oben -	
16282	-	+	+	- wie oben -	
16283	-	*	+	Seele kritisch	
16284	-	-	+	Geistig aktiv	
16285	*	-	+	Körp. kritisch	
16286	+	-	*	Geist kritisch	
16287	+	-	*	Geist kritisch	
16288	+	-	-	Körperl. aktiv	
16289	+	-	-	ggf. unachtsam	
16290	+	?	-	Körperl. aktiv	
16291	?	-	-	ggf. unachtsam	
16292	+	-	-	und launenhaft	
16293	+	-	-	- wie oben -	
16294	+	-	-	- wie oben -	
16295	+	-	?	- wie oben -	
16296	*	-	-	Körp. kritisch	

TAG	K	S	I	KOMMENTARE	DATUM
16297	*	*	-	Krise zweifach	
16298	-	+	-	Seelisch aktiv	
16299	-	+	-	ggf. abgehetzt	
16300	-	+	-	und sprunghaft	
16301	-	+	-	- wie oben -	
16302	?	+	-	- wie oben -	
16303	-	+	*	Geist kritisch	
16304	-	?	+	Doppelt aktiv	
16305	-	+	+	Lust und Geist	
16306	-	+	+	ggf. abgehetzt	
16307	-	+	+	- wie oben -	
16308	*	+	+	Körp. kritisch	
16309	+	+	+	Dreifach aktiv	
16310	+	+	+	Höchstleistung	
16311	+	*	?	Seele kritisch	
16312	+	-	+	Doppelt aktiv	
16313	+	-	+	Routinearbeit	
16314	?	-	+	ev. launenhaft	
16315	+	-	+	- wie oben -	
16316	+	-	+	- wie oben -	
16317	+	-	+	- wie oben -	
16318	+	?	+	Doppelt aktiv	
16319	*	-	*	Krise zweifach	
16320	*	-	*	Krise zweifach	
16321	-	-	-	Schöpf. Pause	
16322	-	-	-	Kräftesammeln	
16323	-	-	-	und Entspannen	
16324	-	-	-	- wie oben -	
16325	?	*	-	Seele kritisch	
16326	-	+	-	Seelisch aktiv	
16327	-	+	-	ggf. abgehetzt	
16328	-	+	?	und sprunghaft	
16329	-	+	-	- wie oben -	
16330	-	+	-	- wie oben -	
16331	*	+	-	Körp. kritisch	
16332	+	?	-	Doppelt aktiv	
16333	+	+	-	Höchstleistung	
16334	+	+	-	ggf. unachtsam	
16335	+	+	-	- wie oben -	
16336	+	+	*	Geist kritisch	
16337	?	+	+	Dreifach aktiv	
16338	+	+	+	Höchstleistung	

TAG	K	S	I	KOMMENTARE	DATUM
16339	+	*	+	Seele kritisch	
16340	+	-	+	Doppelt aktiv	
16341	+	-	+	Routinearbeit	
16342	*	-	+	Körp. kritisch	
16343	*	-	+	Körp. kritisch	
16344	-	-	?	Geistig aktiv	
16345	-	-	+	ggf. erschöpft	
16346	-	?	+	Geistig aktiv	
16347	-	-	+	ggf. erschöpft	
16348	?	-	+	und launenhaft	
16349	-	-	+	- wie oben -	
16350	-	-	+	- wie oben -	
16351	-	-	+	- wie oben -	
16352	-	-	*	Geist kritisch	
16353	-	*	*	Krise zweifach	
16354	*	+	-	Körp. kritisch	
16355	+	+	-	Doppelt aktiv	
16356	+	+	-	Höchstleistung	
16357	+	+	-	ggf. unachtsam	
16358	+	+	-	- wie oben -	
16359	+	+	-	- wie oben -	
16360	?	?	-	Doppelt aktiv	
16361	+	+	?	Höchstleistung	
16362	+	+	-	ggf. unachtsam	
16363	+	+	-	- wie oben -	
16364	+	+	-	- wie oben -	
16365	*	+	-	Körp. kritisch	
16366	*	+	-	Körp. kritisch	
16367	-	*	-	Seele kritisch	
16368	-	-	-	Schöpf. Pause	
16369	-	-	*	Geist kritisch	*
16370	-	-	+	Geistig aktiv	
16371	?	-	+	ggf. erschöpft	
16372	-	-	+	und launenhaft	
16373	-	-	+	- wie oben -	
16374	-	?	+	Geistig aktiv	
16375	-	-	+	ggf. erschöpft	
16376	-	-	+	und launenhaft	
16377	*	-	?	Körp. kritisch	
16378	+	-	+	Doppelt aktiv	
16379	+	-	+	Routinearbeit	
16380	+	-	+	ev. launenhaft	

* Geburtstag: 103. Lebenjahr vollendet

TAG	K	S	I	KOMMENTARE	DATUM
16381	+	*	+	Seele kritisch	
16382	+	+	+	Dreifach aktiv	
16383	?	+	+	Höchstleistung	
16384	+	+	+	und Ausdauer	
16385	+	+	*	Geist kritisch	
16386	+	+	*	Geist kritisch	
16387	+	+	-	Doppelt aktiv	
16388	*	?	-	Körp. kritisch	
16389	*	+	-	Körp. kritisch	
16390	-	+	-	Seelisch aktiv	
16391	-	+	-	ggf. abgehetzt	
16392	-	+	-	und sprunghaft	
16393	-	+	-	- wie oben -	
16394	?	+	?	- wie oben -	
16395	-	*	-	Seele kritisch	
16396	-	-	-	Schöpf. Pause	
16397	-	-	-	Kräftesammeln	
16398	-	-	-	und Entspannen	
16399	-	-	-	- wie oben -	
16400	*	-	-	Körp. kritisch	
16401	+	-	-	Körperl. aktiv	
16402	+	?	*	Geist kritisch	
16403	+	-	+	Doppelt aktiv	
16404	+	-	+	Routinearbeit	
16405	+	-	+	ev. launenhaft	
16406	?	-	+	- wie oben -	
16407	+	-	+	- wie oben -	
16408	+	-	+	- wie oben -	
16409	+	*	+	Seele kritisch	
16410	+	+	?	Dreifach aktiv	
16411	*	+	+	Körp. kritisch	
16412	*	+	+	Körp. kritisch	
16413	-	+	+	Doppelt aktiv	
16414	-	+	+	Lust und Geist	
16415	-	+	+	ggf. abgehetzt	
16416	-	?	+	Doppelt aktiv	
16417	?	+	+	Lust und Geist	
16418	-	+	*	Geist kritisch	
16419	-	+	*	Geist kritisch	
16420	-	+	-	Seelisch aktiv	
16421	-	+	-	ggf. abgehetzt	
16422	-	+	-	und sprunghaft	

Beispiel: Johann Wolfgang von Goethe

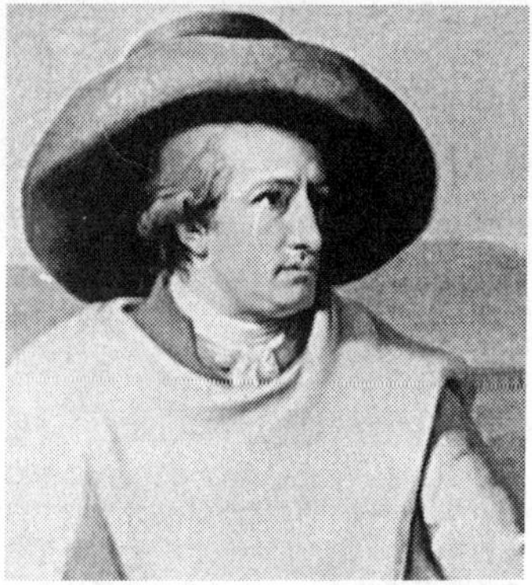

Für den Historiker kann es sehr aufschlußreich sein, den Biokalender berühmter Persönlichkeiten zu studieren und mit ihrem Lebenslauf, ihren Tagebuchnotizen und Briefen zu vergleichen.

Aktuelles Datum:
20.7.1794 (SO)
Geburtsdatum:
28.8.1749 (DO)

1794 bahnt sich die Freundschaft zwischen Goethe und Schiller an. Schillers Einladung an Goethe, er möge sich zur Mitarbeit an den »Horen« bereitfinden, wird von diesem wohlwollend beantwortet. Am 20.7.1794 kommt es zur ersten Begegnung der beiden Dichterfürsten. Beide unterhalten sich locker und gelöst, unter anderem über die Frage, ob die »Urpflanze« Idee oder Erfahrung sei.
Beide Dichter haben an diesem Tag ein dreifaches Tief und geben sich dem entspannten Gespräch hin. Für Schiller (geboren am 10.11.1759) ist dieser denkwürdige Sonntag übrigens der Biotag 12672. Noch im selben Jahr kommt es zum Gegenbesuch in Weimar. Die Ergebnisse sind von großer Bedeutung für die Weltliteratur: Schiller spornt Goethe zur Beendigung von »Wilhelm Meisters Lehrjahre« an und kann ihn bewegen, seine Arbeit am »Faust« weiterzuführen.

1794

TAG	K	S	I	KOMMENTARE	DATUM
16395	-	*	-	Seele kritisch	DO
16396	-	-	-	Schöpf. Pause	FR
16397	-	-	-	Kräftesammeln	SA
16398	-	-	-	und Entspannen	SO 20.7.
16399	-	-	-	- wie oben -	MO
16400	*	-	-	Körp. kritisch	DI
16401	+	-	-	Körperl. aktiv	MI

Entspannte Gespräche mit Schiller

TAG	K	S	I	KOMMENTARE	DATUM
16423	*	*	-	Krise zweifach	
16424	+	-	-	Körperl. aktiv	
16425	+	-	-	ggf. unachtsam	
16426	+	-	-	und launenhaft	
16427	+	-	?	- wie oben -	
16428	+	-	-	- wie oben -	
16429	?	-	-	- wie oben -	
16430	+	?	-	Körperl. aktiv	
16431	+	-	-	ggf. unachtsam	
16432	+	-	-	und launenhaft	
16433	+	-	-	- wie oben -	
16434	*	-	-	Körp. kritisch	
16435	*	-	*	Krise zweifach	
16436	-	-	+	Geistig aktiv	
16437	-	*	+	Seele kritisch *	
16438	-	+	+	Doppelt aktiv	
16439	-	+	+	Lust und Geist	
16440	?	+	+	ggf. abgehetzt	
16441	-	+	+	- wie oben -	
16442	-	+	+	- wie oben -	
16443	-	+	?	- wie oben -	
16444	-	?	+	Doppelt aktiv	
16445	-	+	+	Lust und Geist	
16446	*	+	+	Körp. kritisch	
16447	+	+	+	Dreifach aktiv	
16448	+	+	+	Höchstleistung	
16449	+	+	+	und Ausdauer	
16450	+	+	+	- wie oben -	
16451	+	*	*	Krise zweifach	
16452	?	-	*	Geist kritisch	
16453	+	-	-	Körperl. aktiv	
16454	+	-	-	ggf. unachtsam	
16455	+	-	-	und launenhaft	
16456	+	-	-	- wie oben -	
16457	*	-	-	Körp. kritisch	
16458	*	?	-	Körp. kritisch	
16459	-	-	-	Schöpf. Pause	
16460	-	-	?	Kräftesammeln	
16461	-	-	-	und Entspannen	
16462	-	-	-	- wie oben -	
16463	?	-	-	- wie oben -	
16464	-	-	-	- wie oben -	

* Geburtstag: 45. Lebenjahr vollendet

TAG	K	S	I	KOMMENTARE	DATUM
16465	-	*	-	Seele kritisch	
16466	-	+	-	Seelisch aktiv	
16467	-	+	-	ggf. abgehetzt	
16468	-	+	*	Geist kritisch	
16469	*	+	+	Körp. kritisch	
16470	+	+	+	Dreifach aktiv	
16471	+	+	+	Höchstleistung	
16472	+	?	+	Dreifach aktiv	
16473	+	+	+	Höchstleistung	
16474	+	+	+	und Ausdauer	
16475	?	+	+	- wie oben -	
16476	+	+	?	- wie oben -	
16477	+	+	+	- wie oben -	
16478	+	+	+	- wie oben -	
16479	+	*	+	Seele kritisch	
16480	*	-	+	Körp. kritisch	
16481	*	-	+	Körp. kritisch	
16482	-	-	+	Geistig aktiv	
16483	-	-	+	ggf. erschöpft	
16484	-	-	*	Geist kritisch	
16485	-	-	*	Geist kritisch	
16486	?	?	-	Schöpf. Pause	
16487	-	-	-	Kräftesammeln	
16488	-	-	-	und Entspannen	
16489	-	-	-	- wie oben -	
16490	-	-	-	- wie oben -	
16491	-	-	-	- wie oben -	
16492	*	-	-	Körp. kritisch	
16493	+	*	?	Seele kritisch	
16494	+	+	-	Doppelt aktiv	
16495	+	+	-	Höchstleistung	
16496	+	+	-	ggf. unachtsam	
16497	+	+	-	- wie oben -	
16498	?	+	-	- wie oben -	
16499	+	+	-	- wie oben -	
16500	+	?	-	Doppelt aktiv	
16501	+	+	*	Geist kritisch	
16502	+	+	+	Dreifach aktiv	
16503	*	+	+	Körp. kritisch	
16504	*	+	+	Körp. kritisch	
16505	-	+	+	Doppelt aktiv	
16506	-	+	+	Lust und Geist	

TAG	K	S	I	KOMMENTARE	DATUM
16507	-	*	+	Seele kritisch	
16508	-	-	+	Geistig aktiv	
16509	?	-	?	ggf. erschöpft	
16510	-	-	+	und launenhaft	
16511	-	-	+	- wie oben -	
16512	-	-	+	- wie oben -	
16513	-	-	+	- wie oben -	
16514	-	?	+	Geistig aktiv	
16515	*	-	+	Körp. kritisch	
16516	+	-	+	Doppelt aktiv	
16517	+	-	*	Geist kritisch	
16518	+	-	*	Geist kritisch	
16519	+	-	-	Körperl. aktiv	
16520	+	-	-	ggf. unachtsam	
16521	?	*	-	Seele kritisch	
16522	+	+	-	Doppelt aktiv	
16523	+	+	-	Höchstleistung	
16524	+	+	-	ggf. unachtsam	
16525	+	+	-	- wie oben -	
16526	*	+	?	Körp. kritisch	
16527	*	+	-	Körp. kritisch	
16528	-	?	-	Seelisch aktiv	
16529	-	+	-	ggf. abgehetzt	
16530	-	+	-	und sprunghaft	
16531	-	+	-	- wie oben -	
16532	?	+	-	- wie oben -	
16533	-	+	-	- wie oben -	
16534	-	+	*	Geist kritisch	
16535	-	*	+	Seele kritisch	
16536	-	-	+	Geistig aktiv	
16537	-	-	+	ggf. erschöpft	
16538	*	-	+	Körp. kritisch	
16539	+	-	+	Doppelt aktiv	
16540	+	-	+	Routinearbeit	
16541	+	-	+	ev. launenhaft	
16542	+	?	?	Doppelt aktiv	
16543	+	-	+	Routinearbeit	
16544	?	-	+	ev. launenhaft	
16545	+	-	+	- wie oben -	
16546	+	-	+	- wie oben -	
16547	+	-	+	- wie oben -	
16548	+	-	+	- wie oben -	

TAG	K	S	I	KOMMENTARE	DATUM
16549	*	*	+	Krise zweifach	
16550	*	+	*	Krise zweifach	
16551	-	+	*	Geist kritisch	
16552	-	+	-	Seelisch aktiv	
16553	-	+	-	ggf. abgehetzt	
16554	-	+	-	und sprunghaft	
16555	?	+	-	- wie oben -	
16556	-	?	-	Seelisch aktiv	
16557	-	+	-	ggf. abgehetzt	
16558	-	+	-	und sprunghaft	
16559	-	+	?	- wie oben -	
16560	-	+	-	- wie oben -	
16561	*	+	-	Körp. kritisch	
16562	+	+	-	Doppelt aktiv	
16563	+	*	-	Seele kritisch	
16564	+	-	-	Körperl. aktiv	
16565	+	-	-	ggf. unachtsam	
16566	+	-	-	und launenhaft	
16567	?	-	*	Geist kritisch	
16568	+	-	+	Doppelt aktiv	
16569	+	-	+	Routinearbeit	
16570	+	?	+	Doppelt aktiv	
16571	+	-	+	Routinearbeit	
16572	*	-	+	Körp. kritisch	
16573	*	-	+	Körp. kritisch	
16574	-	-	+	Geistig aktiv	
16575	-	-	?	ggf. erschöpft	
16576	-	-	+	und launenhaft	
16577	-	*	+	Seele kritisch	
16578	?	+	+	Doppelt aktiv	
16579	-	+	+	Lust und Geist	
16580	-	+	+	ggf. abgehetzt	
16581	-	+	+	- wie oben -	
16582	-	+	+	- wie oben -	
16583	-	+	*	Geist kritisch	
16584	*	?	*	Krise zweifach	
16585	+	+	-	Doppelt aktiv	
16586	+	+	-	Höchstleistung	
16587	+	+	-	ggf. unachtsam	
16588	+	+	-	- wie oben -	
16589	+	+	-	- wie oben -	
16590	?	+	-	- wie oben -	

TAG	K	S	I	KOMMENTARE	DATUM
16591	+	*	-	Seele kritisch	
16592	+	-	?	Körperl. aktiv	
16593	+	-	-	ggf. unachtsam	
16594	+	-	-	und launenhaft	
16595	*	-	-	Körp. kritisch	
16596	*	-	-	Körp. kritisch	
16597	-	-	-	Schöpf. Pause	
16598	-	?	-	Schöpf. Pause	
16599	-	-	-	Kräftesammeln	
16600	-	-	*	Geist kritisch	
16601	?	-	+	Geistig aktiv	
16602	-	-	+	ggf. erschöpft	
16603	-	-	+	und launenhaft	
16604	-	-	+	- wie oben -	
16605	-	*	+	Seele kritisch	
16606	-	+	+	Doppelt aktiv	
16607	*	+	+	Körp. kritisch	
16608	+	+	?	Dreifach aktiv	
16609	+	+	+	Höchstleistung	
16610	+	+	+	und Ausdauer	
16611	+	+	+	- wie oben -	
16612	+	?	+	Dreifach aktiv	
16613	?	+	+	Höchstleistung	
16614	+	+	+	und Ausdauer	
16615	+	+	+	- wie oben -	
16616	+	+	*	Geist kritisch	
16617	+	+	*	Geist kritisch	
16618	*	+	-	Körp. kritisch	
16619	*	*	-	Krise zweifach	
16620	-	-	-	Schöpf. Pause	
16621	-	-	-	Kräftesammeln	
16622	-	-	-	und Entspannen	
16623	-	-	-	- wie oben -	
16624	?	-	-	- wie oben -	
16625	-	-	?	- wie oben -	
16626	-	?	-	Schöpf. Pause	
16627	-	-	-	Kräftesammeln	
16628	-	-	-	und Entspannen	
16629	-	-	-	- wie oben -	
16630	*	-	-	Körp. kritisch	
16631	+	-	-	Körperl. aktiv	
16632	+	-	-	ggf. unachtsam	

TAG	K	S	I	KOMMENTARE	DATUM
16633	+	*	*	Krise zweifach	
16634	+	+	+	Dreifach aktiv	
16635	+	+	+	Höchstleistung	
16636	?	+	+	und Ausdauer	
16637	+	+	+	- wie oben -	
16638	+	+	+	- wie oben -	
16639	+	+	+	- wie oben -	
16640	+	?	+	Dreifach aktiv	
16641	*	+	?	Körp. kritisch	
16642	*	+	+	Körp. kritisch	
16643	-	+	+	Doppelt aktiv	
16644	-	+	+	Lust und Geist	
16645	-	+	+	ggf. abgehetzt	
16646	-	+	+	- wie oben -	
16647	?	*	+	Seele kritisch	
16648	-	-	+	Geistig aktiv	
16649	-	-	*	Geist kritisch	
16650	-	-	*	Geist kritisch	
16651	-	-	-	Schöpf. Pause	
16652	-	-	-	Kräftesammeln	
16653	*	-	-	Körp. kritisch	
16654	+	?	-	Körperl. aktiv	
16655	+	-	-	ggf. unachtsam	
16656	+	-	-	und launenhaft	
16657	+	-	-	- wie oben -	
16658	+	-	?	- wie oben -	
16659	?	-	-	- wie oben -	
16660	+	-	-	- wie oben -	
16661	+	*	-	Seele kritisch	
16662	+	+	-	Doppelt aktiv	
16663	+	+	-	Höchstleistung	
16664	*	+	-	Körp. kritisch	
16665	*	+	-	Körp. kritisch	
16666	-	+	*	Geist kritisch	
16667	-	+	+	Doppelt aktiv	
16668	-	?	+	Doppelt aktiv	
16669	-	+	+	Lust und Geist	
16670	?	+	+	ggf. abgehetzt	
16671	-	+	+	- wie oben -	
16672	-	+	+	- wie oben -	
16673	-	+	+	- wie oben -	
16674	-	+	?	- wie oben -	

TAG	K	S	I	KOMMENTARE	DATUM
16675	-	*	+	Seele kritisch	
16676	*	-	+	Körp. kritisch	
16677	+	-	+	Doppelt aktiv	
16678	+	-	+	Routinearbeit	
16679	+	-	+	ev. launenhaft	
16680	+	-	+	- wie oben -	
16681	+	-	+	- wie oben -	
16682	?	?	*	Geist kritisch	
16683	+	-	*	Geist kritisch	
16684	+	-	-	Körperl. aktiv	
16685	+	-	-	ggf. unachtsam	
16686	+	-	-	und launenhaft	
16687	*	-	-	Körp. kritisch	
16688	*	-	-	Körp. kritisch	
16689	-	*	-	Seele kritisch	
16690	-	+	-	Seelisch aktiv	
16691	-	+	?	ggf. abgehetzt	
16692	-	+	-	und sprunghaft	
16693	?	+	-	- wie oben -	
16694	-	+	-	- wie oben -	
16695	-	+	-	- wie oben -	
16696	-	?	-	Seelisch aktiv	
16697	-	+	-	ggf. abgehetzt	
16698	-	+	-	und sprunghaft	
16699	*	+	*	Krise zweifach	
16700	+	+	+	Dreifach aktiv	
16701	+	+	+	Höchstleistung	
16702	+	+	+	und Ausdauer	
16703	+	*	+	Seele kritisch	
16704	+	-	+	Doppelt aktiv	
16705	?	-	+	Routinearbeit	
16706	+	-	+	ev. launenhaft	
16707	+	-	?	- wie oben -	
16708	+	-	+	- wie oben -	
16709	+	-	+	- wie oben -	
16710	*	?	+	Körp. kritisch	
16711	*	-	+	Körp. kritisch	
16712	-	-	+	Geistig aktiv	
16713	-	-	+	ggf. erschöpft	
16714	-	-	+	und launenhaft	
16715	-	-	*	Geist kritisch	
16716	?	-	*	Geist kritisch	

TAG	K	S	I	KOMMENTARE	DATUM
16717	-	*	-	Seele kritisch	
16718	-	+	-	Seelisch aktiv	
16719	-	+	-	ggf. abgehetzt	
16720	-	+	-	und sprunghaft	
16721	-	+	-	- wie oben -	
16722	*	+	-	Körp. kritisch	
16723	+	+	-	Doppelt aktiv	
16724	+	?	?	Doppelt aktiv	
16725	+	+	-	Höchstleistung	
16726	+	+	-	ggf. unachtsam	
16727	+	+	-	- wie oben -	
16728	?	+	-	- wie oben -	
16729	+	+	-	- wie oben -	
16730	+	+	-	- wie oben -	
16731	+	*	-	Seele kritisch	
16732	+	-	*	Geist kritisch	
16733	*	-	+	Körp. kritisch	
16734	*	-	+	Körp. kritisch	
16735	-	-	+	Geistig aktiv *	
16736	-	-	+	ggf. erschöpft	
16737	-	-	+	und launenhaft	
16738	-	?	+	Geistig aktiv	
16739	?	-	+	ggf. erschöpft	
16740	-	-	?	und launenhaft	
16741	-	-	+	- wie oben -	
16742	-	-	+	- wie oben -	
16743	-	-	+	- wie oben -	
16744	-	-	+	- wie oben -	
16745	*	*	+	Krise zweifach	
16746	+	+	+	Dreifach aktiv	
16747	+	+	+	Höchstleistung	
16748	+	+	*	Geist kritisch	
16749	+	+	*	Geist kritisch	
16750	+	+	-	Doppelt aktiv	
16751	?	+	-	Höchstleistung	
16752	+	?	-	Doppelt aktiv	
16753	+	+	-	Höchstleistung	
16754	+	+	-	ggf. unachtsam	
16755	+	+	-	- wie oben -	
16756	*	+	-	Körp. kritisch	
16757	*	+	?	Körp. kritisch	
16758	-	+	-	Seelisch aktiv	

* Geburtstag: 104. Lebenjahr vollendet

TAG	K	S	I	KOMMENTARE	DATUM
16759	-	*	-	Seele kritisch	
16760	-	-	-	Schöpf. Pause	
16761	-	-	-	Kräftesammeln	
16762	?	-	-	und Entspannen	
16763	-	-	-	- wie oben -	
16764	-	-	-	- wie oben -	
16765	-	-	*	Geist kritisch	
16766	-	?	+	Geistig aktiv	
16767	-	-	+	ggf. erschöpft	
16768	*	-	+	Körp. kritisch	
16769	+	-	+	Doppelt aktiv	
16770	+	-	+	Routinearbeit	
16771	+	-	+	ev. launenhaft	
16772	+	-	+	- wie oben -	
16773	+	*	?	Seele kritisch	
16774	?	+	+	Dreifach aktiv	
16775	+	+	+	Höchstleistung	
16776	+	+	+	und Ausdauer	
16777	+	+	+	- wie oben -	
16778	+	+	+	- wie oben -	
16779	*	+	+	Körp. kritisch	
16780	*	?	+	Körp. kritisch	
16781	-	+	*	Geist kritisch	
16782	-	+	*	Geist kritisch	
16783	-	+	-	Seelisch aktiv	
16784	-	+	-	ggf. abgehetzt	
16785	?	+	-	und sprunghaft	
16786	-	+	-	- wie oben -	
16787	-	*	-	Seele kritisch	
16788	-	-	-	Schöpf. Pause	
16789	-	-	-	Kräftesammeln	
16790	-	-	?	und Entspannen	
16791	*	-	-	Körp. kritisch	
16792	+	-	-	Körperl. aktiv	
16793	+	-	-	ggf. unachtsam	
16794	+	?	-	Körperl. aktiv	
16795	+	-	-	ggf. unachtsam	
16796	+	-	-	und launenhaft	
16797	?	-	-	- wie oben -	
16798	+	-	*	Geist kritisch	
16799	+	-	+	Doppelt aktiv	
16800	+	-	+	Routinearbeit	

TAG	K	S	I	KOMMENTARE	DATUM
16801	+	*	+	Seele kritisch	
16802	*	+	+	Körp. kritisch *	
16803	*	+	+	Körp. kritisch	
16804	-	+	+	Doppelt aktiv	
16805	-	+	+	Lust und Geist	
16806	-	+	?	ggf. abgehetzt	
16807	-	+	+	- wie oben -	
16808	?	?	+	Doppelt aktiv	
16809	-	+	+	Lust und Geist	
16810	-	+	+	ggf. abgehetzt	
16811	-	+	+	- wie oben -	
16812	-	+	+	- wie oben -	
16813	-	+	+	- wie oben -	
16814	*	+	*	Krise zweifach	
16815	+	*	*	Krise zweifach	
16816	+	-	-	Körperl. aktiv	
16817	+	-	-	ggf. unachtsam	
16818	+	-	-	und launenhaft	
16819	+	-	-	- wie oben -	
16820	?	-	-	- wie oben -	
16821	+	-	-	- wie oben -	
16822	+	?	-	Körperl. aktiv	
16823	+	-	?	ggf. unachtsam	
16824	+	-	-	und launenhaft	
16825	*	-	-	Körp. kritisch	
16826	*	-	-	Körp. kritisch	
16827	-	-	-	Schöpf. Pause	
16828	-	-	-	Kräftesammeln	
16829	-	*	-	Seele kritisch	
16830	-	+	-	Seelisch aktiv	
16831	?	+	*	Geist kritisch	
16832	-	+	+	Doppelt aktiv	
16833	-	+	+	Lust und Geist	
16834	-	+	+	ggf. abgehetzt	
16835	-	+	+	- wie oben -	
16836	-	?	+	Doppelt aktiv	
16837	*	+	+	Körp. kritisch	
16838	+	+	+	Dreifach aktiv	
16839	+	+	?	Höchstleistung	
16840	+	+	+	und Ausdauer	
16841	+	+	+	- wie oben -	
16842	+	+	+	- wie oben -	

* Geburtstag: 46. Lebenjahr vollendet

TAG	K	S	I	KOMMENTARE	DATUM
16843	?	*	+	Seele kritisch	
16844	+	-	+	Doppelt aktiv	
16845	+	-	+	Routinearbeit	
16846	+	-	+	ev. launenhaft	
16847	+	-	*	Geist kritisch	
16848	*	-	*	Krise zweifach	
16849	*	-	-	Körp. kritisch	
16850	-	?	-	Schöpf. Pause	
16851	-	-	-	Kräftesammeln	
16852	-	-	-	und Entspannen	
16853	-	-	-	- wie oben -	
16854	?	-	-	- wie oben -	
16855	-	-	-	- wie oben -	
16856	-	-	?	- wie oben -	
16857	-	*	-	Seele kritisch	
16858	-	+	-	Seelisch aktiv	
16859	-	+	-	ggf. abgehetzt	
16860	*	+	-	Körp. kritisch	
16861	+	+	-	Doppelt aktiv	
16862	+	+	-	Höchstleistung	
16863	+	+	-	ggf. unachtsam	
16864	+	?	*	Geist kritisch	
16865	+	+	+	Dreifach aktiv	
16866	?	+	+	Höchstleistung	
16867	+	+	+	und Ausdauer	
16868	+	+	+	- wie oben -	
16869	+	+	+	- wie oben -	
16870	+	+	+	- wie oben -	
16871	*	*	+	Krise zweifach	
16872	*	-	?	Körp. kritisch	
16873	-	-	+	Geistig aktiv	
16874	-	-	+	ggf. erschöpft	
16875	-	-	+	und launenhaft	
16876	-	-	+	- wie oben -	
16877	?	-	+	- wie oben -	
16878	-	?	+	Geistig aktiv	
16879	-	-	+	ggf. erschöpft	
16880	-	-	*	Geist kritisch	
16881	-	-	*	Geist kritisch	
16882	-	-	-	Schöpf. Pause	
16883	*	-	-	Körp. kritisch	
16884	+	-	-	Körperl. aktiv	

TAG	K	S	I	KOMMENTARE	DATUM
16885	+	*	-	Seele kritisch	
16886	+	+	-	Doppelt aktiv	
16887	+	+	-	Höchstleistung	
16888	+	+	-	ggf. unachtsam	
16889	?	+	?	- wie oben -	
16890	+	+	-	- wie oben -	
16891	+	+	-	- wie oben -	
16892	+	?	-	Doppelt aktiv	
16893	+	+	-	Höchstleistung	
16894	*	+	-	Körp. kritisch	
16895	*	+	-	Körp. kritisch	
16896	-	+	-	Seelisch aktiv	
16897	-	+	*	Geist kritisch	
16898	-	+	+	Doppelt aktiv	
16899	-	*	+	Seele kritisch	
16900	?	-	+	Geistig aktiv	
16901	-	-	+	ggf. erschöpft	
16902	-	-	+	und launenhaft	
16903	-	-	+	- wie oben -	
16904	-	-	+	- wie oben -	
16905	-	-	?	- wie oben -	
16906	*	?	+	Körp. kritisch	
16907	+	-	+	Doppelt aktiv	
16908	+	-	+	Routinearbeit	
16909	+	-	+	ev. launenhaft	
16910	+	-	+	- wie oben -	
16911	+	-	+	- wie oben -	
16912	?	-	+	- wie oben -	
16913	+	*	*	Krise zweifach	
16914	+	+	*	Geist kritisch	
16915	+	+	-	Doppelt aktiv	
16916	+	+	-	Höchstleistung	
16917	*	+	-	Körp. kritisch	
16918	*	+	-	Körp. kritisch	
16919	-	+	-	Seelisch aktiv	
16920	-	?	-	Seelisch aktiv	
16921	-	+	-	ggf. abgehetzt	
16922	-	+	?	und sprunghaft	
16923	?	+	-	- wie oben -	
16924	-	+	-	- wie oben -	
16925	-	+	-	- wie oben -	
16926	-	+	-	- wie oben -	

TAG	K	S	I	KOMMENTARE	DATUM
16927	-	*	-	Seele kritisch	
16928	-	-	-	Schöpf. Pause	
16929	*	-	-	Körp. kritisch	
16930	+	-	*	Geist kritisch	
16931	+	-	+	Doppelt aktiv	
16932	+	-	+	Routinearbeit	
16933	+	-	+	ev. launenhaft	
16934	+	?	+	Doppelt aktiv	
16935	?	-	+	Routinearbeit	
16936	+	-	+	ev. launenhaft	
16937	+	-	+	- wie oben -	
16938	+	-	?	- wie oben -	
16939	+	-	+	- wie oben -	
16940	*	-	+	Körp. kritisch	
16941	*	*	+	Krise zweifach	
16942	-	+	+	Doppelt aktiv	
16943	-	+	+	Lust und Geist	
16944	-	+	+	ggf. abgehetzt	
16945	-	+	+	- wie oben -	
16946	?	+	*	Geist kritisch	
16947	-	+	*	Geist kritisch	
16948	-	?	-	Seelisch aktiv	
16949	-	+	-	ggf. abgehetzt	
16950	-	+	-	und sprunghaft	
16951	-	+	-	- wie oben -	
16952	*	+	-	Körp. kritisch	
16953	+	+	-	Doppelt aktiv	
16954	+	+	-	Höchstleistung	
16955	+	*	?	Seele kritisch	
16956	+	-	-	Körperl. aktiv	
16957	+	-	-	ggf. unachtsam	
16958	?	-	-	und launenhaft	
16959	+	-	-	- wie oben -	
16960	+	-	-	- wie oben -	
16961	+	-	-	- wie oben -	
16962	+	?	-	Körperl. aktiv	
16963	*	-	*	Krise zweifach	
16964	*	-	+	Körp. kritisch	
16965	-	-	+	Geistig aktiv	
16966	-	-	+	ggf. erschöpft	
16967	-	-	+	und launenhaft	
16968	-	-	+	- wie oben -	

TAG	K	S	I	KOMMENTARE	DATUM
16969	?	*	+	Seele kritisch	
16970	-	+	+	Doppelt aktiv	
16971	-	+	?	Lust und Geist	
16972	-	+	+	ggf. abgehetzt	
16973	-	+	+	- wie oben -	
16974	-	+	+	- wie oben -	
16975	*	+	+	Körp. kritisch	
16976	+	?	+	Dreifach aktiv	
16977	+	+	+	Höchstleistung	
16978	+	+	+	und Ausdauer	
16979	+	+	*	Geist kritisch	
16980	+	+	*	Geist kritisch	
16981	?	+	-	Doppelt aktiv	
16982	+	+	-	Höchstleistung	
16983	+	*	-	Seele kritisch	
16984	+	-	-	Körperl. aktiv	
16985	+	-	-	ggf. unachtsam	
16986	*	-	-	Körp. kritisch	
16987	*	-	-	Körp. kritisch	
16988	-	-	?	Schöpf. Pause	
16989	-	-	-	Kräftesammeln	
16990	-	?	-	Schöpf. Pause	
16991	-	-	-	Kräftesammeln	
16992	?	-	-	und Entspannen	
16993	-	-	-	- wie oben -	
16994	-	-	-	- wie oben -	
16995	-	-	-	- wie oben -	
16996	-	-	*	Geist kritisch	
16997	-	*	+	Seele kritisch	
16998	*	+	+	Körp. kritisch	
16999	+	+	+	Dreifach aktiv	
17000	+	+	+	Höchstleistung	
17001	+	+	+	und Ausdauer	
17002	+	+	+	- wie oben -	
17003	+	+	+	- wie oben -	
17004	?	?	?	Dreifach aktiv	
17005	+	+	+	Höchstleistung	
17006	+	+	+	und Ausdauer	
17007	+	+	+	- wie oben -	
17008	+	+	+	- wie oben -	
17009	*	+	+	Körp. kritisch	
17010	*	+	+	Körp. kritisch	

TAG	K	S	I	KOMMENTARE	DATUM
17011	-	*	+	Seele kritisch	
17012	-	-	*	Geist kritisch	
17013	-	-	*	Geist kritisch	
17014	-	-	-	Schöpf. Pause	
17015	?	-	-	Kräftesammeln	
17016	-	-	-	und Entspannen	
17017	-	-	-	- wie oben -	
17018	-	?	-	Schöpf. Pause	
17019	-	-	-	Kräftesammeln	
17020	-	-	-	und Entspannen	
17021	*	-	?	Körp. kritisch	
17022	+	-	-	Körperl. aktiv	
17023	+	-	-	ggf. unachtsam	
17024	+	-	-	und launenhaft	
17025	+	*	-	Seele kritisch	
17026	+	+	-	Doppelt aktiv	
17027	?	+	-	Höchstleistung	
17028	+	+	-	ggf. unachtsam	
17029	+	+	*	Geist kritisch	
17030	+	+	+	Dreifach aktiv	
17031	+	+	+	Höchstleistung	
17032	*	?	+	Körp. kritisch	
17033	*	+	+	Körp. kritisch	
17034	-	+	+	Doppelt aktiv	
17035	-	+	+	Lust und Geist	
17036	-	+	+	ggf. abgehetzt	
17037	-	+	?	- wie oben -	
17038	?	+	+	- wie oben -	
17039	-	*	+	Seele kritisch	
17040	-	-	+	Geistig aktiv	
17041	-	-	+	ggf. erschöpft	
17042	-	-	+	und launenhaft	
17043	-	-	+	- wie oben -	
17044	*	-	+	Körp. kritisch	
17045	+	-	*	Geist kritisch	
17046	+	?	*	Geist kritisch	
17047	+	-	-	Körperl. aktiv	
17048	+	-	-	ggf. unachtsam	
17049	+	-	-	und launenhaft	
17050	?	-	-	- wie oben -	
17051	+	-	-	- wie oben -	
17052	+	-	-	- wie oben -	

TAG	K	S	I	KOMMENTARE	DATUM
17053	+	*	-	Seele kritisch	
17054	+	+	?	Doppelt aktiv	
17055	*	+	-	Körp. kritisch	
17056	*	+	-	Körp. kritisch	
17057	-	+	-	Seelisch aktiv	
17058	-	+	-	ggf. abgehetzt	
17059	-	+	-	und sprunghaft	
17060	-	?	-	Seelisch aktiv	
17061	?	+	-	ggf. abgehetzt	
17062	-	+	*	Geist kritisch	
17063	-	+	+	Doppelt aktiv	
17064	-	+	+	Lust und Geist	
17065	-	+	+	ggf. abgehetzt	
17066	-	+	+	- wie oben -	
17067	*	*	+	Krise zweifach	
17068	+	-	+	Doppelt aktiv	
17069	+	-	+	Routinearbeit	
17070	+	-	?	ev. launenhaft	
17071	+	-	+	- wie oben -	
17072	+	-	+	- wie oben -	
17073	?	-	+	- wie oben -	
17074	+	?	+	Doppelt aktiv	
17075	+	-	+	Routinearbeit	
17076	+	-	+	ev. launenhaft	
17077	+	-	+	- wie oben -	
17078	*	-	*	Krise zweifach	
17079	*	-	*	Krise zweifach	
17080	-	-	-	Schöpf. Pause	
17081	-	*	-	Seele kritisch	
17082	-	+	-	Seelisch aktiv	
17083	-	+	-	ggf. abgehetzt	
17084	?	+	-	und sprunghaft	
17085	-	+	-	- wie oben -	
17086	-	+	-	- wie oben -	
17087	-	+	?	- wie oben -	
17088	-	?	-	Seelisch aktiv	
17089	-	+	-	ggf. abgehetzt	
17090	*	+	-	Körp. kritisch	
17091	+	+	-	Doppelt aktiv	
17092	+	+	-	Höchstleistung	
17093	+	+	-	ggf. unachtsam	
17094	+	+	-	- wie oben -	

TAG	K	S	I	KOMMENTARE	DATUM
17095	+	*	*	Krise zweifach	
17096	?	-	+	Doppelt aktiv	
17097	+	-	+	Routinearbeit	
17098	+	-	+	ev. launenhaft	
17099	+	-	+	- wie oben -	
17100	+	-	+	- wie oben -	*
17101	*	-	+	Körp. kritisch	
17102	*	?	+	Körp. kritisch	
17103	-	-	?	Geistig aktiv	
17104	-	-	+	ggf. erschöpft	
17105	-	-	+	und launenhaft	
17106	-	-	+	- wie oben -	
17107	?	-	+	- wie oben -	
17108	-	-	+	- wie oben -	
17109	-	*	+	Seele kritisch	
17110	-	+	+	Doppelt aktiv	
17111	-	+	*	Geist kritisch	
17112	-	+	*	Geist kritisch	
17113	*	+	-	Körp. kritisch	
17114	+	+	-	Doppelt aktiv	
17115	+	+	-	Höchstleistung	
17116	+	?	-	Doppelt aktiv	
17117	+	+	-	Höchstleistung	
17118	+	+	-	ggf. unachtsam	
17119	?	+	-	- wie oben -	
17120	+	+	?	- wie oben -	
17121	+	+	-	- wie oben -	
17122	+	+	-	- wie oben -	
17123	+	*	-	Seele kritisch	
17124	*	-	-	Körp. kritisch	
17125	*	-	-	Körp. kritisch	
17126	-	-	-	Schöpf. Pause	
17127	-	-	-	Kräftesammeln	
17128	-	-	*	Geist kritisch	
17129	-	-	+	Geistig aktiv	
17130	?	?	+	Geistig aktiv	
17131	-	-	+	ggf. erschöpft	
17132	-	-	+	und launenhaft	
17133	-	-	+	- wie oben -	
17134	-	-	+	- wie oben -	
17135	-	-	+	- wie oben -	
17136	*	-	?	Körp. kritisch	

* Geburtstag: 105. Lebenjahr vollendet

TAG	K	S	I	KOMMENTARE	DATUM
17137	+	*	+	Seele kritisch	
17138	+	+	+	Dreifach aktiv	
17139	+	+	+	Höchstleistung	
17140	+	+	+	und Ausdauer	
17141	+	+	+	- wie oben -	
17142	?	+	+	- wie oben -	
17143	+	+	+	- wie oben -	
17144	+	?	*	Geist kritisch	
17145	+	+	*	Geist kritisch	
17146	+	+	-	Doppelt aktiv	
17147	*	+	-	Körp. kritisch	
17148	*	+	-	Körp. kritisch	
17149	-	+	-	Seelisch aktiv	
17150	-	+	-	ggf. abgehetzt	
17151	-	*	-	Seele kritisch	
17152	-	-	-	Schöpf. Pause	
17153	?	-	?	Kräftesammeln	
17154	-	-	-	und Entspannen	
17155	-	-	-	- wie oben -	
17156	-	-	-	- wie oben -	
17157	-	-	-	- wie oben -	
17158	-	?	-	Schöpf. Pause	
17159	*	-	-	Körp. kritisch	
17160	+	-	-	Körperl. aktiv	
17161	+	-	*	Geist kritisch	
17162	+	-	+	Doppelt aktiv	
17163	+	-	+	Routinearbeit	
17164	+	-	+	ev. launenhaft	
17165	?	*	+	Seele kritisch	
17166	+	+	+	Dreifach aktiv	
17167	+	+	+	Höchstleistung	*
17168	+	+	+	und Ausdauer	
17169	+	+	?	- wie oben -	
17170	*	+	+	Körp. kritisch	
17171	*	+	+	Körp. kritisch	
17172	-	?	+	Doppelt aktiv	
17173	-	+	+	Lust und Geist	
17174	-	+	+	ggf. abgehetzt	
17175	-	+	+	- wie oben -	
17176	?	+	+	- wie oben -	
17177	-	+	*	Geist kritisch	
17178	-	+	*	Geist kritisch	

* Geburtstag: 47. Lebenjahr vollendet

TAG	K	S	I	KOMMENTARE	DATUM
17179	-	*	-	Seele kritisch	
17180	-	-	-	Schöpf. Pause	
17181	-	-	-	Kräftesammeln	
17182	*	-	-	Körp. kritisch	
17183	+	-	-	Körperl. aktiv	
17184	+	-	-	ggf. unachtsam	
17185	+	-	-	und launenhaft	
17186	+	?	?	Körperl. aktiv	
17187	+	-	-	ggf. unachtsam	
17188	?	-	-	und launenhaft	
17189	+	-	-	- wie oben -	
17190	+	-	-	- wie oben -	
17191	+	-	-	- wie oben -	
17192	+	-	-	- wie oben -	
17193	*	*	-	Krise zweifach	
17194	*	+	*	Krise zweifach	
17195	-	+	+	Doppelt aktiv	
17196	-	+	+	Lust und Geist	
17197	-	+	+	ggf. abgehetzt	
17198	-	+	+	- wie oben -	
17199	?	+	+	- wie oben -	
17200	-	?	+	Doppelt aktiv	
17201	-	+	+	Lust und Geist	
17202	-	+	?	ggf. abgehetzt	
17203	-	+	+	- wie oben -	
17204	-	+	+	- wie oben -	
17205	*	+	+	Körp. kritisch	
17206	+	+	+	Dreifach aktiv	
17207	+	*	+	Seele kritisch	
17208	+	-	+	Doppelt aktiv	
17209	+	-	+	Routinearbeit	
17210	+	-	*	Geist kritisch	
17211	?	-	*	Geist kritisch	
17212	+	-	-	Körperl. aktiv	
17213	+	-	-	ggf. unachtsam	
17214	+	?	-	Körperl. aktiv	
17215	+	-	-	ggf. unachtsam	
17216	*	-	-	Körp. kritisch	
17217	*	-	-	Körp. kritisch	
17218	-	-	-	Schöpf. Pause	
17219	-	-	?	Kräftesammeln	
17220	-	-	-	und Entspannen	

TAG	K	S	I	KOMMENTARE	DATUM
17221	-	*	-	Seele kritisch	
17222	?	+	-	Seelisch aktiv	
17223	-	+	-	ggf. abgehetzt	
17224	-	+	-	und sprunghaft	
17225	-	+	-	- wie oben -	
17226	-	+	-	- wie oben -	
17227	-	+	*	Geist kritisch	
17228	*	?	+	Körp. kritisch	
17229	+	+	+	Dreifach aktiv	
17230	+	+	+	Höchstleistung	
17231	+	+	+	und Ausdauer	
17232	+	+	+	- wie oben -	
17233	+	+	+	- wie oben -	
17234	?	+	+	- wie oben -	
17235	+	*	?	Seele kritisch	
17236	+	-	+	Doppelt aktiv	
17237	+	-	+	Routinearbeit	
17238	+	-	+	ev. launenhaft	
17239	*	-	+	Körp. kritisch	
17240	*	-	+	Körp. kritisch	
17241	-	-	+	Geistig aktiv	
17242	-	?	+	Geistig aktiv	
17243	-	-	*	Geist kritisch	
17244	-	-	*	Geist kritisch	
17245	?	-	-	Schöpf. Pause	
17246	-	-	-	Kräftesammeln	
17247	-	-	-	und Entspannen	
17248	-	-	-	- wie oben -	
17249	-	*	-	Seele kritisch	
17250	-	+	-	Seelisch aktiv	
17251	*	+	-	Körp. kritisch	
17252	+	+	?	Doppelt aktiv	
17253	+	+	-	Höchstleistung	
17254	+	+	-	ggf. unachtsam	
17255	+	+	-	- wie oben -	
17256	+	?	-	Doppelt aktiv	
17257	?	+	-	Höchstleistung	
17258	+	+	-	ggf. unachtsam	
17259	+	+	-	- wie oben -	
17260	+	+	*	Geist kritisch	
17261	+	+	+	Dreifach aktiv	
17262	*	+	+	Körp. kritisch	

TAG	K	S	I	KOMMENTARE	DATUM
17263	*	*	+	Krise zweifach	
17264	-	-	+	Geistig aktiv	
17265	-	-	+	ggf. erschöpft	
17266	-	-	+	und launenhaft	
17267	-	-	+	- wie oben -	
17268	?	-	?	- wie oben -	
17269	-	-	+	- wie oben -	
17270	-	?	+	Geistig aktiv	
17271	-	-	+	ggf. erschöpft	
17272	-	-	+	und launenhaft	
17273	-	-	+	- wie oben -	
17274	*	-	+	Körp. kritisch	
17275	+	-	+	Doppelt aktiv	
17276	+	-	*	Geist kritisch	
17277	+	*	*	Krise zweifach	
17278	+	+	-	Doppelt aktiv	
17279	+	+	-	Höchstleistung	
17280	?	+	-	ggf. unachtsam	
17281	+	+	-	- wie oben -	
17282	+	+	-	- wie oben -	
17283	+	+	-	- wie oben -	
17284	+	?	-	Doppelt aktiv	
17285	*	+	?	Körp. kritisch	
17286	*	+	-	Körp. kritisch	
17287	-	+	-	Seelisch aktiv	
17288	-	+	-	ggf. abgehetzt	
17289	-	+	-	und sprunghaft	
17290	-	+	-	- wie oben -	
17291	?	*	-	Seele kritisch	
17292	-	-	-	Schöpf. Pause	
17293	-	-	*	Geist kritisch	
17294	-	-	+	Geistig aktiv	
17295	-	-	+	ggf. erschöpft	
17296	-	-	+	und launenhaft	
17297	*	-	+	Körp. kritisch	
17298	+	?	+	Doppelt aktiv	
17299	+	-	+	Routinearbeit	
17300	+	-	+	ev. launenhaft	
17301	+	-	?	- wie oben -	
17302	+	-	+	- wie oben -	
17303	?	-	+	- wie oben -	
17304	+	-	+	- wie oben -	

TAG	K	S	I	KOMMENTARE	DATUM
17305	+	*	+	Seele kritisch	
17306	+	+	+	Dreifach aktiv	
17307	+	+	+	Höchstleistung	
17308	*	+	+	Körp. kritisch	
17309	*	+	*	Krise zweifach	
17310	-	+	*	Geist kritisch	
17311	-	+	-	Seelisch aktiv	
17312	-	?	-	Seelisch aktiv	
17313	-	+	-	ggf. abgehetzt	
17314	?	+	-	und sprunghaft	
17315	-	+	-	- wie oben -	
17316	-	+	-	- wie oben -	
17317	-	+	-	- wie oben -	
17318	-	+	?	- wie oben -	
17319	-	*	-	Seele kritisch	
17320	*	-	-	Körp. kritisch	
17321	+	-	-	Körperl. aktiv	
17322	+	-	-	ggf. unachtsam	
17323	+	-	-	und launenhaft	
17324	+	-	-	- wie oben -	
17325	+	-	-	- wie oben -	
17326	?	?	*	Geist kritisch	
17327	+	-	+	Doppelt aktiv	
17328	+	-	+	Routinearbeit	
17329	+	-	+	ev. launenhaft	
17330	+	-	+	- wie oben -	
17331	*	-	+	Körp. kritisch	
17332	*	-	+	Körp. kritisch	
17333	-	*	+	Seele kritisch	
17334	-	+	?	Doppelt aktiv	
17335	-	+	+	Lust und Geist	
17336	-	+	+	ggf. abgehetzt	
17337	?	+	+	- wie oben -	
17338	-	+	+	- wie oben -	
17339	-	+	+	- wie oben -	
17340	-	?	+	Doppelt aktiv	
17341	-	+	+	Lust und Geist	
17342	-	+	*	Geist kritisch	
17343	*	+	*	Krise zweifach	
17344	+	+	-	Doppelt aktiv	
17345	+	+	-	Höchstleistung	
17346	+	+	-	ggf. unachtsam	

TAG	K	S	I	KOMMENTARE	DATUM
17347	+	*	-	Seele kritisch	
17348	+	-	-	Körperl. aktiv	
17349	?	-	-	ggf. unachtsam	
17350	+	-	-	und launenhaft	
17351	+	-	?	- wie oben -	
17352	+	-	-	- wie oben -	
17353	+	-	-	- wie oben -	
17354	*	?	-	Körp. kritisch	
17355	*	-	-	Körp. kritisch	
17356	-	-	-	Schöpf. Pause	
17357	-	-	-	Kräftesammeln	
17358	-	-	-	und Entspannen	
17359	-	-	*	Geist kritisch	
17360	?	-	+	Geistig aktiv	
17361	-	*	+	Seele kritisch	
17362	-	+	+	Doppelt aktiv	
17363	-	+	+	Lust und Geist	
17364	-	+	+	ggf. abgehetzt	
17365	-	+	+	- wie oben -	
17366	*	+	+	Körp. kritisch	
17367	+	+	?	Dreifach aktiv	
17368	+	?	+	Dreifach aktiv	
17369	+	+	+	Höchstleistung	
17370	+	+	+	und Ausdauer	
17371	+	+	+	- wie oben -	
17372	?	+	+	- wie oben -	
17373	+	+	+	- wie oben -	
17374	+	+	+	- wie oben -	
17375	+	*	*	Krise zweifach	
17376	+	-	*	Geist kritisch	
17377	*	-	-	Körp. kritisch	
17378	*	-	-	Körp. kritisch	
17379	-	-	-	Schöpf. Pause	
17380	-	-	-	Kräftesammeln	
17381	-	-	-	und Entspannen	
17382	-	?	-	Schöpf. Pause	
17383	?	-	-	Kräftesammeln	
17384	-	-	?	und Entspannen	
17385	-	-	-	- wie oben -	
17386	-	-	-	- wie oben -	
17387	-	-	-	- wie oben -	
17388	-	-	-	- wie oben -	

TAG	K	S	I	KOMMENTARE	DATUM
17389	*	*	-	Krise zweifach	
17390	+	+	-	Doppelt aktiv	
17391	+	+	-	Höchstleistung	
17392	+	+	*	Geist kritisch	
17393	+	+	+	Dreifach aktiv	
17394	+	+	+	Höchstleistung	
17395	?	+	+	und Ausdauer	
17396	+	?	+	Dreifach aktiv	
17397	+	+	+	Höchstleistung	
17398	+	+	+	und Ausdauer	
17399	+	+	+	- wie oben -	
17400	*	+	?	Körp. kritisch	
17401	*	+	+	Körp. kritisch	
17402	-	+	+	Doppelt aktiv	
17403	-	*	+	Seele kritisch	
17404	-	-	+	Geistig aktiv	
17405	-	-	+	ggf. erschöpft	
17406	?	-	+	und launenhaft	
17407	-	-	+	- wie oben -	
17408	-	-	*	Geist kritisch	
17409	-	-	*	Geist kritisch	
17410	-	?	-	Schöpf. Pause	
17411	-	-	-	Kräftesammeln	
17412	*	-	-	Körp. kritisch	
17413	+	-	-	Körperl. aktiv	
17414	+	-	-	ggf. unachtsam	
17415	+	-	-	und launenhaft	
17416	+	-	-	- wie oben -	
17417	+	*	?	Seele kritisch	
17418	?	+	-	Doppelt aktiv	
17419	+	+	-	Höchstleistung	
17420	+	+	-	ggf. unachtsam	
17421	+	+	-	- wie oben -	
17422	+	+	-	- wie oben -	
17423	*	+	-	Körp. kritisch	
17424	*	?	-	Körp. kritisch	
17425	-	+	*	Geist kritisch	
17426	-	+	+	Doppelt aktiv	
17427	-	+	+	Lust und Geist	
17428	-	+	+	ggf. abgehetzt	
17429	?	+	+	- wie oben -	
17430	-	+	+	- wie oben -	

TAG	K	S	I	KOMMENTARE	DATUM
17431	-	*	+	Seele kritisch	
17432	-	-	+	Geistig aktiv	
17433	-	-	?	ggf. erschöpft	
17434	-	-	+	und launenhaft	
17435	*	-	+	Körp. kritisch	
17436	+	-	+	Doppelt aktiv	
17437	+	-	+	Routinearbeit	
17438	+	?	+	Doppelt aktiv	
17439	+	-	+	Routinearbeit	
17440	+	-	+	ev. launenhaft	
17441	?	-	*	Geist kritisch	
17442	+	-	*	Geist kritisch	
17443	+	-	-	Körperl. aktiv	
17444	+	-	-	ggf. unachtsam	
17445	+	*	-	Seele kritisch	
17446	*	+	-	Körp. kritisch	
17447	*	+	-	Körp. kritisch	
17448	-	+	-	Seelisch aktiv	
17449	-	+	-	ggf. abgehetzt	
17450	-	+	?	und sprunghaft	
17451	-	+	-	- wie oben -	
17452	?	?	-	Seelisch aktiv	
17453	-	+	-	ggf. abgehetzt	
17454	-	+	-	und sprunghaft	
17455	-	+	-	- wie oben -	
17456	-	+	-	- wie oben -	
17457	-	+	-	- wie oben -	
17458	*	+	*	Krise zweifach	
17459	+	*	+	Seele kritisch	
17460	+	-	+	Doppelt aktiv	
17461	+	-	+	Routinearbeit	
17462	+	-	+	ev. launenhaft	
17463	+	-	+	- wie oben -	
17464	?	-	+	- wie oben -	
17465	+	-	+	- wie oben -	*
17466	+	?	?	Doppelt aktiv	
17467	+	-	+	Routinearbeit	
17468	+	-	+	ev. launenhaft	
17469	*	-	+	Körp. kritisch	
17470	*	-	+	Körp. kritisch	
17471	-	-	+	Geistig aktiv	
17472	-	-	+	ggf. erschöpft	

* Geburtstag: 106. Lebenjahr vollendet

TAG	K	S	I	KOMMENTARE	DATUM
17473	-	*	+	Seele kritisch	
17474	-	+	*	Geist kritisch	
17475	?	+	*	Geist kritisch	
17476	-	+	-	Seelisch aktiv	
17477	-	+	-	ggf. abgehetzt	
17478	-	+	-	und sprunghaft	
17479	-	+	-	- wie oben -	
17480	-	?	-	Seelisch aktiv	
17481	*	+	-	Körp. kritisch	
17482	+	+	-	Doppelt aktiv	
17483	+	+	?	Höchstleistung	
17484	+	+	-	ggf. unachtsam	
17485	+	+	-	- wie oben -	
17486	+	+	-	- wie oben -	
17487	?	*	-	Seele kritisch	
17488	+	-	-	Körperl. aktiv	
17489	+	-	-	ggf. unachtsam	
17490	+	-	-	und launenhaft	
17491	+	-	*	Geist kritisch	
17492	*	-	+	Körp. kritisch	
17493	*	-	+	Körp. kritisch	
17494	-	?	+	Geistig aktiv	
17495	-	-	+	ggf. erschöpft	
17496	-	-	+	und launenhaft	
17497	-	-	+	- wie oben -	
17498	?	-	+	- wie oben -	
17499	-	-	?	- wie oben -	
17500	-	-	+	- wie oben -	
17501	-	*	+	Seele kritisch	
17502	-	+	+	Doppelt aktiv	
17503	-	+	+	Lust und Geist	
17504	*	+	+	Körp. kritisch	
17505	+	+	+	Dreifach aktiv	
17506	+	+	+	Höchstleistung	
17507	+	+	*	Geist kritisch	
17508	+	?	*	Geist kritisch	
17509	+	+	-	Doppelt aktiv	
17510	?	+	-	Höchstleistung	
17511	+	+	-	ggf. unachtsam	
17512	+	+	-	- wie oben -	
17513	+	+	-	- wie oben -	
17514	+	+	-	- wie oben -	

TAG	K	S	I	KOMMENTARE	DATUM
17515	*	*	-	Krise zweifach	
17516	*	-	?	Körp. kritisch	
17517	-	-	-	Schöpf. Pause	
17518	-	-	-	Kräftesammeln	
17519	-	-	-	und Entspannen	
17520	-	-	-	- wie oben -	
17521	?	-	-	- wie oben -	
17522	-	?	-	Schöpf. Pause	
17523	-	-	-	Kräftesammeln	
17524	-	-	*	Geist kritisch	
17525	-	-	+	Geistig aktiv	
17526	-	-	+	ggf. erschöpft	
17527	*	-	+	Körp. kritisch	
17528	+	-	+	Doppelt aktiv	
17529	+	*	+	Seele kritisch	
17530	+	+	+	Dreifach aktiv	
17531	+	+	+	Höchstleistung	
17532	+	+	?	und Ausdauer	
17533	?	+	+	- wie oben -	*
17534	+	+	+	- wie oben -	
17535	+	+	+	- wie oben -	
17536	+	?	+	Dreifach aktiv	
17537	+	+	+	Höchstleistung	
17538	*	+	+	Körp. kritisch	
17539	*	+	+	Körp. kritisch	
17540	-	+	*	Geist kritisch	
17541	-	+	*	Geist kritisch	
17542	-	+	-	Seelisch aktiv	
17543	-	*	-	Seele kritisch	
17544	?	-	-	Schöpf. Pause	
17545	-	-	-	Kräftesammeln	
17546	-	-	-	und Entspannen	
17547	-	-	-	- wie oben -	
17548	-	-	-	- wie oben -	
17549	-	-	?	- wie oben -	
17550	*	?	-	Körp. kritisch	
17551	+	-	-	Körperl. aktiv	
17552	+	-	-	ggf. unachtsam	
17553	+	-	-	und launenhaft	
17554	+	-	-	- wie oben -	
17555	+	-	-	- wie oben -	
17556	?	-	-	- wie oben -	

* Geburtstag: 48. Lebenjahr vollendet

TAG	K	S	I	KOMMENTARE	DATUM
17557	+	*	*	Krise zweifach	
17558	+	+	+	Dreifach aktiv	
17559	+	+	+	Höchstleistung	
17560	+	+	+	und Ausdauer	
17561	*	+	+	Körp. kritisch	
17562	*	+	+	Körp. kritisch	
17563	-	+	+	Doppelt aktiv	
17564	-	?	+	Doppelt aktiv	
17565	-	+	?	Lust und Geist	
17566	-	+	+	ggf. abgehetzt	
17567	?	+	+	- wie oben -	
17568	-	+	+	- wie oben -	
17569	-	+	+	- wie oben -	
17570	-	+	+	- wie oben -	
17571	-	*	+	Seele kritisch	
17572	-	-	+	Geistig aktiv	
17573	*	-	*	Krise zweifach	
17574	+	-	*	Geist kritisch	
17575	+	-	-	Körperl. aktiv	
17576	+	-	-	ggf. unachtsam	
17577	+	-	-	und launenhaft	
17578	+	?	-	Körperl. aktiv	
17579	?	-	-	ggf. unachtsam	
17580	+	-	-	und launenhaft	
17581	+	-	-	- wie oben -	
17582	+	-	?	- wie oben -	
17583	+	-	-	- wie oben -	
17584	*	-	-	Körp. kritisch	
17585	*	*	-	Krise zweifach	
17586	-	+	-	Seelisch aktiv	
17587	-	+	-	ggf. abgehetzt	
17588	-	+	-	und sprunghaft	
17589	-	+	-	- wie oben -	
17590	?	+	*	Geist kritisch	
17591	-	+	+	Doppelt aktiv	
17592	-	?	+	Doppelt aktiv	
17593	-	+	+	Lust und Geist	
17594	-	+	+	ggf. abgehetzt	
17595	-	+	+	- wie oben -	
17596	*	+	+	Körp. kritisch	
17597	+	+	+	Dreifach aktiv	
17598	+	+	?	Höchstleistung	

TAG	K	S	I	KOMMENTARE	DATUM
17599	+	*	+	Seele kritisch	
17600	+	-	+	Doppelt aktiv	
17601	+	-	+	Routinearbeit	
17602	?	-	+	ev. launenhaft	
17603	+	-	+	- wie oben -	
17604	+	-	+	- wie oben -	
17605	+	-	+	- wie oben -	
17606	+	?	*	Geist kritisch	
17607	*	-	*	Krise zweifach	
17608	*	-	-	Körp. kritisch	
17609	-	-	-	Schöpf. Pause	
17610	-	-	-	Kräftesammeln	
17611	-	-	-	und Entspannen	
17612	-	-	-	- wie oben -	
17613	?	*	-	Seele kritisch	
17614	-	+	-	Seelisch aktiv	
17615	-	+	?	ggf. abgehetzt	
17616	-	+	-	und sprunghaft	
17617	-	+	-	- wie oben -	
17618	-	+	-	- wie oben -	
17619	*	+	-	Körp. kritisch	
17620	+	?	-	Doppelt aktiv	
17621	+	+	-	Höchstleistung	
17622	+	+	-	ggf. unachtsam	
17623	+	+	*	Geist kritisch	
17624	+	+	+	Dreifach aktiv	
17625	?	+	+	Höchstleistung	
17626	+	+	+	und Ausdauer	
17627	+	*	+	Seele kritisch	
17628	+	-	+	Doppelt aktiv	
17629	+	-	+	Routinearbeit	
17630	*	-	+	Körp. kritisch	
17631	*	-	?	Körp. kritisch	
17632	-	-	+	Geistig aktiv	
17633	-	-	+	ggf. erschöpft	
17634	-	?	+	Geistig aktiv	
17635	-	-	+	ggf. erschöpft	
17636	?	-	+	und launenhaft	
17637	-	-	+	- wie oben -	
17638	-	-	+	- wie oben -	
17639	-	-	*	Geist kritisch	
17640	-	-	*	Geist kritisch	

Beispiel: Otto Lilienthal

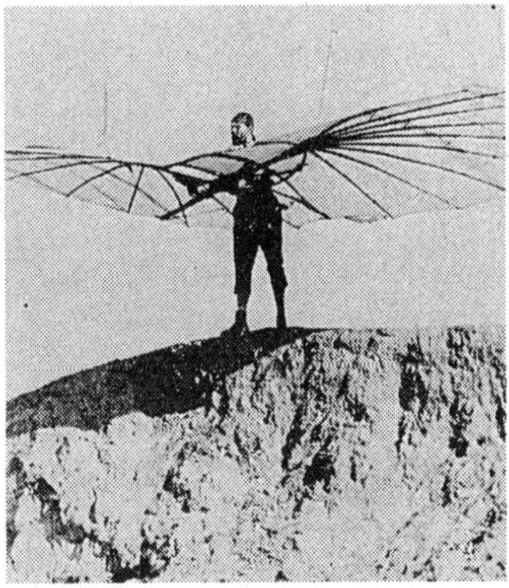

Der Maschinenbau-Ingenieur aus Pommern ist der erste Mensch der Welt, der sich auf einem selbstgebauten Flugapparat in die Lüfte gehoben hat. Er ist auch der erste, der dem Traum vom Fliegen zum Opfer gefallen ist.

Aktuelles Datum:
9.8.1896 (SO)
Geburtsdatum:
23.5.1848 (DI)

Lilienthal hat bereits 16 Flugmaschinen gebaut und über 2000 Testflüge hinter sich gebracht. Nun plant er, in seinen 17. Apparat einen Kohlensäuremotor einzubauen.
Am bewußten Sonntag zieht Lilienthal mit seinem Mechaniker Beylich nach Stölln zum Gollenberg, etwa 100 Kilometer nordwestlich von Berlin, um noch einige Versuchsflüge ohne Motor durchzuführen. Es ist sommerlich warm, aber ein böiger Wind macht ihm schwer zu schaffen. Beylich warnt seinen Chef, doch der beschwichtigt ihn: »Noch einen letzten Flug, dann machen wir Feierabend.« Der Start ist gut, dann kommt starker Wind auf, packt den Segler und schmettert ihn zu Boden. Der Flugpionier bleibt regungslos liegen, er hat den dritten Halswirbel gebrochen. Einen Tag später stirbt Lilienthal. War allein der Wind schuld? Oder hat sich der Flieger zu viel zugemutet? Er war in einer Phase des dreifachen Tiefs.

1896

TAG	K	S	I	KOMMENTARE	DATUM
17606	+	?	*	Geist kritisch	DI
17607	*	-	*	Krise zweifach	MI
17608	*	-	-	Körp. kritisch	DO
17609	-	-	-	Schöpf. Pause	FR
17610	-	-	-	Kräftesammeln	SA
17611	-	-	-	und Entspannen	SO 9.8.
17612	-	-	-	- wie oben -	MO

Der Tod des Flugpioniers

TAG	K	S	I	KOMMENTARE	DATUM
17641	-	*	-	Seele kritisch	
17642	*	+	-	Körp. kritisch	
17643	+	+	-	Doppelt aktiv	
17644	+	+	-	Höchstleistung	
17645	+	+	-	ggf. unachtsam	
17646	+	+	-	- wie oben -	
17647	+	+	-	- wie oben -	
17648	?	?	?	Doppelt aktiv	
17649	+	+	-	Höchstleistung	
17650	+	+	-	ggf. unachtsam	
17651	+	+	-	- wie oben -	
17652	+	+	-	- wie oben -	
17653	*	+	-	Körp. kritisch	
17654	*	+	-	Körp. kritisch	
17655	-	*	-	Seele kritisch	
17656	-	-	*	Geist kritisch	
17657	-	-	+	Geistig aktiv	
17658	-	-	+	ggf. erschöpft	
17659	?	-	+	und launenhaft	
17660	-	-	+	- wie oben -	
17661	-	-	+	- wie oben -	
17662	-	?	+	Geistig aktiv	
17663	-	-	+	ggf. erschöpft	
17664	-	-	?	und launenhaft	
17665	*	-	+	Körp. kritisch	
17666	+	-	+	Doppelt aktiv	
17667	+	-	+	Routinearbeit	
17668	+	-	+	ev. launenhaft	
17669	+	*	+	Seele kritisch	
17670	+	+	+	Dreifach aktiv	
17671	?	+	+	Höchstleistung	
17672	+	+	*	Geist kritisch	
17673	+	+	*	Geist kritisch	
17674	+	+	-	Doppelt aktiv	
17675	+	+	-	Höchstleistung	
17676	*	?	-	Körp. kritisch	
17677	*	+	-	Körp. kritisch	
17678	-	+	-	Seelisch aktiv	
17679	-	+	-	ggf. abgehetzt	
17680	-	+	-	und sprunghaft	
17681	-	+	?	- wie oben -	
17682	?	+	-	- wie oben -	

TAG	K	S	I	KOMMENTARE	DATUM
17683	-	*	-	Seele kritisch	
17684	-	-	-	Schöpf. Pause	
17685	-	-	-	Kräftesammeln	
17686	-	-	-	und Entspannen	
17687	-	-	-	- wie oben -	
17688	*	-	-	Körp. kritisch	
17689	+	-	*	Geist kritisch	
17690	+	?	+	Doppelt aktiv	
17691	+	-	+	Routinearbeit	
17692	+	-	+	ev. launenhaft	
17693	+	-	+	- wie oben -	
17694	?	-	+	- wie oben -	
17695	+	-	+	- wie oben -	
17696	+	-	+	- wie oben -	
17697	+	*	?	Seele kritisch	
17698	+	+	+	Dreifach aktiv	
17699	*	+	+	Körp. kritisch	
17700	*	+	+	Körp. kritisch	
17701	-	+	+	Doppelt aktiv	
17702	-	+	+	Lust und Geist	
17703	-	+	+	ggf. abgehetzt	
17704	-	?	+	Doppelt aktiv	
17705	?	+	*	Geist kritisch	
17706	-	+	*	Geist kritisch	
17707	-	+	-	Seelisch aktiv	
17708	-	+	-	ggf. abgehetzt	
17709	-	+	-	und sprunghaft	
17710	-	+	-	- wie oben -	
17711	*	*	-	Krise zweifach	
17712	+	-	-	Körperl. aktiv	
17713	+	-	-	ggf. unachtsam	
17714	+	-	?	und launenhaft	
17715	+	-	-	- wie oben -	
17716	+	-	-	- wie oben -	
17717	?	-	-	- wie oben -	
17718	+	?	-	Körperl. aktiv	
17719	+	-	-	ggf. unachtsam	
17720	+	-	-	und launenhaft	
17721	+	-	-	- wie oben -	
17722	*	-	*	Krise zweifach	
17723	*	-	+	Körp. kritisch	
17724	-	-	+	Geistig aktiv	

TAG	K	S	I	KOMMENTARE	DATUM
17725	-	*	+	Seele kritisch	
17726	-	+	+	Doppelt aktiv	
17727	-	+	+	Lust und Geist	
17728	?	+	+	ggf. abgehetzt	
17729	-	+	+	- wie oben -	
17730	-	+	?	- wie oben -	
17731	-	+	+	- wie oben -	
17732	-	?	+	Doppelt aktiv	
17733	-	+	+	Lust und Geist	
17734	*	+	+	Körp. kritisch	
17735	+	+	+	Dreifach aktiv	
17736	+	+	+	Höchstleistung	
17737	+	+	+	und Ausdauer	
17738	+	+	*	Geist kritisch	
17739	+	*	*	Krise zweifach	
17740	?	-	-	Körperl. aktiv	
17741	+	-	-	ggf. unachtsam	
17742	+	-	-	und launenhaft	
17743	+	-	-	- wie oben -	
17744	+	-	-	- wie oben -	
17745	*	-	-	Körp. kritisch	
17746	*	?	-	Körp. kritisch	
17747	-	-	?	Schöpf. Pause	
17748	-	-	-	Kräftesammeln	
17749	-	-	-	und Entspannen	
17750	-	-	-	- wie oben -	
17751	?	-	-	- wie oben -	
17752	-	-	-	- wie oben -	
17753	-	*	-	Seele kritisch	
17754	-	+	-	Seelisch aktiv	
17755	-	+	*	Geist kritisch	
17756	-	+	+	Doppelt aktiv	
17757	*	+	+	Körp. kritisch	
17758	+	+	+	Dreifach aktiv	
17759	+	+	+	Höchstleistung	
17760	+	?	+	Dreifach aktiv	
17761	+	+	+	Höchstleistung	
17762	+	+	+	und Ausdauer	
17763	?	+	?	- wie oben -	
17764	+	+	+	- wie oben -	
17765	+	+	+	- wie oben -	
17766	+	+	+	- wie oben -	

TAG	K	S	I	KOMMENTARE	DATUM
17767	+	*	+	Seele kritisch	
17768	*	-	+	Körp. kritisch	
17769	*	-	+	Körp. kritisch	
17770	-	-	+	Geistig aktiv	
17771	-	-	*	Geist kritisch	
17772	-	-	*	Geist kritisch	
17773	-	-	-	Schöpf. Pause	
17774	?	?	-	Schöpf. Pause	
17775	-	-	-	Kräftesammeln	
17776	-	-	-	und Entspannen	
17777	-	-	-	- wie oben -	
17778	-	-	-	- wie oben -	
17779	-	-	-	- wie oben -	
17780	*	-	?	Körp. kritisch	
17781	+	*	-	Seele kritisch	
17782	+	+	-	Doppelt aktiv	
17783	+	+	-	Höchstleistung	
17784	+	+	-	ggf. unachtsam	
17785	+	+	-	- wie oben -	
17786	?	+	-	- wie oben -	
17787	+	+	-	- wie oben -	
17788	+	?	*	Geist kritisch	
17789	+	+	+	Dreifach aktiv	
17790	+	+	+	Höchstleistung	
17791	*	+	+	Körp. kritisch	
17792	*	+	+	Körp. kritisch	
17793	-	+	+	Doppelt aktiv	
17794	-	+	+	Lust und Geist	
17795	-	*	+	Seele kritisch	
17796	-	-	?	Geistig aktiv	
17797	?	-	+	ggf. erschöpft	
17798	-	-	+	und launenhaft	
17799	-	-	+	- wie oben -	
17800	-	-	+	- wie oben -	
17801	-	-	+	- wie oben -	
17802	-	?	+	Geistig aktiv	
17803	*	-	+	Körp. kritisch	
17804	+	-	*	Geist kritisch	
17805	+	-	*	Geist kritisch	
17806	+	-	-	Körperl. aktiv	
17807	+	-	-	ggf. unachtsam	
17808	+	-	-	und launenhaft	

TAG	K	S	I	KOMMENTARE	DATUM
17809	?	*	-	Seele kritisch	
17810	+	+	-	Doppelt aktiv	
17811	+	+	-	Höchstleistung	
17812	+	+	-	ggf. unachtsam	
17813	+	+	?	- wie oben -	
17814	*	+	-	Körp. kritisch	
17815	*	+	-	Körp. kritisch	
17816	-	?	-	Seelisch aktiv	
17817	-	+	-	ggf. abgehetzt	
17818	-	+	-	und sprunghaft	
17819	-	+	-	- wie oben -	
17820	?	+	-	- wie oben -	
17821	-	+	*	Geist kritisch	
17822	-	+	+	Doppelt aktiv	
17823	-	*	+	Seele kritisch	
17824	-	-	+	Geistig aktiv	
17825	-	-	+	ggf. erschöpft	
17826	*	-	+	Körp. kritisch	
17827	+	-	+	Doppelt aktiv	
17828	+	-	+	Routinearbeit	
17829	+	-	?	ev. launenhaft	
17830	+	?	+	Doppelt aktiv	*
17831	+	-	+	Routinearbeit	
17832	?	-	+	ev. launenhaft	
17833	+	-	+	- wie oben -	
17834	+	-	+	- wie oben -	
17835	+	-	+	- wie oben -	
17836	+	-	+	- wie oben -	
17837	*	*	*	Krise dreifach	
17838	*	+	*	Krise zweifach	
17839	-	+	-	Seelisch aktiv	
17840	-	+	-	ggf. abgehetzt	
17841	-	+	-	und sprunghaft	
17842	-	+	-	- wie oben -	
17843	?	+	-	- wie oben -	
17844	-	?	-	Seelisch aktiv	
17845	-	+	-	ggf. abgehetzt	
17846	-	+	?	und sprunghaft	
17847	-	+	-	- wie oben -	
17848	-	+	-	- wie oben -	
17849	*	+	-	Körp. kritisch	
17850	+	+	-	Doppelt aktiv	

* Geburtstag: 107. Lebenjahr vollendet

TAG	K	S	I	KOMMENTARE	DATUM
17851	+	*	-	Seele kritisch	
17852	+	-	-	Körperl. aktiv	
17853	+	-	-	ggf. unachtsam	
17854	+	-	*	Geist kritisch	
17855	?	-	+	Doppelt aktiv	
17856	+	-	+	Routinearbeit	
17857	+	-	+	ev. launenhaft	
17858	+	?	+	Doppelt aktiv	
17859	+	-	+	Routinearbeit	
17860	*	-	+	Körp. kritisch	
17861	*	-	+	Körp. kritisch	
17862	-	-	?	Geistig aktiv	
17863	-	-	+	ggf. erschöpft	
17864	-	-	+	und launenhaft	
17865	-	*	+	Seele kritisch	
17866	?	+	+	Doppelt aktiv	
17867	-	+	+	Lust und Geist	
17868	-	+	+	ggf. abgehetzt	
17869	-	+	+	- wie oben -	
17870	-	+	*	Geist kritisch	
17871	-	+	*	Geist kritisch	
17872	*	?	-	Körp. kritisch	
17873	+	+	-	Doppelt aktiv	
17874	+	+	-	Höchstleistung	
17875	+	+	-	ggf. unachtsam	
17876	+	+	-	- wie oben -	
17877	+	+	-	- wie oben -	
17878	?	+	-	- wie oben -	
17879	+	*	?	Seele kritisch	
17880	+	-	-	Körperl. aktiv	
17881	+	-	-	ggf. unachtsam	
17882	+	-	-	und launenhaft	
17883	*	-	-	Körp. kritisch	
17884	*	-	-	Körp. kritisch	
17885	-	-	-	Schöpf. Pause	
17886	-	?	-	Schöpf. Pause	
17887	-	-	*	Geist kritisch	
17888	-	-	+	Geistig aktiv	
17889	?	-	+	ggf. erschöpft	
17890	-	-	+	und launenhaft	
17891	-	-	+	- wie oben -	
17892	-	-	+	- wie oben -	

TAG	K	S	I	KOMMENTARE	DATUM
17893	-	*	+	Seele kritisch	
17894	-	+	+	Doppelt aktiv	
17895	*	+	?	Körp. kritisch	
17896	+	+	+	Dreifach aktiv	
17897	+	+	+	Höchstleistung	
17898	+	+	+	und Ausdauer	*
17899	+	+	+	- wie oben -	
17900	+	?	+	Dreifach aktiv	
17901	?	+	+	Höchstleistung	
17902	+	+	+	und Ausdauer	
17903	+	+	*	Geist kritisch	
17904	+	+	*	Geist kritisch	
17905	+	+	-	Doppelt aktiv	
17906	*	+	-	Körp. kritisch	
17907	*	*	-	Krise zweifach	
17908	-	-	-	Schöpf. Pause	
17909	-	-	-	Kräftesammeln	
17910	-	-	-	und Entspannen	
17911	-	-	-	- wie oben -	
17912	?	-	?	- wie oben -	
17913	-	-	-	- wie oben -	
17914	-	?	-	Schöpf. Pause	
17915	-	-	-	Kräftesammeln	
17916	-	-	-	und Entspannen	
17917	-	-	-	- wie oben -	
17918	*	-	-	Körp. kritisch	
17919	+	-	-	Körperl. aktiv	
17920	+	-	*	Geist kritisch	
17921	+	*	+	Seele kritisch	
17922	+	+	+	Dreifach aktiv	
17923	+	+	+	Höchstleistung	
17924	?	+	+	und Ausdauer	
17925	+	+	+	- wie oben -	
17926	+	+	+	- wie oben -	
17927	+	+	+	- wie oben -	
17928	+	?	?	Dreifach aktiv	
17929	*	+	+	Körp. kritisch	
17930	*	+	+	Körp. kritisch	
17931	-	+	+	Doppelt aktiv	
17932	-	+	+	Lust und Geist	
17933	-	+	+	ggf. abgehetzt	
17934	-	+	+	- wie oben -	

* Geburtstag: 49. Lebenjahr vollendet

TAG	K	S	I	KOMMENTARE	DATUM
17935	?	*	+	Seele kritisch	
17936	-	-	*	Geist kritisch	
17937	-	-	*	Geist kritisch	
17938	-	-	-	Schöpf. Pause	
17939	-	-	-	Kräftesammeln	
17940	-	-	-	und Entspannen	
17941	*	-	-	Körp. kritisch	
17942	+	?	-	Körperl. aktiv	
17943	+	-	-	ggf. unachtsam	
17944	+	-	-	und launenhaft	
17945	+	-	?	- wie oben -	
17946	+	-	-	- wie oben -	
17947	?	-	-	- wie oben -	
17948	+	-	-	- wie oben -	
17949	+	*	-	Seele kritisch	
17950	+	+	-	Doppelt aktiv	
17951	+	+	-	Höchstleistung	
17952	*	+	-	Körp. kritisch	
17953	*	+	*	Krise zweifach	
17954	-	+	+	Doppelt aktiv	
17955	-	+	+	Lust und Geist	
17956	-	?	+	Doppelt aktiv	
17957	-	+	+	Lust und Geist	
17958	?	+	+	ggf. abgehetzt	
17959	-	+	+	- wie oben -	
17960	-	+	+	- wie oben -	
17961	-	+	?	- wie oben -	
17962	-	+	+	- wie oben -	
17963	-	*	+	Seele kritisch	
17964	*	-	+	Körp. kritisch	
17965	+	-	+	Doppelt aktiv	
17966	+	-	+	Routinearbeit	
17967	+	-	+	ev. launenhaft	
17968	+	-	+	- wie oben -	
17969	+	-	*	Geist kritisch	
17970	?	?	*	Geist kritisch	
17971	+	-	-	Körperl. aktiv	
17972	+	-	-	ggf. unachtsam	
17973	+	-	-	und launenhaft	
17974	+	-	-	- wie oben -	
17975	*	-	-	Körp. kritisch	
17976	*	-	-	Körp. kritisch	

TAG	K	S	I	KOMMENTARE	DATUM
17977	-	*	-	Seele kritisch	
17978	-	+	?	Seelisch aktiv	
17979	-	+	-	ggf. abgehetzt	
17980	-	+	-	und sprunghaft	
17981	?	+	-	- wie oben -	
17982	-	+	-	- wie oben -	
17983	-	+	-	- wie oben -	
17984	-	?	-	Seelisch aktiv	
17985	-	+	-	ggf. abgehetzt	
17986	-	+	*	Geist kritisch	
17987	*	+	+	Körp. kritisch	
17988	+	+	+	Dreifach aktiv	
17989	+	+	+	Höchstleistung	
17990	+	+	+	und Ausdauer	
17991	+	*	+	Seele kritisch	
17992	+	-	+	Doppelt aktiv	
17993	?	-	+	Routinearbeit	
17994	+	-	?	ev. launenhaft	
17995	+	-	+	- wie oben -	
17996	+	-	+	- wie oben -	
17997	+	-	+	- wie oben -	
17998	*	?	+	Körp. kritisch	
17999	*	-	+	Körp. kritisch	
18000	-	-	+	Geistig aktiv	
18001	-	-	+	ggf. erschöpft	
18002	-	-	*	Geist kritisch	
18003	-	-	*	Geist kritisch	
18004	?	-	-	Schöpf. Pause	
18005	-	*	-	Seele kritisch	
18006	-	+	-	Seelisch aktiv	
18007	-	+	-	ggf. abgehetzt	
18008	-	+	-	und sprunghaft	
18009	-	+	-	- wie oben -	
18010	*	+	-	Körp. kritisch	
18011	+	+	?	Doppelt aktiv	
18012	+	?	-	Doppelt aktiv	
18013	+	+	-	Höchstleistung	
18014	+	+	-	ggf. unachtsam	
18015	+	+	-	- wie oben -	
18016	?	+	-	- wie oben -	
18017	+	+	-	- wie oben -	
18018	+	+	-	- wie oben -	

TAG	K	S	I	KOMMENTARE	DATUM
18019	+	*	*	Krise zweifach	
18020	+	-	+	Doppelt aktiv	
18021	*	-	+	Körp. kritisch	
18022	*	-	+	Körp. kritisch	
18023	-	-	+	Geistig aktiv	
18024	-	-	+	ggf. erschöpft	
18025	-	-	+	und launenhaft	
18026	-	?	+	Geistig aktiv	
18027	?	-	?	ggf. erschöpft	
18028	-	-	+	und launenhaft	
18029	-	-	+	- wie oben -	
18030	-	-	+	- wie oben -	
18031	-	-	+	- wie oben -	
18032	-	-	+	- wie oben -	
18033	*	*	+	Krise zweifach	
18034	+	+	+	Dreifach aktiv	
18035	+	+	*	Geist kritisch	
18036	+	+	*	Geist kritisch	
18037	+	+	-	Doppelt aktiv	
18038	+	+	-	Höchstleistung	
18039	?	+	-	ggf. unachtsam	
18040	+	?	-	Doppelt aktiv	
18041	+	+	-	Höchstleistung	
18042	+	+	-	ggf. unachtsam	
18043	+	+	-	- wie oben -	
18044	*	+	?	Körp. kritisch	
18045	*	+	-	Körp. kritisch	
18046	-	+	-	Seelisch aktiv	
18047	-	*	-	Seele kritisch	
18048	-	-	-	Schöpf. Pause	
18049	-	-	-	Kräftesammeln	
18050	?	-	-	und Entspannen	
18051	-	-	-	- wie oben -	
18052	-	-	*	Geist kritisch	
18053	-	-	+	Geistig aktiv	
18054	-	?	+	Geistig aktiv	
18055	-	-	+	ggf. erschöpft	
18056	*	-	+	Körp. kritisch	
18057	+	-	+	Doppelt aktiv	
18058	+	-	+	Routinearbeit	
18059	+	-	+	ev. launenhaft	
18060	+	-	?	- wie oben -	

TAG	K	S	I	KOMMENTARE	DATUM
18061	+	*	+	Seele kritisch	
18062	?	+	+	Dreifach aktiv	
18063	+	+	+	Höchstleistung	
18064	+	+	+	und Ausdauer	
18065	+	+	+	- wie oben -	
18066	+	+	+	- wie oben -	
18067	*	+	+	Körp. kritisch	
18068	*	?	*	Krise zweifach	
18069	-	+	*	Geist kritisch	
18070	-	+	-	Seelisch aktiv	
18071	-	+	-	ggf. abgehetzt	
18072	-	+	-	und sprunghaft	
18073	?	+	-	- wie oben -	
18074	-	+	-	- wie oben -	
18075	-	*	-	Seele kritisch	
18076	-	-	-	Schöpf. Pause	
18077	-	-	?	Kräftesammeln	
18078	-	-	-	und Entspannen	
18079	*	-	-	Körp. kritisch	
18080	+	-	-	Körperl. aktiv	
18081	+	-	-	ggf. unachtsam	
18082	+	?	-	Körperl. aktiv	
18083	+	-	-	ggf. unachtsam	
18084	+	-	-	und launenhaft	
18085	?	-	*	Geist kritisch	
18086	+	-	+	Doppelt aktiv	
18087	+	-	+	Routinearbeit	
18088	+	-	+	ev. launenhaft	
18089	+	*	+	Seele kritisch	
18090	*	+	+	Körp. kritisch	
18091	*	+	+	Körp. kritisch	
18092	-	+	+	Doppelt aktiv	
18093	-	+	?	Lust und Geist	
18094	-	+	+	ggf. abgehetzt	
18095	-	+	+	- wie oben -	
18096	?	?	+	Doppelt aktiv	
18097	-	+	+	Lust und Geist	
18098	-	+	+	ggf. abgehetzt	
18099	-	+	+	- wie oben -	
18100	-	+	+	- wie oben -	
18101	-	+	*	Geist kritisch	
18102	*	+	*	Krise zweifach	

TAG	K	S	I	KOMMENTARE	DATUM
18103	+	*	-	Seele kritisch	
18104	+	-	-	Körperl. aktiv	
18105	+	-	-	ggf. unachtsam	
18106	+	-	-	und launenhaft	
18107	+	-	-	- wie oben -	
18108	?	-	-	- wie oben -	
18109	+	-	-	- wie oben -	
18110	+	?	?	Körperl. aktiv	
18111	+	-	-	ggf. unachtsam	
18112	+	-	-	und launenhaft	
18113	*	-	-	Körp. kritisch	
18114	*	-	-	Körp. kritisch	
18115	-	-	-	Schöpf. Pause	
18116	-	-	-	Kräftesammeln	
18117	-	*	-	Seele kritisch	
18118	-	+	*	Geist kritisch	
18119	?	+	+	Doppelt aktiv	
18120	-	+	+	Lust und Geist	
18121	-	+	+	ggf. abgehetzt	
18122	-	+	+	- wie oben -	
18123	-	+	+	- wie oben -	
18124	-	?	+	Doppelt aktiv	
18125	*	+	+	Körp. kritisch	
18126	+	+	?	Dreifach aktiv	
18127	+	+	+	Höchstleistung	
18128	+	+	+	und Ausdauer	
18129	+	+	+	- wie oben -	
18130	+	+	+	- wie oben -	
18131	?	*	+	Seele kritisch	
18132	+	-	+	Doppelt aktiv	
18133	+	-	+	Routinearbeit	
18134	+	-	*	Geist kritisch	
18135	+	-	*	Geist kritisch	
18136	*	-	-	Körp. kritisch	
18137	*	-	-	Körp. kritisch	
18138	-	?	-	Schöpf. Pause	
18139	-	-	-	Kräftesammeln	
18140	-	-	-	und Entspannen	
18141	-	-	-	- wie oben -	
18142	?	-	-	- wie oben -	
18143	-	-	?	- wie oben -	
18144	-	-	-	- wie oben -	

TAG	K	S	I	KOMMENTARE	DATUM
18145	-	*	-	Seele kritisch	
18146	-	+	-	Seelisch aktiv	
18147	-	+	-	ggf. abgehetzt	
18148	*	+	-	Körp. kritisch	
18149	+	+	-	Doppelt aktiv	
18150	+	+	-	Höchstleistung	
18151	+	+	*	Geist kritisch	
18152	+	?	+	Dreifach aktiv	
18153	+	+	+	Höchstleistung	
18154	?	+	+	und Ausdauer	
18155	+	+	+	- wie oben -	
18156	+	+	+	- wie oben -	
18157	+	+	+	- wie oben -	
18158	+	+	+	- wie oben -	
18159	*	*	?	Krise zweifach	
18160	*	-	+	Körp. kritisch	
18161	-	-	+	Geistig aktiv	
18162	-	-	+	ggf. erschöpft	
18163	-	-	+	und launenhaft	
18164	-	-	+	- wie oben -	
18165	?	-	+	- wie oben -	
18166	-	?	+	Geistig aktiv	
18167	-	-	*	Geist kritisch	
18168	-	-	*	Geist kritisch	
18169	-	-	-	Schöpf. Pause	
18170	-	-	-	Kräftesammeln	
18171	*	-	-	Körp. kritisch	
18172	+	-	-	Körperl. aktiv	
18173	+	*	-	Seele kritisch	
18174	+	+	-	Doppelt aktiv	
18175	+	+	-	Höchstleistung	
18176	+	+	?	ggf. unachtsam	
18177	?	+	-	- wie oben -	
18178	+	+	-	- wie oben -	
18179	+	+	-	- wie oben -	
18180	+	?	-	Doppelt aktiv	
18181	+	+	-	Höchstleistung	
18182	*	+	-	Körp. kritisch	
18183	*	+	-	Körp. kritisch	
18184	-	+	*	Geist kritisch	
18185	-	+	+	Doppelt aktiv	
18186	-	+	+	Lust und Geist	

TAG	K	S	I	KOMMENTARE	DATUM
18187	-	*	+	Seele kritisch	
18188	?	-	+	Geistig aktiv	
18189	-	-	+	ggf. erschöpft	
18190	-	-	+	und launenhaft	
18191	-	-	+	- wie oben -	
18192	-	-	?	- wie oben -	
18193	-	-	+	- wie oben -	
18194	*	?	+	Körp. kritisch	
18195	+	-	+	Doppelt aktiv	
18196	+	-	+	Routinearbeit	*
18197	+	-	+	ev. launenhaft	
18198	+	-	+	- wie oben -	
18199	+	-	+	- wie oben -	
18200	?	-	*	Geist kritisch	
18201	+	*	*	Krise zweifach	
18202	+	+	-	Doppelt aktiv	
18203	+	+	-	Höchstleistung	
18204	+	+	-	ggf. unachtsam	
18205	*	+	-	Körp. kritisch	
18206	*	+	-	Körp. kritisch	
18207	-	+	-	Seelisch aktiv	
18208	-	?	-	Seelisch aktiv	
18209	-	+	?	ggf. abgehetzt	
18210	-	+	-	und sprunghaft	
18211	?	+	-	- wie oben -	
18212	-	+	-	- wie oben -	
18213	-	+	-	- wie oben -	
18214	-	+	-	- wie oben -	
18215	-	*	-	Seele kritisch	
18216	-	-	-	Schöpf. Pause	
18217	*	-	*	Krise zweifach	
18218	+	-	+	Doppelt aktiv	
18219	+	-	+	Routinearbeit	
18220	+	-	+	ev. launenhaft	
18221	+	-	+	- wie oben -	
18222	+	?	+	Doppelt aktiv	
18223	?	-	+	Routinearbeit	
18224	+	-	+	ev. launenhaft	
18225	+	-	?	- wie oben -	
18226	+	-	+	- wie oben -	
18227	+	-	+	- wie oben -	
18228	*	-	+	Körp. kritisch	

* Geburtstag: 108. Lebenjahr vollendet

TAG	K	S	I	KOMMENTARE	DATUM
18229	*	*	+	Krise zweifach	
18230	-	+	+	Doppelt aktiv	
18231	-	+	+	Lust und Geist	
18232	-	+	+	ggf. abgehetzt	
18233	-	+	*	Geist kritisch	
18234	?	+	*	Geist kritisch	
18235	-	+	-	Seelisch aktiv	
18236	-	?	-	Seelisch aktiv	
18237	-	+	-	ggf. abgehetzt	
18238	-	+	-	und sprunghaft	
18239	-	+	-	- wie oben -	
18240	*	+	-	Körp. kritisch	
18241	+	+	-	Doppelt aktiv	
18242	+	+	?	Höchstleistung	
18243	+	*	-	Seele kritisch	
18244	+	-	-	Körperl. aktiv	
18245	+	-	-	ggf. unachtsam	
18246	?	-	-	und launenhaft	
18247	+	-	-	- wie oben -	
18248	+	-	-	- wie oben -	
18249	+	-	-	- wie oben -	
18250	+	?	*	Geist kritisch	
18251	*	-	+	Körp. kritisch	
18252	*	-	+	Körp. kritisch	
18253	-	-	+	Geistig aktiv	
18254	-	-	+	ggf. erschöpft	
18255	-	-	+	und launenhaft	
18256	-	-	+	- wie oben -	
18257	?	*	+	Seele kritisch	
18258	-	+	?	Doppelt aktiv	
18259	-	+	+	Lust und Geist	
18260	-	+	+	ggf. abgehetzt	
18261	-	+	+	- wie oben -	
18262	-	+	+	- wie oben -	
18263	*	+	+	Körp. kritisch *	
18264	+	?	+	Dreifach aktiv	
18265	+	+	+	Höchstleistung	
18266	+	+	*	Geist kritisch	
18267	+	+	*	Geist kritisch	
18268	+	+	-	Doppelt aktiv	
18269	?	+	-	Höchstleistung	
18270	+	+	-	ggf. unachtsam	

* Geburtstag: 50. Lebenjahr vollendet

TAG	K	S	I	KOMMENTARE	DATUM
18271	+	*	-	Seele kritisch	
18272	+	-	-	Körperl. aktiv	
18273	+	-	-	ggf. unachtsam	
18274	*	-	-	Körp. kritisch	
18275	*	-	?	Körp. kritisch	
18276	-	-	-	Schöpf. Pause	
18277	-	-	-	Kräftesammeln	
18278	-	?	-	Schöpf. Pause	
18279	-	-	-	Kräftesammeln	
18280	?	-	-	und Entspannen	
18281	-	-	-	- wie oben -	
18282	-	-	-	- wie oben -	
18283	-	-	*	Geist kritisch	
18284	-	-	+	Geistig aktiv	
18285	-	*	+	Seele kritisch	
18286	*	+	+	Körp. kritisch	
18287	+	+	+	Dreifach aktiv	
18288	+	+	+	Höchstleistung	
18289	+	+	+	und Ausdauer	
18290	+	+	+	- wie oben -	
18291	+	+	?	- wie oben -	
18292	?	?	+	Dreifach aktiv	
18293	+	+	+	Höchstleistung	
18294	+	+	+	und Ausdauer	
18295	+	+	+	- wie oben -	
18296	+	+	+	- wie oben -	
18297	*	+	+	Körp. kritisch	
18298	*	+	+	Körp. kritisch	
18299	-	*	*	Krise zweifach	
18300	-	-	*	Geist kritisch	
18301	-	-	-	Schöpf. Pause	
18302	-	-	-	Kräftesammeln	
18303	?	-	-	und Entspannen	
18304	-	-	-	- wie oben -	
18305	-	-	-	- wie oben -	
18306	-	?	-	Schöpf. Pause	
18307	-	-	-	Kräftesammeln	
18308	-	-	?	und Entspannen	
18309	*	-	-	Körp. kritisch	
18310	+	-	-	Körperl. aktiv	
18311	+	-	-	ggf. unachtsam	
18312	+	-	-	und launenhaft	

TAG	K	S	I	KOMMENTARE	DATUM
18313	+	*	-	Seele kritisch	
18314	+	+	-	Doppelt aktiv	
18315	?	+	-	Höchstleistung	
18316	+	+	*	Geist kritisch	
18317	+	+	+	Dreifach aktiv	
18318	+	+	+	Höchstleistung	
18319	+	+	+	und Ausdauer	
18320	*	?	+	Körp. kritisch	
18321	*	+	+	Körp. kritisch	
18322	-	+	+	Doppelt aktiv	
18323	-	+	+	Lust und Geist	
18324	-	+	?	ggf. abgehetzt	
18325	-	+	+	- wie oben -	
18326	?	+	+	- wie oben -	
18327	-	*	+	Seele kritisch	
18328	-	-	+	Geistig aktiv	
18329	-	-	+	ggf. erschöpft	
18330	-	-	+	und launenhaft	
18331	-	-	+	- wie oben -	
18332	*	-	*	Krise zweifach	
18333	+	-	*	Geist kritisch	
18334	+	?	-	Körperl. aktiv	
18335	+	-	-	ggf. unachtsam	
18336	+	-	-	und launenhaft	
18337	+	-	-	- wie oben -	
18338	?	-	-	- wie oben -	
18339	+	-	-	- wie oben -	
18340	+	-	-	- wie oben -	
18341	+	*	?	Seele kritisch	
18342	+	+	-	Doppelt aktiv	
18343	*	+	-	Körp. kritisch	
18344	*	+	-	Körp. kritisch	
18345	-	+	-	Seelisch aktiv	
18346	-	+	-	ggf. abgehetzt	
18347	-	+	-	und sprunghaft	
18348	-	?	-	Seelisch aktiv	
18349	?	+	*	Geist kritisch	
18350	-	+	+	Doppelt aktiv	
18351	-	+	+	Lust und Geist	
18352	-	+	+	ggf. abgehetzt	
18353	-	+	+	- wie oben -	
18354	-	+	+	- wie oben -	

TAG	K	S	I	KOMMENTARE	DATUM
18355	*	*	+	Krise zweifach	
18356	+	-	+	Doppelt aktiv	
18357	+	-	?	Routinearbeit	
18358	+	-	+	ev. launenhaft	
18359	+	-	+	- wie oben -	
18360	+	-	+	- wie oben -	
18361	?	-	+	- wie oben -	
18362	+	?	+	Doppelt aktiv	
18363	+	-	+	Routinearbeit	
18364	+	-	+	ev. launenhaft	
18365	+	-	*	Geist kritisch	
18366	*	-	*	Krise zweifach	
18367	*	-	-	Körp. kritisch	
18368	-	-	-	Schöpf. Pause	
18369	-	*	-	Seele kritisch	
18370	-	+	-	Seelisch aktiv	
18371	-	+	-	ggf. abgehetzt	
18372	?	+	-	und sprunghaft	
18373	-	+	-	- wie oben -	
18374	-	+	?	- wie oben -	
18375	-	+	-	- wie oben -	
18376	-	?	-	Seelisch aktiv	
18377	-	+	-	ggf. abgehetzt	
18378	*	+	-	Körp. kritisch	
18379	+	+	-	Doppelt aktiv	
18380	+	+	-	Höchstleistung	
18381	+	+	-	ggf. unachtsam	
18382	+	+	*	Geist kritisch	
18383	+	*	+	Seele kritisch	
18384	?	-	+	Doppelt aktiv	
18385	+	-	+	Routinearbeit	
18386	+	-	+	ev. launenhaft	
18387	+	-	+	- wie oben -	
18388	+	-	+	- wie oben -	
18389	*	-	+	Körp. kritisch	
18390	*	?	?	Körp. kritisch	
18391	-	-	+	Geistig aktiv	
18392	-	-	+	ggf. erschöpft	
18393	-	-	+	und launenhaft	
18394	-	-	+	- wie oben -	
18395	?	-	+	- wie oben -	
18396	-	-	+	- wie oben -	

TAG	K	S	I	KOMMENTARE	DATUM
18397	-	*	+	Seele kritisch	
18398	-	+	*	Geist kritisch	
18399	-	+	*	Geist kritisch	
18400	-	+	-	Seelisch aktiv	
18401	*	+	-	Körp. kritisch	
18402	+	+	-	Doppelt aktiv	
18403	+	+	-	Höchstleistung	
18404	+	?	-	Doppelt aktiv	
18405	+	+	-	Höchstleistung	
18406	+	+	-	ggf. unachtsam	
18407	?	+	?	- wie oben -	
18408	+	+	-	- wie oben -	
18409	+	+	-	- wie oben -	
18410	+	+	-	- wie oben -	
18411	+	*	-	Seele kritisch	
18412	*	-	-	Körp. kritisch	
18413	*	-	-	Körp. kritisch	
18414	-	-	-	Schöpf. Pause	
18415	-	-	*	Geist kritisch	
18416	-	-	+	Geistig aktiv	
18417	-	-	+	ggf. erschöpft	
18418	?	?	+	Geistig aktiv	
18419	-	-	+	ggf. erschöpft	
18420	-	-	+	und launenhaft	
18421	-	-	+	- wie oben -	
18422	-	-	+	- wie oben -	
18423	-	-	?	- wie oben -	
18424	*	-	+	Körp. kritisch	
18425	+	*	+	Seele kritisch	
18426	+	+	+	Dreifach aktiv	
18427	+	+	+	Höchstleistung	
18428	+	+	+	und Ausdauer	
18429	+	+	+	- wie oben -	
18430	?	+	+	- wie oben -	
18431	+	+	*	Geist kritisch	
18432	+	?	*	Geist kritisch	
18433	+	+	-	Doppelt aktiv	
18434	+	+	-	Höchstleistung	
18435	*	+	-	Körp. kritisch	
18436	*	+	-	Körp. kritisch	
18437	-	+	-	Seelisch aktiv	
18438	-	+	-	ggf. abgehetzt	

TAG	K	S	I	KOMMENTARE	DATUM
18439	-	*	-	Seele kritisch	
18440	-	-	?	Schöpf. Pause	
18441	?	-	-	Kräftesammeln	
18442	-	-	-	und Entspannen	
18443	-	-	-	- wie oben -	
18444	-	-	-	- wie oben -	
18445	-	-	-	- wie oben -	
18446	-	?	-	Schöpf. Pause	
18447	*	-	-	Körp. kritisch	
18448	+	-	*	Geist kritisch	
18449	+	-	+	Doppelt aktiv	
18450	+	-	+	Routinearbeit	
18451	+	-	+	ev. launenhaft	
18452	+	-	+	- wie oben -	
18453	?	*	+	Seele kritisch	
18454	+	+	+	Dreifach aktiv	
18455	+	+	+	Höchstleistung	
18456	+	+	?	und Ausdauer	
18457	+	+	+	- wie oben -	
18458	*	+	+	Körp. kritisch	
18459	*	+	+	Körp. kritisch	
18460	-	?	+	Doppelt aktiv	
18461	-	+	+	Lust und Geist	
18462	-	+	+	ggf. abgehetzt	
18463	-	+	+	- wie oben -	
18464	?	+	*	Geist kritisch	
18465	-	+	*	Geist kritisch	
18466	-	+	-	Seelisch aktiv	
18467	-	*	-	Seele kritisch	
18468	-	-	-	Schöpf. Pause	
18469	-	-	-	Kräftesammeln	
18470	*	-	-	Körp. kritisch	
18471	+	-	-	Körperl. aktiv	
18472	+	-	-	ggf. unachtsam	
18473	+	-	?	und launenhaft	
18474	+	?	-	Körperl. aktiv	
18475	+	-	-	ggf. unachtsam	
18476	?	-	-	und launenhaft	
18477	+	-	-	- wie oben -	
18478	+	-	-	- wie oben -	
18479	+	-	-	- wie oben -	
18480	+	-	-	- wie oben -	

TAG	K	S	I	KOMMENTARE	DATUM
18481	*	*	*	Krise dreifach	
18482	*	+	+	Körp. kritisch	
18483	-	+	+	Doppelt aktiv	
18484	-	+	+	Lust und Geist	
18485	-	+	+	ggf. abgehetzt	
18486	-	+	+	- wie oben -	
18487	?	+	+	- wie oben -	
18488	-	?	+	Doppelt aktiv	
18489	-	+	?	Lust und Geist	
18490	-	+	+	ggf. abgehetzt	
18491	-	+	+	- wie oben -	
18492	-	+	+	- wie oben -	
18493	*	+	+	Körp. kritisch	
18494	+	+	+	Dreifach aktiv	
18495	+	*	+	Seele kritisch	
18496	+	-	+	Doppelt aktiv	
18497	+	-	*	Geist kritisch	
18498	+	-	*	Geist kritisch	
18499	?	-	-	Körperl. aktiv	
18500	+	-	-	ggf. unachtsam	
18501	+	-	-	und launenhaft	
18502	+	?	-	Körperl. aktiv	
18503	+	-	-	ggf. unachtsam	
18504	*	-	-	Körp. kritisch	
18505	*	-	-	Körp. kritisch	
18506	-	-	?	Schöpf. Pause	
18507	-	-	-	Kräftesammeln	
18508	-	-	-	und Entspannen	
18509	-	*	-	Seele kritisch	
18510	?	+	-	Seelisch aktiv	
18511	-	+	-	ggf. abgehetzt	
18512	-	+	-	und sprunghaft	
18513	-	+	-	- wie oben -	
18514	-	+	*	Geist kritisch	
18515	-	+	+	Doppelt aktiv	
18516	*	?	+	Körp. kritisch	
18517	+	+	+	Dreifach aktiv	
18518	+	+	+	Höchstleistung	
18519	+	+	+	und Ausdauer	
18520	+	+	+	- wie oben -	
18521	+	+	+	- wie oben -	
18522	?	+	?	- wie oben -	

TAG	K	S	I	KOMMENTARE	DATUM
18523	+	*	+	Seele kritisch	
18524	+	-	+	Doppelt aktiv	
18525	+	-	+	Routinearbeit	
18526	+	-	+	ev. launenhaft	
18527	*	-	+	Körp. kritisch	
18528	*	-	+	Körp. kritisch	
18529	-	-	+	Geistig aktiv	
18530	-	?	*	Geist kritisch	
18531	-	-	*	Geist kritisch	
18532	-	-	-	Schöpf. Pause	
18533	?	-	-	Kräftesammeln	
18534	-	-	-	und Entspannen	
18535	-	-	-	- wie oben -	
18536	-	-	-	- wie oben -	
18537	-	*	-	Seele kritisch	
18538	-	+	-	Seelisch aktiv	
18539	*	+	?	Körp. kritisch	
18540	+	+	-	Doppelt aktiv	
18541	+	+	-	Höchstleistung	
18542	+	+	-	ggf. unachtsam	
18543	+	+	-	- wie oben -	
18544	+	?	-	Doppelt aktiv	
18545	?	+	-	Höchstleistung	
18546	+	+	-	ggf. unachtsam	
18547	+	+	*	Geist kritisch	
18548	+	+	+	Dreifach aktiv	
18549	+	+	+	Höchstleistung	
18550	*	+	+	Körp. kritisch	
18551	*	*	+	Krise zweifach	
18552	-	-	+	Geistig aktiv	
18553	-	-	+	ggf. erschöpft	
18554	-	-	+	und launenhaft	
18555	-	-	?	- wie oben -	
18556	?	-	+	- wie oben -	
18557	-	-	+	- wie oben -	
18558	-	?	+	Geistig aktiv	
18559	-	-	+	ggf. erschöpft	
18560	-	-	+	und launenhaft	
18561	-	-	+	- wie oben -	*
18562	*	-	+	Körp. kritisch	
18563	+	-	*	Geist kritisch	
18564	+	-	*	Geist kritisch	

* Geburtstag: 109. Lebenjahr vollendet

TAG	K	S	I	KOMMENTARE	DATUM
18565	+	*	-	Seele kritisch	
18566	+	+	-	Doppelt aktiv	
18567	+	+	-	Höchstleistung	
18568	?	+	-	ggf. unachtsam	
18569	+	+	-	- wie oben -	
18570	+	+	-	- wie oben -	
18571	+	+	-	- wie oben -	
18572	+	?	?	Doppelt aktiv	
18573	*	+	-	Körp. kritisch	
18574	*	+	-	Körp. kritisch	
18575	-	+	-	Seelisch aktiv	
18576	-	+	-	ggf. abgehetzt	
18577	-	+	-	und sprunghaft	
18578	-	+	-	- wie oben -	
18579	?	*	-	Seele kritisch	
18580	-	-	*	Geist kritisch	
18581	-	-	+	Geistig aktiv	
18582	-	-	+	ggf. erschöpft	
18583	-	-	+	und launenhaft	
18584	-	-	+	- wie oben -	
18585	*	-	+	Körp. kritisch	
18586	+	?	+	Doppelt aktiv	
18587	+	-	+	Routinearbeit	
18588	+	-	?	ev. launenhaft	
18589	+	-	+	- wie oben -	
18590	+	-	+	- wie oben -	
18591	?	-	+	- wie oben -	
18592	+	-	+	- wie oben -	
18593	+	*	+	Seele kritisch	
18594	+	+	+	Dreifach aktiv	
18595	+	+	+	Höchstleistung	
18596	*	+	*	Krise zweifach	
18597	*	+	*	Krise zweifach	
18598	-	+	-	Seelisch aktiv	
18599	-	+	-	ggf. abgehetzt	
18600	-	?	-	Seelisch aktiv	
18601	-	+	-	ggf. abgehetzt	
18602	?	+	-	und sprunghaft	
18603	-	+	-	- wie oben -	
18604	-	+	-	- wie oben -	
18605	-	+	?	- wie oben -	
18606	-	+	-	- wie oben -	

TAG	K	S	I	KOMMENTARE	DATUM
18607	-	*	-	Seele kritisch	
18608	*	-	-	Körp. kritisch	
18609	+	-	-	Körperl. aktiv	
18610	+	-	-	ggf. unachtsam	
18611	+	-	-	und launenhaft	
18612	+	-	-	- wie oben -	
18613	+	-	*	Geist kritisch	
18614	?	?	+	Doppelt aktiv	
18615	+	-	+	Routinearbeit	
18616	+	-	+	ev. launenhaft	
18617	+	-	+	- wie oben -	
18618	+	-	+	- wie oben -	
18619	*	-	+	Körp. kritisch	
18620	*	-	+	Körp. kritisch	
18621	-	*	?	Seele kritisch	
18622	-	+	+	Doppelt aktiv	
18623	-	+	+	Lust und Geist	
18624	-	+	+	ggf. abgehetzt	
18625	?	+	+	- wie oben -	
18626	-	+	+	- wie oben -	
18627	-	+	+	- wie oben -	
18628	-	?	+	Doppelt aktiv *	
18629	-	+	*	Geist kritisch	
18630	-	+	*	Geist kritisch	
18631	*	+	-	Körp. kritisch	
18632	+	+	-	Doppelt aktiv	
18633	+	+	-	Höchstleistung	
18634	+	+	-	ggf. unachtsam	
18635	+	*	-	Seele kritisch	
18636	+	-	-	Körperl. aktiv	
18637	?	-	-	ggf. unachtsam	
18638	+	-	?	und launenhaft	
18639	+	-	-	- wie oben -	
18640	+	-	-	- wie oben -	
18641	+	-	-	- wie oben -	
18642	*	?	-	Körp. kritisch	
18643	*	-	-	Körp. kritisch	
18644	-	-	-	Schöpf. Pause	
18645	-	-	-	Kräftesammeln	
18646	-	-	*	Geist kritisch	
18647	-	-	+	Geistig aktiv	
18648	?	-	+	ggf. erschöpft	

* Geburtstag: 51. Lebenjahr vollendet

TAG	K	S	I	KOMMENTARE	DATUM
18649	-	*	+	Seele kritisch	
18650	-	+	+	Doppelt aktiv	
18651	-	+	+	Lust und Geist	
18652	-	+	+	ggf. abgehetzt	
18653	-	+	+	- wie oben -	
18654	*	+	?	Körp. kritisch	
18655	+	+	+	Dreifach aktiv	
18656	+	?	+	Dreifach aktiv	
18657	+	+	+	Höchstleistung	
18658	+	+	+	und Ausdauer	
18659	+	+	+	- wie oben -	
18660	?	+	+	- wie oben -	
18661	+	+	+	- wie oben -	
18662	+	+	*	Geist kritisch	
18663	+	*	*	Krise zweifach	
18664	+	-	-	Körperl. aktiv	
18665	*	-	-	Körp. kritisch	
18666	*	-	-	Körp. kritisch	
18667	-	-	-	Schöpf. Pause	
18668	-	-	-	Kräftesammeln	
18669	-	-	-	und Entspannen	
18670	-	?	-	Schöpf. Pause	
18671	?	-	?	Kräftesammeln	
18672	-	-	-	und Entspannen	
18673	-	-	-	- wie oben -	
18674	-	-	-	- wie oben -	
18675	-	-	-	- wie oben -	
18676	-	-	-	- wie oben -	
18677	*	*	-	Krise zweifach	
18678	+	+	-	Doppelt aktiv	
18679	+	+	*	Geist kritisch	
18680	+	+	+	Dreifach aktiv	
18681	+	+	+	Höchstleistung	
18682	+	+	+	und Ausdauer	
18683	?	+	+	- wie oben -	
18684	+	?	+	Dreifach aktiv	
18685	+	+	+	Höchstleistung	
18686	+	+	+	und Ausdauer	
18687	+	+	?	- wie oben -	
18688	*	+	+	Körp. kritisch	
18689	*	+	+	Körp. kritisch	
18690	-	+	+	Doppelt aktiv	

TAG	K	S	I	KOMMENTARE	DATUM
18691	-	*	+	Seele kritisch	
18692	-	-	+	Geistig aktiv	
18693	-	-	+	ggf. erschöpft	
18694	?	-	+	und launenhaft	
18695	-	-	*	Geist kritisch	
18696	-	-	*	Geist kritisch	
18697	-	-	-	Schöpf. Pause	
18698	-	?	-	Schöpf. Pause	
18699	-	-	-	Kräftesammeln	
18700	*	-	-	Körp. kritisch	
18701	+	-	-	Körperl. aktiv	
18702	+	-	-	ggf. unachtsam	
18703	+	-	-	und launenhaft	
18704	+	-	?	- wie oben -	
18705	+	*	-	Seele kritisch	
18706	?	+	-	Doppelt aktiv	
18707	+	+	-	Höchstleistung	
18708	+	+	-	ggf. unachtsam	
18709	+	+	-	- wie oben -	
18710	+	+	-	- wie oben -	
18711	*	+	-	Körp. kritisch	
18712	*	?	*	Krise zweifach	
18713	-	+	+	Doppelt aktiv	
18714	-	+	+	Lust und Geist	
18715	-	+	+	ggf. abgehetzt	
18716	-	+	+	- wie oben -	
18717	?	+	+	- wie oben -	
18718	-	+	+	- wie oben -	
18719	-	*	+	Seele kritisch	
18720	-	-	?	Geistig aktiv	
18721	-	-	+	ggf. erschöpft	
18722	-	-	+	und launenhaft	
18723	*	-	+	Körp. kritisch	
18724	+	-	+	Doppelt aktiv	
18725	+	-	+	Routinearbeit	
18726	+	?	+	Doppelt aktiv	
18727	+	-	+	Routinearbeit	
18728	+	-	*	Geist kritisch	
18729	?	-	*	Geist kritisch	
18730	+	-	-	Körperl. aktiv	
18731	+	-	-	ggf. unachtsam	
18732	+	-	-	und launenhaft	

TAG	K	S	I	KOMMENTARE	DATUM
18733	+	*	-	Seele kritisch	
18734	*	+	-	Körp. kritisch	
18735	*	+	-	Körp. kritisch	
18736	-	+	-	Seelisch aktiv	
18737	-	+	?	ggf. abgehetzt	
18738	-	+	-	und sprunghaft	
18739	-	+	-	- wie oben -	
18740	?	?	-	Seelisch aktiv	
18741	-	+	-	ggf. abgehetzt	
18742	-	+	-	und sprunghaft	
18743	-	+	-	- wie oben -	
18744	-	+	-	- wie oben -	
18745	-	+	*	Geist kritisch	
18746	*	+	+	Körp. kritisch	
18747	+	*	+	Seele kritisch	
18748	+	-	+	Doppelt aktiv	
18749	+	-	+	Routinearbeit	
18750	+	-	+	ev. launenhaft	
18751	+	-	+	- wie oben -	
18752	?	-	+	- wie oben -	
18753	+	-	?	- wie oben -	
18754	+	?	+	Doppelt aktiv	
18755	+	-	+	Routinearbeit	
18756	+	-	+	ev. launenhaft	
18757	*	-	+	Körp. kritisch	
18758	*	-	+	Körp. kritisch	
18759	-	-	+	Geistig aktiv	
18760	-	-	+	ggf. erschöpft	
18761	-	*	*	Krise zweifach	
18762	-	+	*	Geist kritisch	
18763	?	+	-	Seelisch aktiv	
18764	-	+	-	ggf. abgehetzt	
18765	-	+	-	und sprunghaft	
18766	-	+	-	- wie oben -	
18767	-	+	-	- wie oben -	
18768	-	?	-	Seelisch aktiv	
18769	*	+	-	Körp. kritisch	
18770	+	+	?	Doppelt aktiv	
18771	+	+	-	Höchstleistung	
18772	+	+	-	ggf. unachtsam	
18773	+	+	-	- wie oben -	
18774	+	+	-	- wie oben -	

TAG	K	S	I	KOMMENTARE	DATUM
18775	?	*	-	Seele kritisch	
18776	+	-	-	Körperl. aktiv	
18777	+	-	-	ggf. unachtsam	
18778	+	-	*	Geist kritisch	
18779	+	-	+	Doppelt aktiv	
18780	*	-	+	Körp. kritisch	
18781	*	-	+	Körp. kritisch	
18782	-	?	+	Geistig aktiv	
18783	-	-	+	ggf. erschöpft	
18784	-	-	+	und launenhaft	
18785	-	-	+	- wie oben -	
18786	?	-	?	- wie oben -	
18787	-	-	+	- wie oben -	
18788	-	-	+	- wie oben -	
18789	-	*	+	Seele kritisch	
18790	-	+	+	Doppelt aktiv	
18791	-	+	+	Lust und Geist	
18792	*	+	+	Körp. kritisch	
18793	+	+	+	Dreifach aktiv	
18794	+	+	*	Geist kritisch	
18795	+	+	*	Geist kritisch	
18796	+	?	-	Doppelt aktiv	
18797	+	+	-	Höchstleistung	
18798	?	+	-	ggf. unachtsam	
18799	+	+	-	- wie oben -	
18800	+	+	-	- wie oben -	
18801	+	+	-	- wie oben -	
18802	+	+	-	- wie oben -	
18803	*	*	?	Krise zweifach	
18804	*	-	-	Körp. kritisch	
18805	-	-	-	Schöpf. Pause	
18806	-	-	-	Kräftesammeln	
18807	-	-	-	und Entspannen	
18808	-	-	-	- wie oben -	
18809	?	-	-	- wie oben -	
18810	-	?	-	Schöpf. Pause	
18811	-	-	*	Geist kritisch	
18812	-	-	+	Geistig aktiv	
18813	-	-	+	ggf. erschöpft	
18814	-	-	+	und launenhaft	
18815	*	-	+	Körp. kritisch	
18816	+	-	+	Doppelt aktiv	

TAG	K	S	I	KOMMENTARE	DATUM
18817	+	*	+	Seele kritisch	
18818	+	+	+	Dreifach aktiv	
18819	+	+	?	Höchstleistung	
18820	+	+	+	und Ausdauer	
18821	?	+	+	- wie oben -	
18822	+	+	+	- wie oben -	
18823	+	+	+	- wie oben -	
18824	+	?	+	Dreifach aktiv	
18825	+	+	+	Höchstleistung	
18826	*	+	+	Körp. kritisch	
18827	*	+	*	Krise zweifach	
18828	-	+	*	Geist kritisch	
18829	-	+	-	Seelisch aktiv	
18830	-	+	-	ggf. abgehetzt	
18831	-	*	-	Seele kritisch	
18832	?	-	-	Schöpf. Pause	
18833	-	-	-	Kräftesammeln	
18834	-	-	-	und Entspannen	
18835	-	-	-	- wie oben -	
18836	-	-	?	- wie oben -	
18837	-	-	-	- wie oben -	
18838	*	?	-	Körp. kritisch	
18839	+	-	-	Körperl. aktiv	
18840	+	-	-	ggf. unachtsam	
18841	+	-	-	und launenhaft	
18842	+	-	-	- wie oben -	
18843	+	-	-	- wie oben -	
18844	?	-	*	Geist kritisch	
18845	+	*	+	Seele kritisch	
18846	+	+	+	Dreifach aktiv	
18847	+	+	+	Höchstleistung	
18848	+	+	+	und Ausdauer	
18849	*	+	+	Körp. kritisch	
18850	*	+	+	Körp. kritisch	
18851	-	+	+	Doppelt aktiv	
18852	-	?	?	Doppelt aktiv	
18853	-	+	+	Lust und Geist	
18854	-	+	+	ggf. abgehetzt	
18855	?	+	+	- wie oben -	
18856	-	+	+	- wie oben -	
18857	-	+	+	- wie oben -	
18858	-	+	+	- wie oben -	

TAG	K	S	I	KOMMENTARE	DATUM
18859	-	*	+	Seele kritisch	
18860	-	-	*	Geist kritisch	
18861	*	-	*	Krise zweifach	
18862	+	-	-	Körperl. aktiv	
18863	+	-	-	ggf. unachtsam	
18864	+	-	-	und launenhaft	
18865	+	-	-	- wie oben -	
18866	+	?	-	Körperl. aktiv	
18867	?	-	-	ggf. unachtsam	
18868	+	-	-	und launenhaft	
18869	+	-	?	- wie oben -	
18870	+	-	-	- wie oben -	
18871	+	-	-	- wie oben -	
18872	*	-	-	Körp. kritisch	
18873	*	*	-	Krise zweifach	
18874	-	+	-	Seelisch aktiv	
18875	-	+	-	ggf. abgehetzt	
18876	-	+	-	und sprunghaft	
18877	-	+	*	Geist kritisch	
18878	?	+	+	Doppelt aktiv	
18879	-	+	+	Lust und Geist	
18880	-	?	+	Doppelt aktiv	
18881	-	+	+	Lust und Geist	
18882	-	+	+	ggf. abgehetzt	
18883	-	+	+	- wie oben -	
18884	*	+	+	Körp. kritisch	
18885	+	+	?	Dreifach aktiv	
18886	+	+	+	Höchstleistung	
18887	+	*	+	Seele kritisch	
18888	+	-	+	Doppelt aktiv	
18889	+	-	+	Routinearbeit	
18890	?	-	+	ev. launenhaft	
18891	+	-	+	- wie oben -	
18892	+	-	+	- wie oben -	
18893	+	-	*	Geist kritisch	
18894	+	?	*	Geist kritisch	
18895	*	-	-	Körp. kritisch	
18896	*	-	-	Körp. kritisch	
18897	-	-	-	Schöpf. Pause	
18898	-	-	-	Kräftesammeln	
18899	-	-	-	und Entspannen	
18900	-	-	-	- wie oben -	

TAG	K	S	I	KOMMENTARE	DATUM
18901	?	*	-	Seele kritisch	
18902	-	+	?	Seelisch aktiv	
18903	-	+	-	ggf. abgehetzt	
18904	-	+	-	und sprunghaft	
18905	-	+	-	- wie oben -	
18906	-	+	-	- wie oben -	
18907	*	+	-	Körp. kritisch	
18908	+	?	-	Doppelt aktiv	
18909	+	+	-	Höchstleistung	
18910	+	+	*	Geist kritisch	
18911	+	+	+	Dreifach aktiv	
18912	+	+	+	Höchstleistung	
18913	?	+	+	und Ausdauer	
18914	+	+	+	- wie oben -	
18915	+	*	+	Seele kritisch	
18916	+	-	+	Doppelt aktiv	
18917	+	-	+	Routinearbeit	
18918	*	-	?	Körp. kritisch	
18919	*	-	+	Körp. kritisch	
18920	-	-	+	Geistig aktiv	
18921	-	-	+	ggf. erschöpft	
18922	-	?	+	Geistig aktiv	
18923	-	-	+	ggf. erschöpft	
18924	?	-	+	und launenhaft	
18925	-	-	+	- wie oben -	
18926	-	-	*	Geist kritisch	*
18927	-	-	*	Geist kritisch	
18928	-	-	-	Schöpf. Pause	
18929	-	*	-	Seele kritisch	
18930	*	+	-	Körp. kritisch	
18931	+	+	-	Doppelt aktiv	
18932	+	+	-	Höchstleistung	
18933	+	+	-	ggf. unachtsam	
18934	+	+	-	- wie oben -	
18935	+	+	?	- wie oben -	
18936	?	?	-	Doppelt aktiv	
18937	+	+	-	Höchstleistung	
18938	+	+	-	ggf. unachtsam	
18939	+	+	-	- wie oben -	
18940	+	+	-	- wie oben -	
18941	*	+	-	Körp. kritisch	
18942	*	+	-	Körp. kritisch	

* Geburtstag: 110. Lebenjahr vollendet

TAG	K	S	I	KOMMENTARE	DATUM
18943	-	*	*	Krise zweifach	
18944	-	-	+	Geistig aktiv	
18945	-	-	+	ggf. erschöpft	
18946	-	-	+	und launenhaft	
18947	?	-	+	- wie oben -	
18948	-	-	+	- wie oben -	
18949	-	-	+	- wie oben -	
18950	-	?	+	Geistig aktiv	
18951	-	-	?	ggf. erschöpft	
18952	-	-	+	und launenhaft	
18953	*	-	+	Körp. kritisch	
18954	+	-	+	Doppelt aktiv	
18955	+	-	+	Routinearbeit	
18956	+	-	+	ev. launenhaft	
18957	+	*	+	Seele kritisch	
18958	+	+	+	Dreifach aktiv	
18959	?	+	*	Geist kritisch	
18960	+	+	*	Geist kritisch	
18961	+	+	-	Doppelt aktiv	
18962	+	+	-	Höchstleistung	
18963	+	+	-	ggf. unachtsam	
18964	*	?	-	Körp. kritisch	
18965	*	+	-	Körp. kritisch	
18966	-	+	-	Seelisch aktiv	
18967	-	+	-	ggf. abgehetzt	
18968	-	+	?	und sprunghaft	
18969	-	+	-	- wie oben -	
18970	?	+	-	- wie oben -	
18971	-	*	-	Seele kritisch	
18972	-	-	-	Schöpf. Pause	
18973	-	-	-	Kräftesammeln	
18974	-	-	-	und Entspannen	
18975	-	-	-	- wie oben -	
18976	*	-	*	Krise zweifach	
18977	+	-	+	Doppelt aktiv	
18978	+	?	+	Doppelt aktiv	
18979	+	-	+	Routinearbeit	
18980	+	-	+	ev. launenhaft	
18981	+	-	+	- wie oben -	
18982	?	-	+	- wie oben -	
18983	+	-	+	- wie oben -	
18984	+	-	?	- wie oben -	

TAG	K	S	I	KOMMENTARE	DATUM
18985	+	*	+	Seele kritisch	
18986	+	+	+	Dreifach aktiv	
18987	*	+	+	Körp. kritisch	
18988	*	+	+	Körp. kritisch	
18989	-	+	+	Doppelt aktiv	
18990	-	+	+	Lust und Geist	
18991	-	+	+	ggf. abgehetzt	
18992	-	?	*	Geist kritisch	
18993	?	+	*	Geist kritisch	
18994	-	+	-	Seelisch aktiv	*
18995	-	+	-	ggf. abgehetzt	
18996	-	+	-	und sprunghaft	
18997	-	+	-	- wie oben -	
18998	-	+	-	- wie oben -	
18999	*	*	-	Krise zweifach	
19000	+	-	-	Körperl. aktiv	
19001	+	-	?	ggf. unachtsam	
19002	+	-	-	und launenhaft	
19003	+	-	-	- wie oben -	
19004	+	-	-	- wie oben -	
19005	?	-	-	- wie oben -	
19006	+	?	-	Körperl. aktiv	
19007	+	-	-	ggf. unachtsam	
19008	+	-	-	und launenhaft	
19009	+	-	*	Geist kritisch	
19010	*	-	+	Körp. kritisch	
19011	*	-	+	Körp. kritisch	
19012	-	-	+	Geistig aktiv	
19013	-	*	+	Seele kritisch	
19014	-	+	+	Doppelt aktiv	
19015	-	+	+	Lust und Geist	
19016	?	+	+	ggf. abgehetzt	
19017	-	+	?	- wie oben -	
19018	-	+	+	- wie oben -	
19019	-	+	+	- wie oben -	
19020	-	?	+	Doppelt aktiv	
19021	-	+	+	Lust und Geist	
19022	*	+	+	Körp. kritisch	
19023	+	+	+	Dreifach aktiv	
19024	+	+	+	Höchstleistung	
19025	+	+	*	Geist kritisch	
19026	+	+	*	Geist kritisch	

* Geburtstag: 52. Lebenjahr vollendet

TAG	K	S	I	KOMMENTARE	DATUM
19027	+	*	-	Seele kritisch	
19028	?	-	-	Körperl. aktiv	
19029	+	-	-	ggf. unachtsam	
19030	+	-	-	und launenhaft	
19031	+	-	-	- wie oben -	
19032	+	-	-	- wie oben -	
19033	*	-	-	Körp. kritisch	
19034	*	?	?	Körp. kritisch	
19035	-	-	-	Schöpf. Pause	
19036	-	-	-	Kräftesammeln	
19037	-	-	-	und Entspannen	
19038	-	-	-	- wie oben -	
19039	?	-	-	- wie oben -	
19040	-	-	-	- wie oben -	
19041	-	*	-	Seele kritisch	
19042	-	+	*	Geist kritisch	
19043	-	+	+	Doppelt aktiv	
19044	-	+	+	Lust und Geist	
19045	*	+	+	Körp. kritisch	
19046	+	+	+	Dreifach aktiv	
19047	+	+	+	Höchstleistung	
19048	+	?	+	Dreifach aktiv	
19049	+	+	+	Höchstleistung	
19050	+	+	?	und Ausdauer	
19051	?	+	+	- wie oben -	
19052	+	+	+	- wie oben -	
19053	+	+	+	- wie oben -	
19054	+	+	+	- wie oben -	
19055	+	*	+	Seele kritisch	
19056	*	-	+	Körp. kritisch	
19057	*	-	+	Körp. kritisch	
19058	-	-	*	Geist kritisch	
19059	-	-	*	Geist kritisch	
19060	-	-	-	Schöpf. Pause	
19061	-	-	-	Kräftesammeln	
19062	?	?	-	Schöpf. Pause	
19063	-	-	-	Kräftesammeln	
19064	-	-	-	und Entspannen	
19065	-	-	-	- wie oben -	
19066	-	-	-	- wie oben -	
19067	-	-	?	- wie oben -	
19068	*	-	-	Körp. kritisch	

TAG	K	S	I	KOMMENTARE	DATUM
19069	+	*	-	Seele kritisch	
19070	+	+	-	Doppelt aktiv	
19071	+	+	-	Höchstleistung	
19072	+	+	-	ggf. unachtsam	
19073	+	+	-	- wie oben -	
19074	?	+	-	- wie oben -	
19075	+	+	*	Geist kritisch	
19076	+	?	+	Dreifach aktiv	
19077	+	+	+	Höchstleistung	
19078	+	+	+	und Ausdauer	
19079	*	+	+	Körp. kritisch	
19080	*	+	+	Körp. kritisch	
19081	-	+	+	Doppelt aktiv	
19082	-	+	+	Lust und Geist	
19083	-	*	?	Seele kritisch	
19084	-	-	+	Geistig aktiv	
19085	?	-	+	ggf. erschöpft	
19086	-	-	+	und launenhaft	
19087	-	-	+	- wie oben -	
19088	-	-	+	- wie oben -	
19089	-	-	+	- wie oben -	
19090	-	?	+	Geistig aktiv	
19091	*	-	*	Krise zweifach	
19092	+	-	*	Geist kritisch	
19093	+	-	-	Körperl. aktiv	
19094	+	-	-	ggf. unachtsam	
19095	+	-	-	und launenhaft	
19096	+	-	-	- wie oben -	
19097	?	*	-	Seele kritisch	
19098	+	+	-	Doppelt aktiv	
19099	+	+	-	Höchstleistung	
19100	+	+	?	ggf. unachtsam	
19101	+	+	-	- wie oben -	
19102	*	+	-	Körp. kritisch	
19103	*	+	-	Körp. kritisch	
19104	-	?	-	Seelisch aktiv	
19105	-	+	-	ggf. abgehetzt	
19106	-	+	-	und sprunghaft	
19107	-	+	-	- wie oben -	
19108	?	+	*	Geist kritisch	
19109	-	+	+	Doppelt aktiv	
19110	-	+	+	Lust und Geist	

TAG	K	S	I	KOMMENTARE	DATUM
19111	-	*	+	Seele kritisch	
19112	-	-	+	Geistig aktiv	
19113	-	-	+	ggf. erschöpft	
19114	*	-	+	Körp. kritisch	
19115	+	-	+	Doppelt aktiv	
19116	+	-	?	Routinearbeit	
19117	+	-	+	ev. launenhaft	
19118	+	?	+	Doppelt aktiv	
19119	+	-	+	Routinearbeit	
19120	?	-	+	ev. launenhaft	
19121	+	-	+	- wie oben -	
19122	+	-	+	- wie oben -	
19123	+	-	+	- wie oben -	
19124	+	-	*	Geist kritisch	
19125	*	*	*	Krise dreifach	
19126	*	+	-	Körp. kritisch	
19127	-	+	-	Seelisch aktiv	
19128	-	+	-	ggf. abgehetzt	
19129	-	+	-	und sprunghaft	
19130	-	+	-	- wie oben -	
19131	?	+	-	- wie oben -	
19132	-	?	-	Seelisch aktiv	
19133	-	+	?	ggf. abgehetzt	
19134	-	+	-	und sprunghaft	
19135	-	+	-	- wie oben -	
19136	-	+	-	- wie oben -	
19137	*	+	-	Körp. kritisch	
19138	+	+	-	Doppelt aktiv	
19139	+	*	-	Seele kritisch	
19140	+	-	-	Körperl. aktiv	
19141	+	-	*	Geist kritisch	
19142	+	-	+	Doppelt aktiv	
19143	?	-	+	Routinearbeit	
19144	+	-	+	ev. launenhaft	
19145	+	-	+	- wie oben -	
19146	+	?	+	Doppelt aktiv	
19147	+	-	+	Routinearbeit	
19148	*	-	+	Körp. kritisch	
19149	*	-	?	Körp. kritisch	
19150	-	-	+	Geistig aktiv	
19151	-	-	+	ggf. erschöpft	
19152	-	-	+	und launenhaft	

TAG	K	S	I	KOMMENTARE	DATUM
19153	-	*	+	Seele kritisch	
19154	?	+	+	Doppelt aktiv	
19155	-	+	+	Lust und Geist	
19156	-	+	+	ggf. abgehetzt	
19157	-	+	*	Geist kritisch	
19158	-	+	*	Geist kritisch	
19159	-	+	-	Seelisch aktiv	
19160	*	?	-	Körp. kritisch	
19161	+	+	-	Doppelt aktiv	
19162	+	+	-	Höchstleistung	
19163	+	+	-	ggf. unachtsam	
19164	+	+	-	- wie oben -	
19165	+	+	-	- wie oben -	
19166	?	+	?	- wie oben -	
19167	+	*	-	Seele kritisch	
19168	+	-	-	Körperl. aktiv	
19169	+	-	-	ggf. unachtsam	
19170	+	-	-	und launenhaft	
19171	*	-	-	Körp. kritisch	
19172	*	-	-	Körp. kritisch	
19173	-	-	-	Schöpf. Pause	
19174	-	?	*	Geist kritisch	
19175	-	-	+	Geistig aktiv	
19176	-	-	+	ggf. erschöpft	
19177	?	-	+	und launenhaft	
19178	-	-	+	- wie oben -	
19179	-	-	+	- wie oben -	
19180	-	-	+	- wie oben -	
19181	-	*	+	Seele kritisch	
19182	-	+	?	Doppelt aktiv	
19183	*	+	+	Körp. kritisch	
19184	+	+	+	Dreifach aktiv	
19185	+	+	+	Höchstleistung	
19186	+	+	+	und Ausdauer	
19187	+	+	+	- wie oben -	
19188	+	?	+	Dreifach aktiv	
19189	?	+	+	Höchstleistung	
19190	+	+	*	Geist kritisch	
19191	+	+	*	Geist kritisch	
19192	+	+	-	Doppelt aktiv	
19193	+	+	-	Höchstleistung	
19194	*	+	-	Körp. kritisch	

TAG	K	S	I	KOMMENTARE	DATUM
19195	*	*	-	Krise zweifach	
19196	-	-	-	Schöpf. Pause	
19197	-	-	-	Kräftesammeln	
19198	-	-	-	und Entspannen	
19199	-	-	?	- wie oben -	
19200	?	-	-	- wie oben -	
19201	-	-	-	- wie oben -	
19202	-	?	-	Schöpf. Pause	
19203	-	-	-	Kräftesammeln	
19204	-	-	-	und Entspannen	
19205	-	-	-	- wie oben -	
19206	*	-	-	Körp. kritisch	
19207	+	-	*	Geist kritisch	
19208	+	-	+	Doppelt aktiv	
19209	+	*	+	Seele kritisch	
19210	+	+	+	Dreifach aktiv	
19211	+	+	+	Höchstleistung	
19212	?	+	+	und Ausdauer	
19213	+	+	+	- wie oben -	
19214	+	+	+	- wie oben -	
19215	+	+	?	- wie oben -	
19216	+	?	+	Dreifach aktiv	
19217	*	+	+	Körp. kritisch	
19218	*	+	+	Körp. kritisch	
19219	-	+	+	Doppelt aktiv	
19220	-	+	+	Lust und Geist	
19221	-	+	+	ggf. abgehetzt	
19222	-	+	+	- wie oben -	
19223	?	*	*	Krise zweifach	
19224	-	-	*	Geist kritisch	
19225	-	-	-	Schöpf. Pause	
19226	-	-	-	Kräftesammeln	
19227	-	-	-	und Entspannen	
19228	-	-	-	- wie oben -	
19229	*	-	-	Körp. kritisch	
19230	+	?	-	Körperl. aktiv	
19231	+	-	-	ggf. unachtsam	
19232	+	-	?	und launenhaft	
19233	+	-	-	- wie oben -	
19234	+	-	-	- wie oben -	
19235	?	-	-	- wie oben -	
19236	+	-	-	- wie oben -	

TAG	K	S	I	KOMMENTARE	DATUM
19237	+	*	-	Seele kritisch	
19238	+	+	-	Doppelt aktiv	
19239	+	+	-	Höchstleistung	
19240	*	+	*	Krise zweifach	
19241	*	+	+	Körp. kritisch	
19242	-	+	+	Doppelt aktiv	
19243	-	+	+	Lust und Geist	
19244	-	?	+	Doppelt aktiv	
19245	-	+	+	Lust und Geist	
19246	?	+	+	ggf. abgehetzt	
19247	-	+	+	- wie oben -	
19248	-	+	?	- wie oben -	
19249	-	+	+	- wie oben -	
19250	-	+	+	- wie oben -	
19251	-	*	+	Seele kritisch	
19252	*	-	+	Körp. kritisch	
19253	+	-	+	Doppelt aktiv	
19254	+	-	+	Routinearbeit	
19255	+	-	+	ev. launenhaft	
19256	+	-	*	Geist kritisch	
19257	+	-	*	Geist kritisch	
19258	?	?	-	Körperl. aktiv	
19259	+	-	-	ggf. unachtsam	
19260	+	-	-	und launenhaft	
19261	+	-	-	- wie oben -	
19262	+	-	-	- wie oben -	
19263	*	-	-	Körp. kritisch	
19264	*	-	-	Körp. kritisch	
19265	-	*	?	Seele kritisch	
19266	-	+	-	Seelisch aktiv	
19267	-	+	-	ggf. abgehetzt	
19268	-	+	-	und sprunghaft	
19269	?	+	-	- wie oben -	
19270	-	+	-	- wie oben -	
19271	-	+	-	- wie oben -	
19272	-	?	-	Seelisch aktiv	
19273	-	+	*	Geist kritisch	
19274	-	+	+	Doppelt aktiv	
19275	*	+	+	Körp. kritisch	
19276	+	+	+	Dreifach aktiv	
19277	+	+	+	Höchstleistung	
19278	+	+	+	und Ausdauer	

TAG	K	S	I	KOMMENTARE	DATUM
19279	+	*	+	Seele kritisch	
19280	+	-	+	Doppelt aktiv	
19281	?	-	?	Routinearbeit	
19282	+	-	+	ev. launenhaft	
19283	+	-	+	- wie oben -	
19284	+	-	+	- wie oben -	
19285	+	-	+	- wie oben -	
19286	*	?	+	Körp. kritisch	
19287	*	-	+	Körp. kritisch	
19288	-	-	+	Geistig aktiv	
19289	-	-	*	Geist kritisch	
19290	-	-	*	Geist kritisch	
19291	-	-	-	Schöpf. Pause	*
19292	?	-	-	Kräftesammeln	
19293	-	*	-	Seele kritisch	
19294	-	+	-	Seelisch aktiv	
19295	-	+	-	ggf. abgehetzt	
19296	-	+	-	und sprunghaft	
19297	-	+	-	- wie oben -	
19298	*	+	?	Körp. kritisch	
19299	+	+	-	Doppelt aktiv	
19300	+	?	-	Doppelt aktiv	
19301	+	+	-	Höchstleistung	
19302	+	+	-	ggf. unachtsam	
19303	+	+	-	- wie oben -	
19304	?	+	-	- wie oben -	
19305	+	+	-	- wie oben -	
19306	+	+	*	Geist kritisch	
19307	+	*	+	Seele kritisch	
19308	+	-	+	Doppelt aktiv	
19309	*	-	+	Körp. kritisch	
19310	*	-	+	Körp. kritisch	
19311	-	-	+	Geistig aktiv	
19312	-	-	+	ggf. erschöpft	
19313	-	-	+	und launenhaft	
19314	-	?	?	Geistig aktiv	
19315	?	-	+	ggf. erschöpft	
19316	-	-	+	und launenhaft	
19317	-	-	+	- wie oben -	
19318	-	-	+	- wie oben -	
19319	-	-	+	- wie oben -	
19320	-	-	+	- wie oben -	

* Geburtstag: 111. Lebenjahr vollendet

TAG	K	S	I	KOMMENTARE	DATUM
19321	*	*	+	Krise zweifach	
19322	+	+	*	Geist kritisch	
19323	+	+	*	Geist kritisch	
19324	+	+	-	Doppelt aktiv	
19325	+	+	-	Höchstleistung	
19326	+	+	-	ggf. unachtsam	
19327	?	+	-	- wie oben -	
19328	+	?	-	Doppelt aktiv	
19329	+	+	-	Höchstleistung	
19330	+	+	-	ggf. unachtsam	
19331	+	+	?	- wie oben -	
19332	*	+	-	Körp. kritisch	
19333	*	+	-	Körp. kritisch	
19334	-	+	-	Seelisch aktiv	
19335	-	*	-	Seele kritisch	
19336	-	-	-	Schöpf. Pause	
19337	-	-	-	Kräftesammeln	
19338	?	-	-	und Entspannen	
19339	-	-	*	Geist kritisch	
19340	-	-	+	Geistig aktiv	
19341	-	-	+	ggf. erschöpft	
19342	-	?	+	Geistig aktiv	
19343	-	-	+	ggf. erschöpft	
19344	*	-	+	Körp. kritisch	
19345	+	-	+	Doppelt aktiv	
19346	+	-	+	Routinearbeit	
19347	+	-	?	ev. launenhaft	
19348	+	-	+	- wie oben -	
19349	+	*	+	Seele kritisch	
19350	?	+	+	Dreifach aktiv	
19351	+	+	+	Höchstleistung	
19352	+	+	+	und Ausdauer	
19353	+	+	+	- wie oben -	
19354	+	+	+	- wie oben -	
19355	*	+	*	Krise zweifach	
19356	*	?	*	Krise zweifach	
19357	-	+	-	Seelisch aktiv	
19358	-	+	-	ggf. abgehetzt	
19359	-	+	-	und sprunghaft	*
19360	-	+	-	- wie oben -	
19361	?	+	-	- wie oben -	
19362	-	+	-	- wie oben -	

* Geburtstag: 53. Lebenjahr vollendet

TAG	K	S	I	KOMMENTARE	DATUM
19363	-	*	-	Seele kritisch	
19364	-	-	?	Schöpf. Pause	
19365	-	-	-	Kräftesammeln	
19366	-	-	-	und Entspannen	
19367	*	-	-	Körp. kritisch	
19368	+	-	-	Körperl. aktiv	
19369	+	-	-	ggf. unachtsam	
19370	+	?	-	Körperl. aktiv	
19371	+	-	-	ggf. unachtsam	
19372	+	-	*	Geist kritisch	
19373	?	-	+	Doppelt aktiv	
19374	+	-	+	Routinearbeit	
19375	+	-	+	ev. launenhaft	
19376	+	-	+	- wie oben -	
19377	+	*	+	Seele kritisch	
19378	*	+	+	Körp. kritisch	
19379	*	+	+	Körp. kritisch	
19380	-	+	?	Doppelt aktiv	
19381	-	+	+	Lust und Geist	
19382	-	+	+	ggf. abgehetzt	
19383	-	+	+	- wie oben -	
19384	?	?	+	Doppelt aktiv	
19385	-	+	+	Lust und Geist	
19386	-	+	+	ggf. abgehetzt	
19387	-	+	+	- wie oben -	
19388	-	+	*	Geist kritisch	
19389	-	+	*	Geist kritisch	
19390	*	+	-	Körp. kritisch	
19391	+	*	-	Seele kritisch	
19392	+	-	-	Körperl. aktiv	
19393	+	-	-	ggf. unachtsam	
19394	+	-	-	und launenhaft	
19395	+	-	-	- wie oben -	
19396	?	-	-	- wie oben -	
19397	+	-	?	- wie oben -	
19398	+	?	-	Körperl. aktiv	
19399	+	-	-	ggf. unachtsam	
19400	+	-	-	und launenhaft	
19401	*	-	-	Körp. kritisch	
19402	*	-	-	Körp. kritisch	
19403	-	-	-	Schöpf. Pause	
19404	-	-	-	Kräftesammeln	

TAG	K	S	I	KOMMENTARE	DATUM
19405	-	*	*	Krise zweifach	
19406	-	+	+	Doppelt aktiv	
19407	?	+	+	Lust und Geist	
19408	-	+	+	ggf. abgehetzt	
19409	-	+	+	- wie oben -	
19410	-	+	+	- wie oben -	
19411	-	+	+	- wie oben -	
19412	-	?	+	Doppelt aktiv	
19413	*	+	?	Körp. kritisch	
19414	+	+	+	Dreifach aktiv	
19415	+	+	+	Höchstleistung	
19416	+	+	+	und Ausdauer	
19417	+	+	+	- wie oben -	
19418	+	+	+	- wie oben -	
19419	?	*	+	Seele kritisch	
19420	+	-	+	Doppelt aktiv	
19421	+	-	*	Geist kritisch	
19422	+	-	*	Geist kritisch	
19423	+	-	-	Körperl. aktiv	
19424	*	-	-	Körp. kritisch	
19425	*	-	-	Körp. kritisch	
19426	-	?	-	Schöpf. Pause	
19427	-	-	-	Kräftesammeln	
19428	-	-	-	und Entspannen	
19429	-	-	-	- wie oben -	
19430	?	-	?	- wie oben -	
19431	-	-	-	- wie oben -	
19432	-	-	-	- wie oben -	
19433	-	*	-	Seele kritisch	
19434	-	+	-	Seelisch aktiv	
19435	-	+	-	ggf. abgehetzt	
19436	*	+	-	Körp. kritisch	
19437	+	+	-	Doppelt aktiv	
19438	+	+	*	Geist kritisch	
19439	+	+	+	Dreifach aktiv	
19440	+	?	+	Dreifach aktiv	
19441	+	+	+	Höchstleistung	
19442	?	+	+	und Ausdauer	
19443	+	+	+	- wie oben -	
19444	+	+	+	- wie oben -	
19445	+	+	+	- wie oben -	
19446	+	+	?	- wie oben -	

TAG	K	S	I	KOMMENTARE	DATUM
19447	*	*	+	Krise zweifach	
19448	*	-	+	Körp. kritisch	
19449	-	-	+	Geistig aktiv	
19450	-	-	+	ggf. erschöpft	
19451	-	-	+	und launenhaft	
19452	-	-	+	- wie oben -	
19453	?	-	+	- wie oben -	
19454	-	?	*	Geist kritisch	
19455	-	-	*	Geist kritisch	
19456	-	-	-	Schöpf. Pause	
19457	-	-	-	Kräftesammeln	
19458	-	-	-	und Entspannen	
19459	*	-	-	Körp. kritisch	
19460	+	-	-	Körperl. aktiv	
19461	+	*	-	Seele kritisch	
19462	+	+	-	Doppelt aktiv	
19463	+	+	?	Höchstleistung	
19464	+	+	-	ggf. unachtsam	
19465	?	+	-	- wie oben -	
19466	+	+	-	- wie oben -	
19467	+	+	-	- wie oben -	
19468	+	?	-	Doppelt aktiv	
19469	+	+	-	Höchstleistung	
19470	*	+	-	Körp. kritisch	
19471	*	+	*	Krise zweifach	
19472	-	+	+	Doppelt aktiv	
19473	-	+	+	Lust und Geist	
19474	-	+	+	ggf. abgehetzt	
19475	-	*	+	Seele kritisch	
19476	?	-	+	Geistig aktiv	
19477	-	-	+	ggf. erschöpft	
19478	-	-	+	und launenhaft	
19479	-	-	?	- wie oben -	
19480	-	-	+	- wie oben -	
19481	-	-	+	- wie oben -	
19482	*	?	+	Körp. kritisch	
19483	+	-	+	Doppelt aktiv	
19484	+	-	+	Routinearbeit	
19485	+	-	+	ev. launenhaft	
19486	+	-	+	- wie oben -	
19487	+	-	*	Geist kritisch	
19488	?	-	*	Geist kritisch	

TAG	K	S	I	KOMMENTARE	DATUM
19489	+	*	-	Seele kritisch	
19490	+	+	-	Doppelt aktiv	
19491	+	+	-	Höchstleistung	
19492	+	+	-	ggf. unachtsam	
19493	*	+	-	Körp. kritisch	
19494	*	+	-	Körp. kritisch	
19495	-	+	-	Seelisch aktiv	
19496	-	?	?	Seelisch aktiv	
19497	-	+	-	ggf. abgehetzt	
19498	-	+	-	und sprunghaft	
19499	?	+	-	- wie oben -	
19500	-	+	-	- wie oben -	
19501	-	+	-	- wie oben -	
19502	-	+	-	- wie oben -	
19503	-	*	-	Seele kritisch	
19504	-	-	*	Geist kritisch	
19505	*	-	+	Körp. kritisch	
19506	+	-	+	Doppelt aktiv	
19507	+	-	+	Routinearbeit	
19508	+	-	+	ev. launenhaft	
19509	+	-	+	- wie oben -	
19510	+	?	+	Doppelt aktiv	
19511	?	-	+	Routinearbeit	
19512	+	-	?	ev. launenhaft	
19513	+	-	+	- wie oben -	
19514	+	-	+	- wie oben -	
19515	+	-	+	- wie oben -	
19516	*	-	+	Körp. kritisch	
19517	*	*	+	Krise zweifach	
19518	-	+	+	Doppelt aktiv	
19519	-	+	+	Lust und Geist	
19520	-	+	*	Geist kritisch	
19521	-	+	*	Geist kritisch	
19522	?	+	-	Seelisch aktiv	
19523	-	+	-	ggf. abgehetzt	
19524	-	?	-	Seelisch aktiv	
19525	-	+	-	ggf. abgehetzt	
19526	-	+	-	und sprunghaft	
19527	-	+	-	- wie oben -	
19528	*	+	-	Körp. kritisch	
19529	+	+	?	Doppelt aktiv	
19530	+	+	-	Höchstleistung	

TAG	K	S	I	KOMMENTARE	DATUM
19531	+	*	-	Seele kritisch	
19532	+	-	-	Körperl. aktiv	
19533	+	-	-	ggf. unachtsam	
19534	?	-	-	und launenhaft	
19535	+	-	-	- wie oben -	
19536	+	-	-	- wie oben -	
19537	+	-	*	Geist kritisch	
19538	+	?	+	Doppelt aktiv	
19539	*	-	+	Körp. kritisch	
19540	*	-	+	Körp. kritisch	
19541	-	-	+	Geistig aktiv	
19542	-	-	+	ggf. erschöpft	
19543	-	-	+	und launenhaft	
19544	-	-	+	- wie oben -	
19545	?	*	?	Seele kritisch	
19546	-	+	+	Doppelt aktiv	
19547	-	+	+	Lust und Geist	
19548	-	+	+	ggf. abgehetzt	
19549	-	+	+	- wie oben -	
19550	-	+	+	- wie oben -	
19551	*	+	+	Körp. kritisch	
19552	+	?	+	Dreifach aktiv	
19553	+	+	*	Geist kritisch	
19554	+	+	*	Geist kritisch	
19555	+	+	-	Doppelt aktiv	
19556	+	+	-	Höchstleistung	
19557	?	+	-	ggf. unachtsam	
19558	+	+	-	- wie oben -	
19559	+	*	-	Seele kritisch	
19560	+	-	-	Körperl. aktiv	
19561	+	-	-	ggf. unachtsam	
19562	*	-	?	Körp. kritisch	
19563	*	-	-	Körp. kritisch	
19564	-	-	-	Schöpf. Pause	
19565	-	-	-	Kräftesammeln	
19566	-	?	-	Schöpf. Pause	
19567	-	-	-	Kräftesammeln	
19568	?	-	-	und Entspannen	
19569	-	-	-	- wie oben -	
19570	-	-	*	Geist kritisch	
19571	-	-	+	Geistig aktiv	
19572	-	-	+	ggf. erschöpft	

```
----------------------------------------
 TAG    K S I   KOMMENTARE       DATUM
----------------------------------------
19573   - * +  Seele kritisch
19574   * + +  Körp. kritisch
19575   + + +  Dreifach aktiv
19576   + + +  Höchstleistung
19577   + + +  und Ausdauer
19578   + + ?   - wie oben -
19579   + + +   - wie oben -
----------------------------------------
19580   ? ? +  Dreifach aktiv
19581   + + +  Höchstleistung
19582   + + +  und Ausdauer
19583   + + +   - wie oben -
19584   + + +   - wie oben -
19585   * + +  Körp. kritisch
19586   * + *  Krise zweifach
----------------------------------------
19587   - * *  Krise zweifach
19588   - - -  Schöpf. Pause
19589   - - -  Kräftesammeln
19590   - - -  und Entspannen
19591   ? - -   - wie oben -
19592   - - -   - wie oben -
19593   - - -   - wie oben -
----------------------------------------
19594   - ? -  Schöpf. Pause
19595   - - ?  Kräftesammeln
19596   - - -  und Entspannen
19597   * - -  Körp. kritisch
19598   + - -  Körperl. aktiv
19599   + - -  ggf. unachtsam
19600   + - -  und launenhaft
----------------------------------------
19601   + * -  Seele kritisch
19602   + + -  Doppelt aktiv
19603   ? + *  Geist kritisch
19604   + + +  Dreifach aktiv
19605   + + +  Höchstleistung
19606   + + +  und Ausdauer
19607   + + +   - wie oben -
----------------------------------------
19608   * ? +  Körp. kritisch
19609   * + +  Körp. kritisch
19610   - + +  Doppelt aktiv
19611   - + ?  Lust und Geist
19612   - + +  ggf. abgehetzt
19613   - + +   - wie oben -
19614   ? + +   - wie oben -
----------------------------------------
```

TAG	K	S	I	KOMMENTARE	DATUM
19615	-	*	+	Seele kritisch	
19616	-	-	+	Geistig aktiv	
19617	-	-	+	ggf. erschöpft	
19618	-	-	+	und launenhaft	
19619	-	-	*	Geist kritisch	
19620	*	-	*	Krise zweifach	
19621	+	-	-	Körperl. aktiv	
19622	+	?	-	Körperl. aktiv	
19623	+	-	-	ggf. unachtsam	
19624	+	-	-	und launenhaft	
19625	+	-	-	- wie oben -	
19626	?	-	-	- wie oben -	
19627	+	-	-	- wie oben -	
19628	+	-	?	- wie oben -	
19629	+	*	-	Seele kritisch	
19630	+	+	-	Doppelt aktiv	
19631	*	+	-	Körp. kritisch	
19632	*	+	-	Körp. kritisch	
19633	-	+	-	Seelisch aktiv	
19634	-	+	-	ggf. abgehetzt	
19635	-	+	-	und sprunghaft	
19636	-	?	*	Geist kritisch	
19637	?	+	+	Doppelt aktiv	
19638	-	+	+	Lust und Geist	
19639	-	+	+	ggf. abgehetzt	
19640	-	+	+	- wie oben -	
19641	-	+	+	- wie oben -	
19642	-	+	+	- wie oben -	
19643	*	*	+	Krise zweifach	
19644	+	-	?	Doppelt aktiv	
19645	+	-	+	Routinearbeit	
19646	+	-	+	ev. launenhaft	
19647	+	-	+	- wie oben -	
19648	+	-	+	- wie oben -	
19649	?	-	+	- wie oben -	
19650	+	?	+	Doppelt aktiv	
19651	+	-	+	Routinearbeit	
19652	+	-	*	Geist kritisch	
19653	+	-	*	Geist kritisch	
19654	*	-	-	Körp. kritisch	
19655	*	-	-	Körp. kritisch	
19656	-	-	-	Schöpf. Pause	

TAG	K	S	I	KOMMENTARE	DATUM
19657	-	*	-	Seele kritisch	*
19658	-	+	-	Seelisch aktiv	
19659	-	+	-	ggf. abgehetzt	
19660	?	+	-	und sprunghaft	
19661	-	+	?	- wie oben -	
19662	-	+	-	- wie oben -	
19663	-	+	-	- wie oben -	
19664	-	?	-	Seelisch aktiv	
19665	-	+	-	ggf. abgehetzt	
19666	*	+	-	Körp. kritisch	
19667	+	+	-	Doppelt aktiv	
19668	+	+	-	Höchstleistung	
19669	+	+	*	Geist kritisch	
19670	+	+	+	Dreifach aktiv	
19671	+	*	+	Seele kritisch	
19672	?	-	+	Doppelt aktiv	
19673	+	-	+	Routinearbeit	
19674	+	-	+	ev. launenhaft	
19675	+	-	+	- wie oben -	
19676	+	-	+	- wie oben -	
19677	*	-	?	Körp. kritisch	
19678	*	?	+	Körp. kritisch	
19679	-	-	+	Geistig aktiv	
19680	-	-	+	ggf. erschöpft	
19681	-	-	+	und launenhaft	
19682	-	-	+	- wie oben -	
19683	?	-	+	- wie oben -	
19684	-	-	+	- wie oben -	
19685	-	*	*	Krise zweifach	
19686	-	+	*	Geist kritisch	
19687	-	+	-	Seelisch aktiv	
19688	-	+	-	ggf. abgehetzt	
19689	*	+	-	Körp. kritisch	
19690	+	+	-	Doppelt aktiv	
19691	+	+	-	Höchstleistung	
19692	+	?	-	Doppelt aktiv	
19693	+	+	-	Höchstleistung	
19694	+	+	?	ggf. unachtsam	
19695	?	+	-	- wie oben -	
19696	+	+	-	- wie oben -	
19697	+	+	-	- wie oben -	
19698	+	+	-	- wie oben -	

* Geburtstag: 112. Lebenjahr vollendet

TAG	K	S	I	KOMMENTARE	DATUM
19699	+	*	-	Seele kritisch	
19700	*	-	-	Körp. kritisch	
19701	*	-	-	Körp. kritisch	
19702	-	-	*	Geist kritisch	
19703	-	-	+	Geistig aktiv	
19704	-	-	+	ggf. erschöpft	
19705	-	-	+	und launenhaft	
19706	?	?	+	Geistig aktiv	
19707	-	-	+	ggf. erschöpft	
19708	-	-	+	und launenhaft	
19709	-	-	+	- wie oben -	
19710	-	-	?	- wie oben -	
19711	-	-	+	- wie oben -	
19712	*	-	+	Körp. kritisch	
19713	+	*	+	Seele kritisch	
19714	+	+	+	Dreifach aktiv	
19715	+	+	+	Höchstleistung	
19716	+	+	+	und Ausdauer	
19717	+	+	+	- wie oben -	
19718	?	+	*	Geist kritisch	
19719	+	+	*	Geist kritisch	
19720	+	?	-	Doppelt aktiv	
19721	+	+	-	Höchstleistung	
19722	+	+	-	ggf. unachtsam	
19723	*	+	-	Körp. kritisch	
19724	*	+	-	Körp. kritisch	*
19725	-	+	-	Seelisch aktiv	
19726	-	+	-	ggf. abgehetzt	
19727	-	*	?	Seele kritisch	
19728	-	-	-	Schöpf. Pause	
19729	?	-	-	Kräftesammeln	
19730	-	-	-	und Entspannen	
19731	-	-	-	- wie oben -	
19732	-	-	-	- wie oben -	
19733	-	-	-	- wie oben -	
19734	-	?	-	Schöpf. Pause	
19735	*	-	*	Krise zweifach	
19736	+	-	+	Doppelt aktiv	
19737	+	-	+	Routinearbeit	
19738	+	-	+	ev. launenhaft	
19739	+	-	+	- wie oben -	
19740	+	-	+	- wie oben -	

* Geburtstag: 54. Lebenjahr vollendet

TAG	K	S	I	KOMMENTARE	DATUM
19741	?	*	+	Seele kritisch	
19742	+	+	+	Dreifach aktiv	
19743	+	+	?	Höchstleistung	
19744	+	+	+	und Ausdauer	
19745	+	+	+	- wie oben -	
19746	*	+	+	Körp. kritisch	
19747	*	+	+	Körp. kritisch	
19748	-	?	+	Doppelt aktiv	
19749	-	+	+	Lust und Geist	
19750	-	+	+	ggf. abgehetzt	
19751	-	+	*	Geist kritisch	
19752	?	+	*	Geist kritisch	
19753	-	+	-	Seelisch aktiv	
19754	-	+	-	ggf. abgehetzt	
19755	-	*	-	Seele kritisch	
19756	-	-	-	Schöpf. Pause	
19757	-	-	-	Kräftesammeln	
19758	*	-	-	Körp. kritisch	
19759	+	-	-	Körperl. aktiv	
19760	+	-	?	ggf. unachtsam	
19761	+	-	-	und launenhaft	
19762	+	?	-	Körperl. aktiv	
19763	+	-	-	ggf. unachtsam	
19764	?	-	-	und launenhaft	
19765	+	-	-	- wie oben -	
19766	+	-	-	- wie oben -	
19767	+	-	-	- wie oben -	
19768	+	-	*	Geist kritisch	
19769	*	*	+	Krise zweifach	
19770	*	+	+	Körp. kritisch	
19771	-	+	+	Doppelt aktiv	
19772	-	+	+	Lust und Geist	
19773	-	+	+	ggf. abgehetzt	
19774	-	+	+	- wie oben -	
19775	?	+	+	- wie oben -	
19776	-	?	?	Doppelt aktiv	
19777	-	+	+	Lust und Geist	
19778	-	+	+	ggf. abgehetzt	
19779	-	+	+	- wie oben -	
19780	-	+	+	- wie oben -	
19781	*	+	+	Körp. kritisch	
19782	+	+	+	Dreifach aktiv	

TAG	K	S	I	KOMMENTARE	DATUM
19783	+	*	+	Seele kritisch	
19784	+	-	*	Geist kritisch	
19785	+	-	*	Geist kritisch	
19786	+	-	-	Körperl. aktiv	
19787	?	-	-	ggf. unachtsam	
19788	+	-	-	und launenhaft	
19789	+	-	-	- wie oben -	
19790	+	?	-	Körperl. aktiv	
19791	+	-	-	ggf. unachtsam	
19792	*	-	-	Körp. kritisch	
19793	*	-	?	Körp. kritisch	
19794	-	-	-	Schöpf. Pause	
19795	-	-	-	Kräftesammeln	
19796	-	-	-	und Entspannen	
19797	-	*	-	Seele kritisch	
19798	?	+	-	Seelisch aktiv	
19799	-	+	-	ggf. abgehetzt	
19800	-	+	-	und sprunghaft	
19801	-	+	*	Geist kritisch	
19802	-	+	+	Doppelt aktiv	
19803	-	+	+	Lust und Geist	
19804	*	?	+	Körp. kritisch	
19805	+	+	+	Dreifach aktiv	
19806	+	+	+	Höchstleistung	
19807	+	+	+	und Ausdauer	
19808	+	+	+	- wie oben -	
19809	+	+	?	- wie oben -	
19810	?	+	+	- wie oben -	
19811	+	*	+	Seele kritisch	
19812	+	-	+	Doppelt aktiv	
19813	+	-	+	Routinearbeit	
19814	+	-	+	ev. launenhaft	
19815	*	-	+	Körp. kritisch	
19816	*	-	+	Körp. kritisch	
19817	-	-	*	Geist kritisch	
19818	-	?	*	Geist kritisch	
19819	-	-	-	Schöpf. Pause	
19820	-	-	-	Kräftesammeln	
19821	?	-	-	und Entspannen	
19822	-	-	-	- wie oben -	
19823	-	-	-	- wie oben -	
19824	-	-	-	- wie oben -	

TAG	K	S	I	KOMMENTARE	DATUM
19825	-	*	-	Seele kritisch	
19826	-	+	?	Seelisch aktiv	
19827	*	+	-	Körp. kritisch	
19828	+	+	-	Doppelt aktiv	
19829	+	+	-	Höchstleistung	
19830	+	+	-	ggf. unachtsam	
19831	+	+	-	- wie oben -	
19832	+	?	-	Doppelt aktiv	
19833	?	+	-	Höchstleistung	
19834	+	+	*	Geist kritisch	
19835	+	+	+	Dreifach aktiv	
19836	+	+	+	Höchstleistung	
19837	+	+	+	und Ausdauer	
19838	*	+	+	Körp. kritisch	
19839	*	*	+	Krise zweifach	
19840	-	-	+	Geistig aktiv	
19841	-	-	+	ggf. erschöpft	
19842	-	-	?	und launenhaft	
19843	-	-	+	- wie oben -	
19844	?	-	+	- wie oben -	
19845	-	-	+	- wie oben -	
19846	-	?	+	Geistig aktiv	
19847	-	-	+	ggf. erschöpft	
19848	-	-	+	und launenhaft	
19849	-	-	+	- wie oben -	
19850	*	-	*	Krise zweifach	
19851	+	-	*	Geist kritisch	
19852	+	-	-	Körperl. aktiv	
19853	+	*	-	Seele kritisch	
19854	+	+	-	Doppelt aktiv	
19855	+	+	-	Höchstleistung	
19856	?	+	-	ggf. unachtsam	
19857	+	+	-	- wie oben -	
19858	+	+	-	- wie oben -	
19859	+	+	?	- wie oben -	
19860	+	?	-	Doppelt aktiv	
19861	*	+	-	Körp. kritisch	
19862	*	+	-	Körp. kritisch	
19863	-	+	-	Seelisch aktiv	
19864	-	+	-	ggf. abgehetzt	
19865	-	+	-	und sprunghaft	
19866	-	+	-	- wie oben -	

TAG	K	S	I	KOMMENTARE	DATUM
19867	?	*	*	Krise zweifach	
19868	-	-	+	Geistig aktiv	
19869	-	-	+	ggf. erschöpft	
19870	-	-	+	und launenhaft	
19871	-	-	+	- wie oben -	
19872	-	-	+	- wie oben -	
19873	*	-	+	Körp. kritisch	
19874	+	?	+	Doppelt aktiv	
19875	+	-	?	Routinearbeit	
19876	+	-	+	ev. launenhaft	
19877	+	-	+	- wie oben -	
19878	+	-	+	- wie oben -	
19879	?	-	+	- wie oben -	
19880	+	-	+	- wie oben -	
19881	+	*	+	Seele kritisch	
19882	+	+	+	Dreifach aktiv	
19883	+	+	*	Geist kritisch	
19884	*	+	*	Krise zweifach	
19885	*	+	-	Körp. kritisch	
19886	-	+	-	Seelisch aktiv	
19887	-	+	-	ggf. abgehetzt	
19888	-	?	-	Seelisch aktiv	
19889	-	+	-	ggf. abgehetzt	
19890	?	+	-	und sprunghaft	
19891	-	+	-	- wie oben -	
19892	-	+	?	- wie oben -	
19893	-	+	-	- wie oben -	
19894	-	+	-	- wie oben -	
19895	-	*	-	Seele kritisch	
19896	*	-	-	Körp. kritisch	
19897	+	-	-	Körperl. aktiv	
19898	+	-	-	ggf. unachtsam	
19899	+	-	-	und launenhaft	
19900	+	-	*	Geist kritisch	
19901	+	-	+	Doppelt aktiv	
19902	?	?	+	Doppelt aktiv	
19903	+	-	+	Routinearbeit	
19904	+	-	+	ev. launenhaft	
19905	+	-	+	- wie oben -	
19906	+	-	+	- wie oben -	
19907	*	-	+	Körp. kritisch	
19908	*	-	?	Körp. kritisch	

TAG	K	S	I	KOMMENTARE	DATUM
19909	-	*	+	Seele kritisch	
19910	-	+	+	Doppelt aktiv	
19911	-	+	+	Lust und Geist	
19912	-	+	+	ggf. abgehetzt	
19913	?	+	+	- wie oben -	
19914	-	+	+	- wie oben -	
19915	-	+	+	- wie oben -	
19916	-	?	*	Geist kritisch	
19917	-	+	*	Geist kritisch	
19918	-	+	-	Seelisch aktiv	
19919	*	+	-	Körp. kritisch	
19920	+	+	-	Doppelt aktiv	
19921	+	+	-	Höchstleistung	
19922	+	+	-	ggf. unachtsam	
19923	+	*	-	Seele kritisch	
19924	+	-	-	Körperl. aktiv	
19925	?	-	?	ggf. unachtsam	
19926	+	-	-	und launenhaft	
19927	+	-	-	- wie oben -	
19928	+	-	-	- wie oben -	
19929	+	-	-	- wie oben -	
19930	*	?	-	Körp. kritisch	
19931	*	-	-	Körp. kritisch	
19932	-	-	-	Schöpf. Pause	
19933	-	-	*	Geist kritisch	
19934	-	-	+	Geistig aktiv	
19935	-	-	+	ggf. erschöpft	
19936	?	-	+	und launenhaft	
19937	-	*	+	Seele kritisch	
19938	-	+	+	Doppelt aktiv	
19939	-	+	+	Lust und Geist	
19940	-	+	+	ggf. abgehetzt	
19941	-	+	?	- wie oben -	
19942	*	+	+	Körp. kritisch	
19943	+	+	+	Dreifach aktiv	
19944	+	?	+	Dreifach aktiv	
19945	+	+	+	Höchstleistung	
19946	+	+	+	und Ausdauer	
19947	+	+	+	- wie oben -	
19948	?	+	+	- wie oben -	
19949	+	+	*	Geist kritisch	
19950	+	+	*	Geist kritisch	

TAG	K	S	I	KOMMENTARE	DATUM
20035	+	*	+	Seele kritisch	
20036	+	-	+	Doppelt aktiv	
20037	+	-	+	Routinearbeit	
20038	+	-	+	ev. launenhaft	
20039	+	-	+	- wie oben -	
20040	?	-	?	- wie oben -	
20041	+	-	+	- wie oben -	
20042	+	?	+	Doppelt aktiv	
20043	+	-	+	Routinearbeit	
20044	+	-	+	ev. launenhaft	
20045	*	-	+	Körp. kritisch	
20046	*	-	+	Körp. kritisch	
20047	-	-	+	Geistig aktiv	
20048	-	-	*	Geist kritisch	
20049	-	*	*	Krise zweifach	
20050	-	+	-	Seelisch aktiv	
20051	?	+	-	ggf. abgehetzt	
20052	-	+	-	und sprunghaft	
20053	-	+	-	- wie oben -	
20054	-	+	-	- wie oben -	
20055	-	+	-	- wie oben -	
20056	-	?	-	Seelisch aktiv	
20057	*	+	?	Körp. kritisch	
20058	+	+	-	Doppelt aktiv	
20059	+	+	-	Höchstleistung	
20060	+	+	-	ggf. unachtsam	
20061	+	+	-	- wie oben -	
20062	+	+	-	- wie oben -	
20063	?	*	-	Seele kritisch	
20064	+	-	-	Körperl. aktiv	
20065	+	-	*	Geist kritisch	
20066	+	-	+	Doppelt aktiv	
20067	+	-	+	Routinearbeit	
20068	*	-	+	Körp. kritisch	
20069	*	-	+	Körp. kritisch	
20070	-	?	+	Geistig aktiv	
20071	-	-	+	ggf. erschöpft	
20072	-	-	+	und launenhaft	
20073	-	-	?	- wie oben -	
20074	?	-	+	- wie oben -	
20075	-	-	+	- wie oben -	
20076	-	-	+	- wie oben -	

TAG	K	S	I	KOMMENTARE	DATUM
20077	-	*	+	Seele kritisch	
20078	-	+	+	Doppelt aktiv	
20079	-	+	+	Lust und Geist	
20080	*	+	+	Körp. kritisch	
20081	+	+	*	Geist kritisch	
20082	+	+	*	Geist kritisch	
20083	+	+	-	Doppelt aktiv	
20084	+	?	-	Doppelt aktiv	
20085	+	+	-	Höchstleistung	
20086	?	+	-	ggf. unachtsam	
20087	+	+	-	- wie oben -	
20088	+	+	-	- wie oben -	
20089	+	+	-	- wie oben -	*
20090	+	+	?	- wie oben -	
20091	*	*	-	Krise zweifach	
20092	*	-	-	Körp. kritisch	
20093	-	-	-	Schöpf. Pause	
20094	-	-	-	Kräftesammeln	
20095	-	-	-	und Entspannen	
20096	-	-	-	- wie oben -	
20097	?	-	-	- wie oben -	
20098	-	?	*	Geist kritisch	
20099	-	-	+	Geistig aktiv	
20100	-	-	+	ggf. erschöpft	
20101	-	-	+	und launenhaft	
20102	-	-	+	- wie oben -	
20103	*	-	+	Körp. kritisch	
20104	+	-	+	Doppelt aktiv	
20105	+	*	+	Seele kritisch	
20106	+	+	?	Dreifach aktiv	
20107	+	+	+	Höchstleistung	
20108	+	+	+	und Ausdauer	
20109	?	+	+	- wie oben -	
20110	+	+	+	- wie oben -	
20111	+	+	+	- wie oben -	
20112	+	?	+	Dreifach aktiv	
20113	+	+	+	Höchstleistung	
20114	*	+	*	Krise zweifach	
20115	*	+	*	Krise zweifach	
20116	-	+	-	Seelisch aktiv	
20117	-	+	-	ggf. abgehetzt	
20118	-	+	-	und sprunghaft	

* Geburtstag: 55. Lebenjahr vollendet

TAG	K	S	I	KOMMENTARE	DATUM
20119	-	*	-	Seele kritisch	
20120	?	-	-	Schöpf. Pause	
20121	-	-	-	Kräftesammeln	
20122	-	-	-	und Entspannen	
20123	-	-	?	- wie oben -	
20124	-	-	-	- wie oben -	
20125	-	-	-	- wie oben -	
20126	*	?	-	Körp. kritisch	
20127	+	-	-	Körperl. aktiv	
20128	+	-	-	ggf. unachtsam	
20129	+	-	-	und launenhaft	
20130	+	-	-	- wie oben -	
20131	+	-	*	Geist kritisch	
20132	?	-	+	Doppelt aktiv	
20133	+	*	+	Seele kritisch	
20134	+	+	+	Dreifach aktiv	
20135	+	+	+	Höchstleistung	
20136	+	+	+	und Ausdauer	
20137	*	+	+	Körp. kritisch	
20138	*	+	+	Körp. kritisch	
20139	-	+	?	Doppelt aktiv	
20140	-	?	+	Doppelt aktiv	
20141	-	+	+	Lust und Geist	
20142	-	+	+	ggf. abgehetzt	
20143	?	+	+	- wie oben -	
20144	-	+	+	- wie oben -	
20145	-	+	+	- wie oben -	
20146	-	+	+	- wie oben -	
20147	-	*	*	Krise zweifach	
20148	-	-	*	Geist kritisch	
20149	*	-	-	Körp. kritisch	
20150	+	-	-	Körperl. aktiv	
20151	+	-	-	ggf. unachtsam	
20152	+	-	-	und launenhaft	
20153	+	-	-	- wie oben -	
20154	+	?	-	Körperl. aktiv	
20155	?	-	-	ggf. unachtsam	
20156	+	-	?	und launenhaft	
20157	+	-	-	- wie oben -	
20158	+	-	-	- wie oben -	
20159	+	-	-	- wie oben -	
20160	*	-	-	Körp. kritisch	

TAG	K	S	I	KOMMENTARE	DATUM
20161	*	*	-	Krise zweifach	
20162	-	+	-	Seelisch aktiv	
20163	-	+	-	ggf. abgehetzt	
20164	-	+	*	Geist kritisch	
20165	-	+	+	Doppelt aktiv	
20166	?	+	+	Lust und Geist	
20167	-	+	+	ggf. abgehetzt	
20168	-	?	+	Doppelt aktiv	
20169	-	+	+	Lust und Geist	
20170	-	+	+	ggf. abgehetzt	
20171	-	+	+	- wie oben -	
20172	*	+	?	Körp. kritisch	
20173	+	+	+	Dreifach aktiv	
20174	+	+	+	Höchstleistung	
20175	+	*	+	Seele kritisch	
20176	+	-	+	Doppelt aktiv	
20177	+	-	+	Routinearbeit	
20178	?	-	+	ev. launenhaft	
20179	+	-	+	- wie oben -	
20180	+	-	*	Geist kritisch	
20181	+	-	*	Geist kritisch	
20182	+	?	-	Körperl. aktiv	
20183	*	-	-	Körp. kritisch	
20184	*	-	-	Körp. kritisch	
20185	-	-	-	Schöpf. Pause	
20186	-	-	-	Kräftesammeln	
20187	-	-	-	und Entspannen	
20188	-	-	-	- wie oben -	
20189	?	*	?	Seele kritisch	
20190	-	+	-	Seelisch aktiv	
20191	-	+	-	ggf. abgehetzt	
20192	-	+	-	und sprunghaft	
20193	-	+	-	- wie oben -	
20194	-	+	-	- wie oben -	
20195	*	+	-	Körp. kritisch	
20196	+	?	-	Doppelt aktiv	
20197	+	+	*	Geist kritisch	
20198	+	+	+	Dreifach aktiv	
20199	+	+	+	Höchstleistung	
20200	+	+	+	und Ausdauer	
20201	?	+	+	- wie oben -	
20202	+	+	+	- wie oben -	

TAG	K	S	I	KOMMENTARE	DATUM
20203	+	*	+	Seele kritisch	
20204	+	-	+	Doppelt aktiv	
20205	+	-	?	Routinearbeit	
20206	*	-	+	Körp. kritisch	
20207	*	-	+	Körp. kritisch	
20208	-	-	+	Geistig aktiv	
20209	-	-	+	ggf. erschöpft	
20210	-	?	+	Geistig aktiv	
20211	-	-	+	ggf. erschöpft	
20212	?	-	+	und launenhaft	
20213	-	-	*	Geist kritisch	
20214	-	-	*	Geist kritisch	
20215	-	-	-	Schöpf. Pause	
20216	-	-	-	Kräftesammeln	
20217	-	*	-	Seele kritisch	
20218	*	+	-	Körp. kritisch	
20219	+	+	-	Doppelt aktiv	
20220	+	+	-	Höchstleistung	
20221	+	+	-	ggf. unachtsam	
20222	+	+	?	- wie oben -	
20223	+	+	-	- wie oben -	
20224	?	?	-	Doppelt aktiv	
20225	+	+	-	Höchstleistung	
20226	+	+	-	ggf. unachtsam	
20227	+	+	-	- wie oben -	
20228	+	+	-	- wie oben -	
20229	*	+	-	Körp. kritisch	
20230	*	+	*	Krise zweifach	
20231	-	*	+	Seele kritisch	
20232	-	-	+	Geistig aktiv	
20233	-	-	+	ggf. erschöpft	
20234	-	-	+	und launenhaft	
20235	?	-	+	- wie oben -	
20236	-	-	+	- wie oben -	
20237	-	-	+	- wie oben -	
20238	-	?	?	Geistig aktiv	
20239	-	-	+	ggf. erschöpft	
20240	-	-	+	und launenhaft	
20241	*	-	+	Körp. kritisch	
20242	+	-	+	Doppelt aktiv	
20243	+	-	+	Routinearbeit	
20244	+	-	+	ev. launenhaft	

TAG	K	S	I	KOMMENTARE	DATUM
20245	+	*	+	Seele kritisch	
20246	+	+	*	Geist kritisch	
20247	?	+	*	Geist kritisch	
20248	+	+	-	Doppelt aktiv	
20249	+	+	-	Höchstleistung	
20250	+	+	-	ggf. unachtsam	
20251	+	+	-	- wie oben -	
20252	*	?	-	Körp. kritisch	
20253	*	+	-	Körp. kritisch	
20254	-	+	-	Seelisch aktiv	
20255	-	+	?	ggf. abgehetzt	
20256	-	+	-	und sprunghaft	
20257	-	+	-	- wie oben -	
20258	?	+	-	- wie oben -	
20259	-	*	-	Seele kritisch	
20260	-	-	-	Schöpf. Pause	
20261	-	-	-	Kräftesammeln	
20262	-	-	-	und Entspannen	
20263	-	-	*	Geist kritisch	
20264	*	-	+	Körp. kritisch	
20265	+	-	+	Doppelt aktiv	
20266	+	?	+	Doppelt aktiv	
20267	+	-	+	Routinearbeit	
20268	+	-	+	ev. launenhaft	
20269	+	-	+	- wie oben -	
20270	?	-	+	- wie oben -	
20271	+	-	?	- wie oben -	
20272	+	-	+	- wie oben -	
20273	+	*	+	Seele kritisch	
20274	+	+	+	Dreifach aktiv	
20275	*	+	+	Körp. kritisch	
20276	*	+	+	Körp. kritisch	
20277	-	+	+	Doppolt aktiv	
20278	-	+	+	Lust und Geist	
20279	-	+	*	Geist kritisch	
20280	-	?	*	Geist kritisch	
20281	?	+	-	Seelisch aktiv	
20282	-	+	-	ggf. abgehetzt	
20283	-	+	-	und sprunghaft	
20284	-	+	-	- wie oben -	
20285	-	+	-	- wie oben -	
20286	-	+	-	- wie oben -	

TAG	K	S	I	KOMMENTARE	DATUM
20287	*	*	-	Krise zweifach	
20288	+	-	?	Körperl. aktiv	
20289	+	-	-	ggf. unachtsam	
20290	+	-	-	und launenhaft	
20291	+	-	-	- wie oben -	
20292	+	-	-	- wie oben -	
20293	?	-	-	- wie oben -	
20294	+	?	-	Körperl. aktiv	
20295	+	-	-	ggf. unachtsam	
20296	+	-	*	Geist kritisch	
20297	+	-	+	Doppelt aktiv	
20298	*	-	+	Körp. kritisch	
20299	*	-	+	Körp. kritisch	
20300	-	-	+	Geistig aktiv	
20301	-	*	+	Seele kritisch	
20302	-	+	+	Doppelt aktiv	
20303	-	+	+	Lust und Geist	
20304	?	+	?	ggf. abgehetzt	
20305	-	+	+	- wie oben -	
20306	-	+	+	- wie oben -	
20307	-	+	+	- wie oben -	
20308	-	?	+	Doppelt aktiv	
20309	-	+	+	Lust und Geist	
20310	*	+	+	Körp. kritisch	
20311	+	+	+	Dreifach aktiv	
20312	+	+	*	Geist kritisch	
20313	+	+	*	Geist kritisch	
20314	+	+	-	Doppelt aktiv	
20315	+	*	-	Seele kritisch	
20316	?	-	-	Körperl. aktiv	
20317	+	-	-	ggf. unachtsam	
20318	+	-	-	und launenhaft	
20319	+	-	-	- wie oben -	
20320	+	-	-	- wie oben -	
20321	*	-	?	Körp. kritisch	
20322	*	?	-	Körp. kritisch	
20323	-	-	-	Schöpf. Pause	
20324	-	-	-	Kräftesammeln	
20325	-	-	-	und Entspannen	
20326	-	-	-	- wie oben -	
20327	?	-	-	- wie oben -	
20328	-	-	-	- wie oben -	

TAG	K	S	I	KOMMENTARE	DATUM
20329	-	*	*	Krise zweifach	
20330	-	+	+	Doppelt aktiv	
20331	-	+	+	Lust und Geist	
20332	-	+	+	ggf. abgehetzt	
20333	*	+	+	Körp. kritisch	
20334	+	+	+	Dreifach aktiv	
20335	+	+	+	Höchstleistung	
20336	+	?	+	Dreifach aktiv	
20337	+	+	?	Höchstleistung	
20338	+	+	+	und Ausdauer	
20339	?	+	+	- wie oben -	
20340	+	+	+	- wie oben -	
20341	+	+	+	- wie oben -	
20342	+	+	+	- wie oben -	
20343	+	*	+	Seele kritisch	
20344	*	-	+	Körp. kritisch	
20345	*	-	*	Krise zweifach	
20346	-	-	*	Geist kritisch	
20347	-	-	-	Schöpf. Pause	
20348	-	-	-	Kräftesammeln	
20349	-	-	-	und Entspannen	
20350	?	?	-	Schöpf. Pause	
20351	-	-	-	Kräftesammeln	
20352	-	-	-	und Entspannen	
20353	-	-	-	- wie oben -	
20354	-	-	?	- wie oben -	
20355	-	-	-	- wie oben -	
20356	*	-	-	Körp. kritisch	
20357	+	*	-	Seele kritisch	
20358	+	+	-	Doppelt aktiv	
20359	+	+	-	Höchstleistung	
20360	+	+	-	ggf. unachtsam	
20361	+	+	-	- wio oben -	
20362	?	+	*	Geist kritisch	
20363	+	+	+	Dreifach aktiv	
20364	+	?	+	Dreifach aktiv	
20365	+	+	+	Höchstleistung	
20366	+	+	+	und Ausdauer	
20367	*	+	+	Körp. kritisch	
20368	*	+	+	Körp. kritisch	
20369	-	+	+	Doppelt aktiv	
20370	-	+	?	Lust und Geist	

TAG	K	S	I	KOMMENTARE	DATUM
20371	-	*	+	Seele kritisch	
20372	-	-	+	Geistig aktiv	
20373	?	-	+	ggf. erschöpft	
20374	-	-	+	und launenhaft	
20375	-	-	+	- wie oben -	
20376	-	-	+	- wie oben -	
20377	-	-	+	- wie oben -	
20378	-	?	*	Geist kritisch	
20379	*	-	*	Krise zweifach	
20380	+	-	-	Körperl. aktiv	
20381	+	-	-	ggf. unachtsam	
20382	+	-	-	und launenhaft	
20383	+	-	-	- wie oben -	
20384	+	-	-	- wie oben -	
20385	?	*	-	Seele kritisch	
20386	+	+	-	Doppelt aktiv	
20387	+	+	?	Höchstleistung *	
20388	+	+	-	ggf. unachtsam	
20389	+	+	-	- wie oben -	
20390	*	+	-	Körp. kritisch	
20391	*	+	-	Körp. kritisch	
20392	-	?	-	Seelisch aktiv	
20393	-	+	-	ggf. abgehetzt	
20394	-	+	-	und sprunghaft	
20395	-	+	*	Geist kritisch	
20396	?	+	+	Doppelt aktiv	
20397	-	+	+	Lust und Geist	
20398	-	+	+	ggf. abgehetzt	
20399	-	*	+	Seele kritisch	
20400	-	-	+	Geistig aktiv	
20401	-	-	+	ggf. erschöpft	
20402	*	-	+	Körp. kritisch	
20403	+	-	?	Doppelt aktiv	
20404	+	-	+	Routinearbeit	
20405	+	-	+	ev. launenhaft	
20406	+	?	+	Doppelt aktiv	
20407	+	-	+	Routinearbeit	
20408	?	-	+	ev. launenhaft	
20409	+	-	+	- wie oben -	
20410	+	-	+	- wie oben -	
20411	+	-	*	Geist kritisch	
20412	+	-	*	Geist kritisch	

* Geburtstag: 114. Lebenjahr vollendet

TAG	K	S	I	KOMMENTARE	DATUM
20413	*	*	-	Krise zweifach	
20414	*	+	-	Körp. kritisch	
20415	-	+	-	Seelisch aktiv	
20416	-	+	-	ggf. abgehetzt	
20417	-	+	-	und sprunghaft	
20418	-	+	-	- wie oben -	
20419	?	+	-	- wie oben -	
20420	-	?	?	Seelisch aktiv	
20421	-	+	-	ggf. abgehetzt	
20422	-	+	-	und sprunghaft	
20423	-	+	-	- wie oben -	
20424	-	+	-	- wie oben -	
20425	*	+	-	Körp. kritisch	
20426	+	+	-	Doppelt aktiv	
20427	+	*	-	Seele kritisch	
20428	+	-	*	Geist kritisch	
20429	+	-	+	Doppelt aktiv	
20430	+	-	+	Routinearbeit	
20431	?	-	+	ev. launenhaft	
20432	+	-	+	- wie oben -	
20433	+	-	+	- wie oben -	
20434	+	?	+	Doppelt aktiv	
20435	+	-	+	Routinearbeit	
20436	*	-	?	Körp. kritisch	
20437	*	-	+	Körp. kritisch	
20438	-	-	+	Geistig aktiv	
20439	-	-	+	ggf. erschöpft	
20440	-	-	+	und launenhaft	
20441	-	*	+	Seele kritisch	
20442	?	+	+	Doppelt aktiv	
20443	-	+	+	Lust und Geist	
20444	-	+	*	Geist kritisch	
20445	-	+	*	Geist kritisch	
20446	-	+	-	Seelisch aktiv	
20447	-	+	-	ggf. abgehetzt	
20448	*	?	-	Körp. kritisch	
20449	+	+	-	Doppelt aktiv	
20450	+	+	-	Höchstleistung	
20451	+	+	-	ggf. unachtsam	
20452	+	+	-	- wie oben -	
20453	+	+	?	- wie oben -	
20454	?	+	-	- wie oben -	

Beispiel: Adolf Hitler

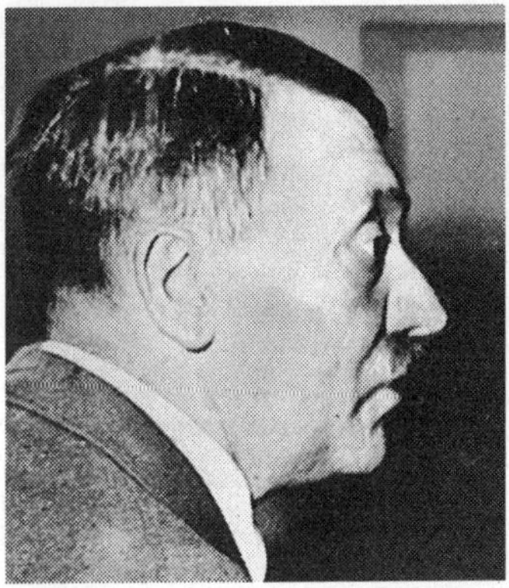

Der Führer des »Tausendjährigen« Reiches ist heute ein Symbol für Gewalt- und Vernichtungspolitik allergrößten Ausmaßes. Seine letzten Tage verbrachte er isoliert und wirklichkeitsfremd im Bunker der Reichskanzlei in Berlin.

Aktuelles Datum:
28.4.1945 (SA)
Geburtsdatum:
20.4.1889 (SA)

Nach turbulenten und kritischen Tagen für Körper und Geist geht Hitler am 28.4. entspannt und ruhig zu Bett. Er befiehlt, man möge ihn nur dann wecken, wenn ein russischer Panzer vor seiner Schlafkabine stehe, damit er seine »Vorbereitungen« treffen könne. Am 29.4. ist er geistig aktiv, formuliert sein privates und sein politisches Testament und heiratet seine langjährige Lebensgefährtin Eva Braun. Am 30.4. begeht der Diktator erschöpft, aber ruhig und gefaßt Selbstmord.

1945

TAG	K	S	I	KOMMENTARE	DATUM
20455	+	*	-	Seele kritisch	SA
20456	+	-	-	Körperl. aktiv	SO
20457	+	-	-	ggf. unachtsam	MO
20458	+		-	und launenhaft	DI
20459	*	-	-	Körp. kritisch	MI
20460	*	-	-	Körp. kritisch	DO
20461	-	-	*	Geist kritisch	FR
20462	-	?	+	Geistig aktiv	SA 28.4.
20463	-	-	+	ggf. erschöpft	SO
20464	-	-	+	und launenhaft	MO 30.4.
20465	?	-	+	- wie oben -	DI
20466	-	-	+	- wie oben -	MI
20467	-	-	+	- wie oben -	DO
20468	-	-	+	- wie oben -	FR

Selbstmord in der Reichskanzlei

TAG	K	S	I	KOMMENTARE	DATUM
20455	+	*	-	Seele kritisch	*
20456	+	-	-	Körperl. aktiv	
20457	+	-	-	ggf. unachtsam	
20458	+	-	-	und launenhaft	
20459	*	-	-	Körp. kritisch	
20460	*	-	-	Körp. kritisch	
20461	-	-	*	Geist kritisch	
20462	-	?	+	Geistig aktiv	
20463	-	-	+	ggf. erschöpft	
20464	-	-	+	und launenhaft	
20465	?	-	+	- wie oben -	
20466	-	-	+	- wie oben -	
20467	-	-	+	- wie oben -	
20468	-	-	+	- wie oben -	
20469	-	*	?	Seele kritisch	
20470	-	+	+	Doppelt aktiv	
20471	*	+	+	Körp. kritisch	
20472	+	+	+	Dreifach aktiv	
20473	+	+	+	Höchstleistung	
20474	+	+	+	und Ausdauer	
20475	+	+	+	- wie oben -	
20476	+	?	+	Dreifach aktiv	
20477	?	+	*	Geist kritisch	
20478	+	+	*	Geist kritisch	
20479	+	+	-	Doppelt aktiv	
20480	+	+	-	Höchstleistung	
20481	+	+	-	ggf. unachtsam	
20482	*	+	-	Körp. kritisch	
20483	*	*	-	Krise zweifach	
20484	-	-	-	Schöpf. Pause	
20485	-	-	-	Kräftesammeln	
20486	-	-	?	und Entspannen	
20487	-	-	-	- wic oben -	
20488	?	-	-	- wie oben -	
20489	-	-	-	- wie oben -	
20490	-	?	-	Schöpf. Pause	
20491	-	-	-	Kräftesammeln	
20492	-	-	-	und Entspannen	
20493	-	-	-	- wie oben -	
20494	*	-	*	Krise zweifach	
20495	+	-	+	Doppelt aktiv	
20496	+	-	+	Routinearbeit	

* Geburtstag: 56. Lebenjahr vollendet

TAG	K	S	I	KOMMENTARE	DATUM
20497	+	*	+	Seele kritisch	
20498	+	+	+	Dreifach aktiv	
20499	+	+	+	Höchstleistung	
20500	?	+	+	und Ausdauer	
20501	+	+	+	- wie oben -	
20502	+	+	?	- wie oben -	
20503	+	+	+	- wie oben -	
20504	+	?	+	Dreifach aktiv	
20505	*	+	+	Körp. kritisch	
20506	*	+	+	Körp. kritisch	
20507	-	+	+	Doppelt aktiv	
20508	-	+	+	Lust und Geist	
20509	-	+	+	ggf. abgehetzt	
20510	-	+	*	Geist kritisch	
20511	?	*	*	Krise zweifach	
20512	-	-	-	Schöpf. Pause	
20513	-	-	-	Kräftesammeln	
20514	-	-	-	und Entspannen	
20515	-	-	-	- wie oben -	
20516	-	-	-	- wie oben -	
20517	*	-	-	Körp. kritisch	
20518	+	?	-	Körperl. aktiv	
20519	+	-	?	ggf. unachtsam	
20520	+	-	-	und launenhaft	
20521	+	-	-	- wie oben -	
20522	+	-	-	- wie oben -	
20523	?	-	-	- wie oben -	
20524	+	-	-	- wie oben -	
20525	+	*	-	Seele kritisch	
20526	+	+	-	Doppelt aktiv	
20527	+	+	*	Geist kritisch	
20528	*	+	+	Körp. kritisch	
20529	*	+	+	Körp. kritisch	
20530	-	+	+	Doppelt aktiv	
20531	-	+	+	Lust und Geist	
20532	-	?	+	Doppelt aktiv	
20533	-	+	+	Lust und Geist	
20534	?	+	+	ggf. abgehetzt	
20535	-	+	?	- wie oben -	
20536	-	+	+	- wie oben -	
20537	-	+	+	- wie oben -	
20538	-	+	+	- wie oben -	

TAG	K	S	I	KOMMENTARE	DATUM
20539	-	*	+	Seele kritisch	
20540	*	-	+	Körp. kritisch	
20541	+	-	+	Doppelt aktiv	
20542	+	-	+	Routinearbeit	
20543	+	-	*	Geist kritisch	
20544	+	-	*	Geist kritisch	
20545	+	-	-	Körperl. aktiv	
20546	?	?	-	Körperl. aktiv	
20547	+	-	-	ggf. unachtsam	
20548	+	-	-	und launenhaft	
20549	+	-	-	- wie oben -	
20550	+	-	-	- wie oben -	
20551	*	-	-	Körp. kritisch	
20552	*	-	?	Körp. kritisch	
20553	-	*	-	Seele kritisch	
20554	-	+	-	Seelisch aktiv	
20555	-	+	-	ggf. abgehetzt	
20556	-	+	-	und sprunghaft	
20557	?	+	-	- wie oben -	
20558	-	+	-	- wie oben -	
20559	-	+	-	- wie oben -	
20560	-	?	*	Geist kritisch	
20561	-	+	+	Doppelt aktiv	
20562	-	+	+	Lust und Geist	
20563	*	+	+	Körp. kritisch	
20564	+	+	+	Dreifach aktiv	
20565	+	+	+	Höchstleistung	
20566	+	+	+	und Ausdauer	
20567	+	*	+	Seele kritisch	
20568	+	-	?	Doppelt aktiv	
20569	?	-	+	Routinearbeit	
20570	+	-	+	ev. launenhaft	
20571	+	-	+	- wie oben -	
20572	+	-	+	- wie oben -	
20573	+	-	+	- wie oben -	
20574	*	?	+	Körp. kritisch	
20575	*	-	+	Körp. kritisch	
20576	-	-	*	Geist kritisch	
20577	-	-	*	Geist kritisch	
20578	-	-	-	Schöpf. Pause	
20579	-	-	-	Kräftesammeln	
20580	?	-	-	und Entspannen	

TAG	K	S	I	KOMMENTARE	DATUM
20581	-	*	-	Seele kritisch	
20582	-	+	-	Seelisch aktiv	
20583	-	+	-	ggf. abgehetzt	
20584	-	+	-	und sprunghaft	
20585	-	+	?	- wie oben -	
20586	*	+	-	Körp. kritisch	
20587	+	+	-	Doppelt aktiv	
20588	+	?	-	Doppelt aktiv	
20589	+	+	-	Höchstleistung	
20590	+	+	-	ggf. unachtsam	
20591	+	+	-	- wie oben -	
20592	?	+	-	- wie oben -	
20593	+	+	*	Geist kritisch	
20594	+	+	+	Dreifach aktiv	
20595	+	*	+	Seele kritisch	
20596	+	-	+	Doppelt aktiv	
20597	*	-	+	Körp. kritisch	
20598	*	-	+	Körp. kritisch	
20599	-	-	+	Geistig aktiv	
20600	-	-	+	ggf. erschöpft	
20601	-	-	?	und launenhaft	
20602	-	?	+	Geistig aktiv	
20603	?	-	+	ggf. erschöpft	
20604	-	-	+	und launenhaft	
20605	-	-	+	- wie oben -	
20606	-	-	+	- wie oben -	
20607	-	-	+	- wie oben -	
20608	-	-	+	- wie oben -	
20609	*	*	*	Krise dreifach	
20610	+	+	*	Geist kritisch	
20611	+	+	-	Doppelt aktiv	
20612	+	+	-	Höchstleistung	
20613	+	+	-	ggf. unachtsam	
20614	+	+	-	- wie oben -	
20615	?	+	-	- wie oben -	
20616	+	?	-	Doppelt aktiv	
20617	+	+	-	Höchstleistung	
20618	+	+	?	ggf. unachtsam	
20619	+	+	-	- wie oben -	
20620	*	+	-	Körp. kritisch	
20621	*	+	-	Körp. kritisch	
20622	-	+	-	Seelisch aktiv	

TAG	K	S	I	KOMMENTARE	DATUM
20623	-	*	-	Seele kritisch	
20624	-	-	-	Schöpf. Pause	
20625	-	-	-	Kräftesammeln	
20626	?	-	*	Geist kritisch	
20627	-	-	+	Geistig aktiv	
20628	-	-	+	ggf. erschöpft	
20629	-	-	+	und launenhaft	
20630	-	?	+	Geistig aktiv	
20631	-	-	+	ggf. erschöpft	
20632	*	-	+	Körp. kritisch	
20633	+	-	+	Doppelt aktiv	
20634	+	-	?	Routinearbeit	
20635	+	-	+	ev. launenhaft	
20636	+	-	+	- wie oben -	
20637	+	*	+	Seele kritisch	
20638	?	+	+	Dreifach aktiv	
20639	+	+	+	Höchstleistung	
20640	+	+	+	und Ausdauer	
20641	+	+	+	- wie oben -	
20642	+	+	*	Geist kritisch	
20643	*	+	*	Krise zweifach	
20644	*	?	-	Körp. kritisch	
20645	-	+	-	Seelisch aktiv	
20646	-	+	-	ggf. abgehetzt	
20647	-	+	-	und sprunghaft	
20648	-	+	-	- wie oben -	
20649	?	+	-	- wie oben -	
20650	-	+	-	- wie oben -	
20651	-	*	?	Seele kritisch	
20652	-	-	-	Schöpf. Pause	
20653	-	-	-	Kräftesammeln	
20654	-	-	-	und Entspannen	
20655	*	-	-	Körp. kritisch	
20656	+	-	-	Körperl. aktiv	
20657	+	-	-	ggf. unachtsam	
20658	+	?	-	Körperl. aktiv	
20659	+	-	*	Geist kritisch	
20660	+	-	+	Doppelt aktiv	
20661	?	-	+	Routinearbeit	
20662	+	-	+	ev. launenhaft	
20663	+	-	+	- wie oben -	
20664	+	-	+	- wie oben -	

TAG	K	S	I	KOMMENTARE	DATUM
20665	+	*	+	Seele kritisch	
20666	*	+	+	Körp. kritisch	
20667	*	+	?	Körp. kritisch	
20668	-	+	+	Doppelt aktiv	
20669	-	+	+	Lust und Geist	
20670	-	+	+	ggf. abgehetzt	
20671	-	+	+	- wie oben -	
20672	?	?	+	Doppelt aktiv	
20673	-	+	+	Lust und Geist	
20674	-	+	+	ggf. abgehetzt	
20675	-	+	*	Geist kritisch	
20676	-	+	*	Geist kritisch	
20677	-	+	-	Seelisch aktiv	
20678	*	+	-	Körp. kritisch	
20679	+	*	-	Seele kritisch	
20680	+	-	-	Körperl. aktiv	
20681	+	-	-	ggf. unachtsam	
20682	+	-	-	und launenhaft	
20683	+	-	-	- wie oben -	
20684	?	-	?	- wie oben -	
20685	+	-	-	- wie oben -	
20686	+	?	-	Körperl. aktiv	
20687	+	-	-	ggf. unachtsam	
20688	+	-	-	und launenhaft	
20689	*	-	-	Körp. kritisch	
20690	*	-	-	Körp. kritisch	
20691	-	-	-	Schöpf. Pause	
20692	-	-	*	Geist kritisch	
20693	-	*	+	Seele kritisch	
20694	-	+	+	Doppelt aktiv	
20695	?	+	+	Lust und Geist	
20696	-	+	+	ggf. abgehetzt	
20697	-	+	+	- wie oben -	
20698	-	+	+	- wie oben -	
20699	-	+	+	- wie oben -	
20700	-	?	?	Doppelt aktiv	
20701	*	+	+	Körp. kritisch	
20702	+	+	+	Dreifach aktiv	
20703	+	+	+	Höchstleistung	
20704	+	+	+	und Ausdauer	
20705	+	+	+	- wie oben -	
20706	+	+	+	- wie oben -	

TAG	K	S	I	KOMMENTARE	DATUM
20707	?	*	+	Seele kritisch	
20708	+	-	*	Geist kritisch	
20709	+	-	*	Geist kritisch	
20710	+	-	-	Körperl. aktiv	
20711	+	-	-	ggf. unachtsam	
20712	*	-	-	Körp. kritisch	
20713	*	-	-	Körp. kritisch	
20714	-	?	-	Schöpf. Pause	
20715	-	-	-	Kräftesammeln	
20716	-	-	-	und Entspannen	
20717	-	-	?	- wie oben -	
20718	?	-	-	- wie oben -	
20719	-	-	-	- wie oben -	
20720	-	-	-	- wie oben -	
20721	-	*	-	Seele kritisch	
20722	-	+	-	Seelisch aktiv	
20723	-	+	-	ggf. abgehetzt	
20724	*	+	-	Körp. kritisch	
20725	+	+	*	Geist kritisch	
20726	+	+	+	Dreifach aktiv	
20727	+	+	+	Höchstleistung	
20728	+	?	+	Dreifach aktiv	
20729	+	+	+	Höchstleistung	
20730	?	+	+	und Ausdauer	
20731	+	+	+	- wie oben -	
20732	+	+	+	- wie oben -	
20733	+	+	?	- wie oben -	
20734	+	+	+	- wie oben -	
20735	*	*	+	Krise zweifach	
20736	*	-	+	Körp. kritisch	
20737	-	-	+	Geistig aktiv	
20738	-	-	+	ggf. erschöpft	
20739	-	-	+	und launenhaft	
20740	-	-	+	- wie oben -	
20741	?	-	*	Geist kritisch	
20742	-	?	*	Geist kritisch	
20743	-	-	-	Schöpf. Pause	
20744	-	-	-	Kräftesammeln	
20745	-	-	-	und Entspannen	
20746	-	-	-	- wie oben -	
20747	*	-	-	Körp. kritisch	
20748	+	-	-	Körperl. aktiv	

TAG	K	S	I	KOMMENTARE	DATUM
20749	+	*	-	Seele kritisch	
20750	+	+	?	Doppelt aktiv	
20751	+	+	-	Höchstleistung	
20752	+	+	-	ggf. unachtsam	*
20753	?	+	-	- wie oben -	
20754	+	+	-	- wie oben -	
20755	+	+	-	- wie oben -	
20756	+	?	-	Doppelt aktiv	
20757	+	+	-	Höchstleistung	
20758	*	+	*	Krise zweifach	
20759	*	+	+	Körp. kritisch	
20760	-	+	+	Doppelt aktiv	
20761	-	+	+	Lust und Geist	
20762	-	+	+	ggf. abgehetzt	
20763	-	*	+	Seele kritisch	
20764	?	-	+	Geistig aktiv	
20765	-	-	+	ggf. erschöpft	
20766	-	-	?	und launenhaft	
20767	-	-	+	- wie oben -	
20768	-	-	+	- wie oben -	
20769	-	-	+	- wie oben -	
20770	*	?	+	Körp. kritisch	
20771	+	-	+	Doppelt aktiv	
20772	+	-	+	Routinearbeit	
20773	+	-	+	ev. launenhaft	
20774	+	-	*	Geist kritisch	
20775	+	-	*	Geist kritisch	
20776	?	-	-	Körperl. aktiv	
20777	+	*	-	Seele kritisch	
20778	+	+	-	Doppelt aktiv	
20779	+	+	-	Höchstleistung	
20780	+	+	-	ggf. unachtsam	
20781	*	+	-	Körp. kritisch	
20782	*	+	-	Körp. kritisch	
20783	-	+	?	Seelisch aktiv	
20784	-	?	-	Seelisch aktiv	
20785	-	+	-	ggf. abgehetzt	
20786	-	+	-	und sprunghaft	
20787	?	+	-	- wie oben -	
20788	-	+	-	- wie oben -	
20789	-	+	-	- wie oben -	
20790	-	+	-	- wie oben -	

* Geburtstag: 115. Lebenjahr vollendet

TAG	K	S	I	KOMMENTARE	DATUM
20791	-	*	*	Krise zweifach	
20792	-	-	+	Geistig aktiv	
20793	*	-	+	Körp. kritisch	
20794	+	-	+	Doppelt aktiv	
20795	+	-	+	Routinearbeit	
20796	+	-	+	ev. launenhaft	
20797	+	-	+	- wie oben -	
20798	+	?	+	Doppelt aktiv	
20799	?	-	?	Routinearbeit	
20800	+	-	+	ev. launenhaft	
20801	+	-	+	- wie oben -	
20802	+	-	+	- wie oben -	
20803	+	-	+	- wie oben -	
20804	*	-	+	Körp. kritisch	
20805	*	*	+	Krise zweifach	
20806	-	+	+	Doppelt aktiv	
20807	-	+	*	Geist kritisch	
20808	-	+	*	Geist kritisch	
20809	-	+	-	Seelisch aktiv	
20810	?	+	-	ggf. abgehetzt	
20811	-	+	-	und sprunghaft	
20812	-	?	-	Seelisch aktiv	
20813	-	+	-	ggf. abgehetzt	
20814	-	+	-	und sprunghaft	
20815	-	+	-	- wie oben -	
20816	*	+	?	Körp. kritisch	
20817	+	+	-	Doppelt aktiv	
20818	+	+	-	Höchstleistung	
20819	+	*	-	Seele kritisch	
20820	+	-	-	Körperl. aktiv	*
20821	+	-	-	ggf. unachtsam	
20822	?	-	-	und launenhaft	
20823	+	-	-	- wie oben -	
20824	+	-	*	Geist kritisch	
20825	+	-	+	Doppelt aktiv	
20826	+	?	+	Doppelt aktiv	
20827	*	-	+	Körp. kritisch	
20828	*	-	+	Körp. kritisch	
20829	-	-	+	Geistig aktiv	
20830	-	-	+	ggf. erschöpft	
20831	-	-	+	und launenhaft	
20832	-	-	?	- wie oben -	

* Geburtstag: 57. Lebenjahr vollendet

TAG	K	S	I	KOMMENTARE	DATUM
20833	?	*	+	Seele kritisch	
20834	-	+	+	Doppelt aktiv	
20835	-	+	+	Lust und Geist	
20836	-	+	+	ggf. abgehetzt	
20837	-	+	+	- wie oben -	
20838	-	+	+	- wie oben -	
20839	*	+	+	Körp. kritisch	
20840	+	?	*	Geist kritisch	
20841	+	+	*	Geist kritisch	
20842	+	+	-	Doppelt aktiv	
20843	+	+	-	Höchstleistung	
20844	+	+	-	ggf. unachtsam	
20845	?	+	-	- wie oben -	
20846	+	+	-	- wie oben -	
20847	+	*	-	Seele kritisch	
20848	+	-	-	Körperl. aktiv	
20849	+	-	?	ggf. unachtsam	
20850	*	-	-	Körp. kritisch	
20851	*	-	-	Körp. kritisch	
20852	-	-	-	Schöpf. Pause	
20853	-	-	-	Kräftesammeln	
20854	-	?	-	Schöpf. Pause	
20855	-	-	-	Kräftesammeln	
20856	?	-	-	und Entspannen	
20857	-	-	*	Geist kritisch	
20858	-	-	+	Geistig aktiv	
20859	-	-	+	ggf. erschöpft	
20860	-	-	+	und launenhaft	
20861	-	*	+	Seele kritisch	
20862	*	+	+	Körp. kritisch	
20863	+	+	+	Dreifach aktiv	
20864	+	+	+	Höchstleistung	
20865	+	+	?	und Ausdauer	
20866	+	+	+	- wie oben -	
20867	+	+	+	- wie oben -	
20868	?	?	+	Dreifach aktiv	
20869	+	+	+	Höchstleistung	
20870	+	+	+	und Ausdauer	
20871	+	+	+	- wie oben -	
20872	+	+	+	- wie oben -	
20873	*	+	*	Krise zweifach	
20874	*	+	*	Krise zweifach	

TAG	K	S	I	KOMMENTARE	DATUM
20875	-	*	-	Seele kritisch	
20876	-	-	-	Schöpf. Pause	
20877	-	-	-	Kräftesammeln	
20878	-	-	-	und Entspannen	
20879	?	-	-	- wie oben -	
20880	-	-	-	- wie oben -	
20881	-	-	-	- wie oben -	
20882	-	?	?	Schöpf. Pause	
20883	-	-	-	Kräftesammeln	
20884	-	-	-	und Entspannen	
20885	*	-	-	Körp. kritisch	
20886	+	-	-	Körperl. aktiv	
20887	+	-	-	ggf. unachtsam	
20888	+	-	-	und launenhaft	
20889	+	*	-	Seele kritisch	
20890	+	+	*	Geist kritisch	
20891	?	+	+	Dreifach aktiv	
20892	+	+	+	Höchstleistung	
20893	+	+	+	und Ausdauer	
20894	+	+	+	- wie oben -	
20895	+	+	+	- wie oben -	
20896	*	?	+	Körp. kritisch	
20897	*	+	+	Körp. kritisch	
20898	-	+	?	Doppelt aktiv	
20899	-	+	+	Lust und Geist	
20900	-	+	+	ggf. abgehetzt	
20901	-	+	+	- wie oben -	
20902	?	+	+	- wie oben -	
20903	-	*	+	Seele kritisch	
20904	-	-	+	Geistig aktiv	
20905	-	-	+	ggf. erschöpft	
20906	-	-	*	Geist kritisch	
20907	-	-	*	Geist kritisch	
20908	*	-	-	Körp. kritisch	
20909	+	-	-	Körperl. aktiv	
20910	+	?	-	Körperl. aktiv	
20911	+	-	-	ggf. unachtsam	
20912	+	-	-	und launenhaft	
20913	+	-	-	- wie oben -	
20914	?	-	-	- wie oben -	
20915	+	-	?	- wie oben -	
20916	+	-	-	- wie oben -	

TAG	K	S	I	KOMMENTARE	DATUM
20917	+	*	-	Seele kritisch	
20918	+	+	-	Doppelt aktiv	
20919	*	+	-	Körp. kritisch	
20920	*	+	-	Körp. kritisch	
20921	-	+	-	Seelisch aktiv	
20922	-	+	-	ggf. abgehetzt	
20923	-	+	*	Geist kritisch	
20924	-	?	+	Doppelt aktiv	
20925	?	+	+	Lust und Geist	
20926	-	+	+	ggf. abgehetzt	
20927	-	+	+	- wie oben -	
20928	-	+	+	- wie oben -	
20929	-	+	+	- wie oben -	
20930	-	+	+	- wie oben -	
20931	*	*	?	Krise zweifach	
20932	+	-	+	Doppelt aktiv	
20933	+	-	+	Routinearbeit	
20934	+	-	+	ev. launenhaft	
20935	+	-	+	- wie oben -	
20936	+	-	+	- wie oben -	
20937	?	-	+	- wie oben -	
20938	+	?	+	Doppelt aktiv	
20939	+	-	*	Geist kritisch	
20940	+	-	*	Geist kritisch	
20941	+	-	-	Körperl. aktiv	
20942	*	-	-	Körp. kritisch	
20943	*	-	-	Körp. kritisch	
20944	-	-	-	Schöpf. Pause	
20945	-	*	-	Seele kritisch	
20946	-	+	-	Seelisch aktiv	
20947	-	+	-	ggf. abgehetzt	
20948	?	+	?	und sprunghaft	
20949	-	+	-	- wie oben -	
20950	-	+	-	- wie oben -	
20951	-	+	-	- wie oben -	
20952	-	?	-	Seelisch aktiv	
20953	-	+	-	ggf. abgehetzt	
20954	*	+	-	Körp. kritisch	
20955	+	+	-	Doppelt aktiv	
20956	+	+	*	Geist kritisch	
20957	+	+	+	Dreifach aktiv	
20958	+	+	+	Höchstleistung	

TAG	K	S	I	KOMMENTARE	DATUM
20959	+	*	+	Seele kritisch	
20960	?	-	+	Doppelt aktiv	
20961	+	-	+	Routinearbeit	
20962	+	-	+	ev. launenhaft	
20963	+	-	+	- wie oben -	
20964	+	-	?	- wie oben -	
20965	*	-	+	Körp. kritisch	
20966	*	?	+	Körp. kritisch	
20967	-	-	+	Geistig aktiv	
20968	-	-	+	ggf. erschöpft	
20969	-	-	+	und launenhaft	
20970	-	-	+	- wie oben -	
20971	?	-	+	- wie oben -	
20972	-	-	*	Geist kritisch	
20973	-	*	*	Krise zweifach	
20974	-	+	-	Seelisch aktiv	
20975	-	+	-	ggf. abgehetzt	
20976	-	+	-	und sprunghaft	
20977	*	+	-	Körp. kritisch	
20978	+	+	-	Doppelt aktiv	
20979	+	+	-	Höchstleistung	
20980	+	?	-	Doppelt aktiv	
20981	+	+	?	Höchstleistung	
20982	+	+	-	ggf. unachtsam	
20983	?	+	-	- wie oben -	
20984	+	+	-	- wie oben -	
20985	+	+	-	- wie oben -	
20986	+	+	-	- wie oben -	
20987	+	*	-	Seele kritisch	
20988	*	-	-	Körp. kritisch	
20989	*	-	*	Krise zweifach	
20990	-	-	+	Geistig aktiv	
20991	-	-	+	ggf. erschöpft	
20992	-	-	+	und launenhaft	
20993	-	-	+	- wie oben -	
20994	?	?	+	Geistig aktiv	
20995	-	-	+	ggf. erschöpft	
20996	-	-	+	und launenhaft	
20997	-	-	?	- wie oben -	
20998	-	-	+	- wie oben -	
20999	-	-	+	- wie oben -	
21000	*	-	+	Körp. kritisch	

TAG	K	S	I	KOMMENTARE	DATUM
21001	+	*	+	Seele kritisch	
21002	+	+	+	Dreifach aktiv	
21003	+	+	+	Höchstleistung	
21004	+	+	+	und Ausdauer	
21005	+	+	*	Geist kritisch	
21006	?	+	*	Geist kritisch	
21007	+	+	-	Doppelt aktiv	
21008	+	?	-	Doppelt aktiv	
21009	+	+	-	Höchstleistung	
21010	+	+	-	ggf. unachtsam	
21011	*	+	-	Körp. kritisch	
21012	*	+	-	Körp. kritisch	
21013	-	+	-	Seelisch aktiv	
21014	-	+	?	ggf. abgehetzt	
21015	-	*	-	Seele kritisch	
21016	-	-	-	Schöpf. Pause	
21017	?	-	-	Kräftesammeln	
21018	-	-	-	und Entspannen	
21019	-	-	-	- wie oben -	
21020	-	-	-	- wie oben -	
21021	-	-	-	- wie oben -	
21022	-	?	*	Geist kritisch	
21023	*	-	+	Körp. kritisch	
21024	+	-	+	Doppelt aktiv	
21025	+	-	+	Routinearbeit	
21026	+	-	+	ev. launenhaft	
21027	+	-	+	- wie oben -	
21028	+	-	+	- wie oben -	
21029	?	*	+	Seele kritisch	
21030	+	+	?	Dreifach aktiv	
21031	+	+	+	Höchstleistung	
21032	+	+	+	und Ausdauer	
21033	+	+	+	- wie oben -	
21034	*	+	+	Körp. kritisch	
21035	*	+	+	Körp. kritisch	
21036	-	?	+	Doppelt aktiv	
21037	-	+	+	Lust und Geist	
21038	-	+	*	Geist kritisch	
21039	-	+	*	Geist kritisch	
21040	?	+	-	Seelisch aktiv	
21041	-	+	-	ggf. abgehetzt	
21042	-	+	-	und sprunghaft	

TAG	K	S	I	KOMMENTARE	DATUM
21043	-	*	-	Seele kritisch	
21044	-	-	-	Schöpf. Pause	
21045	-	-	-	Kräftesammeln	
21046	*	-	-	Körp. kritisch	
21047	+	-	?	Körperl. aktiv	
21048	+	-	-	ggf. unachtsam	
21049	+	-	-	und launenhaft	
21050	+	?	-	Körperl. aktiv	
21051	+	-	-	ggf. unachtsam	
21052	?	-	-	und launenhaft	
21053	+	-	-	- wie oben -	
21054	+	-	-	- wie oben -	
21055	+	-	*	Geist kritisch	
21056	+	-	+	Doppelt aktiv	
21057	*	*	+	Krise zweifach	
21058	*	+	+	Körp. kritisch	
21059	-	+	+	Doppelt aktiv	
21060	-	+	+	Lust und Geist	
21061	-	+	+	ggf. abgehetzt	
21062	-	+	+	- wie oben -	
21063	?	+	?	- wie oben -	
21064	-	?	+	Doppelt aktiv	
21065	-	+	+	Lust und Geist	
21066	-	+	+	ggf. abgehetzt	
21067	-	+	+	- wie oben -	
21068	-	+	+	- wie oben -	
21069	*	+	+	Körp. kritisch	
21070	+	+	+	Dreifach aktiv	
21071	+	*	*	Krise zweifach	
21072	+	-	*	Geist kritisch	
21073	+	-	-	Körperl. aktiv	
21074	+	-	-	ggf. unachtsam	
21075	?	-	-	und launenhaft	
21076	+	-	-	- wie oben -	
21077	+	-	-	- wie oben -	
21078	+	?	-	Körperl. aktiv	
21079	+	-	-	ggf. unachtsam	
21080	*	-	?	Körp. kritisch	
21081	*	-	-	Körp. kritisch	
21082	-	-	-	Schöpf. Pause	
21083	-	-	-	Kräftesammeln	
21084	-	-	-	und Entspannen	

TAG	K	S	I	KOMMENTARE	DATUM
21085	-	*	-	Seele kritisch	
21086	?	+	-	Seelisch aktiv	
21087	-	+	-	ggf. abgehetzt	
21088	-	+	*	Geist kritisch	
21089	-	+	+	Doppelt aktiv	
21090	-	+	+	Lust und Geist	
21091	-	+	+	ggf. abgehetzt	
21092	*	?	+	Körp. kritisch	
21093	+	+	+	Dreifach aktiv	
21094	+	+	+	Höchstleistung	
21095	+	+	+	und Ausdauer	
21096	+	+	?	- wie oben -	
21097	+	+	+	- wie oben -	
21098	?	+	+	- wie oben -	
21099	+	*	+	Seele kritisch	
21100	+	-	+	Doppelt aktiv	
21101	+	-	+	Routinearbeit	
21102	+	-	+	ev. launenhaft	
21103	*	-	+	Körp. kritisch	
21104	*	-	*	Krise zweifach	
21105	-	-	*	Geist kritisch	
21106	-	?	-	Schöpf. Pause	
21107	-	-	-	Kräftesammeln	
21108	-	-	-	und Entspannen	
21109	?	-	-	- wie oben -	
21110	-	-	-	- wie oben -	
21111	-	-	-	- wie oben -	
21112	-	-	-	- wie oben -	
21113	-	*	?	Seele kritisch	
21114	-	+	-	Seelisch aktiv	
21115	*	+	-	Körp. kritisch	
21116	+	+	-	Doppelt aktiv	
21117	+	+	-	Höchstleistung	
21118	+	+	-	ggf. unachtsam	*
21119	+	+	-	- wie oben -	
21120	+	?	-	Doppelt aktiv	
21121	?	+	*	Geist kritisch	
21122	+	+	+	Dreifach aktiv	
21123	+	+	+	Höchstleistung	
21124	+	+	+	und Ausdauer	
21125	+	+	+	- wie oben -	
21126	*	+	+	Körp. kritisch	

* Geburtstag: 116. Lebenjahr vollendet

TAG	K	S	I	KOMMENTARE	DATUM
21127	*	*	+	Krise zweifach	
21128	-	-	+	Geistig aktiv	
21129	-	-	?	ggf. erschöpft	
21130	-	-	+	und launenhaft	
21131	-	-	+	- wie oben -	
21132	?	-	+	- wie oben -	
21133	-	-	+	- wie oben -	
21134	-	?	+	Geistig aktiv	
21135	-	-	+	ggf. erschöpft	
21136	-	-	+	und launenhaft	
21137	-	-	*	Geist kritisch	
21138	*	-	*	Krise zweifach	
21139	+	-	-	Körperl. aktiv	
21140	+	-	-	ggf. unachtsam	
21141	+	*	-	Seele kritisch	
21142	+	+	-	Doppelt aktiv	
21143	+	+	-	Höchstleistung	
21144	?	+	-	ggf. unachtsam	
21145	+	+	-	- wie oben -	
21146	+	+	?	- wie oben -	
21147	+	+	-	- wie oben -	
21148	+	?	-	Doppelt aktiv	
21149	*	+	-	Körp. kritisch	
21150	*	+	-	Körp. kritisch	
21151	-	+	-	Seelisch aktiv	
21152	-	+	-	ggf. abgehetzt	
21153	-	+	-	und sprunghaft	
21154	-	+	*	Geist kritisch	
21155	?	*	+	Seele kritisch	
21156	-	-	+	Geistig aktiv	
21157	-	-	+	ggf. erschöpft	
21158	-	-	+	und launenhaft	
21159	-	-	+	- wie oben -	
21160	-	-	+	- wie oben -	
21161	*	-	+	Körp. kritisch	
21162	+	?	?	Doppelt aktiv	
21163	+	-	+	Routinearbeit	
21164	+	-	+	ev. launenhaft	
21165	+	-	+	- wie oben -	
21166	+	-	+	- wie oben -	
21167	?	-	+	- wie oben -	
21168	+	-	+	- wie oben -	

TAG	K	S	I	KOMMENTARE	DATUM
21169	+	*	+	Seele kritisch	
21170	+	+	*	Geist kritisch	
21171	+	+	*	Geist kritisch	
21172	*	+	-	Körp. kritisch	
21173	*	+	-	Körp. kritisch	
21174	-	+	-	Seelisch aktiv	
21175	-	+	-	ggf. abgehetzt	
21176	-	?	-	Seelisch aktiv	
21177	-	+	-	ggf. abgehetzt	
21178	?	+	-	und sprunghaft	
21179	-	+	?	- wie oben -	
21180	-	+	-	- wie oben -	
21181	-	+	-	- wie oben -	
21182	-	+	-	- wie oben -	
21183	-	*	-	Seele kritisch	
21184	*	-	-	Körp. kritisch	
21185	+	-	-	Körperl. aktiv *	
21186	+	-	-	ggf. unachtsam	
21187	+	-	*	Geist kritisch	
21188	+	-	+	Doppelt aktiv	
21189	+	-	+	Routinearbeit	
21190	?	?	+	Doppelt aktiv	
21191	+	-	+	Routinearbeit	
21192	+	-	+	ev. launenhaft	
21193	+	-	+	- wie oben -	
21194	+	-	+	- wie oben -	
21195	*	-	?	Körp. kritisch	
21196	*	-	+	Körp. kritisch	
21197	-	*	+	Seele kritisch	
21198	-	+	+	Doppelt aktiv	
21199	-	+	+	Lust und Geist	
21200	-	+	+	ggf. abgehetzt	
21201	?	+	+	- wie oben -	
21202	-	+	+	- wie oben -	
21203	-	+	*	Geist kritisch	
21204	-	?	*	Geist kritisch	
21205	-	+	-	Seelisch aktiv	
21206	-	+	-	ggf. abgehetzt	
21207	*	+	-	Körp. kritisch	
21208	+	+	-	Doppelt aktiv	
21209	+	+	-	Höchstleistung	
21210	+	+	-	ggf. unachtsam	

* Geburtstag: 58. Lebenjahr vollendet

TAG	K	S	I	KOMMENTARE	DATUM
21211	+	*	-	Seele kritisch	
21212	+	-	?	Körperl. aktiv	
21213	?	-	-	ggf. unachtsam	
21214	+	-	-	und launenhaft	
21215	+	-	-	- wie oben -	
21216	+	-	-	- wie oben -	
21217	+	-	-	- wie oben -	
21218	*	?	-	Körp. kritisch	
21219	*	-	-	Körp. kritisch	
21220	-	-	*	Geist kritisch	
21221	-	-	+	Geistig aktiv	
21222	-	-	+	ggf. erschöpft	
21223	-	-	+	und launenhaft	
21224	?	-	+	- wie oben -	
21225	-	*	+	Seele kritisch	
21226	-	+	+	Doppelt aktiv	
21227	-	+	+	Lust und Geist	
21228	-	+	?	ggf. abgehetzt	
21229	-	+	+	- wie oben -	
21230	*	+	+	Körp. kritisch	
21231	+	+	+	Dreifach aktiv	
21232	+	?	+	Dreifach aktiv	
21233	+	+	+	Höchstleistung	
21234	+	+	+	und Ausdauer	
21235	+	+	+	- wie oben -	
21236	?	+	*	Geist kritisch	
21237	+	+	*	Geist kritisch	
21238	+	+	-	Doppelt aktiv	
21239	+	*	-	Seele kritisch	
21240	+	-	-	Körperl. aktiv	
21241	*	-	-	Körp. kritisch	
21242	*	-	-	Körp. kritisch	
21243	-	-	-	Schöpf. Pause	
21244	-	-	-	Kräftesammeln	
21245	-	-	?	und Entspannen	
21246	-	?	-	Schöpf. Pause	
21247	?	-	-	Kräftesammeln	
21248	-	-	-	und Entspannen	
21249	-	-	-	- wie oben -	
21250	-	-	-	- wie oben -	
21251	-	-	-	- wie oben -	
21252	-	-	-	- wie oben -	*

* Auf den Tag 21252 folgt unmittelbar der Tag 1

Anhang

Der Wochentagskalender

An welchem Wochentag bin ich geboren?
(*Beispiel:* 26. Februar 1934)

1. In der *Tabelle 1* (linke Hälfte) die Zeile des Geburtsjahres aufsuchen und nach rechts verfolgen.
(*Beispiel:* Die Zeile 1934 nach rechts verfolgen)

Tabelle 1

1822	1850	1878		1918	1946	1974
1823	1851	1879		1919	1947	1975
1824	1852	1880		1920	1948	1976
1825	1853	1881		1921	1949	1977
1826	1854	1882		1922	1950	1978
1827	1855	1883		1923	1951	1979
1828	1856	1884		1924	1952	1980
1829	1857	1885		1925	1953	1981
1830	1858	1886		1926	1954	1982
1831	1859	1887		1927	1955	1983
1832	1860	1888		1928	1956	1984
1833	1861	1889	1901	1929	1957	1985
1834	1862	1890	1902	1930	1958	1986
1835	1863	1891	1903	1931	1959	1987
1836	1864	1892	1904	1932	1960	1988
1837	1865	1893	1905	1933	1961	1989
1838	1866	1894	1906	1934	1962	1990
1839	1867	1895	1907	1935	1963	1991
1840	1868	1896	1908	1936	1964	1992
1841	1869	1897	1909	1937	1965	1993
1842	1870	1898	1910	1938	1966	1994
1843	1871	1899	1911	1939	1967	1995
1844	1872		1912	1940	1968	1996
1845	1873		1913	1941	1969	1997
1846	1874		1914	1942	1970	1998
1847	1875		1915	1943	1971	1999
1848	1876		1916	1944	1972	2000
1849	1877	1900	1917	1945	1973	2001

2. In der *Tabelle 1* (rechte Hälfte) die Spalte des Geburtsmonats aufsuchen und nach unten verfolgen.
   (*Beispiel:* Die Spalte FEB nach unten verfolgen)
3. Am Schnittpunkt von Zeile und Spalte die entsprechende Stichzahl entnehmen.
   (*Beispiel:* Der Februar 1934 hat die Stichzahl 4)

JAN	FEB	MRZ	APR	MAI	JUN	JUL	AUG	SEP	OKT	NOV	DEZ
2	5	5	1	3	6	1	4	0	2	5	0
3	6	6	2	4	0	2	5	1	3	6	1
4	0	1	4	6	2	4	0	3	5	1	3
6	2	2	5	0	3	5	1	4	6	2	4
0	3	3	6	1	4	6	2	5	0	3	5
1	4	4	0	2	5	0	3	6	1	4	6
2	5	6	2	4	0	2	5	1	3	6	1
4	0	0	3	5	1	3	6	2	4	0	2
5	1	1	4	6	2	4	0	3	5	1	3
6	2	2	5	0	3	5	1	4	6	2	4
0	3	4	0	2	5	0	3	6	1	4	6
2	5	5	1	3	6	1	4	0	2	5	0
3	6	6	2	4	0	2	5	1	3	6	1
4	0	0	3	5	1	3	6	2	4	0	2
5	1	2	5	0	3	5	1	4	6	2	4
0	3	3	6	1	4	6	2	5	0	3	5
1	4	4	0	2	5	0	3	6	1	4	6
2	5	5	1	3	6	1	4	0	2	5	0
3	6	0	3	5	1	3	6	2	4	0	2
5	1	1	4	6	2	4	0	3	5	1	3
6	2	2	5	0	3	5	1	4	6	2	4
0	3	3	6	1	4	6	2	5	0	3	5
1	4	5	1	3	6	1	4	0	2	5	0
3	6	6	2	4	0	2	5	1	3	6	1
4	0	0	3	5	1	3	6	2	4	0	2
5	1	1	4	6	2	4	0	3	5	1	3
6	2	3	6	1	4	6	2	5	0	3	5
1	4	4	0	2	5	0	3	6	1	4	6

4. Zu der in Punkt 3. ermittelten Stichzahl den Geburtstag dazuzählen. Das ergibt eine bestimmte Schlüsselzahl.
(*Beispiel:* Stichzahl 4 + 26 = Schlüsselzahl 30)

5. In der *Tabelle 2* entsprechend der in Punkt 4. ermittelten Schlüsselzahl den Wochentag aufsuchen, der in derselben Zeile steht.
(*Beispiel:* Die Schlüsselzahl 30 entspricht dem Montag. Der 26. Februar 1934 war also ein Montag.)

Tabelle 2

Schlüsselzahl						Wochentag
1	8	15	22	29	36	Sonntag
2	9	16	23	30	37	Montag
3	10	17	24	31		Dienstag
4	11	18	25	32		Mittwoch
5	12	19	26	33		Donnerstag
6	13	20	27	34		Freitag
7	14	21	28	35		Samstag

Noch ein Beispiel:

An welchem Wochentag wurde meine Großmutter geboren? Das Datum: 15. Juli 1892

1. Die Zeile 1892 nach rechts verfolgen
2. Die Spalte JUL nach unten verfolgen
3. Der Juli 1892 hat die Stichzahl 5
4. Stichzahl 5 + 15 = Schlüsselzahl 20
5. Die Schlüsselzahl 20 entspricht dem Freitag

Ermittlung des Biotages

Welcher Biotag ist heute für mich?
Beispiel: Aktuelles Datum (Datum A): 22. Mai 1986
Geburtsdatum (Datum B): 26. Februar 1934

1. In der folgenden Tabelle die entsprechende Schlüsselzahl für das aktuelle Jahr und den aktuellen Monat aufsuchen.
(*Beispiel:* Der Mai 1986 hat die Schlüsselzahl 38471)

2. Zu dieser Schlüsselzahl den aktuellen Tag dazuzählen.
Das ergibt die Summe A (für A = aktuell).
(*Beispiel:* 38471 + 22 =38493)

3. In derselben Tabelle die entsprechende Schlüsselzahl für das Geburtsjahr und den Geburtsmonat aufsuchen.
(*Beispiel:* Der Februar 1934 hat die Schlüsselzahl 19389)

4. Zu dieser Schlüsselzahl den Geburtstag dazuzählen.
Das ergibt die Summe B (für B = Birthday).
(*Beispiel:* 19389 + 26 = 19415)

5. Die Summe A ist immer größer als die Summe B. Nun wird wie folgt gerechnet:

Summe A	*Beispiel:*	38493
– Summe B		– 19415
+ 1		+ 1
Alter		19079

Das Ergebnis ist das Lebensalter in Tagen.
(*Beispiel:* Das heißt also, der am 26. Februar 1934 Geborene war am 22. Mai 1986 genau 19079 Tage alt.)
Ist dieses Ergebnis kleiner oder gleich 21252, dann entspricht es auch dem aktuellen Biotag.
Ist dieses Ergebnis größer als 21252, dann heißt das, der Betreffende ist älter als 58 Jahre und ca. 68 Tage und durchläuft den Biokalender bereits zum zweiten Mal. In diesem Fall wird vom Alter in Tagen 21252 abgezogen. Das Ergebnis ist wiederum der aktuelle Biotag.

	JAN	FEB	MRZ	APR	MAI	JUN
1881	1	32	60	91	121	152
1882	366	397	425	456	486	517
1883	731	762	790	821	851	882
1884	1096	1127	1156	1187	1217	1248
1885	1462	1493	1521	1552	1582	1613
1886	1827	1858	1886	1917	1947	1978
1887	2192	2223	2251	2282	2312	2343
1888	2557	2588	2617	2648	2678	2709
1889	2923	2954	2982	3013	3043	3074
1890	3288	3319	3347	3378	3408	3439
1891	3653	3684	3712	3743	3773	3804
1892	4018	4049	4078	4109	4139	4170
1893	4384	4415	4443	4474	4504	4535
1894	4749	4780	4808	4839	4869	4900
1895	5114	5145	5173	5204	5234	5265
1896	5479	5510	5539	5570	5600	5631
1897	5845	5876	5904	5935	5965	5996
1898	6210	6241	6269	6300	6330	6361
1899	6575	6606	6634	6665	6695	6726
1900	6940	6971	6999	7030	7060	7091
1901	7305	7336	7364	7395	7425	7456
1902	7670	7701	7729	7760	7790	7821
1903	8035	8066	8094	8125	8155	8186
1904	8400	8431	8460	8491	8521	8552
1905	8766	8797	8825	8856	8886	8917
1906	9131	9162	9190	9221	9251	9282
1907	9496	9527	9555	9586	9616	9647
1908	9861	9892	9921	9952	9982	10013
1909	10227	10258	10286	10317	10347	10378
1910	10592	10623	10651	10682	10712	10743

Die Jahre 1881 bis 1910

	JUL	AUG	SEP	OKT	NOV	DEZ
1881	182	213	244	274	305	335
1882	547	578	609	639	670	700
1883	912	943	974	1004	1035	1065
1884	1278	1309	1340	1370	1401	1431
1885	1643	1674	1705	1735	1766	1796
1886	2008	2039	2070	2100	2131	2161
1887	2373	2404	2435	2465	2496	2526
1888	2739	2770	2801	2831	2862	2892
1889	3104	3135	3166	3196	3227	3257
1890	3469	3500	3531	3561	3592	3622
1891	3834	3865	3896	3926	3957	3987
1892	4200	4231	4262	4292	4323	4353
1893	4565	4596	4627	4657	4688	4718
1894	4930	4961	4992	5022	5053	5083
1895	5295	5326	5357	5387	5418	5448
1896	5661	5692	5723	5753	5784	5814
1897	6026	6057	6088	6118	6149	6179
1898	6391	6422	6453	6483	6514	6544
1899	6756	6787	6818	6848	6879	6909
1900	7121	7152	7183	7213	7244	7274
1901	7486	7517	7548	7578	7609	7639
1902	7851	7882	7913	7943	7974	8004
1903	8216	8247	8278	8308	8339	8369
1904	8582	8613	8644	8674	8705	8735
1905	8947	8978	9009	9039	9070	9100
1906	9312	9343	9374	9404	9435	9465
1907	9677	9708	9739	9769	9800	9830
1908	10043	10074	10105	10135	10166	10196
1909	10408	10439	10470	10500	10531	10561
1910	10773	10804	10835	10865	10896	10926

Die Jahre 1881 bis 1910

	JAN	FEB	MRZ	APR	MAI	JUN
1911	10957	10988	11016	11047	11077	11108
1912	11322	11353	11382	11413	11443	11474
1913	11688	11719	11747	11778	11808	11839
1914	12053	12084	12112	12143	12173	12204
1915	12418	12449	12477	12508	12538	12569
1916	12783	12814	12843	12874	12904	12935
1917	13149	13180	13208	13239	13269	13300
1918	13514	13545	13573	13604	13634	13665
1919	13879	13910	13938	13969	13999	14030
1920	14244	14275	14304	14335	14365	14396
1921	14610	14641	14669	14700	14730	14761
1922	14975	15006	15034	15065	15095	15126
1923	15340	15371	15399	15430	15460	15491
1924	15705	15736	15765	15796	15826	15857
1925	16071	16102	16130	16161	16191	16222
1926	16436	16467	16495	16526	16556	16587
1927	16801	16832	16860	16891	16921	16952
1928	17166	17197	17226	17257	17287	17318
1929	17532	17563	17591	17622	17652	17683
1930	17897	17928	17956	17987	18017	18048
1931	18262	18293	18321	18352	18382	18413
1932	18627	18658	18687	18718	18748	18779
1933	18993	19024	19052	19083	19113	19144
1934	19358	19389	19417	19448	19478	19509
1935	19723	19754	19782	19813	19843	19874
1936	20088	20119	20148	20179	20209	20240
1937	20454	20485	20513	20544	20574	20605
1938	20819	20850	20878	20909	20939	20970
1939	21184	21215	21243	21274	21304	21335
1940	21549	21580	21609	21640	21670	21701

Die Jahre 1911 bis 1940

	JUL	AUG	SEP	OKT	NOV	DEZ
1911	11138	11169	11200	11230	11261	11291
1912	11504	11535	11566	11596	11627	11657
1913	11869	11900	11931	11961	11992	12022
1914	12234	12265	12296	12326	12357	12387
1915	12599	12630	12661	12691	12722	12752
1916	12965	12996	13027	13057	13088	13118
1917	13330	13361	13392	13422	13453	13483
1918	13695	13726	13757	13787	13818	13848
1919	14060	14091	14122	14152	14183	14213
1920	14426	14457	14488	14518	14549	14579
1921	14791	14822	14853	14883	14914	14944
1922	15156	15187	15218	15248	15279	15309
1923	15521	15552	15583	15613	15644	15674
1924	15887	15918	15949	15979	16010	16040
1925	16252	16283	16314	16344	16375	16405
1926	16617	16648	16679	16709	16740	16770
1927	16982	17013	17044	17074	17105	17135
1928	17348	17379	17410	17440	17471	17501
1929	17713	17744	17775	17805	17836	17866
1930	18078	18109	18140	18170	18201	18231
1931	18443	18474	18505	18535	18566	18596
1932	18809	18840	18871	18901	18932	18962
1933	19174	19205	19236	19266	19297	19327
1934	19539	19570	19601	19631	19662	19692
1935	19904	19935	19966	19996	20027	20057
1936	20270	20301	20332	20362	20393	20423
1937	20635	20666	20697	20727	20758	20788
1938	21000	21031	21062	21092	21123	21153
1939	21365	21396	21427	21457	21488	21518
1940	21731	21762	21793	21823	21854	21884

Die Jahre 1911 bis 1940

	JAN	FEB	MRZ	APR	MAI	JUN
1941	21915	21946	21974	22005	22035	22066
1942	22280	22311	22339	22370	22400	22431
1943	22645	22676	22704	22735	22765	22796
1944	23010	23041	23070	23101	23131	23162
1945	23376	23407	23435	23466	23496	23527
1946	23741	23772	23800	23831	23861	23892
1947	24106	24137	24165	24196	24226	24257
1948	24471	24502	24531	24562	24592	24623
1949	24837	24868	24896	24927	24957	24988
1950	25202	25233	25261	25292	25322	25353
1951	25567	25598	25626	25657	25687	25718
1952	25932	25963	25992	26023	26053	26084
1953	26298	26329	26357	26388	26418	26449
1954	26663	26694	26722	26753	26783	26814
1955	27028	27059	27087	27118	27148	27179
1956	27393	27424	27453	27484	27514	27545
1957	27759	27790	27818	27849	27879	27910
1958	28124	28155	28183	28214	28244	28275
1959	28489	28520	28548	28579	28609	28640
1960	28854	28885	28914	28945	28975	29006
1961	29220	29251	29279	29310	29340	29371
1962	29585	29616	29644	29675	29705	29736
1963	29950	29981	30009	30040	30070	30101
1964	30315	30346	30375	30406	30436	30467
1965	30681	30712	30740	30771	30801	30832
1966	31046	31077	31105	31136	31166	31197
1967	31411	31442	31470	31501	31531	31562
1968	31776	31807	31836	31867	31897	31928
1969	32142	32173	32201	32232	32262	32293
1970	32507	32538	32566	32597	32627	32658

Die Jahre 1941 bis 1970

	JUL	AUG	SEP	OKT	NOV	DEZ
1941	22096	22127	22158	22188	22219	22249
1942	22461	22492	22523	22553	22584	22614
1943	22826	22857	22888	22918	22949	22979
1944	23192	23223	23254	23284	23315	23345
1945	23557	23588	23619	23649	23680	23710
1946	23922	23953	23984	24014	24045	24075
1947	24287	24318	24349	24379	24410	24440
1948	24653	24684	24715	24745	24776	24806
1949	25018	25049	25080	25110	25141	25171
1950	25383	25414	25445	25475	25506	25536
1951	25748	25779	25810	25840	25871	25901
1952	26114	26145	26176	26206	26237	26267
1953	26479	26510	26541	26571	26602	26632
1954	26844	26875	26906	26936	26967	26997
1955	27209	27240	27271	27301	27332	27362
1956	27575	27606	27637	27667	27698	27728
1957	27940	27971	28002	28032	28063	28093
1958	28305	28336	28367	28397	28428	28458
1959	28670	28701	28732	28762	28793	28823
1960	29036	29067	29098	29128	29159	29189
1961	29401	29432	29463	29493	29524	29554
1962	29766	29797	29828	29858	29889	29919
1963	30131	30162	30193	30223	30254	30284
1964	30497	30528	30559	30589	30620	30650
1965	30862	30893	30924	30954	30985	31015
1966	31227	31258	31289	31319	31350	31380
1967	31592	31623	31654	31684	31715	31745
1968	31958	31989	32020	32050	32081	32111
1969	32323	32354	32385	32415	32446	32476
1970	32688	32719	32750	32780	32811	32841

Die Jahre 1941 bis 1970

	JAN	FEB	MRZ	APR	MAI	JUN
1971	32872	32903	32931	32962	32992	33023
1972	33237	33268	33297	33328	33358	33389
1973	33603	33634	33662	33693	33723	33754
1974	33968	33999	34027	34058	34088	34119
1975	34333	34364	34392	34423	34453	34484
1976	34698	34729	34758	34789	34819	34850
1977	35064	35095	35123	35154	35184	35215
1978	35429	35460	35488	35519	35549	35580
1979	35794	35825	35853	35884	35914	35945
1980	36159	36190	36219	36250	36280	36311
1981	36525	36556	36584	36615	36645	36676
1982	36890	36921	36949	36980	37010	37041
1983	37255	37286	37314	37345	37375	37406
1984	37620	37651	37680	37711	37741	37772
1985	37986	38017	38045	38076	38106	38137
1986	38351	38382	38410	38441	38471	38502
1987	38716	38747	38775	38806	38836	38867
1988	39081	39112	39141	39172	39202	39233
1989	39447	39478	39506	39537	39567	39598
1990	39812	39843	39871	39902	39932	39963
1991	40177	40208	40236	40267	40297	40328
1992	40542	40573	40602	40633	40663	40694
1993	40908	40939	40967	40998	41028	41059
1994	41273	41304	41332	41363	41393	41424
1995	41638	41669	41697	41728	41758	41789
1996	42003	42034	42063	42094	42124	42155
1997	42369	42400	42428	42459	42489	42520
1998	42734	42765	42793	42824	42854	42885
1999	43099	43130	43158	43189	43219	43250
2000	43464	43495	43524	43555	43585	43616

Die Jahre 1971 bis 2000

	JUL	AUG	SEP	OKT	NOV	DEZ
1971	33053	33084	33115	33145	33176	33206
1972	33419	33450	33481	33511	33542	33572
1973	33784	33815	33846	33876	33907	33937
1974	34149	34180	34211	34241	34272	34302
1975	34514	34545	34576	34606	34637	34667
1976	34880	34911	34942	34972	35003	35033
1977	35245	35276	35307	35337	35368	35398
1978	35610	35641	35672	35702	35733	35763
1979	35975	36006	36037	36067	36098	36128
1980	36341	36372	36403	36433	36464	36494
1981	36706	36737	36768	36798	36829	36859
1982	37071	37102	37133	37163	37194	37224
1983	37436	37467	37498	37528	37559	37589
1984	37802	37833	37864	37894	37925	37955
1985	38167	38198	38229	38259	38290	38320
1986	38532	38563	38594	38624	38655	38685
1987	38897	38928	38959	38989	39020	39050
1988	39263	39294	39325	39355	39386	39416
1989	39628	39659	39690	39720	39751	39781
1990	39993	40024	40055	40085	40116	40146
1991	40358	40389	40420	40450	40481	40511
1992	40724	40755	40786	40816	40847	40877
1993	41089	41120	41151	41181	41212	41242
1994	41454	41485	41516	41546	41577	41607
1995	41819	41850	41881	41911	41942	41972
1996	42185	42216	42247	42277	42308	42338
1997	42550	42581	42612	42642	42673	42703
1998	42915	42946	42977	43007	43038	43068
1999	43280	43311	43342	43372	43403	43433
2000	43646	43677	43708	43738	43769	43799

Die Jahre 1971 bis 2000

Der Geburtstagskalender

Die sogenannten »Geburtstage« (eigentlich gibt es nur *einen* Geburtstag und dann alljährlich »Geburtstagserinnerungstage«) fallen auf die in der Tabelle rechts angegebenen Biotage ± 1. Die möglichen Abweichungen von plus/minus einem Tag ergeben sich durch die unterschiedlichen Schaltungen des 29. Februar.

Dazu ein Beispiel: Stellen Sie sich drei Kinder vor, die am 1.1.1897, am 1.1.1901 und am 1.1.1903 geboren wurden. Jeweils sieben Jahre später, am 1.1.1904, am 1.1.1908 und am 1.1.1910, wird »Geburtstag« gefeiert. Dabei ergibt sich folgendes: Das erste Kind hat noch keinen einzigen Schalttag erlebt (da 1900 ausnahmsweise kein Schaltjahr war) und ist *2556* Biotage alt. Das zweite Kind hat einen Schalttag erlebt (1904) und ist *2557* Biotage alt. Das dritte Kind hat zwei Schalttage erlebt (1904 und 1908) und ist *2558* Biotage alt.

Wer den Biokalender benützt und »Geburtstag« hat, der findet in der entsprechenden Zeile (oder in der Zeile davor oder in der Zeile danach) einen »Geburtstagsstern«. Einerseits als Glückwunsch, andererseits als Zeichen dafür, daß er mit dem Fortschreiben richtig liegt.

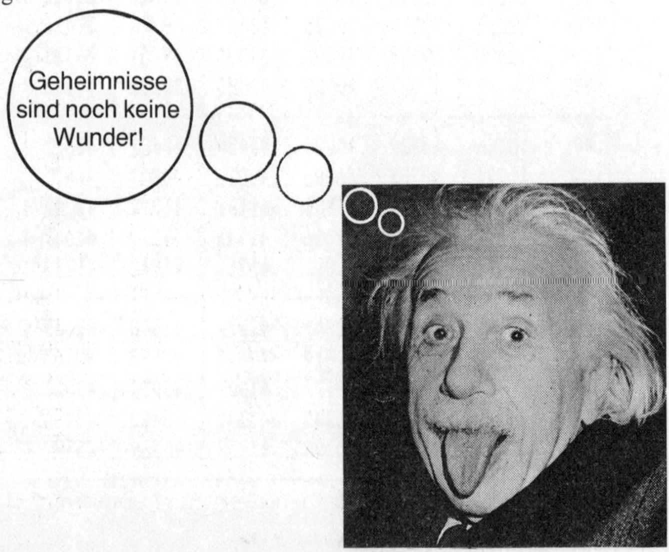

Alter	*Biotag*	*Alter*	*Biotag*	*Alter*	*Biotag*
0	1	39	14245	78	7238
1	366	40	14611	79	7603
2	731	41	14976	80	7969
3	1097	42	15341	81	8334
4	1462	43	15706	82	8699
5	1827	44	16072	83	9064
6	2192	45	16437	84	9430
7	2557	46	16802	85	9795
8	2923	47	17167	86	10160
9	3288	48	17533	87	10525
10	3653	49	17898	88	10891
11	4018	50	18263	89	11256
12	4384	51	18628	90	11621
13	4749	52	18994	91	11986
14	5114	53	19359	92	12352
15	5479	54	19724	93	12717
16	5845	55	20089	94	13082
17	6210	56	20455	95	13447
18	6575	57	20820	96	13813
19	6940	58	21185	97	14178
20	7306	59	298	98	14543
21	7671	60	664	99	14908
22	8036	61	1029	100	15274
23	8401	62	1394	101	15639
24	8767	63	1759	102	16004
25	9132	64	2125	103	16369
26	9497	65	2490	104	16735
27	9862	66	2855	105	17100
28	10228	67	3220	106	17465
29	10593	68	3586	107	17830
30	10958	69	3951	108	18196
31	11323	70	4316	109	18561
32	11689	71	4681	110	18926
33	12054	72	5047	111	19291
34	12419	73	5412	112	19657
35	12784	74	5777	113	20022
36	13150	75	6142	114	20387
37	13515	76	6508	115	20752
38	13880	77	6873	116	21118

Vollendete Lebensjahre am Geburtstag → Alter in Biotagen ±1

Literatur

Appel, Walter A., Die neue Lebenshilfe Biorhythmik, Höhen und Tiefen der persönlichen Lebenskurven vorausberechnen und danach handeln, Falken, Niedernhausen 1978

Appel, Walter A., Das ist Ihr Tag, Alles über Biorhythmus, Goldmann, München 1984

Appel, Walter A., Biorhythmik, Die biologische Erfolgsuhr, moderne verlagsgesellschaft, Landsberg/Lech 1985

Appel, Walter A., Wer paßt zu wem? Wege zur sicheren Partnerwahl, Goldmann, München 1986

Genuit, Hans, Praxis der Bio-Rhythmik, Mit 120 Beispielen aus wichtigen Lebensereignissen von Sportlern, Künstlern, Politikern, Schülern usw., Zluhan, Bietigheim 1977

Gross, Hugo Max, Biorhythmik, Einführung und Anleitung in die Lehre vom Auf und Ab unserer Lebenskraft, Goldmann, München 1985

Kurth, Hanns, Mit Biorhythmik zum Erfolg, Alles über Sinn und Anwendungsmöglichkeiten des Biorhythmus, Schroeder, Hopferau

Leibold, Gerhard, Mein Biorhythmus – meine innere Uhr, Humboldt, München 1985

Wilkes, Malte W., Der Biorhythmus bestimmt unser Leben, Harmonie von Lebensführung und natürlichem Lebensrhythmus, Heyne, München 1979

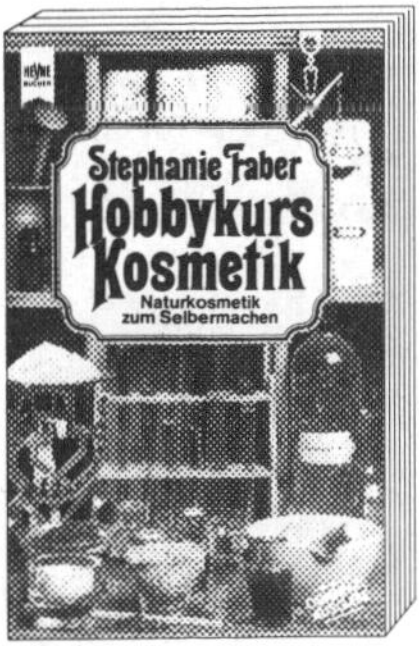
Stephanie Faber
Hobbykurs Kosmetik
Naturkosmetik zum Selbermachen

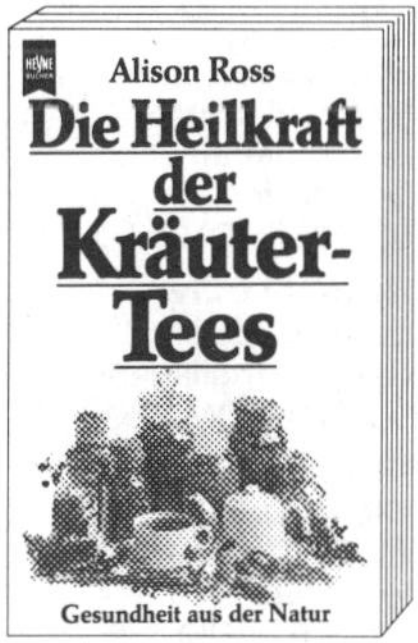
Alison Ross
Die Heilkraft der Kräuter-Tees
Gesundheit aus der Natur

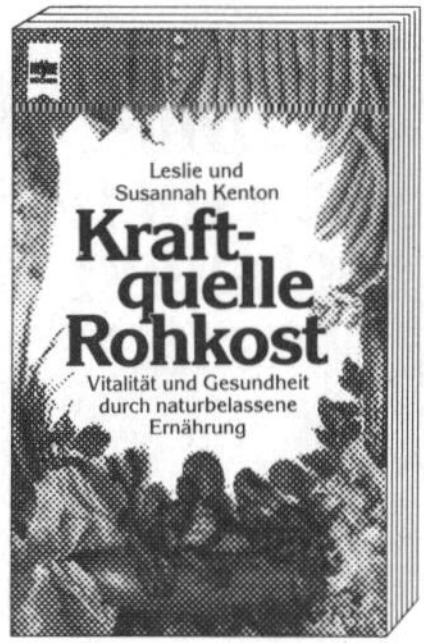
Leslie und Susannah Kenton
Kraftquelle Rohkost
Vitalität und Gesundheit durch naturbelassene Ernährung